普通高等教育“十三五”规划教材
全国高等医药院校规划教材

适用于临床、预防、基础、口腔、影像、麻醉、
护理、药学、检验等医学类专业

医学寄生虫学

主　编　刘世国
副主编　周书林　万巧凤　潘丽红　安春丽　郑　斌　刘爱芹
编　委　（按姓氏笔画排序）

万巧凤（宁夏医科大学）
王　丽（宁夏医科大学）
王新彩（河南科技大学医学院）
刘　利（吉林大学白求恩医学院）
刘明社（长治医学院）
刘继鑫（齐齐哈尔医学院）
李国慧（内蒙古医科大学）
汪　琦（广东药科大学）
张　军（河南大学基础医学院）
周书林（皖南医学院）
郑　斌（新乡医学院）
郭俊杰（齐齐哈尔医学院）
潘丽红（杭州医学院）
王　帅（新乡医学院）
王兆军（上海交通大学）
木　兰（内蒙古医科大学）
刘世国（新乡医学院）
刘爱芹（哈尔滨医科大学）
安春丽（中国医科大学）
杨　彪（沈阳医学院）
张　伟（甘肃医学院）
张海珠（新乡医学院）
周秀芝（滨州医学院）
徐　佳（沈阳医学院）
彭小红（桂林医学院）

科 学 出 版 社
北　京

内 容 简 介

本教材是普通高等教育"十三五"规划教材、全国高等院校医学规划教材，根据教育部"全面把握新时代要求 全面振兴本科教育"和"培养一流人才，建设一流本科教育"指示精神，依照本科专业教学质量国家标准编写而成。本教材分为四篇十八章，涵盖医学寄生虫学总论，医学原虫学、医学蠕虫学和医学节肢动物学及四个附录和索引。各章设有学习目的、知识拓展、案例和解题思路等模块。通过这些内容的添加，期望更便于学生对知识的理解和学习以及临床知识的把握和拓展。本教材既概况了医学寄生虫学的基本知识，又更新了最新的学科进展及当前寄生虫病的流行和概况，更利于同学在精准把握一系列寄生虫生物学知识要点的前提下，更好地学到服务于临床的对寄生虫病的预防、诊断及控制的本领。

本教材可供全国普通高等院校基础医学、临床医学、预防医学、口腔医学类专业师生教学使用。

图书在版编目（CIP）数据

医学寄生虫学/刘世国主编. —北京：科学出版社，2020.1
普通高等教育"十三五"规划教材·全国高等医药院校规划教材
ISBN 978-7-03-063937-0
Ⅰ. ①医… Ⅱ. ①刘… Ⅲ. ①医学–寄生虫学–医学院校–教材 Ⅳ. ①R38
中国版本图书馆 CIP 数据核字（2019）第 287803 号

责任编辑：朱 华 / 责任校对：郭瑞芝
责任印制：赵 博 / 封面设计：范 唯

科学出版社 出版
北京东黄城根北街 16 号
邮政编码：100717
http://www.sciencep.com
涿州市般润文化传播有限公司印刷
科学出版社发行 各地新华书店经销
*
2020 年 1 月第 一 版 开本：787×1092 1/16
2024 年 6 月第二次印刷 印张：20 1/2
字数：492 000
定价：69.80 元
（如有印装质量问题，我社负责调换）

前　言

“医学寄生虫学”是一门临床及预防医学专业的医学基础课程，主要包括医学寄生虫学概要及医学寄生虫（原虫、蠕虫和医学节肢动物）的生物学特征，寄生虫致病原因、病原学诊断以及流行和预防等知识体系。该学科与医学病理学、医学微生物学、医学免疫学和流行病学等课程紧密相关。

本教材是普通高等教育“十三五”规划教材、全国高等院校医学规划教材之一。为贯彻2018年教育部：“新时代全国高等学校本科教育工作会议”把本科教育放在人才培养的核心地位、教育教学的基础地位、新时代教育发展的前沿地位精神，本教材按照本科专业类教学质量国家标准，以五年制医学教育培养为目标，体现“三基、五性、三特定”编写原则，以信息式、问题式、实录式、决策式、条例式案例为特色，紧密围绕本学科知识点，结合目前学生和时代现状，着眼临床需要的未来而进行编写。编写中努力体现案例的知识性、典型性、针对性、启发性、趣味性、实践性，力求做到通俗易懂，叙述简明扼要。在具体编写过程中，案例序号以章为单位编排，案例均为实际发生的寄生虫感染病例，从居住环境、感染后症状及正确诊断和治疗过程进行描述，每个案例后提出问题，问题紧扣本学科知识，力求做到不偏离主题。

本教材编写除强调系统性和逻辑性外，每节内容及编排格式和以往的教材有所不同，以往寄生虫学教材格式多为【概述】【形态】【生活史】【致病】【诊断】【流行】和【防治】。

本书每节里添加了【学习目的】【知识拓展】【案例】【解题思路】等内容。

【学习目的】简明扼要地表述了对每节内容进行掌握、熟悉和了解等不同层次的学习要求。

【知识拓展】延伸了本节内容相关的来龙去脉，便于同学了解内容的前因后果。

【案例】是本书的主要特色，通过病例的表述，让学生了解寄生虫病感染时的地理环境、季节变化的影响，以及病人体征和症状及相关生化指标的改变，诊治过程并提出相关问题，有助于学生对知识加深了解和掌握。

【解题思路】着重阐述疾病诊治的着眼点及如何对疾病进行正确分析和诊断。

本教材包括四篇十八章及附录和索引。第一篇介绍医学寄生虫学的引言、生物学、寄生虫与宿主关系、寄生虫感染免疫、寄生虫感染特点、寄生虫病的流行与防治。第二至第四篇分别介绍医学原虫、医学蠕虫和医学节肢动物的生物学特征、致病与临床诊疗及流行与防治。

附录内容包括：与各组织器官系统疾病有关寄生虫感染、医学寄生虫学外文专业词汇及解释、医学寄生虫检测技术、常用抗寄生虫药物一览表。本书末尾附带词汇索引。

本教材可供全国普通高等院校基础医学、临床医学、预防、口腔医学类专业师生使用，也可供医学相关的其他专业学生使用。

本教材有与纸质版相关联的网络在线学习资源，为读者深入学习提供在线帮助。

本教材的编写得到各参编院校的大力支持和帮助，衷心感谢对本书出版提供帮助的院校和师生们。由于我们业务水平有限，在使用过程中如发现疏漏和不足，诚恳希望读者给予指正。

刘世国

2019年12月20日

目　　录

第一篇　总　　论

第二篇　医学原虫学

第三篇　医学蠕虫学

第四篇 医学节肢动物

第一篇 总 论

第一章 引 言

一、寄生虫学的起源与定义

在自然界中，生物种类繁多。联合国环境署最新发布的报道显示，地球上约有 870 万种生物存在，按对生存状况的要求可分为自由生活生物（free-living organisms）和寄生生活生物（parasitic organisms）。寄生生活生物种类繁多，包括病毒、衣原体、支原体、立克次体、细菌、螺旋体、放线菌、真菌、原虫、蠕虫及节肢动物等。寄生虫学所研究的范畴是在进化上相对高级的生物种类，包括原虫（protozoa）、蠕虫（helminth）和节肢动物（arthropod）。

医学寄生虫学（medical parasitology）又称人体寄生虫学（human parasitology），是研究能导致人类疾病的寄生虫的生物学、寄生虫与人体及外界环境关系的一门学科。在医学课程中它和医学微生物学（medical microbiology）同属病原学（etiology）范畴。现代寄生虫学起源于卡尔・林奈，1758 年在他的《自然系统》第十版中引入二名制（binomial system）命名法则之后，他本人应用二名制法则描述并命名了绵阳肝吸虫（*fasciola hepatica*），其后的 100 多年至今，科学家们陆续发现并描述了越来越多的寄生虫。

二、寄生虫病的流行及危害

1. 全球疫情 随着社会不断进步，全世界经济及卫生状况不断改善，在世界范围内，寄生虫病感染率有逐年回落的趋势，但寄生虫的危害依然是发展中国家重要的公共卫生问题之一。联合国开发计划署/世界银行/世界卫生组织热带病特别规划署强调的 10 种重点防治的热带病中，除结核、麻风和登革热外，其余 7 种，如疟疾、血吸虫病、淋巴丝虫病、盘尾丝虫病、利什曼病、非洲锥虫病和美洲锥虫病均为寄生虫病。近年来，被忽视的热带病（neglected tropical diseases，NTD）受到公共卫生界的关注，其中棘球蚴病、土源性线虫病、利什曼病、囊尾蚴病、食源性吸虫病等均为寄生虫病。这些疾病多流行于贫穷地区，严重制约了流行区域经济、文化及卫生状况的改善。

据估计，目前全世界半数以上的人群受到 NTD 的威胁，10 亿人受其感染，因 NTD 死亡人数每年约为 53.4 万，其所导致的疾病负担占第六位，伤残调整生命年为 56×10^6 年。在所有传染病所导致的伤残疾病年中仅次于呼吸系统疾病、艾滋病和感染性腹泻。此外，一些机会致病寄生虫（opportunistic parasite）及某些人兽共患寄生虫病（parasitic zoonosis）也都以新的形式危害人类健康及畜牧业的发展。

2. 我国寄生虫病流行现状 我国幅员辽阔，南北跨温热两带。新中国成立以来，在寄生虫病的防治工作中取得举世瞩目的成绩。1958 年宣布基本消灭了黑热病；2006 年达到消除丝虫病的标准。血吸虫病、疟疾得到了有效控制。目前业已把寄生虫病防治工作重点扩展到棘球蚴病、土源性线虫病和食源性寄生虫病。

虽然我国的寄生虫病防治取得了举世瞩目的效果，但由于我国各地经济发展不平衡，加之一些寄生虫病具有流行性、地方性及人兽共患性和自然疫源性等特点，寄生虫病在我国相当一段时间内依然威胁着人民的健康状况。随着交通工具的发达，国际上人员交流增多，原来我国没发生过的寄生虫病也传入国内，同时，随着生态环境的变化，出现了一些新现寄生虫。因而，寄生虫病的流行依然值得重视。

近年来，我国每年都有新发黑热病的报道。2016年全国推算血吸虫病人数依然有54 454人；2017年全国报道疟疾2861例，全部为输入性病例。我国2001～2004年全国寄生虫病调查中共检出26种蠕虫，总感染率为21.74%，其中土源性线虫感染率为19.56%，推算全国土源性线虫感染人数为1.29亿人。2012年全国包虫病感染调查显示，目前流行区患病率为0.24%，患病人数约11万。

在食源性寄生虫病流行方面，除常见的因生食鱼虾、淡水蟹、青蛙和蛇导致的肝吸虫病、肺吸虫病及裂头蚴病在流行区依然存在外，其他食源性寄生虫感染也时有发生，甚至能造成群体感染事件。如2006年在北京因食用福寿螺而导致广州管圆线虫病的暴发流行，造成严重集体卫生事件。随着人类生活习惯的改变，特别是在饮食上追求非养殖、原生态的鲜活食品人群的增加，使得弓形虫、微孢子虫、肉孢子虫、环孢子虫等感染也逐年增多。此外，在新现寄生虫感染方面，近年新出现的寄生虫威胁也时有发生，每年都有因蜱虫叮咬而造成新布尼亚病毒感染导致患者死亡的报道。新出现的蠊缨滴虫造成肺部感染也时有报道。这些都是值得注意的公共卫生问题。

三、医学寄生虫学研究范畴与发展趋势

医学寄生虫学（medical parasitology）是研究寄生于人类身体的一类低等动物（寄生虫）的一门学科。

在生物分类上，把隶属于原生动物亚界的能独自生存的单细胞生物称为原虫；把隶属于扁形动物门、棘头动物门和线形动物门的，由多细胞组成、没有骨骼的软体动物习惯上称为蠕虫；把隶属于节肢动物门的多个纲的一大类简称为节肢动物。因此，医学寄生虫学由原虫学、蠕虫学和节肢动物学组成。

（一）医学寄生虫学研究内容

医学寄生虫学是研究寄生于人体的寄生虫的生物学及与宿主和外界环境相互关系的一门学科。研究内容包括寄生虫的生物学特性、对人类的危害、寄生虫病的流行及防治等。该学科是医学课程中由基础走向临床的一门过渡课程。它的学习需要以医学课程中解剖学、生理学、生物化学、免疫学、病理学等学科为基础，同时又涉及临床的检验、诊断和治疗等。对医学寄生虫学知识的熟悉和掌握能为临床上寄生虫病的正确诊断和治疗打下良好的基础。在部分人眼中，寄生虫学是个冷门学科，忽视对其知识体系的学习，从而导致目前在医院及防疫部门就诊的寄生虫病患者的误诊和死亡时有发生。目前绝大多数人体寄生虫病都有特效驱虫药物和有效的治疗手段，因此，掌握医学寄生虫学知识、能正确预测其感染并检测到病原体，对于患者治疗及预后有着极其重要的作用。

（二）医学寄生虫学发展趋势

医学寄生虫学是一门古老经典学科，随着免疫学、分子生物学等理论及技术手段的进步，寄生虫分类更加准确，诊断方法更为灵敏和快捷。驱虫药物更加低毒高效，对寄生虫病的防治或昆虫媒介的防制效果更好。

过去寄生虫病被认为是不干净的穷病。其实，寄生生活的形成是物种进化过程中由虫体的自由生存偶然进入人体而演化为寄生生活。在漫长的进化过程中，寄生虫与宿主也已达成某种默契，彼此适应了对方的存在。因此，寄生虫病多数是慢性感染疾病，虫体能长期存在于机体而不死亡。虫体的感染，启动了机体的免疫系统，使免疫状态更加协调。近些年发现某些寄生虫的感染对人类的

自身免疫系统疾病有着很好的治疗作用，如钩虫感染治愈肤质过敏症、鞭虫感染治疗过敏性结肠炎、弓形虫的感染可以延长胰腺癌患者寿命、人类感染疟疾对自身肿瘤的治疗有较好效果等。随着研究的开展，相信会发现越来越多的人类寄生虫感染对人体免疫调节的作用。因此，这门古老学科并非人们想象的那样，会随着卫生状况的改善，逐步失去了其存在价值而不受医学教育的重视。相反，古老学科焕发青春将对人类健康和医学发展有重要贡献。

（刘世国）

第二章　寄生虫的生物学

一、寄 生 现 象

在生物的进化过程中，产生了奇妙而复杂的生物间相互关系。生物界把两种不同生物生活在一起的现象叫共生（symbiosis）。根据彼此利害关系将共生分为以下三种关系。

1. 共栖（commensalism）　两种生物生活在一起，一方从共生关系中获得利益，另一方既不受害，也不受益，这种关系称为共栖。如生活在人体肠道内的结肠内阿米巴原虫，其生长在肠腔内对人体不造成危害，但虫体本身由于得到寄居场所并获取营养物质而受益。

2. 互利共生（mutualism）　两种生物在共生关系中，双方都获得利益，这种关系称为互利共生。如生活在白蚁消化道中的鞭毛虫能分解植物纤维为白蚁提供消化帮助，而白蚁的消化道给纤毛虫提供寄居场所，双方"共赢"，故称为互利共生。

3. 寄生（parasitism）　两种生物在一起生存，一方获利，另一方受害，这种关系称为寄生。获利的一方称为寄生物（parasite）；受害的一方称为宿主（host）。如人蛔虫通常寄生于人小肠上段，吸取食糜为已所用，同时还能堵塞胆管和肠腔对人造成损害，故我们称之为寄生物。而人受到蛔虫损害，所以称人为蛔虫宿主。在寄生关系中，我们把隶属于动物界的、身体比宿主小的、繁殖比宿主快的这类寄生物称为寄生虫，以有别于细菌、病毒及其他种类的寄生物。因此，我们把寄生关系中得益的动物称为寄生虫；受损的一方称为宿主。

两种生物相遇时还可能产生两败俱伤的情况，这种关系不能维持长久，也不会生存在一起，因此在自然界中不存在。

二、寄生虫及其类型

按寄生虫与宿主的关系，可将寄生虫分类为：

1. 专性寄生虫（obligatory parasite）　至少一个虫期必须营寄生生活的寄生虫，称为专性寄生虫，如钩虫，其成虫阶段必须寄生在人类肠腔内才能发育繁殖。

2. 兼性寄生虫（facultative parasite）　既可在外界环境中营自由生活，也可到宿主体内营寄生生活的寄生虫，如粪类圆线虫。

3. 体内寄生虫（endoparasite）　寄生于人体器官、组织、细胞内或体液内的寄生虫。如弓形虫寄生于人有核细胞，故称为体内寄生虫。

4. 体外寄生虫（ectoparasite）　寄居于人体表的寄生虫，如虱、蚤。

5. 偶然寄生虫（accidental parasite）　一些虫体本身的生长繁殖不需要某种宿主，意外情况下进入宿主体内或体表，但不能长期生存的寄生虫称为偶然寄生虫。如某些种类的蝇幼虫进入胃肠道可导致蝇蛆病。

6. 机会致病性寄生虫（opportunistic parasite）　有些寄生虫感染人体后，在人体免疫状态正常情况下，虫体处于隐性感染状态，当机体免疫抵抗力低下时，虫体超强繁殖导致损害，此类寄生虫称为机会致病性寄生虫，如弓形虫、隐孢子虫等。

三、宿主及类别

在寄生关系中，受害的一方称为宿主（host），因寄生虫虫种不同，所寄生宿主数量有别，有的只需一个宿主，有的需要一个以上的宿主。

1. 根据宿主体内虫期的不同进行分类

（1）终宿主（definitive host）：寄生虫成虫期或有性生殖阶段寄生的宿主称为终宿主。

（2）中间宿主（intermediate host）：寄生虫幼虫期或无性生殖期所寄生的宿主称为中间宿主，若发育过程中需要一个以上的中间宿主，按进入宿主的先后顺序分别称为第一、第二中间宿主。

2. 根据宿主在传播疾病中的作用进行分类

（1）保虫宿主（reservoir host）：一些寄生虫既能寄生于人体又能寄生在其他一些脊椎类动物，虫体在动物体内完成与人体内相同的生活阶段，在某些情况下，虫体可从脊椎类动物传播给人类，在流行病学上，感染了寄生虫的脊椎类动物称为保虫宿主。如日本血吸虫既可感染人类，又可感染猪、牛等动物，故猪、牛称为日本血吸虫的保虫宿主。

（2）转续宿主（transport host）：一些寄生虫幼虫感染非适宜宿主后不能发育为成虫阶段，但虫体在其组织内能长期生存，当虫体有机会到适宜宿主体内后，仍然能发育为成虫，这类非正常宿主被称为转续宿主。如野猪感染卫氏并殖吸虫后，虫体在野猪组织内以幼虫状态存活，人或猫科动物食入野猪肉后，虫体可继续发育为成虫，因此，野猪称为卫氏并殖吸虫的转续宿主。

四、寄生虫生活史

寄生虫完成一代生长、发育、繁殖的过程称为寄生虫的生活史（life cycle）。人体寄生虫学中把能感染人体的虫期称为感染期或感染阶段（infective stage）。寄生虫虫种的不同，感染人体的途径和方式、在体内寄生部位、离开人体的虫期均不相同。根据寄生虫完成生活史需要宿主数量的不同将寄生虫生活史分为直接型与间接型两种。

1. 直接型生活史（direct life cycle）　寄生虫仅需要一种宿主即可完成生长发育过程。离开人体的虫体直接感染或在自然界经过发育后感染人类。阴道毛滴虫可经性接触直接传给他人；溶组织阿米巴包囊、蛔虫虫卵需要在外界继续发育后才能经口感染。

2. 间接型生活史（indirect life cycle）　寄生虫需要一个以上的宿主才能完成生长发育、繁殖过程的生活史类型，称为间接型生活史。疟疾患者血液红细胞内的疟原虫被蚊虫叮咬入蚊胃内继续发育为感染期，当蚊虫再次叮咬人类时则可将疟原虫在人群之间传播。疟原虫的生活史需要人和雌性按蚊两类宿主，因此它的生活史类型属于间接型。

五、寄生虫的分类系统

寄生虫属于真核生物中的动物界，它们在生物学分类中分别隶属于动物界中的原生动物亚界中的肉足鞭毛门（Phylum Sarcomastigophora）、顶复门（Phylum Apicomplexa）和纤毛门（Phylum Ciliophora），以及无脊椎动物扁形动物门（Phylum Platyhelminthes）、线形动物门（Phylum Nemathelminthes）、棘头动物门（Phylum Acanthocephala）和节肢动物门（Phylum Arthropoda）。寄生虫学上，习惯将原生动物称为原虫，将隶属扁形动物门、线形动物门和棘头动物门的寄生虫称为蠕虫。因此，人体寄生虫包括原虫、蠕虫和节肢动物三大类。

人体寄生虫的命名遵守国际通用动物命名法则，即二名制。每种虫体由属名和种名组成，采用拉丁文或拉丁化的文字表述，属名在前，第一字母大写，种名在后，亚种种名在种名之后，最后书写发现者姓名及年份。

（刘世国）

第三章 寄生虫与宿主的相互关系

寄生虫侵入宿主后，寄生虫与宿主之间就已建立相互关系。寄生虫与宿主的关系异常复杂，主要涉及寄生虫对宿主的损害及宿主对寄生虫的抵抗两个方面。寄生虫在宿主体内的移行、定居、发育和繁殖均可对宿主造成损害；寄生虫及其产物可作为抗原刺激人体，引起宿主的一系列免疫反应。宿主的免疫反应一方面通过识别虫体和将虫体局限、包围以致杀灭寄生虫，减少寄生虫对宿主的损害，发挥免疫保护作用，另一方面也可产生不利于宿主的免疫病理损害。

一、寄生虫对宿主的作用

寄生虫进入宿主，使宿主的局部和全身发生病理、生化、免疫等方面不同程度的损害的致病作用，有的表现为全身性的，有的主要为局部性的，有时是激烈的，有时则比较缓慢。其危害主要有以下 4 个方面。

（一）夺取营养

在宿主体内，寄生虫生长、发育及繁殖所需的营养物质均来自宿主，寄生虫的数量越多，对宿主营养的掠夺也越严重。例如，有些寄生虫以血液、组织液等为营养，可造成宿主贫血等症状；一些肠道寄生虫，不仅直接吸收宿主的半消化食物等营养物质，还妨碍宿主吸收营养，致使宿主出现营养不良或发育障碍。例如，人在幼年时期遭受连续严重的寄生虫（如姜片虫、日本血吸虫）感染，便会影响生长发育，还可能导致侏儒症；再如寄生消化道的阔节裂头绦虫可摄取维生素 B_{12}，引起少数患者出现巨幼细胞性贫血。

（二）机械性损伤

由于寄生虫附着在组织上或寄生于组织内，常可压迫组织和破坏组织或阻塞腔道。寄生虫的侵入及在宿主体内移行、定居和繁殖，均可导致宿主组织损伤或破坏。如血吸虫尾蚴虫侵入人体皮肤时引起尾蚴性皮炎；卫氏并殖吸虫童虫在宿主体内移行引起肝、肺等多个组织器官损伤；细粒棘球绦虫的棘球蚴在肝、肺等器官内寄生时，对局部组织器官产生压迫；姜片虫大量成团，可充塞肠腔而形成肠梗阻；猪囊尾蚴寄生于脑部时，由于脑组织受压而坏死，因而使患者发生四肢麻痹及癫痫等症状；疟原虫在红细胞内大量繁殖，导致红细胞破裂。

（三）毒性作用与免疫病理损伤

寄生虫在宿主体内生长、发育和繁殖过程中的排泄物、分泌物、蜕皮液、虫体和虫卵死亡的崩解物等均可作为毒性物质刺激局部组织发生炎症，引起过敏反应，表现为发热、荨麻疹、哮喘，同时还会引起血常规的改变，血中嗜酸性颗粒增多，导致局部或全身的毒性作用，引起组织损害。如寄生于肝胆管内的肝吸虫，其分泌物、代谢产物可引起胆管上皮脱落，胆管局灶性扩张，继而上皮细胞增生，管壁增厚，管腔狭窄及阻塞，并发纤维组织增生，可发展为肝硬化，胆管上皮呈腺瘤样增生，甚至发生癌变。此外，虫卵和死亡虫体崩解物等均可成为胆石的核心，引起胆石症等。

寄生虫虫体及其释放的大量异性蛋白物质除了直接引起宿主的局部炎症等病理变化外，还可作为抗原引起免疫病理反应，造成更严重的损害。如血吸虫虫卵内毛蚴分泌的可溶性抗原引起的虫卵肉芽肿所致的结肠或肝组织损伤；虫卵反复沉积并促使宿主免疫力增强，使肠壁组织的破坏与纤维结缔组织增生同时存在，以致肠壁增厚，形成息肉甚至可转变为癌肿。血吸虫毛蚴分泌的可溶性抗原与宿主抗体结合形成抗原抗体复合物沉积到肾小球基膜，引起患者出现的肾小球肾炎也是免疫病理现象的实例。

（四）传播微生物与继发病变

肠内寄生蠕虫用吸盘、小钩等附着器官附着于肠壁，破坏黏膜，使细菌容易侵入，引起溃疡、糜烂、产生炎症或合并感染。如华支睾吸虫对胆管的损伤可继发细菌感染，可引起胆囊炎或胆管炎；滴虫寄生于阴道内可能有助于人类免疫缺陷病毒（human immunodeficiency virus，HIV）及人乳头瘤病毒（human papilloma virus，HPV）等性传播病毒的感染等。

二、宿主对寄生虫的作用

宿主对寄生虫的作用，即抵抗寄生虫的作用可表现在多方面。宿主的固有免疫系统构成天然屏障，皮肤、黏膜、体液和吞噬细胞等构成宿主抵抗寄生虫感染的第一道防线。如从皮肤进入的血吸虫尾蚴或钩虫丝状蚴，有一部分会在皮肤内被杀死；胃酸可杀死部分进入胃内的寄生虫；血液中各种吞噬细胞能有效杀死进入血液内的寄生虫；组织内各种细胞对在组织中移行或定居的寄生虫可进行包围、攻击甚至杀灭。宿主的适应性免疫反应是抵御寄生虫感染的重要机制。如宿主血液中各种免疫效应细胞、细胞因子、抗体等都是宿主抗寄生虫感染的关键因素。

三、宿主与寄生虫相互作用的结果

寄生虫侵入人体与人体相互作用可表现有不同的结果。作用的结果与人体内寄生虫感染的虫体负荷密切相关，当感染虫体的密度较低时人体往往不出现明显的临床症状，当虫体的密度达到并超过“阈值”（threshold）时才有明显的症状。“阈值”的高、低因虫种及其致病性等因素的不同而异。宿主的遗传、饮食和营养、环境等因素也是决定寄生虫感染结果的重要因素。如 Duffy 抗原阴性血型的非洲西部居民对间日疟原虫具有固有免疫力；红细胞缺乏葡萄糖-6-磷酸脱氢酶基因杂合子者对恶性疟原虫感染也具有一定的固有抵抗力；高蛋白饮食不利于许多肠道原虫的发育，反之，低蛋白饮食者较易出现原虫感染的临床症状，甚至出现严重的并发症。

宿主与寄生虫之间相互作用的结果，一般可归为三类：①宿主清除了体内寄生虫，并可防御再感染；②宿主清除了大部分或者未能清除体内寄生虫，但对再感染具有相对的抵抗力。这样宿主与寄生虫之间维持相当长时间的寄生关系，不表现明显症状，称为寄生虫感染（parasitic infection）或带虫者（carrier）；③宿主不能控制寄生虫的生长或繁殖，表现出明显的临床症状和病理变化，呈现疾病状态，即患寄生虫病（parasitic disease/parasitosis），如不及时治疗，严重者可能死亡。

（安春丽）

第四章　寄生虫感染的免疫

一、寄生虫抗原及免疫应答

寄生虫产生的蛋白质作为异种抗原物进入人体后，人体即产生免疫应答，主要包括机体免疫系统对寄生虫的识别、杀伤和清除等。

（一）寄生虫抗原种类

寄生虫是真核生物病原体，其生活史复杂、抗原种类繁多。按来源可分为体抗原（somatic antigen）、膜抗原（surface antigen）和代谢抗原（metabolic antigen）等；按其用途和功能可分为诊断抗原（diagnostic antigen）、保护性抗原（protective antigen）和免疫原（immunogen）等；按发育阶段可分为不同的期抗原（stage antigen）。这些抗原中，虫体表膜抗原和排泄/分泌抗原可与宿主免疫系统直接接触产生致敏作用，其中的部分抗原为保护性抗原，可使宿主诱生保护性免疫应答。

（二）寄生虫抗原特性

寄生虫抗原的成分包括蛋白质或多肽、糖蛋白、糖脂或多糖等，且具有属、种、株和期的特异性，即不同属、种、株和发育时期的寄生虫之间既具有共同抗原，又具有各自的特异性抗原。这种特点也见于同一种寄生虫生活史中的不同发育阶段，即有期特异抗原。

（三）抗寄生虫免疫应答

人体对寄生虫感染的免疫包括固有免疫和适应性免疫。前者是先天性的，不是针对某一抗原性异物，故又称天然免疫或非特异性免疫；适应性免疫是由某种寄生虫抗原进入机体，刺激免疫系统形成的免疫反应，故又称特异性免疫或获得性免疫。

1. 固有免疫　这种免疫是人类在长期进化过程中逐步形成的，受遗传因素控制，具有相对稳定性；对各种寄生虫感染都具有一定抵抗力，无特异性，主要通过生理屏障结构如皮肤、黏膜、胎盘屏障和血液、组织中的巨噬细胞、自然杀伤细胞的吞噬杀伤等而起作用。

2. 适应性免疫　寄生虫侵入宿主后，其抗原物质刺激宿主的免疫系统，诱生获得性免疫或特异性免疫，对寄生虫可发挥杀伤作用，对同种寄生虫的再感染也具有一定的抵抗力。人体针对寄生虫感染的适应性免疫主要表现下述两个特点。

（1）消除性免疫（sterilizing immunity）：这在寄生虫感染中较少见。此类免疫中，宿主不但能清除体内寄生虫，而且对再感染产生完全的抵抗力。如利什曼原虫引起的“东方疖”，宿主获得免疫力后，体内原虫完全被清除，临床症状消失，并对再感染具有长久特异的抵抗力。

（2）非消除性免疫（non-sterilizing immunity）：这在寄生虫感染中多见。大多数寄生虫感染都可使宿主诱生一定程度的抗再感染的免疫力，这种免疫力不能完全清除宿主体内原有的寄生虫，体内虫荷维持在较低水平，临床表现为不完全免疫，一旦用药物清除体内的残余寄生虫，宿主已获得的免疫力便逐渐消失。如疟疾的带虫免疫（premunition）和血吸虫病的伴随免疫（concomitant immunity）。

二、免疫应答过程及其类型

免疫应答是指宿主对特异的寄生虫抗原产生的一系列免疫反应的过程。这是一个由多种免疫活性细胞和免疫分子包括抗体、补体和细胞因子等产生及参与作用的复杂过程。

（一）抗原的提呈与处理

寄生虫在致敏宿主免疫系统之前，必须先经过抗原提呈。抗原提呈是指抗原提呈细胞（antigen presenting cell，APC）摄取抗原并将其处理成肽分子，以肽-主要组织相容性复合物（肽-MHC）形式表达于 APC 表面，供 T 细胞受体识别，进而激活 T 细胞。

APC 包括巨噬细胞、树突状细胞和 B 淋巴细胞等，但其摄取抗原的方式各异。巨噬细胞可通过吞噬颗粒抗原、吞饮可溶性抗原等多种方式摄取寄生虫抗原。借助其表面受体和补体受体识别和结合抗原，然后通过膜囊泡系统摄入抗原，即受体介导的胞吞作用（receptor-mediated endocytosis）。树突状细胞无吞噬能力，但通过树突状伪足与滤泡内的淋巴细胞交联，以其膜上的受体识别肽-MHC 分子复合物形式的抗原。B 细胞可非特异地吞饮未经处理的抗原，也可借助 B 细胞膜表面免疫球蛋白特异地与天然蛋白质结合，然后细胞膜将抗原和受体摄入胞内。

寄生虫非蛋白类如多糖、糖脂和核酸等抗原，不能形成多肽-MHC 分子复合物而被提呈，但可通过诱导 B 细胞膜表面免疫球蛋白 SmIg 的交联，使引起无需 T 细胞辅助的 B 细胞活化，直接产生体液免疫效应。

（二）T 细胞的活化与细胞因子的产生

根据 T 细胞表面 CD 抗原的不同，将 T 细胞分为两个主要亚群：$CD4^+$和 $CD8^+$ T 细胞。$CD4^+$ T 细胞依其所分泌的细胞因子不同，又可分为 Th1、Th2、Th17 和 Treg 等亚型。在不同的寄生虫或相同寄生虫感染但不同阶段可产生不同类型的免疫应答，如在血吸虫感染早期，宿主以 Th1 免疫应答为主，但在血吸虫产卵后，宿主的免疫应答由 Th1 向 Th2 极化。不同类型的免疫应答对免疫保护和免疫病理均有重要作用。

三、免疫效应

免疫效应可分体液免疫和细胞免疫两类。

1. 体液免疫　指抗体介导的免疫效应。抗体属免疫球蛋白，人类抗体可分为 IgM、IgG、IgA、IgD 和 IgE 5 类。在蠕虫感染中，一般而言，IgE 水平升高，而在肠道寄生虫感染时，则分泌型 IgA 水平升高。寄生虫感染的早期，血中 IgM 水平升高，随感染时间的延长，IgG 水平升高。如发生第二次感染，抗体水平升高迅速。原因是在第一次感染时激活的 B 细胞可形成长期存活的记忆细胞。

抗体可通过调理、中和、激活补体和抗体依赖细胞介导的细胞毒作用等功能杀伤寄生虫。如抗疟原虫子孢子的单克隆抗体与子孢子表面抗原结合，可使子孢子失去黏附和侵入肝细胞的能力；非洲锥虫病患者血清中 IgM、IgG 在补体参与下可溶解血中的锥虫。

2. 细胞免疫　在细胞免疫效应中，抗原特异性 T 细胞可直接发挥效应功能。如细胞毒性 T 淋巴细胞等直接裂解靶细胞。抗原活化的 T 细胞可通过分泌细胞因子进一步作用于其他细胞群体，如 IL-5、干扰素（IFN）可活化 NK 细胞，增强其吞噬能力和杀伤作用。

抗体依赖细胞介导的细胞毒作用（ADCC）在组织、血管或淋巴系统寄生的蠕虫（如血吸虫童虫、微丝蚴等）感染中，可能是杀伤虫体的重要效应机制。ADCC 对寄生虫的杀伤作用既需要特异性抗体如 IgG 或 IgE 的参与，又需要效应细胞如巨噬细胞、嗜酸性粒细胞或中性粒细胞通过 Fc 受体与抗体相结合，以体液免疫和细胞免疫协同作用的形式发挥杀伤虫体的效应。

四、免疫逃避

在寄生虫与宿主长期共进化过程中，一些寄生虫能逃避宿主的免疫效应，这种现象称免疫逃避（immune evasion）。

（一）分子模拟和伪装

某些寄生虫体表能表达与宿主组织抗原相似的成分，称为分子模拟（molecular mimicry）。有些寄生虫体表能结合宿主的抗原分子或被宿主抗原包被，阻碍了宿主免疫系统的识别，称为抗原伪装（antigenic masking）。

（二）抗原变异

有些寄生虫在感染宿主过程中不断改变其表面抗原，直接干扰宿主免疫识别能力。如非洲锥虫在宿主血液内常产生抗原变异（antigenic variation）改变其表面糖蛋白抗原，使宿主体内产生的抗体对新出现的抗原失去作用。抗原变异是寄生虫逃避宿主免疫效应的有效机制之一。

（三）免疫抑制

寄生虫感染可诱导宿主的全身性或局部性免疫抑制（immune suppression）。在一定情况下，这种抑制是特异的，仅与宿主对寄生虫的免疫应答有关；而在另一些情况下，这种抑制常与各种异质的非寄生虫抗原的免疫应答有关。至今，这种免疫抑制可否使寄生虫在有免疫能力的正常宿主中生存，尚需进一步阐明。

（四）组织学隔离

一般而言，寄生虫都具有相对固定的寄生部位。有些寄生虫寄生在组织、腔道和细胞中，这些部位的生理屏障使之与宿主免疫系统隔离，如寄生在眼部或脑部的囊尾蚴。

五、寄生虫的免疫病理

宿主感染寄生虫后所产生的免疫应答，一方面表现为免疫保护作用，另一方面也可产生对宿主有害的超敏反应，常导致宿主组织损伤和免疫病理变化。超敏反应一般分为Ⅰ型、Ⅱ型、Ⅲ型和Ⅳ型4个型别。

（一）Ⅰ型（速发型）超敏反应

该型多见于蠕虫感染。某些蠕虫抗原刺激机体产生特异的IgE抗体，并与肥大细胞或嗜碱性粒细胞表面IgE的Fc结合，产生致敏作用。当宿主再次接触同种抗原时，该抗原可与致敏的肥大细胞或嗜碱性粒细胞表面的IgE结合，发生级联反应，导致致敏细胞脱颗粒，释放许多活性介质，引起毛细血管扩张和通透性增强、平滑肌收缩、腺体分泌增多等，分别产生荨麻疹、支气管哮喘等临床症状。

（二）Ⅱ型（细胞毒型）超敏反应

该型过敏反应的主要靶细胞为红细胞、白细胞和血小板。抗体IgM或IgG与相应的靶细胞膜上的抗原结合，导致补体活化或经ADCC损伤靶细胞，如疟原虫感染引起红细胞溶解。

（三）Ⅲ型（免疫复合物型）超敏反应

这是由抗原与抗体在血液循环中形成免疫复合物，沉积于组织引起炎症反应所致。当循环免疫复合物沉积于肾小球基膜或血管壁等处，激活补体，产生充血水肿和局部坏死等。例如，三日疟患者常出现肾小球肾炎，是由免疫复合物沉积于肾小球基膜所致。

（四）Ⅳ型（迟发型）超敏反应

这是由T细胞介导引起的免疫损伤。当抗原初次进入机体后，使T细胞被致敏，当再次接触到同样的抗原时，致敏的T细胞分化、增殖并释放多种淋巴因子，引起以单核细胞和淋巴细胞浸润为主要特征的炎症反应。例如，曼氏血吸虫肉芽肿是T细胞介导的迟发型过敏反应。

（王兆军）

第五章　寄生虫病的特点

寄生虫侵入人体，在人体内存活并进行增殖/繁殖的过程称为寄生虫感染，出现明显临床表现的称为寄生虫病。

一、慢性感染和再感染

通常人体感染寄生虫后，虫荷较低，患者在临床上出现一些症状后，不经治疗则可逐渐转入慢性感染状态，并出现修复性病变，如血吸虫病肝纤维化和丝虫病淋巴管阻塞。寄生虫病治愈后，人体尚可再次感染该寄生虫。慢性感染和易发生再感染是寄生虫病的基本特点。慢性感染和再感染的发生与人体对大多数寄生虫感染仅产生伴随免疫或带虫免疫有关。

二、初次（急性）感染

初次（急性）感染寄生虫的虫荷较多，可呈重度感染，常常出现较严重的急性症状。如从无疟区或低疟区进入高疟区的人群易患疟疾，且病情加重。

三、多虫寄生现象

人体可以同时有两种或两种以上寄生虫感染，特别是肠道寄生虫感染。据全国首次寄生虫分布调查报道，在92万肠道寄生虫感染者中，感染两种或两种以上肠道寄生虫的占43.33%。在大多数情况下，多虫寄生可加重对宿主的损害。

四、过敏反应

寄生虫侵入机体后，其抗原往往诱导机体产生过敏反应，从而引起炎症反应和组织损害。大多数寄生虫病的严重病理损害与过敏反应有关。

五、幼虫移行症和异位寄生

幼虫移行症（larva migrations）是指在人体内滞育的蠕虫幼虫，在人体内移行所致的相应损伤。幼虫在皮下移行，引起皮肤出现线状红疹或游走性包块等病理损害，称皮肤幼虫移行症，如犬钩虫幼虫引起的匐行疹；幼虫在器官内移行，引起相应器官损伤，称内脏幼虫移行症，如广州管圆线虫幼虫引起的嗜酸性粒细胞增多性脑膜炎。

异位寄生（ectopic parasitism）是指某些寄生虫在常见寄生部位以外的器官或组织内寄生的现象。异位寄生引起的病理损害称异位病变（ectopic lesion），如日本血吸虫虫卵在大脑异位寄生，引起脑型血吸虫病。

六、隐性感染与机会性致病

隐性感染（suppressive infection）是指病原体感染人体后，机体没有出现明显的临床症状，也不能用常规方法检出的感染。隐性感染是某些寄生虫的特殊寄生现象，如弓形虫和隐孢子虫感染等。在隐性感染过程中，寄生虫的增殖一般处于低水平，感染者不出现临床症状，而是成为带虫者。当机体免疫功能低下时（如大量使用免疫抑制剂的患者、晚期肿瘤和艾滋病患者），这些寄生虫的增殖力和致病力均增强，可使患者出现严重的病理损害甚至死亡。这种在一般情况下不引起疾病，但在一定条件下能导致疾病的寄生虫感染也称为机会性致病寄生虫病。

七、人兽共患

不少寄生虫病可在人与脊椎动物之间相互传播，这些寄生虫病称为人兽共患寄生虫病（parasitic zoonosis）。人兽共患寄生虫病在寄生虫病的防治，特别是在传染源的控制中具有重要意义。

（王兆军）

第六章　寄生虫病的流行与防治

在自然界中，存在着寄生虫的适宜宿主和适于寄生虫生长发育的条件，而寄生虫病的流行必须在适于寄生虫病传播的条件下才可能发生。

一、流行的基本环节

寄生虫病的流行是指寄生虫病在人群中发生、传播和转归的全过程。完成这个过程须具备三个基本环节，即传染源、传播途径和易感人群。

（一）传染源

寄生虫病的传染源是指体内有寄生虫生长、繁殖，并能排出寄生虫生活史某一阶段虫体的人和动物，包括患者、带虫者和保虫宿主。作为传染源，其体内寄生虫的某一生活史阶段可以直接或间接地进入另一个易感宿主体内继续发育繁殖，这一特殊的生活史阶段称为感染阶段（infective stage）。如外周血液中含有疟原虫雌、雄配子体的疟疾患者或带虫者是疟疾的传染源。

（二）传播途径

传播途径是指寄生虫从传染源到易感宿主的传播过程。常见的传播途径有经水传播、经土壤传播、经空气传播、经节肢动物传播和经人体直接接触传播等。如蛔虫可经水、土壤等从感染者传播给易感者；疟原虫通过蚊的叮咬吸血传播；阴道毛滴虫通过性生活形成人与人之间传播。寄生虫的感染阶段侵入新的易感者的途径，称为寄生虫的感染途径。借此，寄生虫进行了宿主更换、延续世代，维持了物种的生存繁衍。寄生虫侵入人体的常见方式和途径有：

1. 经口感染　土源性蠕虫卵需在土壤中发育为感染性虫卵或感染期幼虫，人因接触被感染性虫卵或幼虫污染的土壤，通过其污染的食物经口而感染，如蛔虫病；水源如被寄生虫感染阶段虫体污染，人可因饮水或生食或半生食含感染阶段幼虫或虫卵的食物而感染寄生虫，如华支睾吸虫病和旋毛虫病等；罹患钩虫病的乳母，在哺乳时可将丝状蚴通过乳汁传给乳儿。

2. 经皮肤感染　土壤中的钩虫、粪类圆线虫丝状蚴及存在于水中的血吸虫尾蚴，与人体皮肤接触后可直接侵入人体。

3. 经呼吸道传播　蛲虫等寄生虫的虫卵可在空气中如尘埃样飘浮，随人的呼吸进入人体而感染。

4. 经胎盘、输血传播　经胎盘、输血也可感染某些寄生虫，如疟原虫、利什曼原虫、弓形虫等。

（三）易感人群

除了某些具有特殊遗传背景的人群外，人对寄生虫普遍易感。寄生虫的隐性感染或低度感染的带虫免疫可产生一定的免疫力，但不完全。寄生虫病的易感性一定程度上与年龄有关，如在血吸虫病流行区，儿童较成年人更易患血吸虫病。

二、影响寄生虫病流行的因素

寄生虫病的流行过程与自然因素和社会因素关系密切，通过对寄生虫病流行基本环节的影响而发挥作用。

（一）自然因素

自然因素包括气候、地理、生物物种等。地理和气候等自然因素对动物传染源（保虫宿主）有明显的影响，不少自然疫源性寄生虫病的地方性和季节性均与此有关。如卫氏并殖吸虫的保虫宿主虎、豹等，其生存需适宜的生态环境。自然因素也可以通过影响生物种群的分布及其活动影响寄生虫病的流行。如温度对疟疾的传播起着重要作用，我国南方如海南岛为全年传播疟疾地区，而北方黑龙江省则很少有疟疾发生；自然因素如气温等对生产方式和生活习惯有一定的影响，会增加感染某种寄生虫的机会，如在血吸虫病流行区，适宜的温度增加了人群接触疫水的机会，因而有利于血吸虫病的流行。

全球气候正在逐渐变暖。联合国的一项报道指出，近年来地球表面温度的上升幅度是近一万年来所未有的。在过去的140年间，造成地球气候变暖的各种因素中，由于人类活动而造成的温室效应占了40%。人类在近10年内的活动所造成的气候变化较过去一千余年间的气候变化还大。由于气候变暖，雨量增大，虫媒滋生地增多，且由于繁殖季节延长，造成虫媒种群数量增加，都可能使原来在热带、亚热带流行的虫媒病由于温度上升而北上至纬度较高的地区。在对巴贝西虫的一项研究中，在暖季如温度上升1.6℃，则蜱的数量可增加4倍，每头家畜每天可能被叮咬的次数增加200～1400次，从而增加了感染的概率。

（二）社会因素

社会因素包括社会制度、经济状况、生产活动、生活条件、居住环境、医疗卫生和防疫保健、文化教育程度、卫生习惯、宗教信仰及风俗习惯等所有与人类活动有关的因素。由于自然因素一般相对稳定，而社会因素易于变化，因此，社会的进步、经济的发展、医疗卫生条件的改善及群众科学文化水平的提高，一定程度上对控制寄生虫病的流行起着不可忽视的作用。

如丝虫病，中华人民共和国成立初期的患病人数约3000万。1956年丝虫病的防治列入国家计划。经过实施以控制传染源为主的防治对策，不久前，我国已向世界宣布达到消除丝虫病的标准。此外，严格的国境检疫也可有效防止输入性寄生虫病的发生。广泛开展的爱国卫生运动减少了虫卵对环境的污染，对于降低土源性寄生虫病如蛔虫病和钩虫病的流行起到了重要的作用；通过环境改造，改变钉螺的滋生环境，消灭钉螺，是我国水网型流行区控制血吸虫病的主要措施。

通过健康教育和健康促进，改变不良的卫生习惯，是控制食源性寄生虫病如肝吸虫病等的有效措施之一。有报道称，在健康教育上投资1元，可节约8.5元治疗费和100元抢救费。尽管目前寄生虫疫苗仍处于研究阶段，离实际应用尚有一定的距离，但免疫接种寄生虫疫苗是控制乃至消灭寄生虫病的潜在手段。

三、寄生虫病流行特点

地方性（endemicity）、季节性（seasonality）和自然疫源性（natural epidemic focus）是寄生虫病的主要流行特点。

（一）地方性

在排除可能输入的情况下，某种寄生虫病可在某一地区持续或经常发生，称为某种寄生虫病的地方性。常见的寄生虫病如疟疾、血吸虫病、黑热病、棘球蚴病等常有明显的地方性特点，这类寄生虫病也被称为地方性疾病（endemic diseases）。寄生虫病的地方性特点与当地的气候条件、中间宿主或媒介的地理分布、居民的生活习惯和生产方式等因素有关。

（二）季节性

某种寄生虫病发病率在每年中的某些季节出现高峰，这种现象称为寄生虫病流行的季节性。温度和湿度等条件对寄生虫的体外生活阶段或自由生活阶段的生长发育具有显而易见的影响。例如，温暖、潮湿的环境有利于钩虫卵在土壤中的发育，因此，钩虫感染多见于春、夏季节。温度和湿度等气候条件可直接影响寄生虫在中间宿主或媒介昆虫体内的发育，对中间宿主和媒介种群数量的消长或活动规律也有不同程度的影响。

人群活动规律和生产方式对寄生虫病季节性流行的发生影响颇大。如在我国血吸虫病流行区，夏季居民常因生产或游泳而频繁接触疫水，因此，急性血吸虫病多发生在夏季。

（三）自然疫源性

在原始森林或荒漠等地区，某些寄生虫病在脊椎动物之间相互传播，一般情况下，人通常不参与这一流行过程，只是由于各种原因而偶尔被卷入到这一过程中去时，这些疾病才可由染病的脊椎动物传给人，这种现象称为自然疫源性，这类地区称为自然疫源地，这种具有自然疫源性的人兽共患寄生虫病亦称为自然疫源性疾病，如肺吸虫病、黑热病等。

四、寄生虫病防治原则

1. 控制传染源

（1）治疗患者或带虫者：通常采用病原学诊断或血清学检测等方法，对流行区居民进行检查（普查或重点人群调查），对检出的患者或带虫者进行药物治疗。

（2）处理保虫宿主：对流行区的家畜和野生哺乳动物进行检查，并评价其作为传染源的意义或作用后，分别根据需要采取治疗、捕杀等措施。

2. 切断传播途径

（1）控制和消灭中间宿主或媒介节肢动物：采用化学、物理或生物等防制方法控制和消灭中间宿主或媒介节肢动物，如灭螺、灭蚊、灭蛉和灭蝇等。

（2）粪便管理：对粪便（包括具有重要传染源意义的保虫宿主的粪便）进行无害化处理，防止寄生虫卵和包囊污染土壤、水源、食物或用品。

（3）食品卫生监督：对肉类、淡水鱼、虾等进行严格的卫生检疫，防止含有寄生虫的食品上市。

3. 保护易感人群　一般而言，人对寄生虫普遍易感，缺乏先天性的抵抗力，因此，对人群采取积极的保护性措施对于控制寄生虫病流行具有重要的意义。

（1）健康教育和健康促进：积极开展预防寄生虫病的宣传教育工作，不断提高群众自我保护意识，培养良好的个人卫生习惯和改变不良饮食习惯，防止经口感染的寄生虫病。

（2）药物预防：某些寄生虫病可服用药物进行预防，如氯喹或乙胺嘧啶加磺胺多辛可用于疟疾预防，青蒿琥酯或蒿甲醚可用于血吸虫病的预防；用驱避剂涂抹皮肤可防止吸血节肢动物的叮咬或血吸虫尾蚴的入侵。

（3）疫苗：积极研制寄生虫疫苗，是保护易感人群提供最有力的技术手段之一。

在全球经济空前活跃，包括天气变暖在内的全球环境变化等因素的影响下，针对寄生虫病流行的新的态势，综合防治是控制和消灭寄生虫病的有效对策。由于各种寄生虫病的流行范围、流行程度及防治工作进程各不相同，不同的寄生虫在不同时期有着各自的控制目标和有所侧重的防治措施。例如，20 世纪 80 年代以前，我国的血吸虫病防治采取以消灭钉螺为主的防治对策。80 年代以后，血吸虫病防治目标已调整为“疾病控制”“传播控制”和“传播阻断”3 个不同阶段性的目标，采取“以人群化疗为主”的防治对策。目前，疟疾、血吸虫病、丝虫病、黑热病、阿米巴病和棘球蚴病等已被列入我国法定传染病管理，被列入全国防治规划的寄生虫病有血吸虫病、疟疾和丝虫病。寄生虫病的防治亦已逐渐引起有关部门的重视。随着我国经济的发展、人民生活水平的提高、卫生科技的进步，我国的寄生虫病防治工作将会取得更大的成就。

（王兆军）

第二篇 医学原虫学

第七章 医学原虫概论

【学习目的】

1. 掌握原虫生活史类型及感染传播途径；原虫的生长繁殖类型及致病因素。

2. 熟悉原虫的发育阶段及其形态结构特征；原虫运动及营养代谢方式；原虫分类及常见虫种及其主要寄生部位。

原虫为单细胞真核生物，属原生动物亚界（Subkingdom Protozoa）。原虫是现有各类动物中最简单、最原始的动物代表，反映了动物界最早祖先类型的特点。原虫的整个机体仅由一个细胞构成，但这一个细胞却能够完成摄食、代谢、呼吸、排泄、运动及生殖等生命活动的全部功能。原虫种类繁多，分布极其广泛。迄今已发现原虫约 65 000 种，其中大部分营自由生活，分布在海洋、土壤、水体或腐败物内。与医学有关的原虫，包括致病性、机会致病和非致病性的医学原虫（medical protozoa）大约 40 种。可寄生在人体管腔、体液、组织或细胞内。其中的一些种类以其独特的生物学和传播规律危害人群或家畜，构成广泛的区域性流行。由于缺乏有效疫苗及传播媒介控制的困难，许多致病性原虫及一些人兽共患原虫不仅对人类健康造成严重危害，而且给畜牧业生产带来巨大的经济损失。一些诸如弓形虫、隐孢子虫及圆孢子虫等机会感染原虫，对人类健康的威胁也日益凸显，已经成为值得关注的世界性公共卫生问题。一些自由生活原虫，如自由生活的耐格里属（Naegleria）和棘阿米巴属（Acanthamoeba）阿米巴感染人体引起的中枢神经系统、眼部和皮肤感染甚至死亡的病例报道呈现逐渐增多趋势，成为不可忽视的潜在的致病原。

一、形 态 特 征

原虫形态多样，呈叶状、球形或不规则形。原虫体积微小，但不同虫种的大小差距很大，从几微米到几百微米，通常肉眼无法辨认。原虫的结构简单，符合单个动物细胞的基本构造，由细胞膜、细胞质和细胞核组成。

（一）细胞膜

覆盖于原虫虫体表面，由一层或一层以上的单位膜组成，也称质膜（plasmalemma）或表膜（pellicle）。原虫的表膜与其他的生物膜一样，是一种具有可塑性、流动性、不对称性并嵌有蛋白质的脂质双层分子结构。表膜内层有微管和微丝支撑，使虫体保持一定形状。表膜外层膜蛋白和脂质常与多糖分子结合形成厚厚的细胞被或称表被，又称糖萼（glycocalyx）。表膜中具有众多的受体、配体、各种酶类和其他多种抗原成分，可引起宿主产生较强的免疫反应。作为与宿主和外环境直接接触的界面，原虫的表膜对保持虫体的自身稳定和参与宿主的相互作用起着重要的作用。表膜还具有不断更新的特点，一些种类的表膜抗原还可不断变异，在不利条件下，有些种类还可在表膜之外形成坚韧的保护性壁。因此原虫表膜的功能除具有分隔与沟通作用外，还可以其动态结构参与营养、排泄、运动、感觉、侵袭、隐匿等多种生理活动。对原虫表膜的深入研究已成为揭示宿主与寄生虫相互作用机制的重要方面。

（二）细胞质

原虫的细胞质由基质、细胞器和内含物组成。原虫的代谢和营养储存均在胞质内进行。

1. 基质　主要成分是蛋白质，由肌动蛋白组成的微丝和管蛋白组成的微管支持原虫的形态并与虫体的运动有关。有些原虫的胞质有内质和外质之分。外质（ectoplasm）透明，呈凝胶状，主要有运动、摄食、营养、排泄、呼吸、感觉和保护等作用。内质（endoplasm）呈溶胶状，其内含有细胞器、细胞核和各种内含物，是新陈代谢的重要场所。有些原虫的胞质是均匀一致的，无内、外质之分。

2. 细胞器　原虫细胞器类型多样，按功能分为运动细胞器、膜质细胞器和营养细胞器。

（1）运动细胞器：按性状分为无定形的伪足（pseudopodium）、细长的鞭毛（flagellum）、短而密的纤毛（cilium）三种。运动细胞器主要与运动有关，也为原虫分类的重要标志。具有相应运动细胞器的原虫分别称阿米巴、鞭毛虫和纤毛虫。其中伪足是外质暂时性突出部分，无定形，可呈舌状或叶状。鞭毛为细长丝状，位于虫体前端、侧面或后部。纤毛短而密，常均匀分布于虫体表面。鞭毛虫和纤毛虫大多还有特殊的运动器，如波动膜（undulating membrane）、吸盘（sucking disc）及为鞭毛、纤毛提供动能的神经运动装置（neuromotor apparatus），寄生性纤毛虫大多有伸缩泡，能调节虫体内的渗透压。此外，鞭毛虫的胞质可有硬蛋白组成的轴柱（axone），为支撑细胞器，使虫体构成特定的形态。

（2）膜质细胞器：由细胞膜分化而成，包括线粒体、高尔基复合体、内质网、溶酶体和动基体等，主要参与细胞的能量合成代谢。有些鞭毛虫的动基体（kinetoplast）被认为是一种含 DNA 的特殊类型的线粒体，其功能近似一个巨大的线粒体，含有与之相似的酶。动基体 DNA 的质和量均与胞核中不同，一些种类已被深入研究用于分子克隆抗体。某些细胞器可因虫种的代谢特点而有所缺如或独有，如营厌氧代谢的原虫一般缺线粒体。

（3）营养细胞器：包括胞口（cytostome）、微胞口（micropore）、胞肛（cytopyge）、伸缩泡（contractile vacuole）等。主要参与原虫的摄食和排泄功能，纤毛虫的伸缩泡具有调节虫体渗透压作用。

3. 内含物　原虫胞质中含多种内含物，包括食物泡、糖原泡、拟染色体（chromatoid body）等营养储存小体及代谢产物等，如疟原虫的疟色素（hemozoin）。有的原虫体内还可含有某些病毒颗粒等共生物。有些特殊内含物亦可作为虫种的鉴别标志。

（三）细胞核

细胞核是维持原虫生命和繁殖的重要结构，由核膜、核质、核仁及染色质组成。核膜由双层单位膜组成，膜上的微孔是核内、外物质交换的通道。染色质包含 DNA、蛋白质和少量的 RNA。其中浓缩的呈块状结构的染色质被称为核仁，核仁主要由 RNA 组成。在光镜下，原虫胞核需经染色才能辨认，并各具特征。不同原虫染色质颗粒和核仁的位置各异。寄生原虫的核型分为泡状核和实质核两种。

1. 泡状核（vesicular nucleus）　泡状核的结构特点是染色质少而呈颗粒状，分布于核质或核膜内缘，具有 1 个核仁。寄生人体的原虫多数为泡状核型。

2. 实质核（compact nucleus）　实质核的核大而不规则，染色质丰富，常具有 1 个以上的核仁，故在光镜下，核质深染且不易辨认内部结构。少数原虫的核是实质核。如纤毛虫的核。

原虫的营养期大多只含一个核，少数可有两个或更多。一般仅在核分裂期核染色质才浓集为染色体，展示染色体核型的形态学特征。经染色后的细胞核形态特征是医学原虫病原学诊断的重要依据。

原虫是微小的个体，随着科学技术的发展，医学原虫的形态学已深入亚细胞和分子领域。过去在光镜下未能解决的问题，现可通过超微技术，免疫生化等方法加以判别，从分子水平重新认识。如利什曼原虫的种群分类，以往难以从光镜下进行形态学鉴别，今天已可借助染色体核型、核酸序列构成、酶谱型（zymodeme）或血清学谱型（serodeme）等的综合分析，达到种群乃至株系的判定。

二、生 活 史

医学原虫的生活史形式多样，包括其生长、发育和繁殖等各个阶段的生命周期及虫体从一个宿主传播到另一个宿主的全过程，这一过程在原虫所导致疾病的传播流行及疾病的防控上具有重要意义。

通常把原虫生活史中具有活动、摄食和增殖能力的发育期统称为滋养体（trophozoite）。滋养体是多数寄生原虫的基本生活型。滋养体的运动、摄食及其分泌物都会给宿主带来损害，是主要的致病阶段。许多原虫的滋养体在不良条件下，虫体逐渐变圆、固缩，分泌外壁，形成不活动的包囊（cyst）或卵囊（oocyst）。包囊和卵囊的发育、活动和摄食相对静止，但通常对外界理化因素的抵抗力较强，在自然界中可以较长时间保持活力及感染性，是实现宿主转换，病原体传播的重要环节。根据医学原虫传播方式的不同，可将其生活史分为如下三种类型。

（一）人际传播型

此类原虫的生活史简单，完成生活史只需一种宿主，经直接、间接接触或中间媒介的携带在人际间传播。人际传播型有以下两种形式。

1. 寄生原虫在生活史中只有滋养体阶段 通过直接或间接接触滋养体而传播。如阴道毛滴虫在生活史中仅有滋养体阶段。其感染、传播、致病虫期均为滋养体，依靠直接或间接接触而感染。

2. 寄生原虫在生活史中有滋养体和包囊两个阶段 滋养体可致病或不致病，包囊为排离和传播阶段。如肠道寄生的溶组织内阿米巴（滋养体可导致疾病），包囊为其排离阶段；结肠内阿米巴（滋养体不致病），包囊也为其排离阶段；消化道寄生的鞭毛虫和纤毛虫等均属此类型。

（二）循环传播型

本型原虫完成生活史需一种以上脊椎动物作为终宿主和中间宿主，分别进行有性或无性生殖，形成世代交替现象。例如，刚地弓形虫以猫为终宿主，在猫的体内进行有性增殖；以人、鼠或猪等为中间宿主，在中间宿主体内进行无性繁殖。

（三）虫媒传播型

本型原虫完成生活史需在吸血昆虫体内进行无性或有性繁殖，再通过媒介节肢动物的叮咬传播给人体或其他动物。例如，利什曼原虫（无世代交替）在白蛉体内和人体内进行二分裂繁殖，在白蛉体内由无鞭毛体发育为前鞭毛体，再通过白蛉叮咬感染人；疟原虫（有世代交替）在人体内进行无性繁殖，在雌性按蚊体内进行有性增殖，只有在相应媒介蚊种吸血时将其吸入体内，最终发育成子孢子才能感染人体。

三、生 理

医学原虫的生理包括运动、生殖、摄食、营养与代谢、分泌与排泄等方面。

（一）运动

多数原虫借助运动细胞器来完成运动，其运动方式取决于所拥有的运动细胞器类型。

1. 伪足运动 伪足具有运动和摄食功能，如溶组织阿米巴原虫滋养体即借助伪足进行运动。

2. 鞭毛运动 如蓝氏贾第鞭毛虫和阴道毛滴虫借助鞭毛进行翻滚或移位运动。

3. 纤毛运动 如结肠小袋纤毛虫借助体表又密又多的纤毛的协调性摆动做旋转运动。

4. 其他运动方式 有些无细胞器的原虫可借助体表构造进行扭动、滑动或弯曲等方式进行小范围运动。如在蚊胃内的疟原虫动合子可以螺旋运动方式穿入蚊子的肠上皮细胞内进行发育。

（二）生殖

寄生原虫生殖方式依据虫种不同而异，有些寄生原虫进行无性生殖，有的进行有性生殖，有些原虫的生活史则为无性生殖和有性生殖交替进行的世代交替生殖方式。同时以一定的方式排离和转换宿主以维持种群世代的延续。

1. 无性生殖

（1）二分裂：为寄生原虫最常见的增殖方式，分裂时胞核先分裂为两个，随后胞质再纵向或横向分裂为二，形成两个子代虫体。如叶足虫、鞭毛虫等的无性增殖方式。

（2）多分裂：核先经多次分裂，胞质再分裂并包绕每个核周围，一次分裂为多个子代。如疟原虫的裂体增殖（schizogony）、孢子增殖（sporogony）和某些阿米巴、鞭毛虫的囊后增殖等属于这种无性增殖。

（3）出芽生殖：为大小不等的分裂，母体细胞经过不均等分裂形成1个或多个芽体，分化发育为新个体。根据子代虫体逸出情况分成外出芽（exogenous budding）和内出芽（endogenous budding）。如疟原虫在蚊体内的成孢子细胞是以外出芽方式增殖；弓形虫滋养体则以内出芽方式增殖。

2. 有性生殖

（1）配子生殖（gametogony）：常为寄生原虫有性世代的主要阶段，本身并无个体增加，却为无性孢子生殖的先导，如疟原虫配子体在蚊体内的发育，先分化为雌、雄配子（gamete），而后结合为合子（zygote），再进行无性增殖。

（2）接合生殖（conjugation）：两个原虫互相靠拢并接合在一起，交换核质后，再分裂成两个子代虫体。例如，结肠小袋纤毛虫的两个虫体首先在胞口处接合，之后完成其接合生殖。

（三）营养与代谢

1. 摄食 原虫摄取营养的方式有多种，主要有以下三种方式：

（1）渗透：可溶性小分子营养物质以主动扩散或主动运输等方式从细胞外通过细胞膜渗透进入细胞内的过程为渗透。

（2）胞饮：原虫通过细胞膜摄取液体或大分子营养成分的方式称为胞饮。

（3）吞噬：借助胞口或微胞口等营养细胞器或体表内陷摄取吞噬大分子或固体营养物质的形式为吞噬。例如，疟原虫滋养体可借助胞口吞噬红细胞内的血红蛋白；纤毛虫的滋养体以胞口吞噬颗粒状食物；溶组织内阿米巴通过表膜内陷吞噬细菌等。各种途径摄入的食物在细胞质内形成食物泡，与溶酶体结合，经水解酶作用消化、分解和吸收。

2. 代谢 原虫一般是利用葡萄糖获取能量。能量代谢与其他生物没有本质的区别，包括有氧代谢、厌氧代谢和兼性厌氧代谢。无氧糖代谢是原虫能量代谢的主要途径。大多数原虫营兼性厌氧代谢或厌氧代谢。尤其是肠道寄生的原虫，如阿米巴及蓝氏贾第鞭毛虫依靠无氧糖酵解获取能量。血液、体液或细胞内寄生的原虫则主要营有氧代谢。如锥虫、疟原虫借助三羧酸循环系统，氧化葡萄糖或其他单糖获取能量。原虫在生长发育过程中所需的蛋白质和氨基酸主要从宿主摄取。如，疟原虫滋养体摄取宿主红细胞的血红蛋白，分解为氨基酸，再合成虫体自身蛋白质。

（四）分泌与排泄

原虫摄食后，通过分泌体内的酶进行消化作用。虫体可以分泌组织溶解酶而侵入宿主组织；虫体代谢后所产生的代谢产物可直接通过体表排泄或经胞肛等排泄。对宿主而言，这些物质均是抗原，可引起免疫损害或产生毒素作用。

四、致 病 性

寄生性原虫和具致病性的自生生活原虫可引起人体多种疾病。对人体致病的原虫绝大多数为寄生性，其致病作用，除生物病原因侵袭力与宿主应答水平之间相互作用而导致的机械、化学和生物性质的一般损伤外，还有某些自身的特点。其引起疾病的严重程度与虫种、株系、数量、毒力、寄生部位、宿主的免疫状态及其他病原生物的协同作用有关。原虫的致病作用主要有如下三个方面。

（一）增殖破坏作用

原虫入侵宿主后必须战胜机体的防御功能，进行增殖，破坏寄生细胞，如此反复，增殖到相当数量后造成宿主细胞大量破坏，可表现有明显的损害或临床症状。例如，疟原虫寄生在人体红细胞内，大量增殖引起红细胞大量破坏而出现临床症状；溶组织内阿米巴滋养体在宿主肠黏膜下肠壁组织中大量增殖而破坏肠黏膜，导致肠壁出现烧瓶样溃疡而致一系列症状；蓝氏贾第鞭毛虫滋养体在肠壁表面大量增殖，造成吸收功能受阻而致腹泻。

（二）播散侵袭作用

寄生原虫的微小个体和快速增殖特点，使其致病作用具有与生物病原相似的某种播散潜能。多数致病原虫在建立原发病灶后都有向邻近或远处组织侵蚀和播散的倾向，从而累及多个器官。例如，利什曼原虫和弓形虫等，被巨噬细胞吞噬后，可在巨噬细胞内大量繁殖，胀破巨噬细胞，引起邻近细胞组织感染并产生炎症反应、水肿等；锥虫可以在局部增殖后播散入血，最终造成器官组织受累；疟原虫在血细胞内寄生，不仅成为逃避宿主免疫攻击的一种有效屏障，而且为血源播散提供运载工具；溶组织内阿米巴滋养体具有多种膜结合的蛋白水解酶，使它具有接触溶解宿主组织、细胞的侵袭特性，入侵肠壁深层组织、播散入血、侵入肝脏或肺脏等器官，引起肠外阿米巴脓肿等。应该看到，致病原虫的播散能力，在致病的传播上都有重要作用。

（三）机会致病作用

有些原虫感染免疫功能正常的宿主后并不出现明显的致病作用及临床症状，而是呈隐性感染状态。当因各种因素如极度营养不良、晚期肿瘤、长期使用免疫抑制剂、艾滋病等造成宿主的免疫功能受损时，原虫表现出异常增殖、致病力增强，患者可出现明显的临床症状，甚至危及生命。这类原虫又称机会致病性原虫（opportunistic protozoa），常见的机会致病性原虫有弓形虫、隐孢子虫和微孢子虫等。例如，弓形虫脑病和隐孢子虫感染引起严重腹泻等都是艾滋病患者晚期死亡的重要原因。多数表现为隐性感染的弓形虫病常在白血病及其他恶性肿瘤的治程中急性复燃。条件致病也可导致原虫对异常部位的侵袭，曾有报道一例网织细胞肉瘤患者并发罕见的原发性胃黏膜阿米巴病。

五、常见原虫的分类

通常根据运动细胞器的类型和生殖方式，可将原虫分为叶足虫、鞭毛虫、孢子虫和纤毛虫四大类。生物学分类隶属于原生生物界（Kingdom Protista）、原生动物亚界（Subkingdom Protozoa）下属的三门。常见医学原虫及其分类见表 7-1，表 7-2。

表 7-1 常见医学原虫及其分类归属

主要寄生部位	虫名	科（Family）	目（Order）	纲（Class）
单核吞噬系统	杜氏利什曼原虫 *Leishmania donovani*	锥虫科 Trypanosomatidae	动基体目 Kinetoplastida	动鞭纲 Zoomastigophora
	热带利什曼原虫 *Leishmania tropica*			
	巴西利什曼原虫 *Leishmania braziliensis*			
血液	锥虫 *Trypanosoma sp.*			
泌尿生殖道	阴道毛滴虫 *Trichomonas vaginalis*	毛滴虫科 Trichomonadidae	毛滴虫目 Trichomonadida	
口腔	口腔毛滴虫 *Trichomonas tenax*			

续表

主要寄生部位	虫名	科（Family）	目（Order）	纲（Class）
肠	人毛滴虫 *Trichomonas hominis*			动鞭纲 Zoomastigophora
	脆双核阿米巴 *Dientamoeba fragilis*			
	蓝氏贾第鞭毛虫 *Giardia lamblia*	六鞭毛科 Hexamitidae	双滴虫目 Diplomonadida	
	梅氏唇鞭毛虫 *Chilomastix mesnili*	曲滴虫科 Retortamonadidae	旋滴虫目 Retortamonadida	
	溶组织内阿米巴 *Entamoeba histolytica*	内阿米巴科 Entamoebidae	阿米巴目 Amoebida	叶足纲 Lobosea
	哈门氏阿米巴 *Entamoeba hartmani*			
	结肠内阿米巴 *Entamoeba coli*			
	布氏嗜碘阿米巴 *Iodamoeba butschlii*			
	微小内蜒阿米巴 *Endolimax nana*			
口腔	齿龈内阿米巴 *Entamoeba gingivalis*			
脑（等）	棘阿米巴 *Acanthamoeba sp.*	棘阿米巴科 Acanthamoebidae		
	福氏耐格里阿米巴 *Naegleria fowleri*	双鞭阿米巴科 Dimastiamoebidiae		
	间日疟原虫 *Plasmodium vivax*	疟原虫科 Plasmodidae	真球虫目 Eucoccidiida	孢子纲 Sporozoea
	三日疟原虫 *Plasmodium malariae*			
	恶性疟原虫 *Plasmodium falciparum*			
	卵形疟原虫 *Plasmodium ovale*			
	巴贝虫 *Babesia sp.*	巴贝虫科 Babesidae	梨浆虫目 Piroplasmida	
	等孢子虫 *Isospora sp.*	爱美虫科 Eimeriidae	真球虫目 Eucoccidiida	
	隐孢子虫 *Cryptosporidium sp.*	隐孢子虫科 Cryptosporidae		
有核细胞	刚地弓形虫 *Toxoplasma gondii*	弓形虫科 Toxoplasmatidae		
组织	肉孢子虫 *Sarcocystis sp.*	肉孢子虫科 Sarcocystidae		
结肠	结肠小袋纤毛虫 *Balantidium coli*	小袋科 Balantidiidae	毛口目 Trichostomatida	动基裂纲 Kinetofragminophorea

表 7-2　分类归属的病原虫

纲（Class）	目（Order）	科（Family）	种（Species）
动鞭纲 Zoomastigophora	动基体目 Kinetoplastide	锥虫科 Trypanosomatidae	杜氏利什曼原虫 *Leishmania donovani*
			热带利什曼原虫 *Leishmania tropica*
			巴西利什曼原虫 *Leishmania braziliensis*
			布氏冈比亚锥虫 *Trypansoma brucei gambiense*
			布氏罗得西亚锥虫 *Trypansoma burcei rhodesiense*
			枯氏锥虫 *Trypansoma cruzi*

续表

纲（Class）	目（Order）	科（Family）	种（Species）
	毛滴虫目 Trichomonadida	毛滴虫科 Trichomonadidae	阴道毛滴虫 *Trichomonas vaginalis* 口腔毛滴虫 *Trichomonas tenax* 人毛滴虫 *Trichomonas hominis* 脆弱双核阿米巴 *Dientamoeba fragilis*
叶足纲 Lobosea	双滴虫目 Diplomonadida 阿米巴目 Amoebida	六鞭毛科 Hexamitidae 内阿米巴科 Entamoebidae	蓝氏贾第鞭毛虫 *Giardia lamblia* 溶组织内阿米巴 *Entamoeba histolytica* 结肠内阿米巴 *Entamoeba coli* 哈门氏内阿米巴 *Entamoeba hartmani* 布氏嗜碘阿米巴 *Iodamoeba butschlii* 微小内蜒阿米巴 *Endolimax nana*
	阿米巴目 Amoebida	内阿米巴科 Entamoebidae 棘阿米巴科 Acanthamoebidae	齿龈内阿米巴 *Entamoeba gingivalis* 卡氏棘阿米巴 *Acanthamoeba castellanii*
	裂核目 Schizopyrenida	双鞭阿米巴科 Dimastiamoebidiae	福氏耐格里阿米巴 *Naegleria fowleri*
孢子纲 Sporozoasida	真球虫目 Eucoccidiida	疟原虫科 Plasmodidae	间日疟原虫 *Plasmodium vivax* 三日疟原虫 *Plasmodium malariae* 恶性疟原虫 *Plasmodium falciparum* 卵形疟原虫 *Plasmodium ovale*
		弓形虫科 Toxoplasmatidae 肉孢子虫科 Sarcocystidae 爱美虫科 Eimeriidae 隐孢子虫科 Cryptosporidae	刚地弓形虫 *Toxoplasma gondii* 人肉孢子虫 *Sarcocystis hominis* 贝氏等孢子虫 *Isospora belli* 微小隐孢子虫 *Cryptosporidium parvum*
动基裂纲 Kinetofragminophorea	毛口目 Trichostomatida	小袋科 Balantidiidae	结肠小袋纤毛虫 *Balantidium coli*

思考题

1. 医学原虫有哪些形态学特征？
2. 简述运动细胞器种类及其功能。
3. 原虫有几种生活史类型？
4. 寄生原虫生殖方式有哪几种？
5. 简述原虫的致病作用特点。
6. 简述常见原虫的分类。

解题思路

1. 原虫形态多样，呈叶状、球形或不规则形。原虫体积微小，但不同虫种的大小差距很大，从几微米到几百微米，通常肉眼无法辨认。原虫的结构简单，符合单个动物细胞的基本构造，由细胞膜、细胞质和细胞核组成。细胞核是维持原虫生命和繁殖的重要结构，由核膜、核质、核仁及染色质组成，有泡状核（vesicular nucleus）和实质核（compact nucleus）两种。

2. 运动细胞器分为伪足（pseudopodium）、鞭毛（flagellum）、纤毛（cilium）三种。运动细胞器主要与运动有关，也为原虫分类的重要标志。

3. 原虫有三种生活史类型。医学原虫的生活史形式多样，包括其生长、发育和繁殖等各个阶段的生命周期及虫体从一个宿主传播到另一个宿主的全过程，这一过程在原虫所导致疾病的传播流行及疾病的防控上具有重要意义。根据医学原虫传播方式的不同，可将其生活史分为如下三种类型：人际传播型、循环传播型和虫媒传播型。

4. 寄生原虫生殖方式依据虫种不同而异，有些寄生原虫进行无性生殖，有的进行有性生殖，有些原虫的生活史则为无性生殖和有性生殖交替进行的世代交替生殖方式，同时以一定的方式排离和转换宿主来维持种群世代的延续。无性生殖包括二分裂：多分裂和出芽生殖。有性生殖分为配子生殖（gametogony）和接合生殖（conjugation）两种。

5. 原虫的致病作用主要有增殖破坏作用、播散侵袭作用和机会致病作用三个方面。

6. 原虫的生物学分类隶属于原生生物界（Kingdom Protista）、原生动物亚界（Subkingdom Protozoa）。通常根据运动细胞器的类型和生殖方式，可将原虫分为叶足虫、鞭毛虫、孢子虫和纤毛虫四大类。

（安春丽）

电子资源

第八章　阿　米　巴

第一节　溶组织内阿米巴

【学习目的】

1. 掌握溶组织内阿米巴生活史、致病机制和临床表现、感染的实验诊断方法和治疗方法。

2. 熟悉溶组织内阿米巴滋养体和包囊形态特征；溶组织内阿米巴与其他非致病阿米巴的形态鉴别。

【概述】　溶组织内阿米巴（*Entamoeba histolytica*，Schaudinn，1903）又称痢疾阿米巴，主要寄生于结肠，引起肠道阿米巴病（intestinal amoebiasis），如阿米巴肠炎（amoebic colitis）和阿米巴痢疾（amoebic dysentery）等。虫体亦可侵入肠外其他组织器官，引起肠外阿米巴病（extra-intestinal amoebiasis），常见的有肝脓肿（amoebic liver abscess）、肺脓肿（amoebic lung abscess）和脑脓肿（amoebic brain abscess）。溶组织内阿米巴病呈世界性分布。全世界大概有5000万人感染溶组织内阿米巴，每年4万～11万人死于阿米巴病，死亡率在寄生虫病中仅次于疟疾和血吸虫病，位居第三位。目前，我国人群溶组织内阿米巴感染率呈现下降趋势，但一些地区艾滋病患者和同性恋者的溶组织内阿米巴感染率较高。

有关阿米巴的虫种分类与鉴定方面研究历史漫长而复杂。1925年Brumpt曾提出溶组织内阿米巴有两个种。后续的研究证实了两种阿米巴虽然形态相似，生活史相同，但同工酶谱型、DNA核型、抗原性和小亚基核糖体RNA（SSU rRNA）基因完全不同。1993年正式将引起侵入性阿米巴病的虫种命名为溶组织内阿米巴，而肠腔同栖的阿米巴虫种命名为迪斯帕内阿米巴（*Entamoeba dispar*，Brumpt，1925）。

【形态】　溶组织内阿米巴可分滋养体和包囊两个阶段，成熟的4核包囊是感染期。

1. 滋养体（trophozoite）　具侵袭性，可吞噬红细胞，直径在10～60μm，平均直径大于20μm。其形态与虫体的多形性和寄生部位有关。如在阿米巴痢疾患者新鲜黏液血便或阿米巴肝脓肿穿刺液中的滋养体，可以5μm/s的速度活泼运动，以二分裂法增殖，形态变化大。在有症状患者组织中分离到的滋养体内常有摄入的红细胞，有时也可见白细胞和细菌，直径为20～60μm。而生活在肠腔、非腹泻粪便中或有菌培养基中的滋养体，直径为10～30μm，一般不含红细胞。滋养体有透明的外质和富含颗粒的内质，运动时首先虫体的外质向外流出形成伪足，而后内质缓慢充盈进入伪足，虫体作单一定向运动，称为阿米巴运动（amoebic movement），这一现象有别于其他阿米巴。滋养体内含有一个直径为4～7μm的球形泡状核。纤薄的核膜内缘有单层均匀分布、大小一致的核周染色质粒（chromatin granules）。核仁小，直径为0.5μm，常居中，其周围有纤细无色丝状结构，称核纤丝（图8-1）。但在无菌培养基中生长的滋养体往往有2个以上的核。

2. 包囊（cyst）　滋养体在肠腔内形成包囊，即成囊（encystation），但在肠腔以外脏器或外界环境中不能成囊。在成囊过程中，肠腔内的滋养体下移并逐渐缩小，停止吞噬和活动变成近似球形的包囊前期（precyst），最后形成1核包囊，进行二分裂增殖，形成2核包囊。1个核和2个核的包囊为未成熟包囊，胞质内有呈短棒状的特殊营养储存结构，称为拟染色体（chromatoid body），由核糖体颗粒组成，该结构有虫种鉴别意义。此外，在未成熟包囊内还有糖原泡（glycogen vacuole）。成熟包囊含有4个核，为溶组织内阿米巴的感染阶段，呈圆形，直径为10～16μm，囊壁光滑，胞核亦为泡状核，与滋养体的相似，但稍小，其胞质内糖原泡和拟染色体消失（图8-1）。

【生活史】　溶组织内阿米巴生活史简单，包括具有感染性的包囊期和能够增殖、致病的滋养体期。人为溶组织内阿米巴的适宜宿主，尽管猴、猫、犬和鼠类等动物感染该病原体，但动物与人之间传播的可能性较小，在流行病学上意义不大。

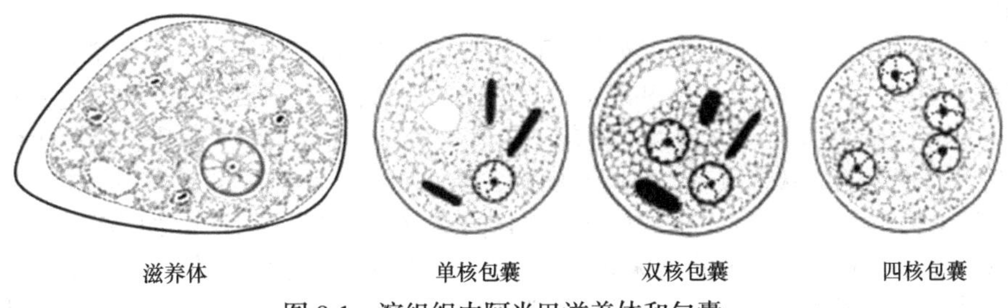

图 8-1 溶组织内阿米巴滋养体和包囊

当人误食、误饮被成熟四核包囊污染的食物和水后，包囊经口摄入通过胃和小肠，当进入呈中性至弱碱性环境的小肠中时，包囊内的虫体运动活跃，同时受肠道内酶的作用，虫体脱囊而出，成为四核滋养体，随后进一步分裂，形成 8 个独立的单核滋养体，定居于结肠上段的黏膜皱褶或肠陷窝内，以细菌或肠内容物为食，以二分裂方式增殖。部分滋养体随着肠内容物下移，由于肠腔内环境的变化，如水分和营养物质被吸收等，滋养体团缩形成圆形的包囊前期，继而分泌出囊壁包裹虫体，经 2 次有丝分裂形成四核包囊，随粪便排出，以完成其生活史。有研究报道，1 名带虫者 1 天排出的包囊高达 4 亿个。当宿主肠蠕动加快，有些滋养体还未形成包囊，直接随稀水便排出体外。滋养体在外界环境中只能短时间存活，即使被宿主吞食也会被消化液杀灭。包囊抵抗力强，在外界能够存活并保持感染性数日至 1 个月，但在干燥环境中易死亡。

在某些情况下，如宿主抵抗力下降，肠功能紊乱或肠壁组织受损时，肠腔内的滋养体凭借伪足的运动，同时分泌蛋白酶，侵入肠黏膜，吞噬红细胞和组织细胞，破坏肠壁组织，引起肠壁溃疡。滋养体亦可随坏死组织脱落入肠腔，通过肠蠕动随粪便排出体外。肠壁黏膜下层和肌层内的滋养体也可侵入小血管，通过血液循环播散到其他器官，如肝、肺和脑等，引起肠外阿米巴病（图 8-2）。

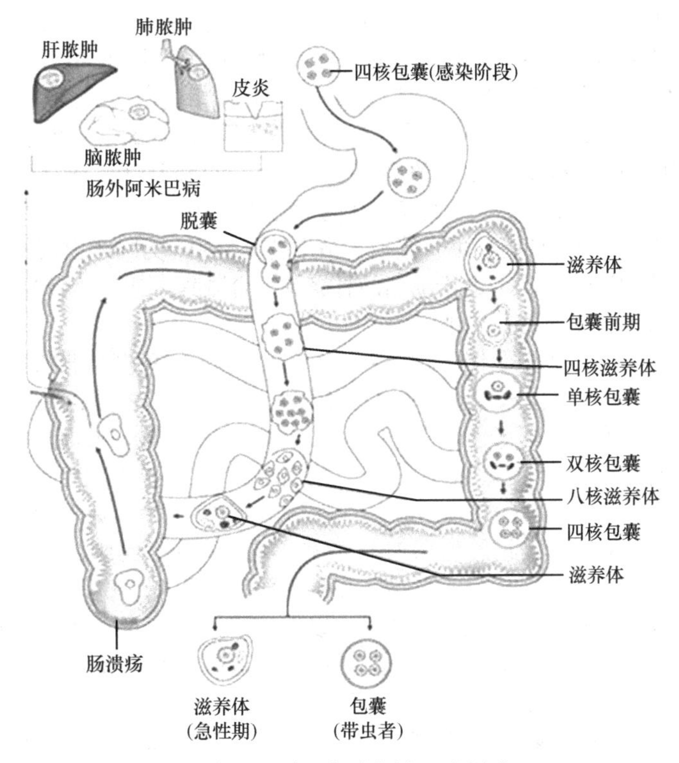

图 8-2 溶组织内阿米巴生活史

【致病】

1. 致病机制 溶组织内阿米巴的致病作用是虫体和宿主相互作用的结果。滋养体具有侵袭宿主组织和器官、适应宿主的免疫应答和表达致病因子的能力，但这种致病能力的表达和调控受多种因素的影响，如虫株毒力、肠道内环境（理化和肠道微生态等生物因素）变化、宿主的免疫状态等。人体感染后可表现为无症状带虫者、肠阿米巴病、肠外阿米巴病等。

（1）虫株毒力：溶组织内阿米巴致病性因虫株间毒力强弱差异而不同。如热带地区的阿米巴虫株毒力明显强于寒带和温带地区的虫株毒力；阿米巴病患者体内分离到的虫株（H120 与 C1）毒力强于带虫者体内分离到的虫株毒力；致病型和非致病型阿米巴的同工酶等亦存在较大差异。同时研究表明，一些虫株毒力还有遗传性，如同一虫株的毒力经过连续培养后，毒力会减弱，但动物接种后，其毒力又恢复。

（2）虫体侵袭力：溶组织内阿米巴滋养体具有侵入宿主组织或器官、适应宿主的免疫反应和表达致病因子的能力。滋养体表达的致病因子可破坏细胞外间质，接触依赖性的溶解宿主组织和抵抗补体的溶解作用，其中破坏细胞外间质和溶解宿主组织是虫体侵入的重要方式。吞噬细菌和红细胞、对血红素的分解作用是滋养体在宿主体内生存的重要潜能。溶组织内阿米巴侵犯宿主组织细胞的过程包括三个步骤，即滋养体吸附于宿主细胞、宿主细胞膜出现孔状破坏及宿主细胞溶解。在这一过程中，有 3 种因子起着重要作用，即半乳糖/乙酰氨基半乳糖凝集素（Gal/GalNAc lectin）、阿米巴穿孔素（amoeba pores）和半胱氨酸蛋白酶（cysteine proteinases）。260kDa 半乳糖/乙酰氨基半乳糖凝集素，介导滋养体黏附于宿主肠上皮细胞、红细胞和中性粒细胞等表面及黏附后对靶细胞产生溶解作用，而且凝集素还参与细胞信号传递。阿米巴穿孔素是一组包含在滋养体胞质颗粒中的小分子蛋白家族，可使宿主细胞形成孔状破坏，形成钠、钾、钙及一些阴离子的通路，使细胞因离子流失而死亡，阿米巴穿孔素亦称形成离子通路蛋白。半胱氨酸蛋白酶是溶组织内阿米巴体内最丰富的蛋白酶，分子量约为 30kDa，它能够溶解靶细胞或降解补体 C3 而抵抗补体介导的炎症反应；半胱氨酸蛋白酶还可降解分泌性 IgA 和血清 IgG 等，从而使阿米巴滋养体免受免疫调理作用。当虫体侵入宿主组织或经血液播散时，虫体与机体的补体系统接触，可免受补体的溶解和破坏。

（3）细菌的协同作用：某些细菌与阿米巴病变的发生有着相当密切的关系，如用无菌培养的阿米巴感染小鼠，并不引起病变，但加服产气荚膜杆菌等细菌后，动物的感染率增加，病变程度加重，出现死亡。溶组织内阿米巴滋养体与某些肠道细菌在致病上有协同作用，细菌可作为阿米巴的营养来源，还可提供阿米巴生长、繁殖的理化环境，促进阿米巴繁殖。另外，阿米巴吞噬细菌时，可获得一些致病因子，增加致病力；细菌还可直接损害宿主的肠黏膜，为阿米巴侵入肠壁组织提供有利条件。体表吸附有细菌的滋养体，借助于细菌的甘露糖结合凝集素或虫体自身的半乳糖/乙酰氨基半乳糖凝集素，增加阿米巴介导的宿主细胞溶解作用。

（4）宿主免疫状态：溶组织内阿米巴能否侵入组织，与宿主的免疫功能状态密切相关。阿米巴必须突破宿主的防御体系，才能侵入组织。宿主对溶组织内阿米巴滋养体侵入的免疫反应包括细胞免疫和体液免疫。细胞免疫在抗阿米巴感染中起重要作用。接受抗淋巴细胞血清注射的实验动物，感染阿米巴后病变程度较重。对阿米巴患者的免疫指标测定，显示了细胞免疫功能低下。临床资料表明，免疫功能正常者感染溶组织内阿米巴后，多为无症状的带虫者。免疫功能低下或抑制者，如营养不良、长期服用皮质激素、晚期肿瘤和 HIV 感染等均有利于溶组织内阿米巴的侵入。肠黏膜受损、肠功能紊乱等可造成肠道抵抗力下降，也有利于原虫的侵入，患者多出现临床症状。

2. 临床表现 阿米巴病的潜伏期为 2～26 天，以 2～3 周多见。阿米巴病的临床表现多变，起病突然或隐匿，症状时隐时现，可呈暴发性或迁延性。临床上可分为无症状带虫者和有症状侵袭性感染，后者又分为肠阿米巴病和肠外阿米巴病。

（1）无症状带虫者：是指感染溶组织内阿米巴后，无任何临床症状或仅有轻微的胃肠不适。粪便检查能够检测到持续排出的包囊，包囊数量每天高达上万个。在溶组织阿米巴感染人群中，无症状感染者占绝大多数，且有增多的趋势。国外常见于同性恋患者。有研究报道指出，携带有溶组织内阿米巴包囊的感染者在一年内常出现肠炎性症状。

（2）肠阿米巴病：溶组织内阿米巴滋养体侵入肠黏膜层引起的阿米巴病，即阿米巴结肠炎，临床上分为急性和慢性两个时期。急性发病时，滋养体所致的病变部位多出现在盲肠、升结肠，其次为乙状结肠和直肠，严重者可累及整个结肠和小肠下段。由于滋养体的吞噬和破坏作用，黏膜受侵处出现组织坏死，随着虫体的增殖，虫体数量增多，病变累及范围加大，病灶加深，形成典型的口小底大“烧瓶样”溃疡。病灶溃疡处可检测到滋养体和大量的肠黏膜坏死组织，底部可见有淋巴细胞和浆细胞的浸润，但溃疡间的黏膜可基本正常。当病情严重时，肠黏膜病变深达肌层，邻近的溃疡融合，致使大片黏膜脱落，易并发肠出血、肠穿孔、阿米巴性腹膜炎和肠外阿米巴病。重度感染的儿童易发展为急性暴发性阿米巴痢疾，引起患者最为严重和致命性损害，甚至危及生命（图 8-3）。

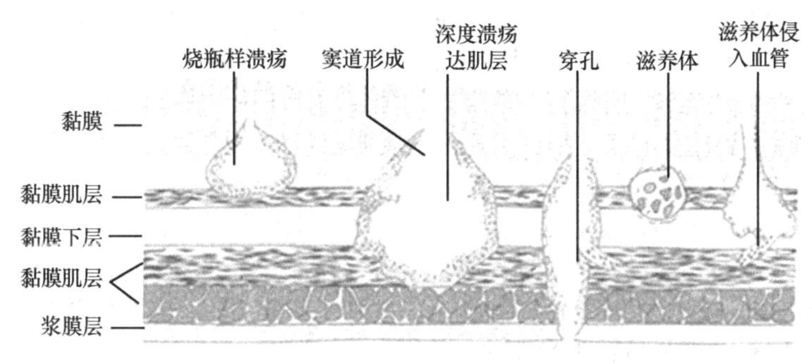

图 8-3 肠阿米巴病并发症模式图

急性阿米巴病的临床表现从轻度、间歇性腹泻到暴发性、致死性的痢疾不等。典型的阿米巴痢疾常有腹痛、腹泻，亦有胃肠胀气、大便次数增多，每日数十次，常伴有里急后重、厌食、恶心呕吐等。腹泻便呈果酱样，时有黏液便或黏液血便，有特别腥臭味，有些轻症患者仅有间歇性腹泻。检体时会发现右下腹，包括盲肠、升结肠部位有压痛，伴有发热和血中性粒细胞升高。慢性阿米巴病则长期表现为间歇性腹泻、腹痛、胃肠胀气和体重下降，可持续 1 年以上，甚至 5 年之久。有些患者出现阿米巴肿，亦称阿米巴性肉芽肿（amoebic granuloma）。阿米巴肿是结肠黏膜对阿米巴刺激的增生反应，主要是组织肉芽肿伴慢性炎症和纤维化，使肠壁增厚，形成局部团块状损害而无明显临床症状，仅有少数患者有阿米巴肿，但要重视与肠道其他肿瘤的鉴别诊断。

（3）肠外阿米巴病：溶组织内阿米巴滋养体浸入肠壁的血管或淋巴管，进入血流播散至肠外的器官引起肠外阿米巴病。如阿米巴性的肝脓肿（amebic liver abscess）、肺脓肿（amebic lung abscess）、脑脓肿（amebic brain abscess）、皮肤阿米巴病（cutaneous amoebiasis）等，其中阿米巴性肝脓肿最常见。肠外阿米巴病呈无菌性、液化性坏死，病灶周围以淋巴细胞为主，极少见到中性粒细胞。滋养体多在脓肿的边缘。

1）肝脓肿：阿米巴性肝脓肿经常继发于肠道阿米巴病，约占肠道阿米巴病例 10%，好发于肝右叶。本病以青年男性居多，男女比例为 9∶1。临床症状有右上腹疼痛，并向右肩放射，发热、寒战、盗汗、厌食和体重下降。约有 10%的患者近期有腹泻和痢疾病史，50%患者可在粪便中检出包囊甚至滋养体，58%患者结肠镜检查可见病灶。肝穿刺检查可见“巧克力”酱状脓液，可检出滋养体。肝脏超声、CT 和 MRI 检查有助于诊断。肝脓肿最常见并发症是脓肿破裂引起的继发性脓肿，常见有胸腔脓肿（10%～20%）和腹腔脓肿（2.0%～7.5%），少数情况下还可破入心包，致患者死亡。

2）肺脓肿：较少见，多继发于肝脓肿，也可由肠阿米巴病经血行散播所致。脓肿常发生于肺右下叶，为单发性。患者有胸痛、发热、呼吸困难、咳嗽，咳巧克力酱样痰，痰中可查到阿米巴滋养体。X 线检查可见肺有渗出、实变或脓肿形成、积脓和肺支气管瘘。如脓肿破裂进入气管或胸腔，引起呼吸道阻塞和脓胸。本病死亡率可达 15%～30%。

3）脑脓肿：临床上极少见，往往是尸体解剖才发现。脑脓肿多继发于肝、肠和肺的阿米巴病，其中，94%患者合并肝脓肿，中枢皮质的脓肿为单发性。溶组织内阿米巴滋养体经血流侵入脑部，引起脑脓肿，其症状依脓肿的大小和部位而异。临床表现有头痛、呕吐、眩晕、癫痫发作或者出现神经精神症状，有一些患者可发展成脑膜脑炎。CT 和 MRI 检查往往显示病灶边界不清。阿米巴性脑脓肿重症患者如不及时治疗，死亡率高。

4）皮肤阿米巴病：这一类病例非常少见，常因直肠病灶播散到会阴部，引起会阴部阿米巴病，病变部位可见于阴茎、大阴唇，甚至可累及阴道和子宫。胸腹部瘘管周围或穿刺检查亦可导致局部皮肤阿米巴病。有男同性恋艾滋病患者，伴有皮肤阿米巴溃疡、导致死亡的病例。

【阿米巴感染的免疫】 溶组织内阿米巴滋养体侵入宿主后，可诱发机体产生体液免疫和细胞免疫反应。虽然自然防御系统可阻止阿米巴的入侵，但是获得性免疫则起着更为重要的防御作用，并且具有抗再感染能力。患者血清中可出现各种类型特异性抗体，以 IgG 为主；在患者粪便、唾液及孕妇的初乳中还可查到抗虫或阿米巴凝集素 IgA。溶组织内阿米巴的功能性抗原较弱，不能刺激机体产生较强的保护性抗体，所以宿主的保护性免疫功能不强，感染溶组织内阿米巴后没有持久的免疫作用，病愈后仍可重复感染。细胞免疫在抗阿米巴病的保护性免疫中起重要作用。虫体抗原刺激机体特异性的 T 淋巴细胞可以直接溶解阿米巴滋养体并产生细胞因子，如 IL-2 和 IFN-γ 均可增强巨噬细胞和中性粒细胞的吞噬能力，直接杀伤虫体；且由此产生的 NO 和过氧化物亦对虫体有毒性作用。研究还发现，在活动性感染时，尤其是在肝阿米巴病的急性期，虫体可调节 T 细胞和巨噬细胞的反应性，机体处于暂时免疫抑制状态，有利于虫体存活，这种免疫抑制可能是导致虫体逃避宿主免疫力、侵犯组织及易转为慢性期的原因。

【诊断】 临床主要根据患者主诉病史和临床症状做出初步诊断，确诊需要实验室检查，包括病原学检查、免疫学检查、DNA 检测和影像学诊断。

1. 病原学检查 是溶组织内阿米巴感染或阿米巴病确诊的主要依据，即检出阿米巴包囊或滋养体。

（1）粪便检查

1）生理盐水涂片法：此法适用于急性期阿米巴痢疾或阿米巴肠炎患者的脓血便或稀便的检查，镜下可检出活动的滋养体。此外，在粪便中还能看到黏集成团的红细胞和少量白细胞，有时还见到呈菱形的夏科-雷登晶体（Charcot-Leyden crystals）。滋养体内可见吞噬的红细胞。因滋养体在外界抵抗力很弱，离体后会迅速死亡，故送检粪便样本要新鲜，无尿液或其他物质污染等，并注意保温。检测时，应快速，尽量保持温度在 25～30℃，某些抗生素、钡剂、铋剂、抗酸药物、缓泻剂、肥皂水或其他灌肠液等均可影响虫体生存和活动，从而影响检出率。镜检很难区分形态相似的溶组织阿米巴和迪斯帕内阿米巴滋养体。在成形的粪便中可查到包囊。

2）碘液染色法：对慢性患者或无症状带虫者的成形粪便，以检查包囊为主。直接涂片碘液染色可显示包囊内胞核的特点，能够与结肠阿米巴包囊区分。用甲醛乙醚法沉淀浓集粪便中包囊，可以提高检出率 50%左右。因包囊的排出具有间歇性，一次粪检阴性时应在 1～3 周内多次检查，以提高检出率。

3）铁苏木素染色法：该法是一种实验室染色技术，主要用于各种阿米巴滋养体和包囊的鉴定。染色后虫体结构清晰，标本可长期保存。如果用生理盐水涂片法无法与其他阿米巴滋养体和包囊区别时，可采用此法。

（2）病灶组织检查

1）活组织检查：对于慢性肠阿米巴病患者，可用直肠镜直接观察结肠壁溃疡，同时取可疑病变处活组织或刮拭物，用生理盐水涂片法检查，检出率可提高。

2）脓肿穿刺液检查：对脓肿穿刺液可采用生理盐水涂片检查法，肝脓肿多见。因滋养体多在脓肿壁上，故应取材于该部位。脓液为巧克力色，有腥臭味。

（3）体外培养：在实验室检查中，体外培养法比通常采用的涂片法更敏感，常用 Robinson 培养基，对亚急性或慢性病例检出率比较高。但对实验条件要求高，不宜用于常规检查。

在粪便检查中，应注意溶组织内阿米巴与结肠内阿米巴、迪斯帕内阿米巴和哈门内阿米巴等其他肠道共生阿米巴原虫相区别。在与结肠内阿米巴鉴别时应注意滋养体胞质内有无红细胞、核数和核型等特征。哈门内阿米巴因其体积较小而易于区别。

用细胞学形态很难区别溶组织内阿米巴和迪斯帕内阿米巴。1997 年 WHO 专门委员会建议，显微镜下检获含四核的包囊应鉴定为溶组织内阿米巴/迪斯帕内阿米巴；粪中检测含红细胞的滋养体应高度怀疑为溶组织内阿米巴感染；血清学抗原或抗体检查结果，高滴度阳性应高度怀疑溶组织内阿米巴感染。

2. 免疫学检查 可辅助诊断阿米巴病。在肠阿米巴病或肠外阿米巴病患者血清中均可检测出高滴度的抗体，尤其对肠外阿米巴病患者，血清抗体检测具有肯定的诊断价值。常用的方法有间接血凝试验、酶联免疫吸附试验和间接荧光抗体试验等。酶联免疫吸附试验是最常用的方法之一，特异性抗体的检出率可达 90%以上，尤其是对肝脓肿患者检出率更高。

然而，抗体滴度与病情的严重程度并无密切的关系。抗体滴度较低时不能排除阿米巴病，且有10%阿米巴肝脓肿患者在发病初期血清抗体阴性，在以后的几天至 2 周内可检出抗体。另外，疾病痊愈后抗体滴度下降缓慢，有报道表明，阿米巴肝脓肿患者痊愈后，其阳性血清抗体可持续 20 年之久。因此，单凭血清抗体检测结果并不能判定患者是现症感染还是恢复期病例，也无法判断预防效果。目前，已有应用重组抗原和纯化抗原检测抗体的报道，其敏感性和特异性均在 90%以上。血清学诊断方法在阿米巴虫种鉴别和流行病学调查中，具有较高的实用价值。

3. DNA 检测 基因检测是近年来发展快速，且十分有效、敏感和特异的诊断阿米巴病的分子生物学技术。从脓肿穿刺液、粪便培养物、肠壁活检组织、皮肤溃疡分泌物、脓血便甚至成形粪便中提取阿米巴 DNA，以特异性引物进行聚合酶链反应（Polymerase chain reaction，PCR）扩增，诊断溶组织内阿米巴病，鉴别诊断其他阿米巴病。目前，根据溶组织内阿米巴编码的 29kDa/30kDa 富含半胱氨酸蛋白基因设计的引物，具有良好特异性和敏感性。PCR 技术还可用于虫株鉴定和分子流行病学研究等领域。

4. 腔镜和影像学诊断 腔镜及影像学技术可作为肠阿米巴病和肠外阿米巴病的辅助诊断手段。肠阿米巴病可行纤维肠镜检查。尤其是对显微镜检查、血清学、PCR 检查均未获阳性结果的临床高度怀疑的病例，采用肠镜检查可提高诊断率。对肠外脏器的脓肿，可应用超声波、CT、MRI 等检查。可疑的肺部病变还可进行 X 线检查。影像诊断应结合病原学、免疫学、DNA 检测结果做出准确的诊断。

此外，阿米巴病临床上需与细菌性痢疾、血吸虫病、肠结核、结肠癌、慢性非特异性溃疡性结肠炎及克隆恩病等肠道疾病相鉴别。

【流行】 溶组织内阿米巴呈世界性分布，主要流行于热带、亚热带地区，如印度、印度尼西亚、撒哈拉沙漠、热带非洲和中南美洲等国家和地区。阿米巴病与经济落后、气候湿热、卫生和营养条件差、人口拥挤等密切相关。在温带地区较少流行，且多数为无症状带虫者。我国人群阿米巴感染分布广泛，但感染率较低。阿米巴感染率在 0.37%～30%，个别地区高达 80%以上。我国在 1992 年第一次全国人体寄生虫分布调查报道显示，全国约有 1069 万人感染溶组织内阿米巴，感染率为 0.949%，主要分布在华北、西南和西北地区，其中西藏感染率高达 8.124%，云南、新疆、贵州、甘肃等省、自治区的感染率超过 2%，而上海、吉林、宁夏的感染率不到 0.1%。2004 年第二次调查发现，人群溶组织内阿米巴平均感染率下降，但一些专项的流行病学调查显示，艾滋病患者和同性恋者血清抗溶组织内阿米巴抗体的阳性率较高，分别为 12.1%和 41.1%。最近的一项研究阐明了我国部分省市人群溶组织内阿米巴感染的血清流行病学情况，新疆血清抗体阳性率最高，其次为贵州、四川、上海、广西、北京和青海。

本病的传染源为粪便中持续排出包囊的带虫者。溶组织内阿米巴除了感染人外，还可感染犬、猫、猪、猴、猩猩等动物。但这些动物感染数量少，与人接触也不密切，流行病学意义不大，因此人是重要传染源。溶组织内阿米巴感染期包囊主要是通过粪便污染水源和食物，经口造成人体感染。包囊的抵抗力较强，在适宜的温度、湿度下可存活长达数周，并保持感染力。在水中可存活9～30天，在粪便中存活至少2周，在0.2%高锰酸钾中仍可存活数日，饮用水的氯消毒不能将包囊杀灭。但包囊对干燥、50°C以上高温敏感，可杀死包囊。包囊可完整无损地通过蝇或蟑螂的消化道，并保持感染性。另外，同性恋人群，尤其是男同性恋群体，阿米巴感染率特别高，欧美国家、日本为20%～30%。故被列为性传染疾病（sexually transmitted disease，STD）。旅游者、无洁净饮水的流动人群、免疫缺陷或免疫力低下等是溶组织内阿米巴感染高危人群。感染的高峰年龄是14岁以下的儿童和40岁以上的成人。

【防治】 治疗无症状带虫者及慢性患者是控制传染源的关键。甲硝唑（metronidazole）为目前治疗阿米巴病的首选药物，适用于急性阿米巴病患者，对滋养体的杀灭效果好，对包囊效果不明显；另外，奥硝唑（omidazole）、替硝唑（tinidazole）和塞克硝唑（secnidazole）有相似效果。对于肠外阿米巴病的治疗，甲硝唑仍是首选药物，还可加用氯喹（chloroquine）治疗。国内亦有报道诺氟沙星对治疗阿米巴肝脓肿有一定疗效。对于包囊携带者的治疗应选择肠壁不易吸收、毒副作用低的药物，如巴龙霉素（paromomycin）或喹碘方（chiniofon）、二氯尼特（diloxanide）等。中药有大蒜素、白头翁等也可用于阿米巴病治疗。

防治措施有加强粪便管理及无害化处理，杀灭包囊，保护水源，防止食物污染，养成良好的卫生习惯，注意饮食卫生、饮水卫生和个人卫生，加强卫生环境管理，消灭苍蝇、蟑螂等有害昆虫。另外，应注意阿米巴病在同性恋者中流行这一新的公共卫生问题。

知识拓展　　溶组织内阿米巴的发现及主要研究事件

1875年，Losch首次于粪便中发现该病原体，并将其命名为肠阿米巴（*Amoeba coli*）。

1903年，Schaudinn阐明了*Entamoeba histolytica*和*Endamoeba coli*之间的差异。由于该病原体可引起组织溶解，将其命名为溶组织内阿米巴。

1925年，Brumpt提出溶组织内阿米巴有着形态相似、生活史相同的两种虫种。其中，*Entamoeba dysenteriae*具有致病性，人体感染出现临床症状；*Entamoeba dispar*不具有致病性，仅在无症状带虫者体内发现。

1961年，Diamond等研制了一种无菌培养基，可用于溶组织内阿米巴的体内和体外研究。

1978年，Sargeaunt和Williams首次通过同工酶分析溶组织内阿米巴分离株，证实溶组织内阿米巴原虫是一个种复合体，有非致病性酶株群（non-pathogenic zymodemes）和致病性酶株群（pathogenic zymodemes）。

1987年，Petri等发现了半乳糖/乙酰氨基半乳糖凝集素（Gal/GalNAC lectin）是一种蛋白质，分子质量为170kDa，抗原性较强。

1993年，Diamond和Clark再次描述了Brumpt的假说，证实了两种阿米巴虽形态相同，但抗原性和基因完全不同。正式将引起侵入性阿米巴病虫株命名为*Entamoeba histolytica*，而肠腔同栖性阿米巴虫株命名为*Entamoeba dispar*。

1997年世界卫生组织接受这一假说。

案例8-1　　阿米巴痢疾

患者，女性，69岁，系黑龙江省明水县农民，因无明显诱因出现果酱样大便来院诊疗。患者主诉，近3个月来，下腹部不规律性疼痛伴有腹泻，5～6次/日，体重下降约为4kg。既往身体健康，无传染病史。入院后查体：体温37.1℃，脉搏88次/分，呼吸20次/分，血压130/70mmHg；慢性消瘦病容，皮肤及巩膜无黄染，黏膜无出血点，浅表淋巴结未触及肿大；腹部平坦，肝脏肋下及脾脏未触及；肛诊未见异常。血常规检查：白细胞5.5×10^9/L，血红蛋白 96g/L。粪便检查：粪便果酱色，显微镜下红细胞 4+，白细胞 2+，查到活动的阿米巴滋养体。确诊为阿米巴痢疾。治疗方案：给予甲硝唑抗阿米巴药物治疗，每日 3 次，每次 2～3 片（0.4～0.6g），疗程 7 日。患者治疗后 5 天腹泻缓解，果酱色大便消失。

问题：

1. 人怎样感染肠阿米巴病？如何确诊？
2. 粪检时能发现溶组织内阿米巴哪些发育阶段？这与粪便的性状有何关系？
3. 治疗阿米巴病的首选药物是什么？治疗时注意什么问题？

解 题 思 路

1. ①溶组织内阿米巴包囊为感染阶段，存在于人的粪便中，主要见于无症状的带虫者。包囊可污染食物、水和环境，人因误食包囊而感染。

②确诊的方法：急性阿米巴肠病患者应收集其排出的脓血便或稀便，主要用生理盐水涂片法检查活动的滋养体。因滋养体在外界抵抗力很弱，离体后会迅速死亡，故送检粪便样本要新鲜，无尿液或其他物质污染等，并注意保温。检测时应尽量保持温度在 25～30℃。镜检很难区分形态相似的溶组织阿米巴和迪斯帕内阿米巴滋养体。

2. 包囊多见于带虫者的成形粪便中，滋养体多见于稀便或黏液血便中。

3. 治疗阿米巴病的首选药物是甲硝唑，商品名为灭滴灵。此药口服吸收良好，副作用小。严重的肠阿米巴病患者，可以合并抗生素治疗。由于有报道提示甲硝唑有致畸作用，所以在早孕和哺乳期应该慎重使用。

（刘爱芹）

第二节 其他消化道阿米巴

【学习目的】

1. 掌握人体消化道共栖型阿米巴的种类；溶组织内阿米巴与非致病阿米巴形态鉴别。
2. 熟悉消化道共栖型阿米巴滋养体和包囊形态特征。

【概述】 寄生在人体消化道内的阿米巴原虫除了溶组织内阿米巴外，其他均为肠腔共栖型原虫，一般不侵入组织，但在重度感染或宿主防御功能减弱时或合并细菌感染时，可引起肠功能紊乱，也可能出现临床症状，这些共栖型原虫存在潜在的致病性。有些虫种与溶组织内阿米巴形态相同或相似，在粪便检查时常易误诊，临床上具有鉴别诊断意义。

一、迪斯帕内阿米巴

迪斯帕内阿米巴（*Entamoeba dispar*，Brumpt，1925）呈世界性分布，感染人数众多，在形态学上与溶组织内阿米巴相似，但不侵犯宿主组织，不吞噬红细胞，在其食物泡中可见细菌颗粒。该虫曾被误认为是溶组织内阿米巴的“肠腔共栖型小滋养体”，也曾被认为是溶组织内阿米巴复合种群的一个无毒株。目前，溶组织内阿米巴和迪斯帕内阿米巴可根据同工酶、免疫学和基因组学的分析结果相鉴别。由于人体感染溶组织内阿米巴后，可产生特异性抗体，而迪斯帕内阿米巴则不能，在流行病学调查或个例诊断中，如果仅在粪便中查见四核包囊而血清抗体持续阴性，表明为迪斯帕内阿米巴感染，一般无须药物治疗。在所有的无症状带虫者中，约 90%为迪斯帕内阿米巴包囊携带者。

二、结肠内阿米巴

结肠内阿米巴（*Entamoeba coli*，Grassi，1879）在全球广泛分布，主要流行于热带、亚热带地区，多与溶组织内阿米巴共存，感染率比溶组织内阿米巴高，是肠腔内最常见的非致病性阿米巴原虫。美国人群的感染率在19%以上，我国的平均感染率为3.193%，估计感染人数为3556万。此外，在鼠、猪、犬等动物结肠内也有本虫存在。

结肠内阿米巴滋养体直径为15～50μm，平均25μm。经铁苏木素染色后，核仁大，常偏位，核周染色质粒大小不一致，排列不整齐。胞质呈颗粒状，内含空泡、食物泡、细菌等，但不含红细胞。滋养体伪足短小，运动迟缓。成熟包囊含有8个泡状核，直径为10～35μm，偶见超过8个核的包囊，核的结构与滋养体相同。未成熟包囊含1～4个核，可见糖原泡和针状或束状的拟染色体（图8-4、图8-5）。

结肠内阿米巴生活史和流行情况与溶组织内阿米巴相似。成熟八核包囊经口感染宿主，在小肠内脱囊而发育为8个滋养体。滋养体在结肠黏膜皱褶内二分裂繁殖，不侵入肠壁组织，感染者亦无临床症状，粪便检查时应注意与溶组织内阿米巴包囊相鉴别。

三、哈门内阿米巴

哈门内阿米巴（*Entamoeba hartmanni*，Von Prowazek，1912）呈世界性分布。1992年全国第一次寄生虫调查结果表明，我国人群平均感染率为1.484%。本虫无致病性，其形态和生活史与溶组织内阿米巴相似，但虫体较小。滋养体直径为4～12μm，胞质内不含红细胞，核膜较厚，核周染色质颗粒少。包囊直径为4～10μm，未成熟包囊1～2个核，糖原泡不明显，拟染色体呈棒状，成熟包囊有4个核（图8-4、图8-5）。在流行病学调查中，若检测到的包囊直径小于10μm，则可认为是哈门内阿米巴。目前，常用血清学或DNA扩增分析做进一步鉴别。如是哈门内阿米巴感染，不必进行治疗。

四、微小内蜒阿米巴

微小内蜒阿米巴（*Endolimax nana*，Wenyon and O'Connor，1917）呈世界性分布，感染率较结肠内阿米巴略低，但有报道某些人群感染率高达30%。我国人群平均感染率为1.579%。

微小内蜒阿米巴滋养体直径为6～15μm，外形和大小与哈门内阿米巴相似，胞质呈颗粒状并含有空泡。胞内不含红细胞，核仁粗大而不规则，常偏于一侧，无核周染色质粒，核仁与核膜之间有清晰的空隙和相连的核丝，食物泡内含有细菌、真菌和植物细胞等。包囊呈椭圆或卵圆形，直径为5～14μm，有1～4个核，核膜纤薄而不易见到，核仁大且多为居中，无拟染色体，未成熟包囊胞质内常见糖原泡（图8-4、图8-5）。微小内蜒阿米巴以细菌为食，其生活史与溶组织内阿米巴相似，一般不致病，但重度感染或特殊情况下可引起腹泻。

五、布氏嗜碘阿米巴

布氏嗜碘阿米巴（*Iodamoeda butschlii*，von Prowazek，1912）因包囊内特大的糖原泡被碘染而得名。该虫呈世界性分布，人的感染率低于结肠内阿米巴和微小内蜒阿米巴，在粪便中的检出率偏低，我国人群平均感染率为0.559%。布氏嗜碘阿米巴也是猪体内最常见的一种阿米巴。

滋养体直径为8～20μm，平均10μm，外质与颗粒状内质不易区别，伪足宽大，胞核较大，核仁大且位于中心，约占核内径的1/2，常有一层染色较浅的染色质颗粒围绕，核膜无核周染色质粒。内质可见数个大而圆的糖原泡，为其重要特征之一，食物泡常含有细菌和酵母，无红细胞。包囊直径为5～18μm，平均10μm，形态变化较大，呈圆形或不规则的卵圆形。经碘液染色包囊，胞内可见大的棕色糖原泡，边缘清晰，呈棕色团块状，在未染色或铁苏木素染色时，糖原泡呈空泡状。成熟包囊仅有1个核，常被糖原泡推向一边。包囊特殊的糖原泡和核结构特征有助于与其他阿米巴鉴别（图 8-4、图 8-5）。

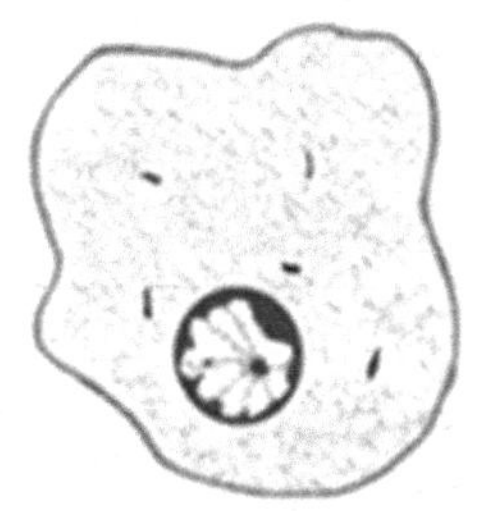

结肠内阿米巴

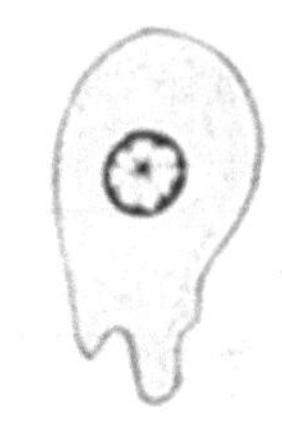

哈门内阿米巴

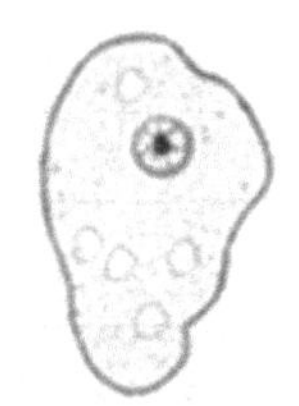

微小内蜒阿米巴

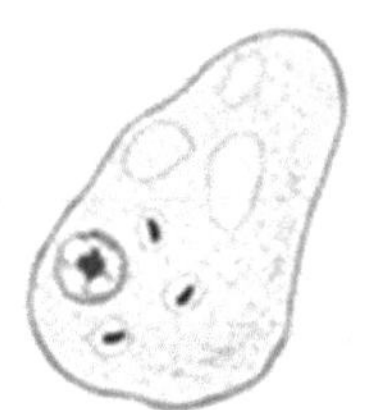

布氏嗜碘阿米巴

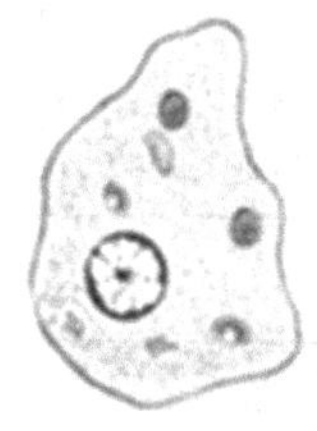

齿龈内阿米巴

图 8-4 非致病性阿米巴滋养体

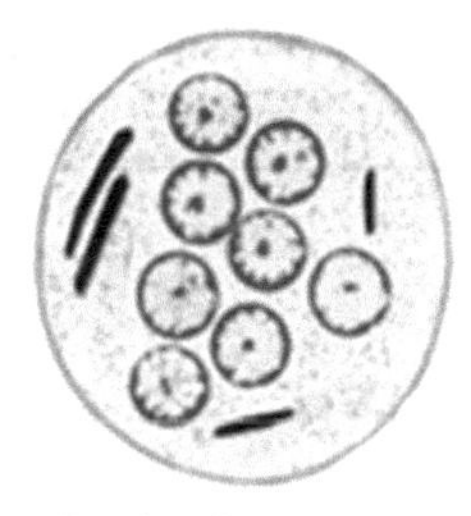

结肠内阿米巴

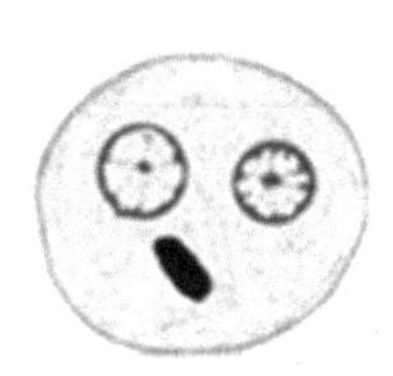

哈门内阿米巴

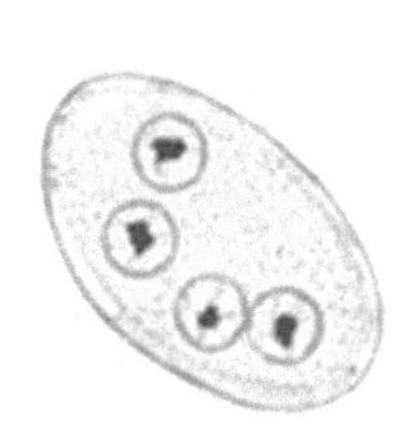

微小内蜒阿米巴

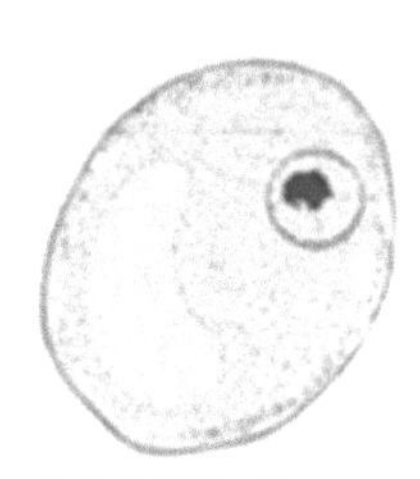

布氏嗜碘阿米巴

图 8-5 非致病性阿米巴包囊

六、齿龈内阿米巴

齿龈内阿米巴（*Entamoeba gingivalis*，Gros，1849）呈世界性分布，是人及许多哺乳动物如犬、猫等口腔中的一种共栖型阿米巴原虫，常见于齿龈部及齿垢内。我国人群平均感染率为 47.2%，其中健康人平均感染率为 38.9%，口腔门诊患者平均感染率为 56.9%。该虫是第一个被描述的人体阿米巴原虫，生活史中仅有滋养体阶段（表 8-1～表 8-3）。滋养体直径为 10～20μm，伪足内外质分明，运动活泼，食物泡内常含有口腔上皮细胞、细菌及白细胞，偶见红细胞。胞核内核仁较小，居中或偏位，有核周染色质颗粒（图 8-4）。因齿龈内阿米巴无包囊期，以直接接触如接吻和借助飞沫等途径传播。在口腔疾病患者和正常人口腔中均可检获该病原体，以前者检出率较高。齿龈内阿米巴常与齿龈炎、牙周炎并存，检出率可达 50%以上，但两者的因果关系尚未明确。我国部分农村有互用烟嘴的习俗，抑或有间接感染的可能。

表 8-1 肠道内寄生阿米巴滋养体形态特征（未染色）

滋养体	溶组织内阿米巴	迪斯帕内阿米巴	结肠内阿米巴	哈氏内阿米巴	微小内蜒阿米巴	布氏嗜碘阿米巴
大小/μm	12～60	12～60	15～50	4～12	6～12	8～20
运动	非常活泼	活泼	迟缓	活泼	迟缓	较活泼
细胞外质	丰富	丰富	少	丰富	少	少
伪足	指状，清晰	指状，清晰	形钝，颗粒状	指状，清晰	形钝，颗粒状	形钝
食物泡	可见被消化的红细胞	无红细胞	有食物颗粒，细菌等	无红细胞	有食物颗粒、细菌等	细菌等
细胞核	一般不可见	一般不可见	折光环状	一般不可见	一般不可见	一般不可见

表 8-2 肠道内寄生阿米巴包囊形态特征（未染色）

包囊	溶组织内阿米巴	迪斯帕内阿米巴	结肠内阿米巴	哈氏内阿米巴	微小内蜒阿米巴	布氏嗜碘阿米巴
大小/μm	10～20	10～20	10～30	4～10	5～10	5～10
形状	球形	球形	球形	球形	卵圆形	不规则

续表

包囊	溶组织内阿米巴	迪斯帕内阿米巴	结肠内阿米巴	哈氏内阿米巴	微小内蜒阿米巴	布氏嗜碘阿米巴
囊壁	薄	薄	厚	薄	薄	薄
糖原快	偶尔出现	偶尔出现	弥散状	偶尔出现	无	显著，泡状
拟染色体	偶尔出现	偶尔出现	通常无	偶尔出现	无	无

表 8-3　肠道内寄生阿米巴滋养体形态特征（铁苏木素染色）

滋养体	溶组织内阿米巴	迪斯帕内阿米巴	结肠内阿米巴	哈氏内阿米巴	微小内蜒阿米巴	布氏嗜碘阿米巴
细胞质	黑色（包括红细胞）	浅蓝灰和黑色	浅蓝灰和黑色	浅蓝灰和黑色	浅蓝灰和黑色	浅蓝灰和黑色
细胞膜	清晰	清晰	厚	清晰	薄	厚
核周染色质粒	清晰，颗粒状	清晰，颗粒状	粗糙	清晰，颗粒状	无	偶为颗粒状
核仁	小，中心位	小，中心位	大，偏于一侧	小，中心位	大，不规则	大，偏位

（刘爱芹）

第三节　致病性自生生活阿米巴

【学习目的】

1. 掌握福氏耐格里阿米巴和棘阿米巴的滋养体、包囊形态特征，生活史，致病特点、临床表现和诊断方法，预防措施。

2. 熟悉致病性自生生活阿米巴的主要种类；原发性阿米巴性脑膜脑炎与其他脑膜炎临床上的区别。

【概述】 自主生活阿米巴（free-living amoebae）种类繁多，广泛存在于自然界的水体（湖泊、泉水、井水、污水等）、淤泥、尘土和腐败的植物中，主要以细菌及土壤里的有机物为食。有些虫种可兼营寄生生活，侵入人体后引起一系列感染，具有高度的致病性。致病性自生生活阿米巴主要包括双鞭毛阿米巴科中的耐格里属（*naegleria*）和棘阿米巴科中的棘阿米巴属（*acanthamoeba*）。这类阿米巴的滋养体和包囊期都可以感染宿主，可侵入人体的中枢神经系统、眼部和皮肤，引起严重损害甚至死亡。福氏耐格里阿米巴主要引起原发性阿米巴脑膜脑炎；棘阿米巴主要引起肉芽肿性阿米巴脑炎、棘阿米巴性角膜炎和阿米巴皮肤损害。致病性自由生活阿米巴感染呈世界性分布，各大洲均有人体病例报道，感染人数虽然不多，但由于死亡率高，对人类健康构成严重威胁。在免疫缺陷患者如艾滋病患者、免疫低下人群中的感染率相对较高，病情更加严重。由于免疫功能低下人群易罹患此病，因而受到了广泛关注。这类阿米巴感染的发生、发展并不依赖人与人之间的传播，人类主要是通过接触受污染水体而感染，传播亦不需昆虫媒介，亦无需保虫宿主，与社会经济发展程度无直接关系。

一、福氏耐格里阿米巴

耐格里属的福氏耐格里阿米巴（*naegleria fowleri*，Carter，1970）是引起原发性阿米巴性脑膜脑炎的病原体。

【形态与生活史】

福氏耐格里阿米巴生活史中有滋养体和包囊两个阶段。滋养体有阿米巴型和鞭毛型两种类型。阿米巴型滋养体（amoeboid trophozoite）可寄生在人体组织中，呈椭圆形或狭长形，大小为 7～20μm，此型滋养体运动快速，形态多变，常从一端伸出宽大的伪足，另一端较细小呈指状，称伪尾区。细胞质颗粒状，内含数个空泡、食物泡和收缩泡，滋养体核为泡状核，核仁大而居中，核仁与核膜间有明显间隙，无核周染色质粒。以二分裂方式繁殖，可形成包囊，侵入组织中的滋养体内可见吞噬的红细胞。鞭毛型滋养体（flagellated trophozoite）是在不适宜环境下，如将滋养体置于蒸馏水中时，阿米巴型滋养体可从一端长出2根或多至9根鞭毛，形成鞭毛型滋养体。鞭毛型滋养体呈长圆形或梨形，直径为10～15μm。运动活跃、不摄食、不分裂，亦不直接形成包囊。鞭毛型滋养体阶段维持时间短暂，往往在24小时内转变为阿米巴型滋养体。扫描电镜观察显示，滋养体表面有皱褶，并具有类似吸器样的结构。此种结构可能与其吞噬能力和侵袭力有关。包囊呈圆形，直径为9μm，其细胞核与滋养体相似。囊壁双层、光滑、有孔，有一个与滋养体相同的细胞核。滋养体在人体内不能形成包囊，仅在外界干燥环境成囊，包囊只有经脱囊变为阿米巴型滋养体后，才具有侵袭力。阿米巴型滋养体为感染阶段，人在接触被污染的水源时，如游泳和洗鼻，虫体可侵入鼻腔黏膜，在鼻腔组织内和鼻窦中增殖，沿嗅神经经筛板入颅侵犯脑（图8-6）。

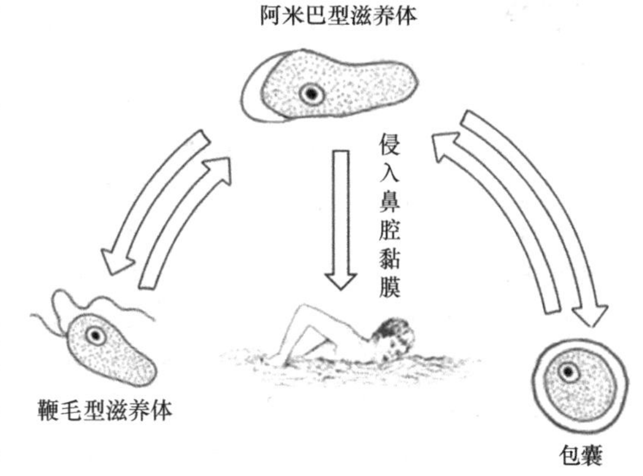

图8-6 福氏耐格里阿米巴生活史

【致病】 福氏耐格里阿米巴可引起原发性阿米巴性脑膜脑炎。该病是一种急性、出血性、坏死性疾病，多见于健康的青少年，大部分患者有近期游泳史。潜伏期为1～7天或略长。感染后发病突然，病程进展快，病情迅速恶化，病情凶险。患者早期有头痛、厌食、恶心、呕吐、高烧（可达41℃）等症状，多数患者（86%以上）出现头痛和脑膜刺激症状，部分出现精神异常。在1～2天内患者可发生脑水肿，出现谵妄、瘫痪、昏迷等，多在1周内死亡。此时，在脑脊液中可查到滋养体，中性粒细胞显著升高。

脑部病变多位于皮质表层和基底部，嗅叶、颞叶和小脑也可受到损害，以嗅叶受累严重。脑组织可见类似细菌性脑膜脑炎的病理变化，以急性脑膜炎和浅层坏死性出血性脑炎为特征。滋养体周围常有大量炎症细胞浸润，以中性粒细胞浸润为主，可见嗜酸性粒细胞、淋巴细胞或单核细胞，甚至形成小脓肿，在病变组织仅见滋养体。

【诊断】

1. 病原学检查 是诊断福氏耐格里阿米巴感染的主要依据，即检出阿米巴滋养体。主要是穿刺取脑脊液或病变组织涂片，镜检可观察到活动的滋养体。注意脑脊液标本检查前不宜离心，也不宜在血细胞计数板上检查，以免与白细胞混淆。也可用含有大肠埃希菌的无营养琼脂培养基，在厌氧条件下37～42℃培养24小时后，用倒置显微镜检查有无滋养体或包囊。动物接种，如鼠脑接种，发现阿米巴滋养体也可确诊。

2. 免疫学检查 对原发性阿米巴性脑膜脑炎病无法做出早期诊断。

本病患者病程进展迅速，在短时间内不能激发机体出现免疫应答，因而用血清学检查方法无效。但用间接荧光免疫或酶技术在组织切片中可检测到滋养体。

3. DNA检测 是近年来用于诊断阿米巴性脑膜脑炎病的分子生物学技术。主要方法包括DNA探针、PCR或同工酶分析等。此外，其他一些临床表现和检验指标也可用于该病的辅助诊断，如原发性阿米巴性脑膜脑炎患者可出现颅内压升高，腰穿脑脊液呈血性，白细胞计数早期降低、后期升高，以中性粒细胞为主，葡萄糖水平正常或降低，蛋白质升高等。

【流行】 福氏耐格里阿米巴呈世界性分布，多滋生在淡水湖、池塘、河流、温泉、灌溉渠和游泳池中。其生存与水温有关，特别在炎热的夏季，湖泊和池塘水温较高，在其内游泳或潜水时较易感染，个别病例可因吸入包囊污染的尘埃而感染。由其感染引起的原发性阿米巴脑炎多见于健康儿童与青壮年。

1961年确认这类阿米巴可引起致死性感染。1962年在美国Florida发现首例人体病例。1965年在澳大利亚报道4例由福氏耐格里阿米巴感染引起的原发性阿米巴脑膜脑炎。目前，全球已确诊由福氏耐格里阿米巴引起脑膜脑炎病例约 200 例，其死亡率高达 95%。在捷克共和国、新西兰、英国、印度、委内瑞拉、美国和巴基斯坦等均有死亡病例的报道。

到目前为止，我国共发现 7 例福氏耐格里阿米巴脑膜脑炎病例，其中台湾 2 例，其他省、自治区、直辖市 5 例；4 例死亡，3 例转归不清。

【防治】 本病重在预防，含有虫体的污水进入鼻腔是导致感染的关键因素。因此，应尽量避免在野外池塘、河沟中游泳和嬉水。在温泉或游泳池游泳时应采取措施避免鼻腔接触水。长期未用的自来水，应首先放掉水管内的积水再用。

原发性阿米巴脑膜脑炎尚无理想治疗方法，且预后不良。两性霉素 B 为首选药物，虽可缓解症状，但效果不佳。有报道称口服利福平有一定疗效。

案例 8-2　　原发性阿米巴脑膜脑炎

患者，男性，农民，21 岁，浙江人，因头痛、发热伴呕吐，6 天后入院。患者一周前于池塘内游泳，次日出现头痛并伴有发热、鼻塞等症状。入院查体：体温 38.9℃，脉搏 92 次/分，呼吸 26 次/分，血压 130/70mmHg，全身检查未见异常。神志清楚，但表情淡漠，精神萎靡，四肢肌张力严重增加，不能活动，左侧巴氏征（+），脑膜刺激征（+）。化验检查：血常规检查可见，白细胞 4.6×10^6/L，其中，中性粒细胞占 85%，淋巴细胞占 15%。腰椎穿刺取出的脑脊液外观微浑，检查可见，白细胞 300×10^6/L，红细胞 200×10^6/L，中性粒细胞占 71.0%，淋巴细胞占 29.0%，细菌涂片及培养均阴性。影像学检查：头颅 CT 示纵裂池轻度增宽，长径达 9.6cm，最宽至 1.0cm。入院 9 小时后，突然视物模糊，意识丧失。四肢强直阵挛性抽搐，双眼向左凝视，双瞳孔散大，对光反射消失，经抢救无效死亡。死后行颈椎旁穿刺，脑脊液呈米汤样，化验检查：白细胞 200×10^6/L，红细胞 600×10^6/L，中性粒细胞占 75.0%，淋巴细胞占 25.0%。细菌涂片及培养阴性，脑脊液离心后找到阿米巴原虫滋养体。大脑局部解剖，可见大脑纵裂池内大脑镰、右侧及颞中颅凹大量黄白色脓液。病理诊断：原发性阿米巴脑膜脑炎。死亡原因：小脑扁桃体疝。

问题

1. 什么是原发性阿米巴脑膜脑炎？
2. 如何预防原发性阿米巴脑膜脑炎的发生？
3. 临床上原发性阿米巴脑膜脑炎应与哪些脑膜脑炎相区分？

解题思路

1. 原发性阿米巴脑膜脑炎是由福氏耐格里阿米巴引起的一种中枢神经系统感染。该病是一种急性、出血性、坏死性疾病，多见于健康的青少年，大部分患者有近期游泳史。感染后发病突然，病程进展快，病情迅速恶化，病情凶险，多在 1 周内死亡。患者早期有头痛、厌食、恶心、呕吐、高热（可达 41℃）等症状，多数患者出现头痛和脑膜刺激症状，部分可有精神异常。

2. 原发性阿米巴脑膜脑炎尚无理想治疗方法，且预后不良，本病重在预防，含有虫体的污水进入鼻腔是导致感染的关键因素。因此，应尽量避免在野外池塘、河沟中游泳和嬉水。在温泉或游泳池游泳时，应采取措施避免鼻腔接触水。长期未用的自来水，应首先放掉水管内的积水再用。

3. 临床上原发性阿米巴脑膜脑炎应与病毒性脑膜炎、细菌性脑膜炎、结核性脑膜炎和真菌性脑膜炎相区分。

二、棘阿米巴

棘阿米巴属中有 7 种原虫具有致病性，侵犯人体的主要致病虫种为引起肉芽肿性阿米巴脑炎的柯氏棘阿米巴（*A. cullertsoni*）和引起棘阿米巴角膜炎的卡氏棘阿米巴（*A. castellanii*）。

【形态和生活史】 棘阿米巴生活史包括滋养体和包囊两个阶段。滋养体为多变的长椭圆形，运动缓慢，大小为20～40μm，无鞭毛型。体表有许多小而尖细的伪足，呈棘状突起，称为棘状伪足（acanthopodia）。细胞质内可见食物泡及小颗粒，核仁大而明显，位于核中央。包囊为类圆球形，直径为9～27μm。囊壁为双层，外壁有特殊皱缩，内壁光滑、形态多变。胞质内布满细小颗粒，单核，常位于包囊中央，核仁与滋养体相似。棘阿米巴滋养体在外界不利条件下形成包囊，相反，在有利的条件下或生长培养基中可脱囊成为滋养体。棘阿米巴侵入人体的途径尚不完全清楚，已知可从皮肤伤口、损伤的结膜或角膜、呼吸道、生殖道等进入人体，多数寄生于脑、眼、皮肤等部位。在病变的组织中可以查到滋养体和包囊（图8-7）。

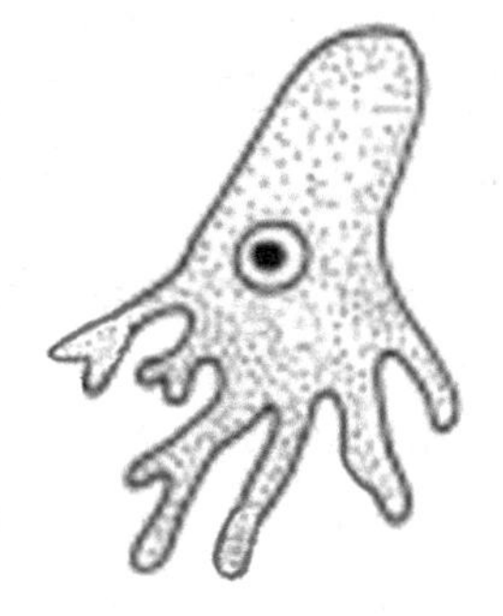
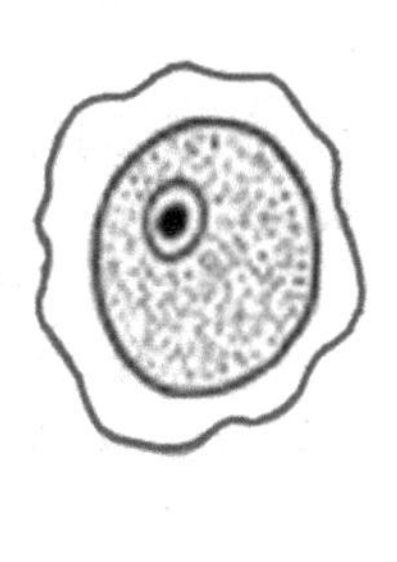

图8-7　棘阿米巴滋养体和包囊

【致病】　棘阿米巴主要引起肉芽肿性阿米巴脑炎、棘阿米巴角膜炎和阿米巴皮肤损害，肉芽肿性阿米巴脑炎也称为棘阿米巴脑膜脑炎。

肉芽肿性阿米巴脑炎多呈亚急性或慢性过程，病情不像原发性阿米巴脑膜脑炎那样凶险。潜伏期较长，病程亦较长。患者主要表现为精神障碍（86%），乏力（66%），发热、头痛和偏瘫（53%），假性脑膜炎（40%），视力障碍（26%）和共济失调（20%），最后患者常因高热、癫痫、脑功能退化及呼吸衰竭而死亡。临床多呈占位性病变，脑脊液中以淋巴细胞为主。脑部病理表现以胶质细胞和肉芽组织增生为特点，故称为增生性肉芽肿性改变。脑膜病变较轻，脑实质病变多位于深部，病灶中滋养体和包囊可同时存在。棘阿米巴引起的肉芽肿除累及中枢神经系统外，还可见于肾、肾上腺、甲状腺、乳房、肺、肝和淋巴结等器官。本病高危人群为体弱、慢性病患者和免疫缺陷者，病情严重者可致死。

棘阿米巴角膜炎主要发生在健康人群，主要与佩戴隐形眼镜有关，此外，角膜外伤，接触污水等也可引起棘阿米巴角膜炎。患者眼部有异物感、疼痛、畏光、流泪、视物模糊等症状，严重者可致角膜溃疡。溃疡周围的基质层浸润，以中性粒细胞和巨噬细胞为主。临床上常被误诊为其他感染性角膜炎如单纯疱疹性角膜炎或细菌及真菌性角膜炎。

皮肤损害包括溃疡、皮下结节或脓肿，其中皮肤溃疡多呈慢性病程，主要发生在艾滋病患者中。

【诊断】

1. 病原学诊断　即镜下观察到棘阿米巴的滋养体或包囊是确诊棘阿米巴感染的主要依据。

棘阿米巴引起的肉芽肿性阿米巴脑炎的诊断主要方法是穿刺取脑脊液，涂片镜检，推荐使用Calcofluor White染色，阳性样本经染色可见两层囊壁包囊。病变组织，如角膜或皮肤，刮片镜检，角膜组织活体检查和激光共聚焦显微镜。棘阿米巴的培养方法同福氏耐格里阿米巴，最适温度为30℃，3～7天即可检获大量的棘阿米巴滋养体。

2. 免疫学　已广泛用于棘阿米巴病的辅助诊断。

免疫学方法可选酶联免疫吸附试验、间接荧光抗体试验、间接血凝试验和免疫荧光技术等检查患者血清特异性抗体。

3. PCR技术　用于棘阿米巴角膜炎的早期诊断，对虫种鉴定也有重要应用价值。

目前常用的分子标记物主要包括18S rRNA和26S rRNA。近年来的实时定量PCR（realtime-PCR）技术开始应用于棘阿米巴性角膜炎的诊断，其敏感可达89.3%。

【流行】　目前肉芽肿性阿米巴脑炎和棘阿米巴角膜炎病例在国内外均有报道，并有上升趋势。棘阿米巴包囊对寒冷、干燥、自来水和抗微生物药物都具有很强的抵抗力。包囊可经空气播散而污染眼镜片或镜片清洗液。近年来随着隐形眼镜使用人数的增加，本病发病率随之增高。

自1965年和1975年首次报道棘阿米巴角膜炎和肉芽肿性阿米巴脑炎病例之后，世界范围内棘阿米巴脑炎患者报道约达200例，棘阿米巴角膜炎患者3000多例。据文献报道，每一百万个角膜接触镜佩戴者中，棘阿米巴角膜炎患者美国为1.36人，荷兰为3.06人，英国为17.53～21.14人。

我国棘阿米巴感染病例主要见于棘阿米巴角膜炎。自1992年首次报道棘阿米巴性角膜炎人体病例以来，已在广西、山东、河南、辽宁和台湾等地的人体角膜中检测到该病原体，病例报道达200余例。到目前为止，我国出现3例原发性棘阿米巴脑膜脑炎死亡病例，但尚未发现棘阿米巴皮肤溃疡病例。

【防治】 尽管棘阿米巴感染非常罕见，但隐形眼镜使用者感染的风险较大。因此，对于隐形眼镜佩戴者，提倡加热灭菌镜片，使用专业的清洗液清洗镜片。通常生理盐水或过氧化氢不能杀死棘阿米巴。在淡水池中游泳时应摘去角膜镜片，以防虫体感染。此外，对慢性病患者、体弱者或应用免疫抑制剂的患者应及时治疗，防止诱发肉芽肿性阿米巴性脑炎。

肉芽肿性阿米巴性脑炎目前尚缺乏有效药物，可用普罗帕脒（propamidine）和喷他脒（pentamidine）治疗，配伍磺胺类药物可有望治愈。棘阿米巴性角膜炎可使用抗阿米巴药物和抗真菌药咪康唑（miconazole）治疗，如果治疗失败，则需行角膜手术。皮肤阿米巴病可用喷他脒治疗。

案例 8-3 **棘阿米巴角膜炎**

患者，男性，21岁，是黑龙江省哈尔滨市某高校的一名学生，因左眼结膜充血，伴异物感，流泪5个月，且2个月前视力开始下降而就诊。患者曾自行使用抗感染眼药2周无效，在外院拟诊为病毒性角膜炎，给予更昔洛韦滴眼液、干扰素滴眼液、左氧氟沙星滴眼液等治疗，症状无改善，视力仍继续下降，遂来院就诊。患者既往体健，视力良好，无眼外伤史，3年角膜接触镜佩戴史。入院后查体：体温37.2℃，脉搏70次/分，呼吸19次/分，血压130/70mmHg。专科检查：左眼视力4.1，右眼视力5.1，左眼结膜混合性充血，病变区角膜混浊增厚，呈浓密灰白色，表面粗糙，稍隆起，行角膜溃疡刮片检查发现棘阿米巴滋养体，临床确诊：棘阿米巴角膜炎。给予甲硝唑抗阿米巴治疗0.5g，给予氟康唑抗真菌治疗，病情稳定后，逐渐减少用药次数。出院后复诊，未发现结膜充血，眼压正常。

问题：

1. 人是如何感染棘阿米巴角膜炎的？
2. 确诊棘阿米巴角膜炎应进行哪些实验室检查？

实验室检查包括病原学、免疫学和分子生物学等方法。其中，病原学诊断包括角膜刮片镜检，角膜组织活体检查和激光共聚焦显微镜及培养法。

3. 隐形眼镜使用者如何预防棘阿米巴角膜炎？

解题思路

1. 棘阿米巴侵入人体的途径尚不完全清楚，已知可从皮肤伤口、损伤的结膜或角膜、呼吸道、生殖道等进入人体，多数寄生于脑、眼、皮肤等部位。棘阿米巴角膜炎主要与佩戴隐形眼镜有关，此外，角膜外伤、接触污水等也可引起棘阿米巴角膜炎。在病变的组织中可以查到滋养体和包囊。

2. 确诊棘阿米巴角膜炎应进行的实验室检查包括病原学、免疫学和分子生物学等方法。其中，病原学诊断包括角膜刮片镜检，角膜组织活体检查和激光共聚焦显微镜及培养法。

3. 尽管棘阿米巴感染非常罕见，但感染的风险较大。因此，对于隐形眼镜佩戴者，提倡加热灭菌镜片，使用专业的清洗液清洗镜片。通常生理盐水或过氧化氢不能杀死棘阿米巴。在淡水池中游泳时应摘去角膜镜片，以预防虫体感染。

思考题

1. 肠外阿米巴病可累及哪些脏器？
2. 粪检时可发现溶组织内阿米巴生活史时期与粪便性状有何关系？
3. 肠阿米巴病和肠外阿米巴病是怎样引起的？
4. 试说明溶组织内阿米巴生活史的演变过程及在致病、传播中的作用。

5. 为什么隐形眼镜使用者感染棘阿米巴角膜炎的风险较大？
6. 人体为预防原发性阿米巴脑膜脑炎发生可采取的措施有哪些？

解 题 思 路

1. 溶组织内阿米巴滋养体侵入肠壁的血管或淋巴管，进入血液播散至肠外的器官引起肠外阿米巴病。阿米巴肝脓肿最常见，其次为肺脓肿、脑脓肿和皮肤阿米巴病等。

2. 粪便检查时可发现溶组织内阿米巴的滋养体和包囊。滋养体多见于急性期患者，包括阿米巴肠炎的稀便和阿米巴痢疾的脓血便中；包囊多见于慢性期患者和无症状带虫者的成形粪便中。

3. 溶组织内阿米巴的致病作用主要是滋养体侵入组织引起。在某些情况下，如宿主抵抗力下降，肠功能紊乱或肠壁组织受损时，肠腔内的滋养体凭借伪足的运动和分泌的蛋白酶侵入肠黏膜，吞噬红细胞和组织细胞，破坏肠壁组织，引起肠壁溃疡，导致肠道阿米巴病。随着滋养体的增殖，虫体数量增多，病变累及范围加大，病灶加深，形成口小底大的“烧瓶样”溃疡，滋养体多出现于溃疡病灶的边缘处。肠壁黏膜下层和肌层内的滋养体可随血流播散到其他器官，如肝、肺、脑和皮肤等，引起肠外阿米巴病，如阿米巴肝脓肿、肺脓肿和脑脓肿及皮肤阿米巴病。

4. 溶组织内阿米巴生活史简单，包括具有感染性的包囊期和能够增殖、致病的滋养体期。

包囊—滋养体—包囊为溶组织内阿米巴生活史的基本环节。当人误食、误饮被成熟四核包囊污染的食物和水后，包囊经口摄入，通过胃进入小肠，包囊在此脱囊成为四核滋养体，经分裂形成 8 个独立的单核滋养体，定居于结肠上段的黏膜皱褶或肠陷窝内，以细菌或肠内容物为食，以二分裂方式增殖。部分滋养体随着肠内容物下移，由于肠腔内环境的变化，如水分和营养物质被吸收等，滋养体团缩，同时分泌囊壁包裹虫体，经有丝分裂形成四核包囊，随粪便排出，完成其生活史。包囊抵抗力强，在外界能够存活并保持感染性。虫体的延续是由肠腔中滋养体不断增殖与大量包囊排出，至最后感染性包囊的形成，溶组织内阿米巴包囊在传播上起重要作用。尽管当宿主肠蠕动加快，有些滋养体未形成包囊，直接随稀水便排出体外，但滋养体在外界环境中抵抗力弱，容易死亡，即使被宿主吞食也会被消化液杀灭。

在某些情况下，如宿主抵抗力下降，肠功能紊乱或肠壁组织受损时，肠腔内的滋养体凭借伪足的运动和分泌的蛋白酶，侵入肠黏膜并破坏肠壁组织，引起肠壁溃疡，导致肠道阿米巴病。滋养体亦可随坏死组织脱落入肠腔，通过肠蠕动随粪便排出体外。肠壁黏膜下层和肌层内的滋养体亦可侵入小血管，通过血液循环播散到其他器官，如肝、肺和脑等，引起肠外阿米巴病。由于侵入组织内滋养体不形成包囊，且对宿主的生存构成威胁，从生物进化的观点看，不属于生活史的基本环节。

5. 我国棘阿米巴感染病例主要见于棘阿米巴角膜炎。自 1992 年首次报道人体棘阿米巴角膜炎病例以来，迄今病例报道已达 200 余例。病例分析表明，近年来随着隐形眼镜使用人数的增加，本病发病率随之增高。这可能与棘阿米巴包囊对寒冷、干燥、自来水和抗微生物药物都具有很强的抵抗力有关，通常生理盐水或过氧化氢不能杀死棘阿米巴。包囊可经空气播散而污染眼镜片或镜片清洗液。因此，对于隐形眼镜佩戴者，提倡加热灭菌镜片，使用专业的清洗液清洗镜片。在淡水池中游泳时应摘去角膜镜片，以防虫体感染。

6. 原发性阿米巴脑膜脑炎是由福氏耐格里阿米巴引起的一种中枢神经系统感染疾病。该病目前尚无理想的治疗方法，且预后不良，重在预防。由于含有虫体的污水进入鼻腔是导致感染的关键因素，因此，应尽量避免在野外池塘、河沟中游泳和嬉水。在温泉或游泳池游泳时应采取措施，避免鼻腔接触水。长期未用的自来水，应首先放掉水管内的积水再用。

【阅读参考】

褚欣平，苏川. 2018. 人体寄生虫学. 9 版. 北京：人民卫生出版社.
段义农. 2015. 现代寄生虫病学. 2 版. 北京：人民军医出版社.
刘佩梅. 2013. 医学寄生虫学. 3 版. 北京：北京医科大学出版社.
汤林华. 2012. 中国寄生虫病防治与研究（上、下）. 北京：北京科学技术出版社.
吴观陵. 2013. 人体寄生虫学. 4 版. 北京：人民卫生出版社.

（刘爱芹）

第九章 鞭 毛 虫

鞭毛虫（flagellate）属于肉足鞭毛门（Phylum Sarcomastigophora）、动鞭纲（Class Zoomastigophorea）、动基体目（Kinetoplastida）、锥虫科（Trypanosomatidae）。其种类繁多，分布广泛，生活方式多样，以鞭毛作为运动细胞器。鞭毛虫以二分裂方式繁殖，营寄生生活的鞭毛虫主要寄生在宿主的消化道、泌尿生殖道、血液及组织内。寄生人体的鞭毛虫有十余种，其中对人体危害较大的有利什曼原虫、锥虫、蓝氏贾第鞭毛虫及阴道毛滴虫等。

第一节 杜氏利什曼原虫

【学习目的】

1. 掌握杜氏利什曼原虫无鞭毛体和前鞭毛体的形态特征，生活史及致病性。
2. 熟悉黑热病的流行特点、实验诊断和治疗方法。
3. 了解皮肤利什曼病和黏膜利什曼病的流行特点及致病虫种。

【概述】 利什曼原虫（*Leishmania spp.*）是引起人、哺乳动物和爬行动物利什曼病的病原体。其生活史包括前鞭毛体（promastigote）和无鞭毛体（amastigote）两个时期，前者寄生于昆虫（白蛉或罗蛉）的消化道内，后者寄生于哺乳动物或爬行动物的细胞内，通过白蛉或罗蛉传播。利什曼原虫种类繁多，分类复杂。所致人类利什曼病（leishmaniasis）有内脏利什曼病、黏膜利什曼病和皮肤利什曼病，分别由下列利什曼原虫感染引起。

利什曼病是由二十多种（亚种）利什曼原虫感染所引起的疾病的总称。目前依据利什曼原虫感染及临床表现的不同，将其分为以下几种。

1. 杜氏利什曼原虫 [*Leishmania donovani*,（Laveran and mesnil，1903）Ross，1903] 其无鞭毛体期主要寄生于人或哺乳动物脾、肝、骨髓、淋巴结等组织器官的巨噬细胞内，引起以脾、淋巴结、肝等组织器官肿大及贫血等症状为主的内脏利什曼病（visceral leishmaniasis，VL）。在印度，本病患者皮肤上常有色素沉着，并伴有不规则发热，故又称黑热病（kala-azar）。杜氏利什曼原虫致病力较强，患者如得不到及时治疗会引发并发症而死亡，病死率可高达90%以上。

2. 热带利什曼原虫 [*L. tropica*,（Wright，1903）Lihe，1906]、墨西哥利什曼原虫 [*L. Mexicana*,（Biagi，1953）Garnham，1962]、硕大利什曼原虫（*L. mayor*）、秘鲁利什曼原虫（*L. peruviana*, Velez，1913）和埃塞俄比亚利什曼原虫（*L. athiopica* bray，Ashford and Bray，1973） 形态与杜氏利什曼原虫相似。它们也需通过白蛉及哺乳动物宿主完成其生活史。无鞭毛体期主要寄生于皮肤巨噬细胞内，引起皮肤利什曼病（cutaneous leishmaniasis，CL）。在感染早期，患者皮肤出现丘疹，数周后形成溃疡。病变部位主要见于头面部、上下肢、臀部、躯干及外生殖器等处。发生在面部的溃疡，治愈后可留有瘢痕。不同虫种感染后病程长短不一，病变部位寄生虫数量不定。传染源为患者或野鼠，四季均可传染。热带利什曼原虫、硕大利什曼原虫和埃塞俄比亚利什曼原虫主要分布于东半球，墨西哥利什曼原虫和秘鲁利什曼原虫主要分布于西半球。

3. 巴西利什曼原虫（*L. braziliensis*，vianna，1911） 其形态与其他利什曼原虫相似，无鞭毛体期主要寄生于皮肤巨噬细胞内，也可经淋巴或血液循环播散至鼻咽部黏膜，引起黏膜皮肤利什曼病（mucocutaneous leishmaniasis，MCL）。病变开始为无痛的结节，奇痒，再破溃形成圆形浅溃疡，有明显的边缘。疮面常有渗出，易继发细菌和真菌感染。溃疡多见于头、鼻黏膜、前臂、躯干、臀、腿和足等处。该病病程短，传染源为森林啮齿类、犬类等动物，流行于中、南美洲。

我国的利什曼病主要由杜氏利什曼原虫感染引起。其无鞭毛体寄生在人及脊椎动物的肝、脾、骨髓、淋巴结等器官的巨噬细胞内，引起发热、肝脾大、贫血、鼻出血等全身症状。

【形态】

1. 无鞭毛体（amastigote） 又称利杜体，虫体很小，卵圆形虫体大小为（2.9～5.7）μm×（1.8～4.0）μm，圆形虫体直径为 2.4～5.2μm。经瑞氏染液染色后胞质呈淡蓝色，内有一个较大的圆形核，呈紫红色。动基体（kinetoplast）位于核旁，着色较深，细小，呈杆状（图 9-1）。在油镜下有时可见从前端颗粒状的基体（basal body）发出一条根丝体（rhizoplast）。基体靠近动基体，在光镜下难以区别。

2. 前鞭毛体（promastigote） 又称细滴体，成熟的虫体呈梭形，大小为（14.3～20.0）μm×（1.5～1.8）μm；核位于虫体中部，前端有动基体和基体，由基体发出 1 根鞭毛，游离于虫体外。前鞭毛体运动活泼，鞭毛不停地摆动。在 NNN 培养基内常以虫体前端聚集成团，排列成菊花状（图 9-1）。有时也可见到粗短形前鞭毛体，这与发育程度不同有关。

利什曼原虫的核外 DNA 主要集中在动基体内，又称 k-DNA，为线粒体 DNA，是由许多微环（minicircle）和少数大环（maxicircle）所组成的网状结构。微环具有不同属、种甚至株 DNA 序列差异性。在分子水平上，通过分析 k-DNA 微环 DNA 序列的同源性及差异性为区分利什曼原虫不同种株提供了新方法。

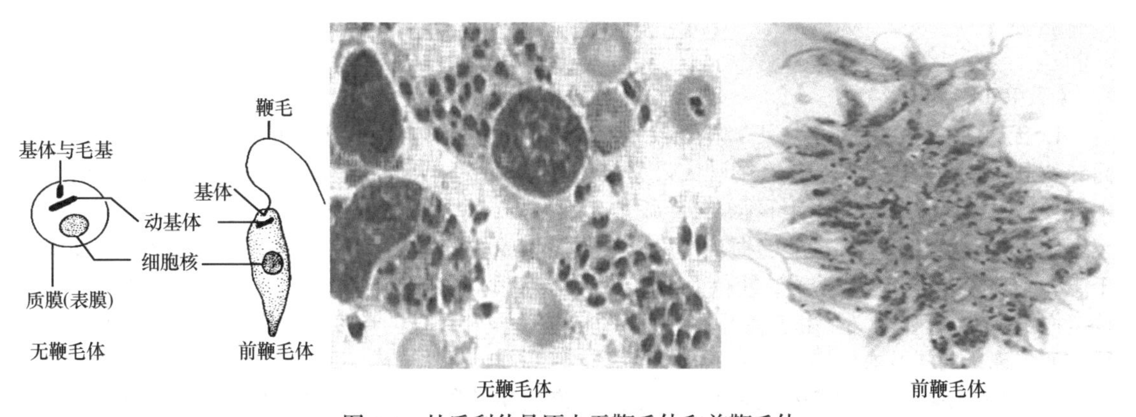

图 9-1 杜氏利什曼原虫无鞭毛体和前鞭毛体

【生活史】 杜氏利什曼原虫的整个发育过程需要人（或哺乳动物）和白蛉两个宿主。

1. 在白蛉体内发育 当雌性白蛉叮吸患者或被感染的动物时，血液或皮肤内含无鞭毛体的巨噬细胞被吸入胃内，经 24 小时，无鞭毛体发育为早期前鞭毛体。此时虫体呈卵圆形，鞭毛也已开始伸出体外。48 小时后发育为短粗的前鞭毛体或梭形前鞭毛体。体型从卵圆形逐渐变为宽梭形或长度超过宽度 3 倍的梭形，此时鞭毛也由短变长。至第 3～4 天出现大量成熟前鞭毛体，活动力明显加强，并以纵二分裂法分裂时，基体、动基体及核首先分裂，然后虫体自前向后逐渐一分为两个子体。原来的鞭毛留在一个基体上，另一个基体重新生出一根鞭毛。在数量骤增的同时，逐渐向白蛉前胃、食管和咽部移动。1 周后具感染力的前鞭毛体大量聚集在喙。当白蛉叮吸健康人时，前鞭毛体即随白蛉唾液进入人体。

2. 在人体内发育 当感染有前鞭毛体的雌性白蛉叮吸人体或哺乳动物时，前鞭毛体随白蛉唾液进入其体内。一部分前鞭毛体被多形核白细胞吞噬消灭，一部分则进入巨噬细胞。前鞭毛体进入巨噬细胞后逐渐变圆，失去其鞭毛的体外部分，向无鞭毛体期转化，同时在巨噬细胞内形成纳虫泡（parasitophorous vacuole），此时巨噬细胞的溶酶体与纳虫泡融合。无鞭毛体在巨噬细胞的纳虫泡内不但可以存活，而且进行二分裂繁殖，最终导致巨噬细胞破裂。游离的无鞭毛体又进入其他巨噬细胞，重复上述增殖过程（图 9-2）。

前鞭毛体侵入巨噬细胞经历了黏附与吞噬两个步骤。前鞭毛体首先黏附于巨噬细胞，黏附后原虫随巨噬细胞的吞噬活动进入细胞。黏附的途径大体可分为两种：一种为配体–受体途径，一种为前鞭毛体吸附的抗体和补体与巨噬细胞表面的 Fc 或 C3b 受体结合途径。

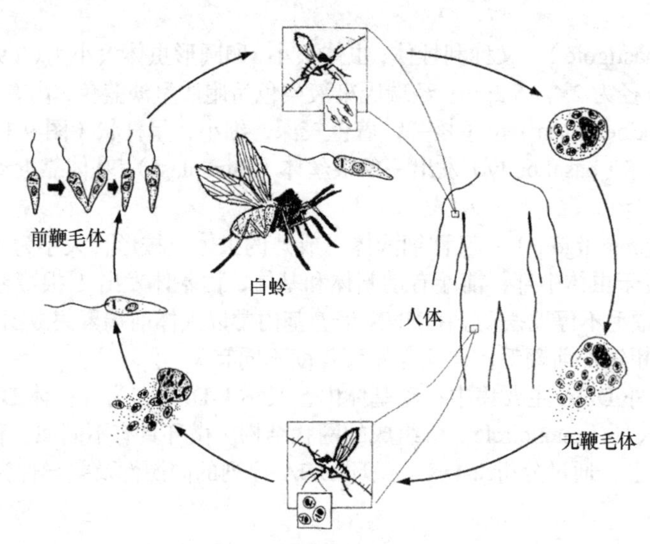

图 9-2 杜氏利什曼原虫生活史

【致病】

1. 无鞭毛体的致病机制 无鞭毛体在巨噬细胞内大量繁殖，使巨噬细胞大量破坏和增生，从而导致肝、脾、淋巴结肿大，其中脾大最为常见（95%）。脾大的原因还与血流受阻及纤维组织增生有关，在病程后期，脾因网纤维结缔组织增生而变硬，脾淋巴滤泡的数量显著减少且萎缩。由于浆细胞大量增生和患者肝功能受损，使患者白蛋白生成减少，从而导致白/球蛋白的比例倒置。由于患者脾功能亢进和免疫溶血，使得血细胞遭到大量破坏，导致红细胞、白细胞和血小板减少，导致全血细胞性贫血。此外，由于患者肾小球淀粉样变性及肾小球内免疫复合物的沉积引发Ⅲ型超敏反应而出现蛋白尿及血尿。

2. 临床表现 人体感染杜氏利什曼原虫后，潜伏期通常为 2～4 个月。内脏利什曼病一般开始缓慢，具有低热和精神不适。我国内脏利什曼病有下列临床表现。

（1）后黑热病皮肤利什曼疹（post-kala-azar dermal leishmanoid）：部分内脏利什曼病患者在用锑剂治疗过程中或在治愈后数年甚至十余年后可发生皮肤利什曼病，在患者面部、颈部、四肢或躯干等部位出现许多含有利什曼原虫的肉芽肿结节，结节大小不等，呈暗色丘疹状，有的酷似瘤型麻风。该型大多分布于我国平原地区，更常见于印度、苏丹。

（2）淋巴结型利什曼病（lymph glands visceral leishmaniasis）：此型患者的特征是无内脏利什曼病病史，但有局部淋巴结肿大，常大小不一，位置较表浅，无压痛，无红肿，嗜酸性粒细胞增多。淋巴结活检可在类上皮细胞内查见无鞭毛体。多数患者一般情况良好，少数可有低热和乏力，肝、脾很少触及，嗜酸性粒细胞常增多。本病患者多数可以自愈。

（3）皮肤利什曼病（cutaneous leishmaniasis）：常发生皮肤溃疡，溃疡中有脓液流出。如溃疡发生在肘、膝及手腕关节部位时，可使患者丧失部分劳动能力；继发感染后，可引发淋巴管炎。面部皮肤溃疡愈合后可残留瘢痕。在新疆维吾尔自治区克拉玛依市，皮肤利什曼病患者有时可出现结节性痒疹样皮肤损害，皮损部位奇痒难忍，搔破后又极易发生感染。患者以青壮年为主，媒介为硕大白蛉吴氏亚种，其病原尚不清楚。

【免疫】 人体对杜氏利什曼原虫无先天免疫力，内脏利什曼病多见于婴儿及儿童。利什曼原虫在巨噬细胞内寄生和增殖，并可在巨噬细胞表面表达其抗原。宿主对利什曼原虫的免疫应答属细胞免疫，效应细胞为激活的巨噬细胞，通过胞内产生的活性氧杀伤无鞭毛体。近年来研究表明，抗体也参与宿主对利什曼原虫的免疫应答。由于利什曼原虫虫种（或亚种）的不同，以及宿主免疫应答的差异，利什曼病出现了复杂的免疫现象。一类有自愈倾向，另一类无自愈倾向。热带利什曼原虫引起的东方疖属前者，黑热病则属后者。无自愈倾向的黑热病患者出现免疫缺陷，易并发多种病原体感染，如病毒、细菌、螺旋体、原虫、蠕虫等。并发症是造成黑热病患者死亡的主要原因。治愈后这种易并发感染的现象则随之消失。由此可见杜氏利什曼原虫感染不仅有特异性的细胞免疫抑制，而且还降低机体对其他病原体产生细胞免疫和体液免疫反应的能力，即非特异性免疫抑制。这可能与原虫繁殖快速、产生抗原过多及机体处于免疫无反应状态有关。

患者经特效药物治疗后，痊愈率较高，一般不会再次感染，可获得终身免疫。

知识拓展　　钟惠澜教授确立犬源性黑热病的伟大贡献

钟惠澜教授是我国热带医学奠基人之一，早在1940年他就写了题为“在北平郊区发现的黑热病病原体”论文。该文首次提出犬是我国黑热病的重要储存宿主。犬的黑热病病原体能否感染人体要通过人体实验才能确定。钟惠澜曾在1931年感染过黑热病，已具免疫力，他认为妻子李懿征可以作为实验对象。1939年5月22日，钟惠澜请人从病犬体内抽出骨髓液并注射到李懿征体内。五个半月后，李懿征开始发热，并渐渐出现黑热病的典型症状，卧床不起。3周以后，钟惠澜从李懿征的骨髓里查到了黑热病病原体——杜氏利什曼原虫。钟惠澜教授第一次向全世界确凿有力地证实，犬的黑热病病原体对人是有致病力的。该研究成果为我国消灭黑热病奠定了坚实的理论基础。

【诊断】

1. 病原学检查法

（1）穿刺涂片检查：可采用穿刺镜检方法，查出无鞭毛体即可确诊。常用骨髓穿刺物作涂片、染色，镜检。原虫检出率为80%～90%。淋巴结穿刺应选取表浅、肿大者，检出率为46%～87%，也可做淋巴结活检。脾穿刺检出率较高，可达90.6%～99.3%，但不安全，一般少用。

（2）培养法：将上述穿刺物接种于NNN培养基，置22～25℃温箱内。经1周，若培养物中查见运动活泼的前鞭毛体，则判为阳性结果。培养过程应注意严格无菌操作。

（3）动物接种法：穿刺物接种于易感动物（如地鼠、黄鼠、BALB/c小鼠等），1～2个月后取肝、脾作印片或涂片，瑞氏染液染色，镜检。

（4）皮肤活组织检查：在皮肤结节处用消毒针头刺破皮肤，取少许组织液，或用手术刀刮取少许组织作涂片，染色，镜检。

2. 免疫诊断法　包括检测血清抗体和血清循环抗原等方法。

（1）检测血清抗体：如间接血凝试验、酶联免疫吸附试验、对流免疫电泳、直接凝集试验、间接荧光试验等，阳性率高，假阳性率也较高。近年来，用分子生物学方法获得纯抗原，降低了假阳性率。

（2）检测血清循环抗原：单克隆抗体抗原斑点试验（McAb-AST）用于诊断内脏利什曼病，阳性率高，敏感性、特异性、重复性均较好，仅需微量血清即可，还可用于疗效评价。

3. 分子生物学方法　近年来，用PCR及kDNA探针杂交法检测杜氏利什曼病DNA取得较好的效果。

【流行】

1. 分布　杜氏利什曼病属人兽共患疾病。除在人与人之间传播外，也可在动物与人、动物与动物之间传播。本病分布广，亚洲、欧洲、非洲、拉丁美洲等均有流行。在亚洲，主要流行于印度、中国、孟加拉和尼泊尔。东非、北非、欧洲的地中海沿岸国家和地区，苏联的中亚地区，中、南美洲的部分国家也有此病流行。在我国，内脏利什曼病流行于长江以北的广大农村中，包括山东、河北、河南、江苏、安徽、陕西、甘肃、新疆、宁夏、青海、四川、山西、湖北、辽宁、内蒙古及北京16个省（市、自治区）。据1951年调查，全国共有53万内脏利什曼病患者，解放后开展了大规模防治工作，取得了显著成效。近年来，内脏利什曼病主要发生在新疆、内蒙古、甘肃、四川、陕西、山西6个省（自治区）。卫生部于2001年6月至2004年年底在全国31个省、自治区、直辖市组织开展了人体重要寄生虫病现状调查，在新疆、甘肃、四川、山西、贵州、内蒙古6个省（自治区）进行了黑热病调查，共调查16 295人，患病率为0.59%，在发现的96例患者中，新疆、四川和甘肃分别为85例、6例和5例。

2. 流行环节

（1）传染源：患者、病犬及某些野生动物均可作为本病的传染源。根据传染源的不同，黑热病在流行病学上可分为3种类型，即人源型、犬源型和自然疫源型。

1）人源型：患者为主要传染源。我国新疆喀什绿洲是目前重要的人源型黑热病流行区，患者多为儿童和青少年。传播媒介为家栖型中华白蛉和新疆的长管白蛉。

2）犬源型：家犬为主要传染源。我国的四川和甘肃等地为犬源型黑热病流行区，患者多数是10岁以下儿童。传播媒介为近野栖或野栖型中华白蛉。

3）自然疫源型：野生动物为传染源。我国的新疆和内蒙古等荒漠地带为流行区。传播媒介为野栖型吴氏白蛉和亚历山大白蛉等。

（2）传播途径：主要通过白蛉叮刺传播，偶可经口腔黏膜、破损皮肤、胎盘或输血传播。在我国，经流行病学调查，传播媒介有以下黑热病是人畜共患的寄生虫病，是中华人民共和国成立初期的五大寄生虫病之一，主要流行于中国、印度、地中海沿岸国家。我国曾流行于长江以北的16个省（市、自治区），危害严重，中华人民共和国成立后，经过大力开展防治工作，1958年全国基本消灭了黑热病。但目前我国西北地区由于传染源和传播媒介的存在，该病又有散在发生。

【防治】 由于在广大流行区采取查治患者、杀灭病犬和消灭白蛉的综合措施，我国利什曼病防治工作成绩卓著，到1958～1960年达到了基本消灭的要求。患病人数由1951年的53万人，降至每年为100例左右。但有些地区还偶尔可见黑热病皮肤利什曼疹和以往尚未彻底治愈的患者，在西北的丘陵和荒漠地区情况复杂，传染源和传播媒介在一些地区还普遍存在，每年仍有少数新患者出现，因此，为了巩固现有的防治成果，尽快在全国范围内达到控制及消灭利什曼病的目的，进一步加强防治工作仍具有十分重要的意义。

1. 治疗患者 五价锑化合物（pentavalent antimonials）对利什曼原虫有很强的杀伤作用，包括葡萄糖酸锑钠（斯锑黑克）和葡糖胺锑（甲基葡胺锑）。葡萄糖酸锑钠低毒高效，是治疗内脏利什曼病的特效药，疗效可达97.4%。抗锑患者采用戊脘脒（pentamidine）、二脒替（stilbamidine）、羟脒替（hydroxystilbamidineiso-thionate）。抗化疗且有脾高度肿大及脾功能亢进者，可考虑脾切除。患者经特效药物治愈后，一般不会再次感染，可获得终身免疫。一般认为经彻底治疗后，患者在3～6个月内未出现全身症状和体征时，可确认为治愈。

2. 控制病犬 鉴别和消灭感染的犬在预防利什曼病上是有效的措施。但对丘陵山区犬类的管理有一定困难，需寻找有效措施加以控制。

3. 消灭白蛉 在平原地区采用杀虫剂室内和畜舍滞留喷洒杀灭中华白蛉。在山区、丘陵及荒漠地区对野栖型或偏野栖型白蛉，采取防蛉、驱蛉措施，以减少或避免白蛉的叮刺。

案例 9-1 **杜氏利什曼病**

患者，男性，25岁。因右肩部丘疹、斑块7个月，渗出伴结痂3个月，于2016年1月就诊。7个月前，患者右肩部出现2个黄豆大小的红色丘疹，伴瘙痒，反复搔抓后皮损扩大并融合；3个月前皮损出现溃烂、渗出并结黄色的厚痂。曾在当地医院就诊，按照皮肤细菌感染给予左氧氟沙星治疗无效；患者自发病以来，无发热、关节疼及黏膜损害，二便、饮食、精神尚可。患者既往体健。因工作原因，在2014年4～12月及2015年4～12月先后两次前往尼日利亚工作，期间有被蚊虫叮咬史，叮咬的具体部位不详。体格检查：右颈前可触及直径1cm大小增大淋巴结，质韧，活动度好，有轻压痛，余浅表淋巴结未触及增大。心、肺、腹、脊柱及神经系统检查未见明显异常。皮肤科情况：右肩部可见20cm×20cm大小红色浸润性斑块，形状不规则，境界清楚，边缘卫星状分布红色小结节，表面可见厚的黄色结痂，有大量的稀薄黄色液体渗出，皮损边缘处组织病理显示：表皮萎缩，真皮浅中层弥漫性组织细胞浸润，部分细胞内和外见杜氏利什曼小体，伴浆细胞及嗜酸性粒细胞浸润。

问题：

1. 分析材料，患者感染了何种寄生虫？
2. 此病的流行因素有哪些？此病如何防治？

解 题 思 路

1. 认真阅读病例背景资料，在已有的扎实的有关杜氏利什曼原虫知识的基础上，从患者的临床症状及组织病理特征方面推断可疑的病原体，然后结合临床检测结果综合分析后得出结论。

2. 此病的流行因素及防治主要从传播媒介入手，通过病例分析，对白蛉的生活习性及如何传播病原体有了更深入的理解。

（万巧凤）

第二节 锥 虫

【学习目的】

1. 掌握布氏冈比亚锥虫、布氏罗得西亚锥虫及克氏锥虫锥鞭毛体型态特征。
2. 熟悉布氏冈比亚锥虫、布氏罗得西亚锥虫及克氏锥虫病原学检测方法及防治方法。

锥虫（Trypanosome）是寄生于鱼类、两栖类、爬虫类、鸟类、哺乳类及人的血液或组织细胞内的鞭毛虫。寄生于人体且有致病性的锥虫有布氏冈比亚锥虫（*T. brucei gamabiense*）、布氏罗得西亚锥虫（*T. brucei rhodesiense*）及克氏锥虫（*T. brucei Chagas*）。其中布氏什冈比亚锥虫与布氏罗得西亚锥虫是非洲锥虫病（African trypanosomiasis）或称睡眠病（sleeping sickness）的病原体，克氏锥虫是美洲锥虫病（American trypanosomiasis）[又称克氏锥虫病（Chaga's disease）]的病原体。

一、布氏冈比亚锥虫与布氏罗得西亚锥虫

布氏冈比亚锥虫（*T. brucei gamabiense*，Dutton，1902）简称冈比亚锥虫，布氏罗得西亚锥虫（*T. brucei rhodesiense*，Stephens & Fantham，1910）简称罗得西亚锥虫。冈比亚锥虫分布于西非和中非靠近河边的环境中，而罗得西亚锥虫分布于东非的大草原上，通过舌蝇（*Glossina*）吸血传播。这两种锥虫在形态、生活史、致病及临床表现方面有共同之处，均可寄生于人体、家畜或野生动物体内导致锥虫病。

【形态】 两种锥虫在人体内的寄生阶段为锥鞭毛体（trypomastigote）。在用姬氏液或瑞氏液染色的血涂片中，虫体胞质呈淡蓝色，细胞核居中，呈红色或红紫色。动基体为深红色，点状。波动膜为淡蓝色。细胞质内有深蓝色的异染质（volutin）颗粒。动基体含 DNA，一端常生出细而长的线粒体。鞭毛起自基体，伸出虫体后，与虫体表膜相连。当鞭毛运动时，表膜伸展，即成波动膜。锥鞭毛体可分为细长型、中间型和粗短型。细长型大小为（20～40）μm×（1.5～3.5）μm，游离鞭毛长约 6μm；粗短型大小为（15～25）μm×3.5μm，游离鞭毛短于 1μm 或无游离鞭毛；中间型大小介于细长型和粗短型之间（图 9-3）。

【生活史】 两种锥虫的锥鞭毛体在病程早期存在于血液、淋巴液内，晚期可侵入脑脊液。在三型锥鞭毛体中，仅粗短型对舌蝇有感染性。雄舌蝇或雌舌蝇吸入含锥鞭毛体的血液后，在其肠内，粗短型变为细长型锥鞭毛体，并以二分裂法增殖。约 10 天后，锥鞭毛体从中肠经前胃到达下咽，然后进入唾液腺，在唾液腺内，锥鞭毛体附着于细胞上，转变为上鞭毛体（epimastigotes）。上鞭毛

体经过增殖，最后转变为循环后期锥鞭毛体（metacyclic trypomastigotes），其外形短粗，大小约15μm×2.5μm，无鞭毛，对人有感染性。当这种舌蝇刺吸人血时，循环后期锥鞭毛体随涎液进入皮下组织，并转变为细长形锥鞭毛体，经繁殖后进入血液（图9-4）。

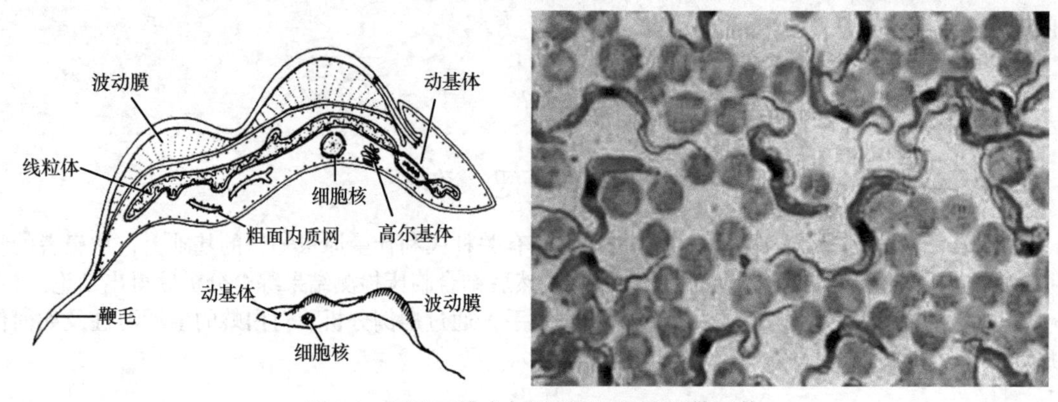

图9-3　冈比亚锥虫与罗得西亚锥虫锥鞭毛体

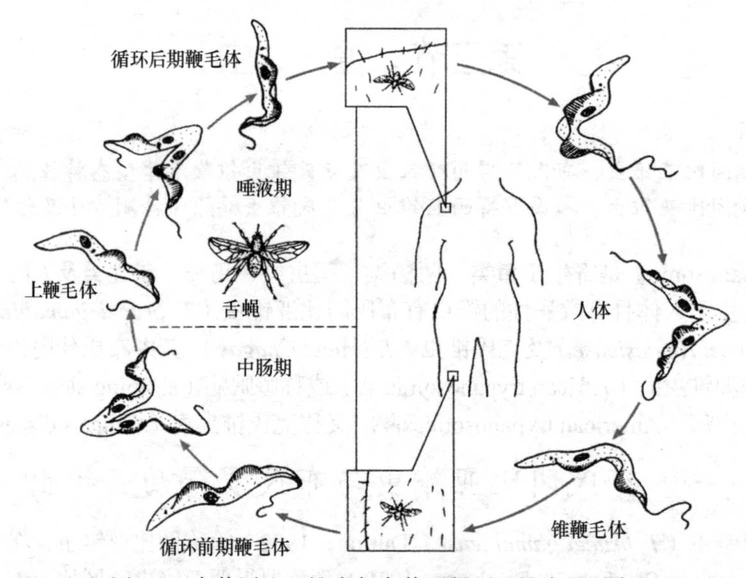

图9-4　布什冈比亚锥虫与布什罗得西亚锥虫生活史

【致病】　锥虫先在侵入部位增殖并引起的局部病变，然后在血液及淋巴液内扩散，最后侵入中枢神经系统引起脑膜炎。两种锥虫病的病程有所不同，冈比亚锥虫病呈慢性过程，病程持续数月至数年，症状较轻。罗得西亚锥虫病呈急性过程，病程为3～9个月，常见患者显著消瘦、高热及衰竭。有些患者在中枢神经系统未受侵犯以前即死亡。两种锥虫侵入人体以后的基本过程：锥虫在局部增殖所引起的局部初发反应期，锥虫在体内散播的血淋巴期及侵入中枢神经系统的脑膜脑炎期。

1. 初发反应期　锥虫在侵入的局部增殖，引起由皮下组织内淋巴细胞、组织细胞及少数嗜酸性粒细胞和巨噬细胞的浸润，局部红肿，称锥虫下疳（trypanosomal chancre），在感染后第6天出现，初为结节，以后肿胀形成硬结，约3周后消退。

2. 血淋巴期　锥虫进入血液和组织间淋巴液后，出现广泛淋巴结肿大，淋巴结中的淋巴细胞、浆细胞和巨噬细胞增生。感染后5～12天，血中出现锥虫。由于保护性抗体的出现及虫体抗原变异，血中锥虫数目出现交替上升与下降现象，间隔时间为2～10天，虫血症高峰持续2～3天，伴有发热、头痛、关节痛、肢体痛等症状。发热持续数天，可自行下降进入无热期，隔几天后再次上升。

淋巴结普遍肿大，尤以颈后部、颌下、腹股沟淋巴结为显著。颈部后三角部淋巴结肿大（Winterbottom 征）是冈比亚锥虫病的特征。还可出现深部感觉过敏（Kerandel 征），脾充血、肿大，可发生心肌炎、心外膜炎及心包积液。

3. 脑膜脑炎期 锥虫侵入中枢神经系统可在发病后几个月或数年才出现。锥虫入侵后发生弥漫性软脑膜炎，脑皮质充血和水肿，神经元变性，胶质细胞增生。主要表现为个性改变、无欲状态，之后出现异常反射，深部感觉过敏、共济失调、震颤、痉挛、嗜睡，最后昏睡，严重者可导致死亡。

【免疫】 锥虫抗原有两类：一类是体内抗原，包括各种酶、核蛋白及结构蛋白质，与保护性免疫无关，但可用于免疫诊断。另一类是表面糖蛋白（variant surface glycoprotein，VSG），存在于粗短型锥虫表面，在中肠期脱落。VSG 分子质量约 55kDa，是表膜的主要成分，每隔一定时间，如 12 天，即可发生变异。由于抗原变异，宿主血液中特异性抗体也随之变化。这种特性使锥虫能逃避宿主的免疫作用，从而在宿主体内长时间生存。宿主感染锥虫后，由变异体抗原诱导产生具有保护作用的特异性抗体 IgM 和 IgG。这两种免疫球蛋白能凝集血中锥虫，IgG 能凝集组织液中锥虫，在补体参与下，使虫体溶解。此外，在抗体的介导下，巨噬细胞能吞噬并杀灭锥虫。锥虫能使宿主产生免疫抑制，降低了宿主对锥虫及其他病原体的体液和细胞免疫反应，从而易于继发其他病原体感染。

【诊断】

1. 病原学检查

（1）涂片检查：取患者血液涂片染色镜检。当血中虫数多时，锥鞭毛体以细长型为主，血中虫数因宿主免疫反应而下降时，则以粗短型居多。另外，淋巴液、脑脊液、骨髓穿刺液、淋巴结穿刺物也可涂片检查。

（2）动物接种：以上述体液接种于大、小鼠或豚鼠。此法适于罗得西亚锥虫，但不适用于冈比亚锥虫。

2. 血清学诊断 采用补体结合试验、间接荧光抗体试验、间接血凝试验、酶联免疫吸附试验，若为阳性，有诊断意义。

3. 分子生物学技术诊断 近年来应用 PCR 及 DNA 探针技术诊断锥虫病，敏感性、特异性均较高。

【流行】 冈比亚锥虫病的主要传染源为患者及感染者。牛、猪、山羊、绵羊、犬等动物可能是储存宿主。主要传播媒介为须舌蝇（*Glossina palpalis*），这类舌蝇在沿河边或森林的稠密植物地带滋生。罗得西亚锥虫病的传染源为动物及人，主要传播媒介为刺舌蝇（*G. morsitans*）及淡足舌蝇（*G. pallidipes*）。这类舌蝇滋生在东非热带草原和湖岸的矮林地带及植丛地带，嗜吸动物血，在动物中传播锥虫，人因进入这种地区而感染。

【防治】 锥虫病的主要措施包括早发现、早治疗患者和消灭舌蝇。近年来随着与非洲交往的日益频繁，世界各地非流行区的非洲锥虫病感染逐渐增多，如有流行病学史，且出现不明原因的发热、皮肤瘙痒、淋巴结肿大，应考虑此病可能，以便早期诊断与治疗，获得较好的临床转归。治疗药物苏拉明（suramine）对两种锥虫早期感染均有效。如锥虫已侵犯中枢神经系统，须用有机砷剂。采取清除灌木林、喷洒杀虫剂等措施能有效消灭舌蝇及改变其滋生环境。

二、克 氏 锥 虫

克氏锥虫（*Trypanosoma cruzi*，Chagas，1909）属人体粪源性锥虫，是克氏锥虫病的病原体，主要分布于南美洲和中美洲，传播媒介为锥蝽。

【形态】 在不同寄生环境，克氏锥虫有三种不同形态，即无鞭毛体、上鞭毛体和锥鞭毛体。

1. 无鞭毛体（amastigote） 圆形或椭圆形，大小 2.4～6.5μm，有细胞核和动基体，无鞭毛或鞭毛很短。存在于宿主细胞、媒介昆虫前肠内，以二分裂增殖。

2. 上鞭毛体（epimastigote） 纺锤形，长20～40μm，动基体在核的前方，游离鞭毛从核的前方发出。存在于锥蝽的消化道内，以二分裂增殖。

3. 锥鞭毛体 存在于血液或锥蝽的后肠内（循环后期锥鞭毛体），长11.7～30.4μm，游离鞭毛自核的后方发出。在血液内，外形弯曲如新月状。存在于宿主血液或锥蝽的后肠内，本期虫体不增殖。

【生活史】 锥蝽可栖息于人类居所内，多夜间吸血。雌性或雄性锥蝽的成虫、幼虫、若虫都能吸血。当锥蝽吸入含有锥鞭毛体的血液，数小时后，锥鞭毛体在前肠内失去游离鞭毛，经14～20小时，转变为无鞭毛体，以二分裂增殖后转变为球鞭毛体（spheromastigote）。球鞭毛体进入中肠，发育为上鞭毛体。上鞭毛体以二分裂增殖，并发育成为大型上鞭毛体。第5天后，上鞭毛体变圆，发育为循环后期锥鞭毛体（图9-5）。当受感染的锥蝽吸血时，循环后期锥鞭毛体随锥蝽的粪便经皮肤伤口或黏膜进入人体。此外，还可通过输血、母乳、胎盘或食入被传染性锥蝽粪便污染的食物而感染。

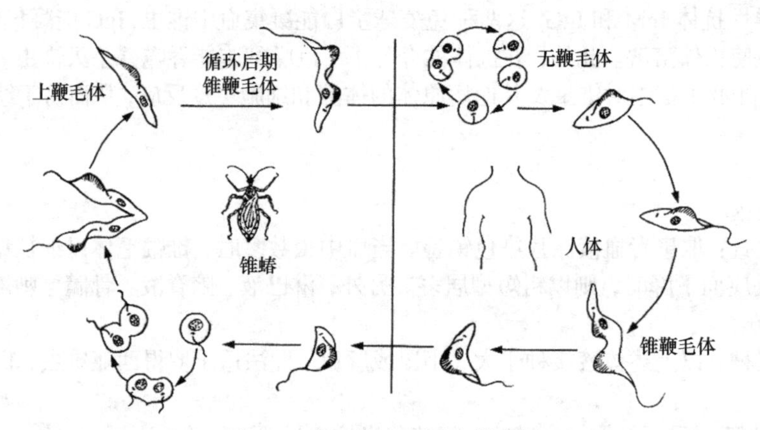

图9-5 克氏锥虫生活史模式图

【致病】 克氏锥虫潜伏期为1～3周，此期在细胞内无鞭毛体繁殖，所产生的锥鞭毛体在细胞之间传播，并存在于血液中。

1. 急性期 锥虫侵入部位的皮下结缔组织出现炎症反应，1～2周后，叮咬局部出现结节，称为恰加肿（Chagoma）。若侵入部位在眼结膜，可出现一侧性眼眶周围水肿、结膜炎及耳前淋巴结炎。大多数患者上述临床表现不明显，在感染后2～3周出现锥虫血症，并持续数月。在锥虫血症期间或之后，锥虫侵入组织，引起脑炎、心肌炎及肝炎等。临床主要表现为头痛、倦怠和发热、广泛的淋巴结肿大及肝脾大，还可出现呕吐、腹泻等消化道症状，以及心动过缓、心肌炎等心脏症状。急性期持续4～5周，大多数患者病程进入隐匿期，有些患者则转为慢性期。

2. 慢性期 常在感染后10～20年后出现临床症状，血中及组织内很难找到锥虫。主要病变为心肌炎，食管与结肠的肥大和扩张，继之形成巨食管（megaesophagus）和巨结肠（megacolon）。患者进食和排便严重困难。免疫力低下的慢性期患者可出现严重的脑膜炎或心脏疾病。

知识拓展 **免疫抑制患者再次激活中枢神经系统克氏锥虫病**

患者，女性，39岁，因构音障碍，左侧面-臂-腿麻痹和逐渐加重的额颞部头痛入院。4个月前因终末期锥虫心脏病行心脏移植术，之后一直接受免疫抑制治疗。头颅MRI证实右侧皮质-皮质下额顶区病灶，有占位效应，不均匀强化。立体定向脑活检提示无鞭毛体巢，克氏锥虫检测阳性确诊。苄硝唑治疗有效。本例说明克氏锥虫感染可再次激活，需要早期诊断和治疗。

【免疫】 克氏锥虫各期表面糖蛋白的碳水化合物成分不同。从虫体表面纯化的不同分子质量的糖蛋白有 GP90、GP85、GP72 及 GP25 等。应用 GP90 免疫小鼠可保护小鼠免于克氏锥虫的急性致死性感染，GP90 可能还具有抗吞噬的功能。GP85 见于血中锥鞭毛体，可能起受体作用。应用 GP72 能保护小鼠免于循环后期锥鞭毛体所致的致死性感染，但对于血锥鞭毛体感染无效，在患者血中可检出针对 GP72 的抗体。GP25 可用作诊断抗原。人体感染克氏锥虫后，在急性期会出现虫血症，由于产生免疫应答，在 2～3 个月内，血中虫数下降。由于克氏锥虫与宿主组织有共同抗原、能诱导交叉反应，所以在患者血内存在抗心内膜、血管和间质的自身抗体。在急性期，宿主可产生免疫抑制。体外实验表明，克氏锥虫分泌一种免疫抑制因子，能抑制 IL-2、转铁蛋白（Tf）和 CD3 受体在淋巴细胞表面的表达，从而抑制淋巴细胞的增殖。

【诊断】

1. 病原学检查 外周血直接涂片镜检法阳性率低。为提高阳性率，可采用血液离心沉淀及定量黄色层（quantitative buffy coat，QBC）等浓集方法检查锥鞭毛体。接种诊断法（xenodiagnosis）一般仅在免疫学检查阳性后进行，即用人工饲养的锥蝽幼虫吸食受检者血液，10～30 天后检查其肠道内有无锥虫。也可采用血培养分离病原体。

2. 免疫学检查 血清学检测结果一般可提示是否存在感染，但多不能判断是否为急性感染。常用检测方法包括补体结合试验、间接荧光抗体试验，酶联免疫吸附试验和间接血凝试验。本病可与其他感染性疾病发生交叉免疫反应，尤其要注意与黑热病和皮肤利什曼病的鉴别，因它们的流行与美洲锥虫病有重叠分布。对新生儿疑似患者，IgM 抗体的检测有助于区别是经母体胎盘传递的 IgG 抗体，还是有先天感染。

3. 分子生物学检查 近年来 DNA 探针和 PCR 技术被应用于美洲锥虫病的诊断及研究。

【流行】 克氏锥虫分布于中美洲及南美洲，贫困和恶劣的居住条件是导致流行的主要因素，在一些流行区为严重的公共卫生问题。在不同地区，传播媒介锥蝽的种类有一定差别，如南美洲和秘鲁南部主要是骚扰锥蝽，而南美洲北部和中美洲则为长红锥蝽。人及所有哺乳动物均对克氏锥虫易感，儿童感染更为常见。主要感染途径为锥蝽吸血时排出粪便内的循环后期锥鞭毛体经体表侵入宿主；人食入被污染食物、输血、器官移植、哺乳或经胎盘传递均可致感染。

【防治】 常用治疗药物为合成硝基呋喃类的硝呋替莫（nifurtimox）和硝基咪唑类的苄硝唑（benznidazole），在急性感染阶段服用可抑制虫血症及降低病死率；而慢性期经治疗后仍有半数的患者维持感染状态。巨结肠和巨食管症需手术治疗。综合防治应以预防感染为重点，包括改善居住条件、控制和消灭锥蝽及进行健康教育等。进入流行区的旅游者和短期工作者应避免居住容易接触锥蝽的房屋。在流行区，对献血人员进行血清学筛查。

案例 9-2 **克氏锥虫病**

患者，男性，45 岁，江苏人，因间断发热 21 个月，全身淋巴结肿大 5 个月，嗜睡 2 周，于 2014 年 9 月 15 日住院治疗。患者自 2010 年 7 月开始，先后 4 次至非洲加蓬工作，主要从事水手工作，经常出入热带丛林和河谷地带，有蚊、蝇叮咬史。2012 年年底在非洲工作时出现发热，体温最高 38℃，伴有全身皮肤瘙痒，无皮疹，无畏寒、寒战，无头痛，无咳嗽、咳痰，无恶心、呕吐，无咽痛、流涕，无全身肌肉酸痛，无盗汗等症状。在当地医院对症治疗后体温降至正常，但仍有皮肤瘙痒。出院后反复出现低热，最高体温未超过 38℃，未予治疗。2013 年 4 月回国后在当地医院就诊，未发现异常。2 个月后患者再次去非洲工作，之后多次体格检查均未见明显异常。上述症状反复出现并伴有消瘦。

2014 年 1 月出现双下肢无力，双脚感觉异常，双眼视物模糊；2014 年 4 月患者发现腋下、颈部及腹股沟淋巴结肿大，腋下淋巴结最大直径 3cm，颈部及腹股沟淋巴结直径 0.5～3.0cm，并有增大趋势，同时患者乏力、瘙痒症状加重，下肢无力显著，诉有脚踩棉花感，持续消瘦，体重减轻20kg左右，并出现嗜睡，不能主动进食、进水，性格、神志改变，视力下降，定向力、记忆力、计算能力、回忆能力、语言能力全面减退，时有小便失禁并逐渐加重。

问题：

1. 分析材料，患者感染了何种寄生虫？
2. 此病的流行因素有哪些？此病如何防治？

解题思路

1. 从患者的临床症状及组织病理特征方面推断可疑的病原体，然后结合临床检测结果综合分析后得出结论。

2. 此病的流行因素及防治主要从传播媒介入手。

【阅读参考】

王勇. 2015. 医学寄生虫学. 2版. 北京：高等教育出版社.
吴观陵. 2013. 人体寄生虫学. 4版. 北京：人民卫生出版社.
吴忠道. 2015. 人体寄生虫学. 3版. 北京：人民卫生出版社.
夏超明. 2016. 人体寄生虫学. 北京：中国医药科技出版社.
殷国荣，王中全. 2018. 医学寄生虫学. 5版. 北京：科学出版社.

（万巧凤）

第三节 蓝氏贾第鞭毛虫

【学习目的】

1. 掌握蓝氏贾第鞭毛虫生活史和致病特点及感染的实验诊断方法。
2. 熟悉蓝氏贾第鞭毛虫滋养体和包囊形态特征。
3. 了解蓝氏贾第鞭毛虫流行特点及防治措施。

【概述】 蓝氏贾第鞭毛虫（*Giardia lamblia*，Stile，1915，亦称 *G. intestinalis* 或 *G.duodenalis*），简称贾第虫，属于双滴纲（Trepomonadea）、双滴目（Diplomonadida）、六鞭毛科（Hexamitidae）。虫体主要寄生于人和某些哺乳动物的小肠，引起以腹泻和消化不良为主要症状的蓝氏贾第鞭毛虫病（giardiasis）简称贾第虫病。寄居于十二指肠内的滋养体偶可侵犯胆道系统造成炎性病变。贾第虫感染在旅游者中流行引起的腹泻，也称“旅游者腹泻”。目前，贾第虫病已被WHO列为全球危害人类健康的十种主要寄生虫病之一。近年，贾第虫常与艾滋病合并感染，更加引起了人们的重视。

【形态】

1. 滋养体 呈纵切为半的倒置梨形，长9～21μm，宽5～15μm，厚2～4μm。两侧对称，前端宽钝，后端尖细，腹面扁平，背部隆起。虫体前腹面凹陷形成吸盘，吸盘为一不对称的圆盘，一对细胞核位于虫体前端1/2靠近吸盘的部位。2个细胞核内各有一个核仁。有前侧、后侧、腹侧和尾鞭毛4对，均由位于两核间靠前端的基体（basal body）发出。1对前鞭毛由此向前伸出体外，其余3对发出后在两核间沿轴柱分别向虫体两侧、腹侧和尾部伸出体外，活虫体借助鞭毛摆动作活泼的翻滚运动。1对平行的轴柱沿中线由前向后连接尾鞭毛，将虫体分为均等的两半。1对呈爪锤状的中体（median body）与轴柱1/2 处相交（图9-6）。

2. 包囊 呈椭圆形，长8～14μm，宽7～10μm。囊壁较厚，与虫体间有明显的间隙。未成熟包囊内含2个细胞核，成熟包囊内含4个细胞核。胞质内可见中体、鞭毛和轴柱等结构。

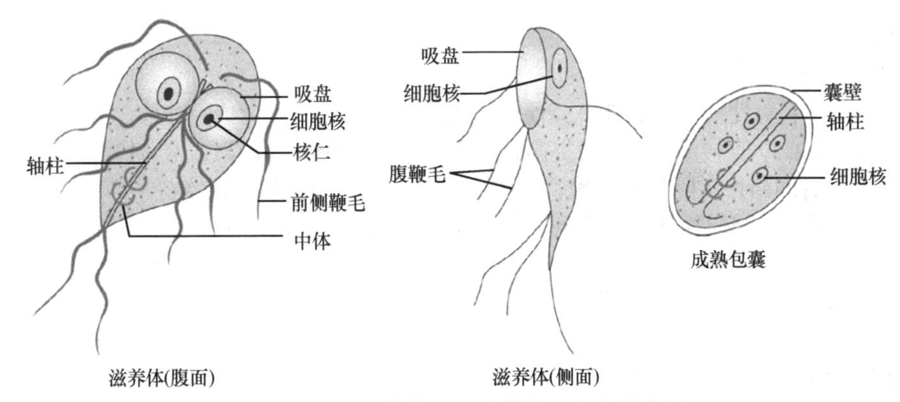

图 9-6 蓝氏贾第鞭毛虫滋养体和包囊模式图

【生活史】 贾第虫的生活史简单，包括滋养体和包囊两个阶段。滋养体为繁殖致病阶段，包囊为传播阶段，成熟的四核包囊为感染阶段。人或动物摄入被包囊污染的饮水或食物而被感染，包囊在十二指肠内脱囊形成2个滋养体。滋养体主要寄生于十二指肠或小肠上段，借助吸盘吸附于小肠绒毛表面，以二分裂方式进行繁殖。当外界环境不利时，滋养体可分泌成囊物质形成包囊后随粪便排出体外，包囊在水中和凉爽环境中可存活数天至1个月之久。但直接随粪便排出体外的滋养体会很快死亡。

【致病】

1. 致病机制 贾第虫的致病机制目前尚不十分清楚，可能与下列因素有关。

（1）虫株致病力：人体吞入包囊后能否感染和发病，与虫株致病力密切相关。贾第虫有多种基因型或分离株，如波兰株、比利时株、GS 株和 ISR 株等。不同虫株具有截然不同的致病力，如GS株具有较强的致病力，而ISR株的致病力较弱。

（2）宿主免疫力：先天或后天丙种球蛋白缺乏者、IgA缺乏者不仅对贾第虫易感，而且感染后可出现慢性腹泻和吸收不良等严重临床症状。研究表明，胃肠道分泌的 IgA 与胃肠道内寄生原虫的清除有关。贾第虫滋养体能够分泌降解宿主IgA的蛋白酶，因而得以在小肠内寄生和繁殖。

（3）二糖酶缺乏：是导致宿主腹泻的原因之一。在贾第虫患者和感染动物体内，二糖酶均有不同程度缺乏。动物实验显示，在二糖酶水平降低时，滋养体可直接损伤小鼠的肠黏膜细胞，造成小肠微绒毛变短，甚至扁平。提示此酶水平降低是小肠黏膜病变加重的直接原因，也是造成腹泻的重要因素。

2. 病理组织学改变 一般情况下，滋养体并不侵入小肠黏膜组织上皮，仅借助吸盘吸附于上皮细胞表面。感染严重时，虫体吸盘对肠黏膜的机械性损伤，虫体分泌物和代谢产物对肠黏膜微绒毛的化学性刺激等，可导致小肠黏膜呈现典型的卡他性炎症病理组织学改变。表现为黏膜固有层急性炎性细胞（嗜酸性粒细胞和中性粒细胞）和慢性炎性细胞浸润，上皮细胞有丝分裂增加，绒毛变短、变粗，上皮细胞坏死脱落，黏膜下派伊尔小结（Peyer patches）增生明显等。这些病理改变是可逆的，治疗后即可恢复。

3. 临床表现 大多数感染包囊者仅呈带虫状态，无明显临床症状。有临床症状者主要表现为急、慢性腹泻，常伴有吸收不良综合征。潜伏期平均为1～2周，最长者可达45天。

急性期患者有恶心、厌食、上腹及全身不适，或伴低热或寒战，突发性恶臭水泻，胃肠胀气，呃逆和上中腹部痉挛性疼痛。粪内偶见黏液，极少带血。幼儿病程可持续数月，出现吸收不良、脂肪泻、衰弱和体重减轻等症状。

部分未得到及时治疗的急性期患者可转为亚急性期或慢性期。亚急性期表现为间歇性排恶臭味软便，伴腹胀、痉挛性腹痛，或有恶心、厌食、嗳气、头痛、便秘和体重减轻等。慢性期患者比较常见，周期性排稀便，病程可达数年而不愈。严重感染且得不到及时治疗的患儿病程很长，常导致营养吸收不良和发育障碍。贾第虫偶可侵入胆道系统，引起胆囊炎或胆管炎。

【诊断】

1. 病原学检查

（1）粪便检查：急性期患者取新鲜粪便标本做生理盐水涂片，镜检滋养体。亚急性期或慢性期患者，可用碘液（2%）直接涂片法，为提高检出率也可采用硫酸锌浮聚或醛-醚浓集等方法查包囊。由于包囊排出具有间断性，隔日查一次，一周内连查 3 次，可提高检出率。

（2）小肠液检查：粪便检查未能查到虫体的可疑病例，还可采用十二指肠引流或肠内试验法采集标本。肠内试验法的具体做法：禁食后，嘱患者吞下一个装有尼龙线的胶囊，3～4 小时后缓缓拉出尼龙线，取线上的黏附物镜检滋养体。

（3）小肠活体组织检查：借助内镜在小肠 Treitz 韧带附近摘取黏膜组织。标本先做压片，用姬氏染液染色后镜检滋养体。本法临床上应用很少。

2. 免疫学检测 由于其特异性好、敏感性强、操作简单，已广泛用于贾第虫的检测。主要包括间接荧光抗体试验、酶联免疫吸附试验和对流免疫电泳试验等。其中酶联免疫吸附试验应用最普遍、适用范围最广。目前，国内外均已有商业化的酶联免疫吸附试验试剂盒广泛用于粪便等样本中贾第虫的检测。

3. 分子生物学检测 PCR、巢式 PCR、反转录 PCR、实时荧光定量 PCR、PCR-限制性片段多态分析（PCR-RFLP）和环介导等温扩增技术（loop-mediated isothermal amplification，LAMP）等分子生物学检测技术都已成功应用到贾第虫的基因检测。

【流行】 贾第虫病呈全球性分布，全球每年约有 2.8 亿例贾第虫病患者，我国每年约有 2850 万例贾第虫病患者。发展中国家人群的贾第虫感染率高于发达国家，农村人群的感染率高于城市人群。近年来，艾滋病合并贾第虫感染，尤其是在同性恋者中，贾第虫病的流行呈现不断增多趋势。贾第虫已被认为是艾滋病患者的主要机会致病性寄生虫之一。一些家畜和野生动物也常为本虫的保虫宿主，故该病也是一种人畜共患病。

1. 传染源 粪便内含有包囊的人和动物均为贾第虫病的传染源。动物保虫宿主有家畜（如牛、羊、猪、兔等）、宠物（如猫、狗）和野生动物（如河狸）。感染者的一次排便中可含 4 亿个包囊，一昼夜可排放 9 亿个包囊。包囊对外界环境有较强的抵抗力。

2. 传播途径 水源传播是感染本虫的重要途径。水源的污染主要来自人或动物的粪便，自来水中的氯气不能杀死包囊。粪—口传播方式在贫穷、人口过度拥挤、用水不足及卫生状况不良的地区较为普遍。同性恋者肛交与口交也常导致包囊的传播。

3. 易感人群 不同年龄的人群对贾第虫均易感，儿童、年老体弱者和免疫功能缺陷者尤其易感。

【防治】 积极治疗患者和无症状带虫者。常用治疗药物有甲硝唑和替硝唑（tinidazole），儿童可使用呋喃唑酮，妊娠期妇女可使用巴龙霉素（pramomycin）。

预防贾第虫病流行的关键是要加强人和动物宿主粪便管理，防止水源污染。做好环境卫生、饮食卫生和个人卫生。儿童共用的玩具应定期消毒。艾滋病患者和其他免疫功能缺陷者应注意贾第虫感染的预防和治疗。

（王 帅）

第四节 阴道毛滴虫

【学习目的】

1. 掌握阴道毛滴虫生活史、致病机制和临床表现。
2. 熟悉阴道毛滴虫的滋养体形态特征、阴道毛滴虫感染的实验诊断和防治方法。

【概述】 阴道毛滴虫（*Trichomonas vaginalis*，Donné，1837）隶属毛滴纲（Trichomonadea）、

毛滴目（Trichomonadida）、毛滴虫科（Trichomonadidae），是寄生在人体阴道和泌尿道的鞭毛虫，主要引发滴虫性阴道炎和滴虫性尿道炎。生活史仅有滋养体一种形态，经接触传播，以性传播为主。阴道毛滴虫感染增加了 HIV 的传播机会。本病已成为不可忽视的性传播疾病（sexually transmitted disease）。

【形态】 阴道毛滴虫的生活史仅有滋养体而无包囊。活体无色透明，有折光性，体态多变，活动力强。固定染色后虫体呈梨形，体长 7～23μm。泡状细胞核呈椭圆形，位于虫体前 1/3 处。细胞核上缘有 5 颗排列成环状的毛基体，由此发出 5 根鞭毛，其中前鞭毛 4 根，后鞭毛 1 根。后鞭毛向后延伸，呈波浪状，与波动膜外缘相连。波动膜（undulating membrane）位于虫体外侧前 1/2 处，是细胞质延展形成的极薄的膜状物。鞭毛和波动膜是该虫的运动细胞器，虫体借助鞭毛摆动前进，以波动膜的波动做旋转式运动。轴柱（axostyle）1 根，纤细透明，纵贯虫体并从末端伸出体外。胞质内有深染的颗粒，为该虫特有的氢化酶体（hydrogenosome），其超微结构和功能类似线粒体（图 9-7）。

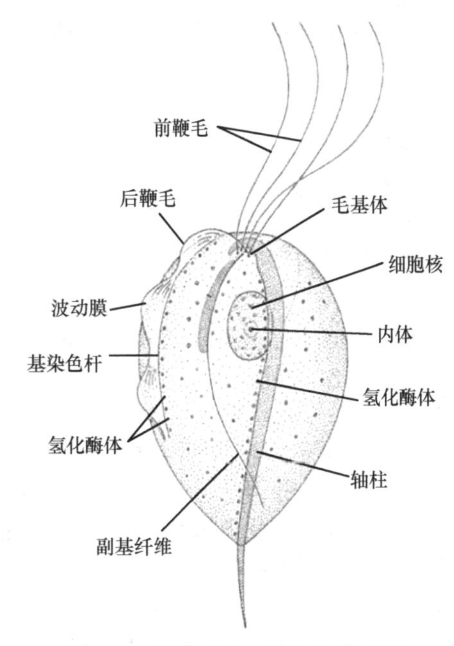

图 9-7 阴道毛滴虫滋养体模式图

【生活史】 阴道毛滴虫生活史简单，仅有滋养体生活阶段。滋养体主要寄生于女性阴道，尤多见于阴道部后穹，偶见于女性尿道。男性感染者多寄生于尿道、前列腺，也见于睾丸、附睾或包皮下组织。滋养体以渗透、吞噬和吞饮方式摄取营养，并以纵二分裂方式增殖。滋养体既是繁殖阶段，也是感染和致病阶段，通过直接接触或间接接触方式在人群中传播。

【致病】 阴道毛滴虫的致病作用与虫体毒力及宿主的生理状态有关。健康女性的阴道内环境因乳酸杆菌酵解糖原产生乳酸而呈酸性（pH 3.8～4.4），可抑制虫体和细菌的生长繁殖，称为阴道的自净作用。当阴道毛滴虫寄生阴道时，滴虫竞争性地消耗阴道内的糖原，妨碍乳酸杆菌的酵解作用，致使乳酸浓度降低，阴道内环境转变为中性或碱性，破坏阴道的自净作用，有利于滴虫的大量繁殖，并促进继发性细菌或真菌感染，加重炎症反应。在经期或妊娠期，阴道 pH 接近中性，阴道毛滴虫感染后易发病。

阴道毛滴虫对宿主细胞的杀伤系一种接触依赖性细胞病变效应。虫体通过接触并黏附于宿主细胞后发挥杀伤作用。黏附于宿主细胞表面是阴道毛滴虫寄生和致病的关键性环节。5 种黏附蛋白（AP120、AP65、AP51、AP33 和 AP23）参与阴道毛滴虫黏附宿主细胞的过程。半胱氨酸蛋白酶和凝集素结合糖类在此过程中也发挥作用。磷脂聚糖（lipophosphoglycan，LPG）是阴道毛滴虫表面最重要的多糖。LPG 突变所致的糖分改变降低了阴道毛滴虫对人阴道上皮细胞的黏附性和细胞毒性，提示 LPG 在黏附和细胞毒中发挥重要作用。此外，虫体鞭毛分泌的细胞离散因子（cell-detaching factor）能够促使体外培养的哺乳动物细胞离散，可能也会使阴道上皮细胞脱落。细胞离散因子的生成量与感染的严重程度相一致，因此被认为可能是阴道毛滴虫的毒力标志。

许多女性虽然感染阴道毛滴虫，但临床症状不明显或无临床症状，有些感染者则有明显的阴道炎症状。患者最常见的临床表现为白带增多，外阴瘙痒或有烧灼感。阴道内镜检查可见分泌物增多，呈灰黄色泡沫状，或呈乳白色，并伴异味。当合并细菌感染时，白带中有脓液，或有粉红色黏液。阴道壁黏膜呈弥散性充血和出血点，或仅见片状充血。当阴道毛滴虫侵及尿道时，患者会出现尿频、尿急和尿痛等症状。此外，有学者认为宫颈肿瘤的发生也与阴道毛滴虫感染有关。

男性感染者常无临床症状，有时可在尿道分泌物或精液内检出虫体，是重要的传染源。当滴虫侵及前列腺、储精囊或输尿管高位时，可出现尿频、尿急和尿痛，前列腺肿大、触痛及附睾炎等症状。也有学者认为，滴虫可吞噬精子，滴虫感染引起的分泌物增多可影响精子活力，导致男性不育症。

阴道毛滴虫感染被认为对 HIV 传播有促进作用，有研究表明，HIV 和滴虫共感染患者用甲硝唑治疗 3 个月后，患者阴道内 HIV 水平显著降低。因此，积极控制滴虫感染有助于减少 HIV 的传播。

【诊断】

1. 病原学检查 具有确诊意义。

取阴道部后穹分泌物、尿液沉淀物或前列腺分泌物，用生理盐水涂片法或涂片染色法镜检，检出滋养体即可确诊。也可采用培养法，将待检标本加入肝浸液培养基，在 37℃培养 48 小时后镜检滋养体。

2. 免疫学与分子生物学检测 酶联免疫吸附试验、直接荧光抗体试验和乳胶凝集试验等免疫学检测方法可作为阴道毛滴虫感染的辅助诊断。核酸扩增试验（nucleic acid amplification test，NAAT）、PCR、LAMP 等分子生物学技术检测滴虫基因显示出敏感性高和特异性强等优点。

【流行】 阴道毛滴虫呈全球性分布，据 WHO 报道，2012 年全球约有 1.43 亿人感染阴道毛滴虫。阴道毛滴虫在我国广泛流行，各地感染率不一，16～35 岁的女性感染率最高。传染源为滴虫性阴道炎患者和无症状带虫者。传播方式包括直接接触和间接接触，前者以性交传播为主，后者主要通过使用公共浴池和浴具、共用游泳衣裤、坐式马桶等传播。滋养体在外界环境中可较长时间保持活力和感染性，在潮湿的毛巾、衣裤上能存活 23 小时，40℃（相当于浴池的水温）水中可存活 102 小时，普通肥皂水中可存活 45～150 分钟。因此，人体可通过间接接触方式获得感染。此外，妇科器械的消毒不彻底，常造成医源性传播。

【防治】 应及时治疗患者和无症状的带虫者，以减少和控制传染源。在治疗患者的同时，还应对性伴侣进行治疗，方可根治。临床上常用的口服药物为甲硝唑和替硝唑，局部治疗可用甲硝唑栓或乙酰胂胺（滴维净），局部用药前最好用 1∶5000 高锰酸钾溶液或 0.5%乳酸液冲洗阴道。2015 年版疾病预防与控制中心（centers for disease control and prevention，CDC）性病治疗指南中，推荐甲硝唑或替硝唑单剂量 2g 口服治疗阴道毛滴虫病，平均治愈率分别为 90%～95%和 86%～100%。替代治疗方案为甲硝唑 500mg 每天 2 次，连服 7 天。预防感染应注意个人卫生和经期卫生，不使用公共浴具和游泳衣裤，在公共浴室提倡使用淋浴，慎用公共马桶，严格妇科器械的消毒。

（王　帅）

第五节　蠊缨滴虫

【学习目的】

1. 掌握蠊缨滴虫病原学检测方法及治疗方法。
2. 熟悉蠊缨滴虫滋养体型态特征。
3. 了解蠊缨滴虫的生活史和致病特点。

【概述】 蠊缨滴虫（*Lophomomas blattarum*，Stein，1860）属于动鞭毛纲（Zoomastigophorea）、超鞭毛目（Hypermastigida）、缨滴虫科（Lophomonadae）、缨滴虫属（Lophomonas）。该虫主要寄生于白蚁和蜚蠊消化道内，可通过食入或吸入等方式侵入人体上呼吸道及肺部，引起呼吸道及肺部感染。我国最早于 1992 年报道了第一例蠊缨滴虫感染的患者，目前累计病例达 136 例。

【形态】 滋养体呈梨形或椭圆形，体长 10～45μm，半透明。一端有成簇排列的多根鞭毛（40～

80 根），鞭毛长 5～18μm，虫体借助鞭毛做旋转运动或左右摆动。细胞核位于虫体前端，大而明显。经瑞氏染色后，胞质呈紫红色，胞核呈紫褐色，鞭毛呈深紫红色（图 9-8）。

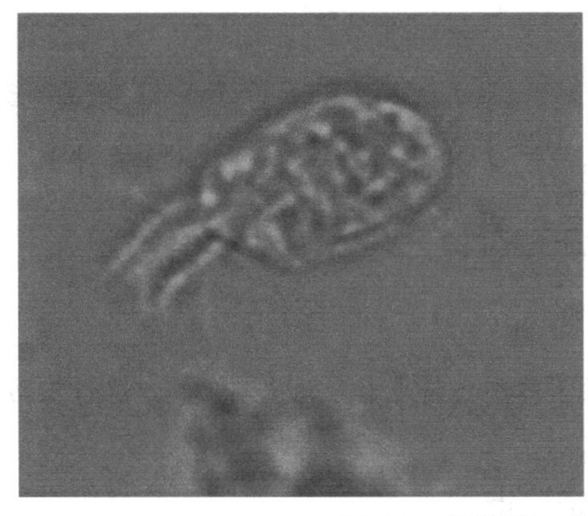
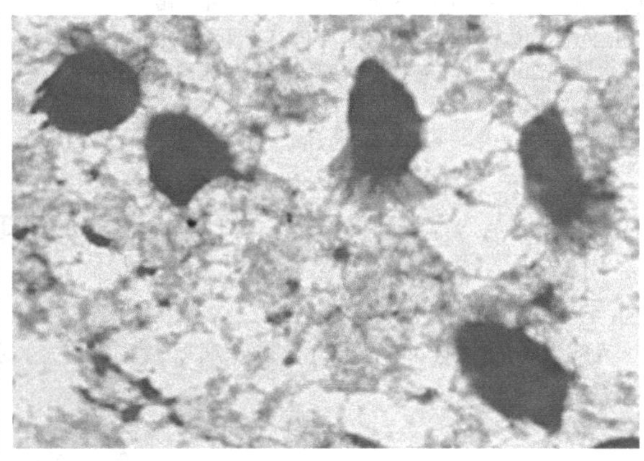

图 9-8 蠊缨滴虫滋养体（右图瑞氏-吉姆萨染色）

【生活史】 蠊缨滴虫的生活史目前尚不完全清楚。该虫主要寄生于白蚁和蜚蠊（主要是东方蜚蠊）的消化道内。滋养体主要以二分裂方式增殖。蠊缨滴虫可随蜚蠊和白蚁粪便及呕吐物排出，污染食物或周围环境（空气）等，可能通过食入或吸入造成人体感染。原虫进入呼吸道后，主要黏附于支气管黏膜上，并在此部位生长繁殖。蠊缨滴虫主要侵袭人体的呼吸系统，以支气管、气管、肺等组织多见。

【致病】 蠊缨滴虫进入支气管腔后，分泌一些特殊物质，使虫体紧紧黏附于支气管黏膜上。当人体抵抗力下降或支气管存在原有病变时，支气管腔内虫体迅速繁殖。虫体及其分泌物可诱使支气管黏膜嗜酸性粒细胞浸润增加、外周血中嗜酸性粒细胞增多及 IgE 明显增高，从而引发 I 型超敏反应，导致黏膜炎症反应。

患者常表现为发热、咳嗽、胸闷、气短，有白色黏液丝样痰。如果合并细菌、病毒或真菌感染，可进一步导致支气管扩张或肺脓肿的形成。

【诊断】

1. 病原学检查 具有确诊意义。

取痰液、咽拭子、支气管镜采取的可疑组织和分泌物，或支气管肺泡灌洗液，采用生理盐水湿涂片法，在显微镜下找到蠊缨滴虫即可确诊。经支气管镜检和支气管肺泡灌洗液取材镜检的阳性率高于痰液和咽拭子检查。

2. 辅助检查 可借助于影像学检查进行辅助诊断，患者 X 线和 CT 检查的影像特征表现为肺部磨玻璃样影，分散大小不等的斑片状或条索状阴影，斑片状浸润影。

目前，国内还未建立起用于蠊缨滴虫检测的免疫学方法和分子生物学检测方法。

【流行】 蠊缨滴虫感染的患者大部分来自我国。到 2013 年为止，世界范围内共确诊蠊缨滴虫感染 145 例，其中 136 例发生在我国，6 例来自秘鲁，2 例来自西班牙，1 例来自阿拉伯联合酋长国。我国蠊缨滴虫感染病例中，超过 3/4 的患者来自南方地区，包括湖南、安徽、浙江、江苏、广东、福建和重庆等省（市）。我国南方地区气候温暖潮湿，适宜白蚁和蜚蠊的生长繁殖，容易造成蠊缨滴虫的传播和流行。北方地区的患者来自于陕西、辽宁、山东、河北、新疆和天津等省（市、自治区）。

【防治】 当患者外周血中嗜酸性粒细胞增多，伴有肺炎、支气管炎类似症状，使用抗生素治疗效果不佳时，应考虑蠊缨滴虫感染的可能性。确诊患者可通过甲硝唑或替硝唑注射治疗，或口服复方磺胺甲噁唑治疗。在杀虫治疗的同时，给患者辅以抗生素以治疗其他病原体的合并感染。部分感染严重的患者常需呼吸机辅助呼吸治疗。

食入原虫包囊污染的食物，或吸入含有蠊缨滴虫的灰尘和飞沫，是引起人体感染的重要途径。

因此，注意饮食、饮水卫生和开展灭蜚蠊和白蚁活动等对防治本病具有重要的意义。

【阅读参考】

吴忠道. 2015. 人体寄生虫学. 3 版. 北京：人民卫生出版社.
夏超明. 2016. 人体寄生虫学. 北京：中国医药科技出版社.
诸欣平，苏川. 2018. 人体寄生虫学. 9 版. 北京：人民卫生出版社.

（王 帅）

第六节 其他毛滴虫

【学习目的】

了解人毛滴虫、口腔毛滴虫、脆弱双核阿米巴的滋养体型态特点和生活史，致病、流行及防治措施。

一、人 毛 滴 虫

人毛滴虫 [*Trichomonas hominis*，（Davaine，1860）Leuckart，1879]，又名人五毛滴虫 [*Pentatrichomonas hominis*，（Davaine，1860）Wenrich，1931]，分类地位同阴道毛滴虫，寄生于人体的盲肠和结肠。

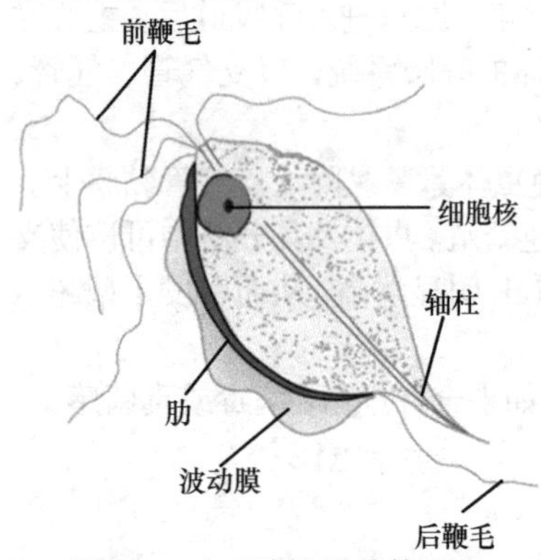

图 9-9 人毛滴虫滋养体型态

【形态与生活史】 生活史仅有滋养体阶段，无包囊。滋养体呈梨形，外形似阴道毛滴虫，大小为（5～15）μm×（7～10）μm，有四根前鞭毛和一根后鞭毛；后鞭毛连接虫体波动膜的外缘并游离于虫体的尾端；波动膜的内侧缘借助一弯曲的、薄杆状的肋和虫体相连接；肋与波动膜长度相等，染色后的肋可用于虫体的诊断和鉴别诊断；活的滋养体可做急速而无方向的运动，波动膜较长，在运动中起旋转作用，前鞭毛起推进作用；虫体前端有一个细胞核，靠近虫体前鞭毛的起始处，细胞核内染色质分布不均匀，一小的核仁位于核中心；胞质内常含有食物泡和吞噬的细菌；一根纤细的轴柱从虫体前端起，向后逐渐延伸，并从虫体末端伸出（图 9-9）。

滋养体以细菌为食，通过纵二分裂的方式繁殖，主要寄生在人或其他脊椎动物的盲肠和结肠内。滋养体是传播和致病阶段，在外界环境中具有较强的抵抗力。研究发现，在牛奶中可存活 24 小时，且能耐受胃酸的作用。本虫感染途径为粪—口传播，因误食被滋养体污染的食物或饮水而感染，节肢动物苍蝇、蟑螂等也可携带滋养体传播本病。犬、猫、小鼠及其他脊椎动物可作为本虫的保虫宿主。

【致病与实验室诊断】 自 1860 年人类发现人毛滴虫至今已有 100 多年的历史，但是关于其是否对人体致病尚存在争议。有研究表明此虫是条件致病原虫，宿主的免疫功能降低是其致病的主要条件，当虫体寄生数量较大且伴有肠道致病菌的协同作用下，可导致腹泻；但也有研究认为腹泻是本虫感染的伴发症状，并非虫体所致。但是近年来关于其引起临床症状的报道逐渐增多。曾有从腹泻患者的粪便、胆道疾病患者的十二指肠引流液、肝脓肿患者的脓肿穿刺物中检测出人毛滴虫的报道；也有研究显示用从腹泻患者粪便中分离出的人毛滴虫滋养体感染小鼠模型获得成功且成功率高达 91.9%，并成功从随机选取感染小鼠的粪便中检出滋养体。人毛滴虫感染后的临床表现多种多样，以腹泻、腹痛为主要症状。

生理盐水直接涂片法或涂片染色法从粪便中检出滋养体是确诊依据，用人工培养基（Boeck 和 Drobhlav 二氏培养基）也可分离培养虫体。

【流行与防治】 人毛滴虫呈世界性分布，以热带和亚热带较为常见。不同地区感染率有差异。

根据1988～1992年全国寄生虫病调查显示，我国平均感染率为0.033%，估计全国有25万～49万人感染本病，以儿童多见。全国共有14个省（市、自治区）查到本虫感染，其中青海、福建、新疆、河北、广西5个省（自治区）感染率较高，以青海最高（1.132%），其次为福建（0.498%）。常用的治疗药物为甲硝唑，中药雷丸也具有很好的疗效。预防应强调改善卫生和清洁环境。

二、口腔毛滴虫

口腔毛滴虫［*Trichomonas tenax*,（Muller，1773）Dobell，1939］，分类地位同阴道毛滴虫，是寄生于人体口腔，定居于齿龈脓溢袋和扁桃体隐窝内，常与齿槽化脓同时存在。

【形态与生活史】 生活史中只有滋养体期，无包囊阶段。滋养体型态似阴道毛滴虫，但小且窄长。滋养体呈梨形，长5～16μm，宽2～15μm；有4根前鞭毛和1根游离末端的后鞭毛；波动膜稍长于阴道毛滴虫，长度约占虫体的1/2；1个卵圆形的细胞核位于虫体前中央部，核内染色质较丰富、深染；胞质内可见食物泡颗粒；1根纤细的轴柱自虫体前端逐渐向后延伸并伸出虫体外（图9-10）。滋养体以口腔内食物残渣、细菌和上皮细胞为食，以纵二分裂法繁殖，寄生于人体口腔内，常定居于齿龈脓溢袋或扁桃体的隐窝内，也可在牙垢或龋齿的蛀穴内检出，常与齿槽化脓同时存在。

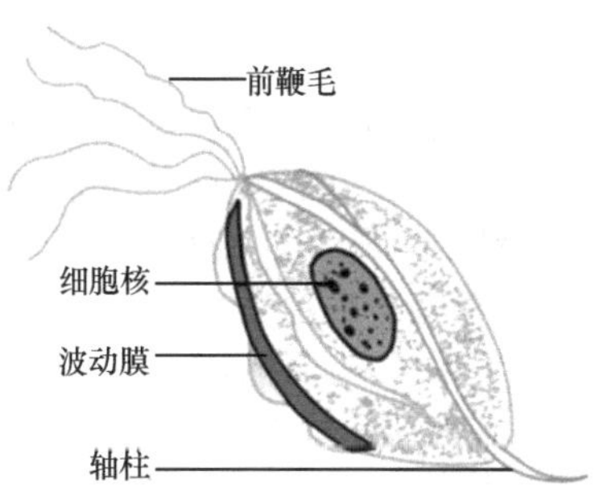

图9-10 口腔毛滴虫滋养体型态

【致病与实验室诊断】 关于口腔毛滴虫的致病性目前尚无定论。曾有学者认为口腔毛滴虫为口腔共栖性原虫，对人体无直接致病性。但也有学者认为其与牙龈炎、牙周炎和龋齿等口腔疾病密切相关。有文献报道，在口腔卫生不良、龋齿和牙周炎症部位，口腔毛滴虫更容易黏着、聚集，在虫体寄生部位常伴大量螺旋体和梭形杆菌，而后者在菌斑和牙周袋的细菌分类中占有较高的比例，因此口腔毛滴虫可能与螺旋体和梭形杆菌致病发挥协同作用，通过影响口腔内环境而致病。也有报道显示口腔毛滴虫可经口腔、咽部入呼吸道引起支气管炎和肺炎。当机体免疫功能降低，即使感染少量虫体也可在呼吸道内繁殖而致病，合并细菌感染时，呼吸道内损害严重，可出现咳嗽、胸痛、发热等呼吸道症状。

实验诊断以病原学检测为主。取患者牙龈或龋齿刮拭物作生理盐水直接涂片后镜检可查见活动的虫体，或标本经吉姆萨染色或瑞氏染色后镜检虫体，或标本经Noguchi和Ohira二氏培养基培养后，直接涂片或涂片染色后镜检虫体。

【流行与防治】 本虫呈世界性分布。国外报道本虫人群感染率为10.0%～53.4%，我国人群感染率约为17.7%，其中口腔门诊患者的平均感染率约为26.33%。本虫在外界有较强抵抗力，室温下可存活3～6天，未干燥的唾液中可存活48小时。接吻是口腔毛滴虫的直接传播方式，也可通过口腔飞沫、食物或餐具间接传播。本虫流行可能与下列因素有关：口腔疾病患者感染率高于口腔卫生良好者；农村人群感染率高于城市；温暖、潮湿的南方地区人群感染率高于西北部地区人群；本虫感染还具有家族聚集性的特点。常用的治疗药物为甲硝唑，合并细菌感染者常同时应用抗生素治疗。人体一旦感染本虫，常难以消除，故注意口腔卫生、及时治疗龋齿、清除牙垢菌斑及食物残渣是预防口腔毛滴虫感染的有效方法。

三、脆弱双核阿米巴

脆弱双核阿米巴（*Dientamoeba fragilis Japps*，Dobell，1918）隶属于毛滴纲（Trichomonadea）、毛滴目（Trichomonadida）、毛滴科（Trichomonadidae）。人类于1909年发现本虫，但直到1918年才被描述。最初认为其是阿米巴原虫，后经银染色、电子显微镜观察及蛋白血清学分析证实其与阿米巴原虫不同，而与滴虫关系密切，可能是失去鞭毛的阿米巴型鞭毛体，按照动物命名法规则需要而保留其原名，分类地位同阴道毛滴虫。本虫寄生于人体消化道内，是引起消化功能紊乱

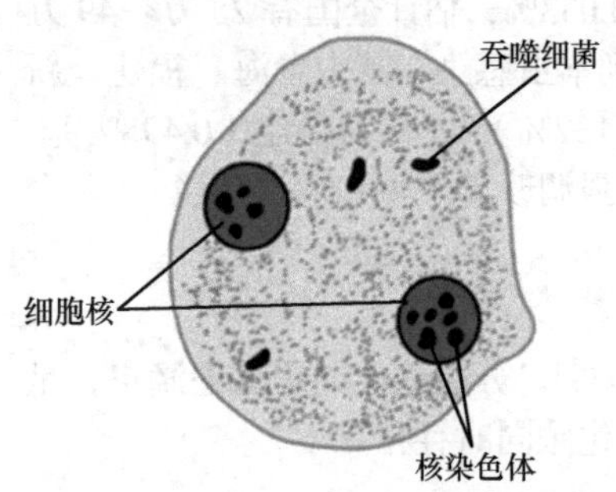

图 9-11 脆弱双核阿米巴滋养体形态

的病因之一。

【形态与生活史】 本虫生活史简单无包囊期，只有滋养体期。滋养体直径一般为 7～12μm，60%～80%的虫体只有一个核，20%～40%的虫体有两个核，而三核和四核的形式则很少见；核仁较大且居中，核染色体常分为 4～8 块，未见明显核周染色质粒，核膜纤薄；细胞质分内质和外质；内质均匀、透明呈颗粒状，内含食物泡，食物泡内可见被吞噬的细菌；外质透明有伪足，边缘呈锯齿状（图 9-11）。

脆弱双核阿米巴的生活史和传播途径还不清楚。其滋养体寄生于人体结肠内，以细菌、淀粉颗粒或酵母为食，通过二分裂法繁殖。研究发现，其滋养体可被人上消化道的消化液杀灭，且生活史中无包囊期，因此不能直接经口感染。但流行病学和细胞学有证据证明，其常与蠕形住肠线虫合并感染，因此其可能经蠕形住肠线虫虫卵或幼虫携带而经口传播。

【致病与实验室诊断】 脆弱双核阿米巴的致病性及致病机制仍未确定。滋养体寄生于结肠内，多聚集于肠黏膜隐窝内，一般不侵犯肠黏膜。有资料显示，脆弱双核阿米巴感染的人群中 15%～27%出现临床症状，以儿童多见。患者的主要症状有间歇性腹泻、腹痛、厌食、恶心、胃肠胀气、体重下降等，伴嗜酸性粒细胞增多症。

病原学诊断主要是通过粪便直接涂片镜检活的滋养体或粪便涂片染色镜检虫体，为提高检出率常需连续检测 3 次。滋养体在体外只能存活 24～48 小时，因此粪便标本必须及时送检。血清学检测可通过免疫印迹或免疫荧光等方法检测患者血清中的抗体，用于本病的辅助诊断。PCR 方法因其特异性好、敏感性高，可用于本病的快速诊断。

【流行与防治】 脆弱双核阿米巴呈世界性分布。人是其主要的宿主，人群感染率为 1.4%～19.0%，其中儿童、智障人群、精神病患者感染率较高。另外，一些灵长类动物也可作为其保虫宿主。可选用甲硝唑、巴龙霉素或喹碘方等药物治疗患者。注意个人卫生和环境卫生有助于预防本虫感染。

案例 9-3　　人毛滴虫感染

患儿，男性，1.5 岁，因腹泻应用抗生素治疗 1 月余未愈，在某二甲医院粪检发现“蓝氏贾第鞭毛虫”，后转院要求明确诊断。病史：有与宠物和家畜接触史。查体：发育无异常。粪便检查：大便次数多，外观为黄、稀、脓样；粪便生理盐水直接涂片高倍镜下发现大量鞭毛虫，做急速而无方向运动，外观呈梨形，油镜下可见明显鞭毛摆动及波动膜运动，后鞭毛 1 根，伸出虫体，胞质内含食物泡；碘液染色未查见原虫包囊。据以上形态判断为人毛滴虫感染。治疗：给予甲硝唑治疗。7 天后复诊，患儿排便次数及外观性状趋于正常，粪便检查未查见人毛滴虫，从而确认诊断。

问题：

1. 患儿被诊断为人毛滴虫感染的病原学检查依据是什么？
2. 造成患儿感染的原因是什么？

解 题 思 路

1. 由本案例资料得知，取患儿粪便做生理盐水涂片，高倍镜下发现大量做急速而无方向运动的梨形鞭毛虫；且给予甲硝唑治疗后虫体消失，从而确诊。

2. 患儿可能是与宠物和家畜接触而致感染，因犬、猫、小鼠及其他脊椎动物可作为本虫保虫宿主。

【阅读参考】

陈福珍，陈文列. 1992. 人毛滴虫的致病性研究. 中国人兽共患病学报，8（1）：13-15.
易新铨，易新铨，仝月华，等. 1985. 灭滴灵治疗慢性牙周炎前后牙周袋内的细菌变化及临床表现. 华西口腔医学杂志，3(3)：148-151.
Chiche L，Donati S，Corno G，et al. 2005. *Trichomonas tenax* in pulmonary and pleural diseases. Presse Med，34（19 Pt 1）：1371-1372.

（周秀芝）

第十章 孢 子 虫

孢子虫属顶复门的孢子虫纲（Sporozoa），为细胞内寄生原虫。孢子虫的生活史较复杂，生殖方式包括无性期的裂体增殖与孢子生殖和有性期的配子生殖。寄生于人体的孢子虫有十余种，对人体危害严重的有疟原虫（*Plasmodium*）、弓形虫（*Toxoplasma*）、隐孢子虫（*Cryptosporidium*）、肉孢子虫（*Sarcocystis*）、巴贝虫（*Babesia*）等。

第一节 疟 原 虫

【学习目的】

1. 掌握间日疟原虫和恶性疟原虫的形态、生活史、致病及病原学诊断方法。
2. 熟悉疟疾的流行特点及防治原则和防治措施。

【概述】 疟原虫属真球虫目（Eucoccidiida）疟原虫科（Plasmodiidae）疟原虫属（*Plasmodium*）是导致疟疾（malaria）的病原体，疟疾是目前世界三大传染病之一。

疟原虫种类繁多，除寄生于人体外，还可寄生于其他哺乳类、鸟类、爬行类和两栖类脊椎动物体内。不同种疟原虫在其生物学特性方面存在显著差异，具有明显宿主特异性。能寄生于人体的疟原虫主要有 5 种，即恶性疟原虫 [*Plasmodium falciparum*,（Welch，1897）Schaudinn，1902]、间日疟原虫 [*Plasmodium vivax*,（Grassi and Felletti，1890）Labbe，1899]、三日疟原虫 [*Plasmodium malariae*,（Laveran，1881）Grassi and Felletti，1890]、卵形疟原虫 [*Plasmodium ovale* Stephens，1922]和诺氏疟原虫 [*Plasmodium Knowlesi*,（Giuseppe Franchini，1927）]。

恶性疟原虫、间日疟原虫和卵形疟原虫仅寄生于人体，三日疟原虫和诺氏疟原虫除感染人体外，还可以感染猿类。近年来，还发现吼猴疟原虫（*Plasmodium simium*）、食蟹猴疟原虫（*Plasmodium cynomolgi*）、许氏疟原虫（*Plasmodium schwetzi*）、猪尾猴疟原虫（*Plasmdium inui*）和肖氏疟原虫（*Plasmodium shortti*）等猴疟原虫偶可感染人体。

疟疾是人类的一种古老的疾病。早在公元前 1401～1122 年我国殷商时代就已有疟疾流行的记载，人们通过不断实践得出“疟，秉枣”，即以枣治疟的经验。到战国时代，人们找到了更多有效治疗疟疾的药物，《东次四经・北号山》中描述有一种树“其状如杨赤华，其实如枣而无核，其味酸甘，食之不疟”。西周时期《周礼・疾医》说“四时皆有疠疾”，而“秋时有疟寒疾”，指出疟疾主要流行于秋季。《礼记・月令》说孟秋“行夏令，则国多火灾，寒热不节，民多疟疾”，也指出疟疾主要在秋季流行。秦汉成书的《黄帝内经・素问》中《疟论》和《刺疟论》就是两篇疟疾专论，全面总结了秦汉及其以前人们对疟疾的认识，形成了较为系统的疟疾医学理论。

国外古籍中称疟疾为“bad air”，后来意大利学者称疟疾为“malaria”，“mala”是不良，“aira”是空气之意；与我国古代称疟疾为“瘴气”之意相近。

然而，人类对于疟疾的认识直到 19 世纪末才发生了根本性的飞跃。以前，人们一直认为疟疾的病原体是一种微生物。直到 1880 年，法国学者 Laveran 首次在恶性疟原虫患者血液中发现了疟疾的病原体——疟原虫，人们才认识到导致疟疾的病原体并非微生物，而是一种寄生虫，Laveran 也因此获得 1907 年诺贝尔生理与医学奖。随后，Marchiafava 与 Celli 在 1882～1884 年间和 Golgi 在 1885～1886 年间分别在患者血液中发现疟原虫，并观察到疟原虫在红细胞内的发育可分为不同阶段；Golgi 还进一步观察到三日疟原虫和间日疟原虫的形态区别。

1897 年，英国人 Ronald Ross 在吸过含有“新月体”的患者血的按蚊胃内观察到卵囊；1898 年，他用蚊传播鸟疟残片疟原虫（*Plasmodium relictum*）成功，首次证明了疟疾是通过雌性按蚊叮咬宿主而感染，并描述了疟原虫在按蚊体内的生物学发育的基本过程。他也因此获得 1902 年诺贝尔生理与医学奖。

20 世纪中叶分别在鸟和猴体内发现，疟原虫生活史中还有在组织细胞内的裂体增殖的时期，也就是红细胞外期。之后，也相继被证实了疟原虫在肝细胞内的发育。1977 年，Lysenko 等发现同一时间进入肝细胞内的间日疟原虫子孢子的发育速度并不相同，从而提出了子孢子休眠学说。随后，Krofoski 等在 20 世纪 80 年代也证实在猴类疟原虫和间日疟原虫的灵长类动物肝细胞内确实存在休眠子。

17 世纪末，瑞典科学家里纳尤斯从金鸡纳树皮中提取出抗疟有效成分，命名为“奎宁”，这是第一个治疗疟疾的药物。1820 年 P. J. 佩尔蒂埃和 J. B.卡芳杜制得奎宁纯品。1934 年科学家合成了疟疾特效药——氯喹。但是，到 20 世纪 70 年代，氯喹在全球范围内出现了抗药性。我国科学家屠呦呦等通过查找大量的中医古代经方发现青蒿可以治疗疟疾，并通过改良提纯方法从青蒿中提取了青蒿素。青蒿素的发现和研制是人类防治疟疾史上的一件大事，也是继奎宁类抗疟药后的一次大的突破。屠呦呦也因此获得 2015 年诺贝尔生理与医学奖。目前，以青蒿素为基础的联合用药已作为疟疾防治的标准治疗方案。

【形态】 疟原虫的基本结构包括核、胞质和包膜。人体常见的 4 种疟原虫在红细胞内的生长发育包括滋养体、裂殖体和配子体 3 个阶段。红细胞内期原虫各期的形态特征是疟疾确诊与鉴别虫种的重要依据。环状体以后各期尚有虫体消化分解血红蛋白后的终产物——疟色素（malarial pigment）。经瑞氏或姬氏染色后，疟原虫核呈紫红色，胞质为天蓝色至深蓝色，疟色素成棕黄色、棕褐色或黑褐色。各期疟原虫除了本身形态特征不同之外，被寄生的红细胞在形态上也可发生变化，这对鉴别疟原虫种类很有帮助。

1. 滋养体（trophozoite） 是疟原虫侵入红细胞后，在红细胞内摄食和生长、发育的阶段。按照发育先后，其可分为早期滋养体和晚期滋养体。早期滋养体又称环状体（ring form），因其胞质少，胞核小，中间有空泡，虫体多呈环状而得名。经染色后其胞核位于环的一侧，酷似镶宝石的戒指。随后环状体继续发育，胞质增多并常伸出伪足，胞质中开始出现疟色素颗粒，细胞核增大，尚未分裂。此期疟原虫又称为晚期滋养体或大滋养体。自大滋养体时期开始，间日疟原虫、卵形疟原虫所寄生的红细胞被刺激变大、变形，细胞质颜色变浅，出现有明显的红色薛氏点；被恶性疟原虫所寄生的红细胞大小正常或缩小，细胞质出现有粗大紫红色的茂氏点；三日疟原虫寄生的红细胞大小正常或缩小，细胞质出现淡紫色细小的齐氏点。

2. 裂殖体（schizont） 大滋养体继续发育，虫体变圆，胞质增多，空泡消失，核开始分裂成 2 个或更多，此期虫体称为未成熟裂殖体。随后细胞核继续分裂，胞质随之分裂，并将每个分裂的胞核包裹，成为裂殖子（merozoite）。此期疟色素聚集成团居于细胞质中央，称为成熟裂殖体。当红细胞内裂殖体成熟后，大量增殖的裂殖子导致红细胞破裂，释出的裂殖子侵入正常红细胞内发育，开始下一轮的生长繁殖。

临床上，从间日疟患者外周血涂片中可以检查到滋养体和裂殖体，但在恶性疟患者外周血涂片通常检查仅查到环状体期，因恶性疟的大滋养体和裂殖体均寄生于内脏和皮下脂肪的毛细血管内，在外周血液中不易查见，只有在患者出现严重感染时才偶尔见到。

3. 配子体（gametocyte） 经过数次裂体增殖后，部分裂殖子侵入新的红细胞后，不再进行裂体增殖，而是细胞核增大，胞质增多，虫体变为圆形、椭圆形或新月形的配子体。雌配子体胞质较致密，核较小、位于虫体边缘，疟色素多、粗大杆状；雄配子体胞质稀薄，核位于虫体中央，大且疏松，疟色素少而细小。

人体常见 5 种疟原虫在红细胞内形态特征和红细胞变化见表 10-1。

表 10-1 5种人体疟原虫在红细胞内形态特征和红细胞变化

	间日疟原虫	恶性疟原虫	三日疟原虫	卵形疟原虫	诺氏疟原虫
被寄生红细胞的变化	除环状体期外，其余各期均胀大，色淡；滋养体期开始出现较多鲜红色、细小的薛氏小点	正常或略小，可有数颗粗大紫红色的茂氏点	正常或略小；偶见少量、淡紫色、微细的齐氏小点	略胀大、色淡、多数为卵圆形，边缘不整齐；常见较多红色、粗大的薛氏小点，且环状体期已出现	被感染红细胞常见边缘寄生。红细胞内大多是双核和重复感染；被寄生的红细胞比正常偏大，色素淡染。红细胞改变类似三日疟原虫
环状体	环较大，大小约为红细胞直径的1/3；核1个，胞质淡蓝色，红细胞内通常只寄生一个疟原虫	环纤细，大小约为被寄生红细胞直径的1/5；核1～2个；在一个红细胞内常有多个疟原虫	环较粗壮，大小约为被寄生红细胞直径的 1/3；核1个；胞质深蓝色	似三日疟原虫	似恶性疟原虫，环稍大且粗，环大小约为被寄生红细胞直径的1/5～1/4
大滋养体	核1个；胞质增多，形状不规则，有伪足伸出，空泡明显；疟色素棕黄色，细小杆状，分散在胞质内	虫体小，疟色素集中一团，外周血不易见到，多集中在内脏毛细血管	体小，圆形或带状，空泡小或无，胞质致密；疟色素深褐色、颗粒状、粗大，分布于虫体边缘	虫体圆形，似三日疟，但较大；疟色素似间日疟原虫，但较细小	似三日疟
成熟裂殖体	裂殖子12～24个，排列不规则，虫体充满红细胞；疟色素集中	外周血不易见到。多集中在内脏毛细血管	裂殖子6～12个，花瓣状排列；虫体小于正常红细胞；疟色素集中于中央	裂殖子 6～12 个，通常 8 个，排成一环；疟色素集中在中央或一侧	似三日疟原虫，裂殖子多至16个
雌配子体	虫体圆形或卵圆形，占满胀大的红细胞，胞质蓝色；核小致密，深红色，偏向一侧；疟色素分散	新月形，两端较尖，胞质蓝色；核致密，深红色，位于中央；疟色素黑褐色，在核周围较多	圆形，如正常红细胞大；胞质深蓝色；核致密偏于一侧；疟色素分散	似三日疟，但稍大；疟色素似间日疟	似间日疟原虫，疟色素为黑色颗粒状
雄配子体	虫体圆形，占满红细胞，胞质蓝而略带红色；核大疏松，淡红色，位于中央；疟色素分散	腊肠形，两端钝圆，胞质蓝而略带红色；核疏松，淡红色，位于中央；疟色素分布于核周	圆形，略小于正常红细胞；胞质蓝色；核疏松，淡红色，位于中央；疟色素多而分散	似三日疟，疟色素似间日疟	似间日疟原虫，疟色素为黑色颗粒状

【生活史】 寄生于人体的5种疟原虫生活史基本相同，需要人和按蚊两个宿主。在人体内进行裂体生殖和早期的配子体生殖；在蚊体内完成配子生殖和孢子增殖（图10-1）。

1. 在人体内的发育 疟原虫在人体内先后在肝细胞和红细胞内发育增殖。在肝细胞内的发育增殖时期称为红细胞外期（exoerythrocytic stage）或红前期（preerythrocytic stage）；在红细胞内的发育增殖时期称为红细胞内期（erythrocytic stage）。

（1）红细胞外期：当唾液腺中带有成熟子孢子（sporozoite）的雌性按蚊刺吸人血时，子孢子随唾液进入人体。进入人体皮下的子孢子一部分停留在叮咬部位的皮下组织，只能在此进行短暂的发育，最终被人体免疫系统清除。还有一部分则进入末梢血管，约30分钟后随血液循环进入肝脏。子孢子进入肝脏后首先钻入血管内皮细胞表面的库普弗细胞，然后穿过库普弗细胞侵入肝实质细胞，在钻过 3～5 个细胞后定居在肝细胞内，摄取肝细胞内营养进行发育并进行裂体增殖（schizogony），形成红细胞外期裂殖体。大量裂殖子胀破肝细胞后释出，一部分裂殖子被巨噬细胞吞噬，其余部分侵入红细胞，开始红细胞内期的发育。间日疟原虫完成红细胞外期的时间为 7～8 天，恶性疟原虫为 5.5～6 天，三日疟原虫为 11～12 天，卵形疟原虫为 9 天，诺氏疟原虫约 11 天。

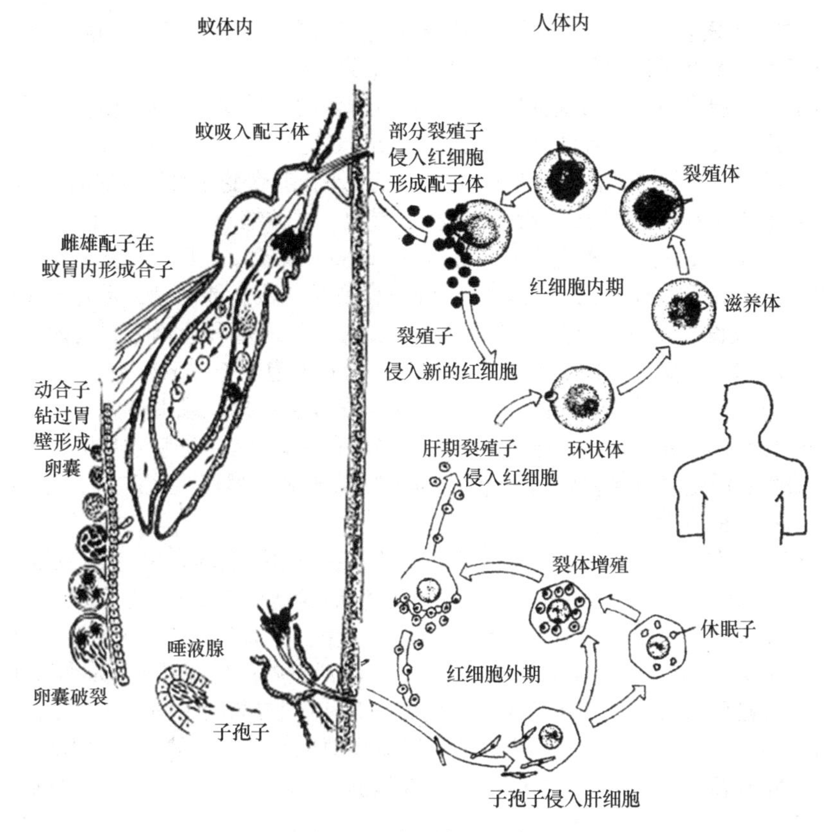

图 10-1 疟原虫生活史

1988 年 Krotoski 等发现间日疟原虫和卵形疟原虫具有两种不同遗传类型的子孢子，即速发型子孢子（tachysporozoites，TS）和迟发型子孢子（bradysporozoites，BS）。这两种类型的子孢子进入肝细胞后，速发型子孢子继续发育完成红细胞外期的裂体增殖，而迟发型子孢子视虫株的不同，需经过一段或长或短（数月至年余）的休眠期后，才完成红细胞外期的裂体增殖。休眠期的子孢子被称为休眠子（hypnozoite），与疟疾的复发有关。恶性疟原虫、三日疟原虫和诺氏疟原虫无休眠子。

（2）红细胞内期：由肝细胞释放出的裂殖子侵入红细胞，进行红细胞内期裂体增殖，包括滋养体生长发育和裂殖体增殖两个发育阶段。

虫体通过识别吸附、定向、侵入和封口等几个连续过程侵入红细胞内。研究表明间日疟原虫通过红细胞表面 Duffy 受体入侵，而血型糖蛋白 A 是恶性疟原虫侵入红细胞的受体之一。

裂殖子侵入红细胞后，首先发育成环状体，虫体以血红蛋白为营养生长发育，经大滋养体、早期裂殖体，最后发育为成熟裂殖体。裂殖体成熟后，红细胞破裂，裂殖子散出，部分释出的裂殖子被巨噬细胞吞噬，一部分裂殖子重新侵入其他正常红细胞，重复其在红细胞内期的裂体增殖过程。疟原虫从裂殖体释放出来后约 20 秒就可以侵入新的红细胞内。间日疟原虫完成红细胞内期裂体增殖一个周期所需时间约 48 小时，恶性疟原虫需 36～48 小时，三日疟原虫约需 72 小时，卵形疟原虫约需 48 小时，诺氏疟原虫约需 24 小时。

（3）配子体形成：疟原虫经几代红细胞内期裂体增殖后，部分裂殖子侵入红细胞后，不再进行裂体增殖，而是发育成雌、雄配子体。间日疟原虫配子体约需2天时间发育成熟并出现于外周血液中，恶性疟原虫的配子体在内脏和组织内的小血管中发育，主要出现于心脏、脾和横纹肌等毛细血管中，经过7～10天才见于外周血液中。间日疟原虫配子体在外周血中存活约3天时间，恶性疟原虫存活1～2个月。成熟的配子体如被雌性按蚊吸入，才开始在蚊体内的发育，否则被宿主吞噬细胞吞噬。

2. 在按蚊体内的发育 疟原虫在蚊体内的发育包括在蚊胃内进行有性的配子生殖、在蚊胃壁进行无性的孢子增殖及在唾液腺的子孢子成熟三个阶段。

当雌性按蚊刺吸患者或带虫者血液时，红细胞内发育的各期原虫随血液进入蚊胃，仅有雌、雄配子体在蚊胃内继续发育，进入有性生殖阶段，其余各期均被消化。疟原虫在按蚊体内的发育受多种因素影响，包括配子体的感染性和免疫反应力，以及外界温度变化对发育时间的影响。雌配子体在蚊胃内形成圆形不活动的雌配子。雄配子体在蚊胃内，虫体缩小，经3次有丝分裂，形成4～8条细小丝状运动活跃的雄配子，称之出丝（exflagellation）现象。随后，雄配子钻入雌配子体内，受精形成圆形或椭圆形的合子（zygote）。合子经发育变长，成为能活动的动合子（ookinete）。动合子穿过胃壁，在蚊胃基膜下形成圆球形的卵囊（oocyst）。随着卵囊增大，囊内的核和胞质经反复分裂进行孢子增殖。成熟卵囊内含数千乃至上万分化的子孢子（sporozoite）。子孢子呈梭形，大小为（10～15）μm×1μm。卵囊成熟后，子孢子随卵囊破裂释出，或由囊壁的微孔逸出进入蚊血腔，随蚊的血淋巴到达唾液腺内的子孢子发育成熟并具有感染性。从卵囊逸出的子孢子只有进入唾液腺才具有感染性，但是其机制目前仍不明确。此时，当按蚊再叮吸人血时，子孢子即可随唾液进入人体，重复人体内的发育过程。

疟原虫在蚊体内发育：一方面受疟原虫和蚊体自身生物学因素的影响，另一方面受周围生态环境因素的影响。疟原虫在蚊体内发育的主要影响因素包括以下几个方面，①疟原虫配子体数量和活性影响对蚊虫的感染力。感染蚊媒时血中配子体最少数量：间日疟原虫 10 个/μl，恶性疟原虫 42个/μl，三日疟原虫27个/μl。②疟原虫侵入蚊体后，可激活按蚊的免疫系统，杀伤蚊体内的疟原虫。按蚊体内先天性免疫防御反应物质包括免疫活性肽与其前体物质、蛋白酶及其酶原等。疟原虫进入蚊体后，可诱导后者产生抗菌肽和蛋白类物质，影响疟原虫在蚊体内的发育过程。③蚊体内pH等生理生化因素。外界温度变化对疟原虫蚊期发育过程也有影响，一般情况下，间日疟原虫在蚊体内发育最适宜温度为25℃、恶性疟原虫为30℃、三日疟原虫为22℃、诺氏疟原虫为25℃。

在最适宜条件下，疟原虫在按蚊体内发育成熟所需时间：间日疟原虫为9～10天，恶性疟原虫为10～12天，三日疟原虫为25～28天，卵形疟原虫约为16天，诺氏疟原虫为9～10天（表10-2）。

表10-2 5种人体疟原虫生活史比较

	间日疟原虫	恶性疟原虫	三日疟原虫	卵形疟原虫	诺氏疟原虫
蚊体内发育适宜温度（℃）与时间（天）	25℃；9～10	27～30℃；10～12	22～24℃；25～28	25℃；16	25℃；9～10
红细胞外期发育时间（天）	7～8（速发型）或数月至年余（迟发型）	5.5～6	11～12	9	
红细胞外期裂殖子数量	12 000	40 000	15 000	15 400	13 686～24 202
裂体增殖周期（小时）	48	36～48	72	48	24
复发	有	无	无	有	无
寄生的红细胞	网织红细胞	各期红细胞	衰老红细胞	网织红细胞	不详

【致病】 疟原虫对人体致病主要是在其红细胞内期发育阶段，肝细胞内疟原虫因只进行一次裂体增殖，对肝细胞损害较轻，故此期患者临床表现不明显。疟原虫的致病力与侵入的虫种、数量和机体的免疫状态有关。

1. 潜伏期（incubation period） 指疟原虫子孢子侵入人体到出现临床症状的间隔时间。潜伏期长短取决于红细胞外期裂殖体发育成熟的时间及红细胞内期疟原虫裂体增殖原虫数达到发作阈值所需的时间。间日疟短潜伏期为 13～25 天，长潜伏期为 6～12 个月或更长；恶性疟为 7～27 天；三日疟为 18～35 天；卵形疟为 11～16 天。由输血感染诱发的疟疾，因无红细胞外期发育阶段，其潜伏期一般较短，免疫力较强的患者及服用抗疟疾药物者也可延长潜伏期。

2. 疟疾发作（paroxysm） 疟疾发作时，典型的临床表现包括寒战、高热和出汗退热三个连续阶段。发作是由于红细胞内期裂殖增殖所致。只有血液中疟原虫达到一定数量时，即达到发热阈值时，才能引起疟疾发作。间日疟原虫发热阈值为 10～500 个/μl，恶性疟原虫为 500～1 300 个/μl，三日疟原虫约为 140 个/μl。红细胞内期裂殖体发育成熟后致红细胞破裂，大量裂殖子、原虫的代谢产物及红细胞碎片进入血流，其中一部分被巨噬细胞和中性粒细胞吞噬，刺激这些细胞产生内源性热原质，与疟原虫的代谢产物一起作用于下丘脑的体温调节中枢引起发热等一系列临床症状。发作初期，患者突然发冷，以至寒战，面色苍白，口唇青紫，皮肤呈鸡皮样，此期为寒战期。经 1～2 小时后体温迅速上升，可达 39～40℃，患者口渴，自觉热不可耐，面色潮红，皮肤灼热，持续 4～6 小时。当患者血液中致热原和原虫代谢产物被清除后，进入多汗期，大汗淋漓，体温急剧下降至正常，进入发作的间歇阶段。以后每隔一段时间又开始下一轮的发作。恶性疟患者临床上发病急，出现寒战，但出汗症状不明显，热型不规则，持续高热，有时可达 20 小时以上，且两次前后发作间歇时间短。

疟疾发作周期与红细胞内期裂体增殖周期相一致。间日疟和卵形疟为 48 小时，恶性疟为 36～48 小时，三日疟为 72 小时。由于疟疾流行区患者反复感染导致裂体增殖不同步时，或由于不同虫种混合感染，侵入的疟原虫按其各自周期进行裂体增殖，导致发作失去周期性。同时，宿主免疫力的不同、抗疟疾治疗不规范和红细胞外期疟原虫裂体增殖不同步等原因也可使发作周期无规律。

3. 再燃和复发 疟疾患者经过多次发作后，由于药物治疗或机体免疫力的作用，红细胞内期大部分原虫被消灭，不再出现临床发作。但在血中仍残存少量的疟原虫或寄生于内脏血窦中，在疟疾发作停止后，患者若无再感染，这些红细胞内期疟原虫在一定条件下重新大量繁殖引起的疟疾发作，称为再燃（recrudescence）。再燃通常发生在患者首次发作被控制的 2 个月内。患者的免疫力下降和疟原虫的抗原变异是再燃发生的主要原因。疟疾复发（relapse）是指疟疾初发患者红细胞内期疟原虫已被消灭后，在未经蚊媒传播或输血等方式感染的情况下，经过数周或年余，又出现疟疾发作。复发与红细胞外期休眠子复苏有着密切的关系。疟疾再燃和复发的症状与初发相似，但由于患者具有一定的免疫力，症状较轻且发作次数较少。恶性疟原虫、三日疟原虫和诺氏疟原虫只有再燃，没有复发；间日疟原虫和卵形疟原虫既有再燃，又有复发。

4. 贫血 是疟疾患者常见的临床症状，其程度随发作次数增多、病程延长而加重。其中以恶性疟患者和儿童疟疾患者最为严重。

疟疾贫血的原因，除疟原虫直接破坏红细胞外，还与下列因素有关，①脾功能亢进：脾脏内巨噬细胞的数量增加，吞噬能力增强，不仅吞噬受染的红细胞，而且吞噬正常的红细胞。②骨髓红细胞的生成受到抑制：一方面是由于原虫感染刺激并激活 T 淋巴细胞产生大量的 TNF-α，后者抑制 IL-10 与红细胞生成素协同促使骨髓红细胞生成的作用，另外一方面是疟原虫代谢产物对骨髓的直接抑制作用。③自身免疫病理的损害。宿主感染疟原虫后产生的特异抗体与附着于红细胞表面的抗原结合，形成抗原抗体复合物，并激活补体，引起红细胞溶解或被巨噬细胞吞噬。此外，还因疟原虫寄生红细胞后，使隐蔽的红细胞抗原暴露，刺激机体产生抗红细胞的自身抗体（血凝素），最终导致红细胞溶解。

不同种寄生于人体的疟原虫对所寄生的红细胞有一定的选择性。间日疟原虫和卵形疟原虫常侵犯网织红细胞，三日疟原虫多侵犯衰老红细胞。恶性疟原虫可侵犯各发育期的红细胞，且红细胞感染率可高达 30%。此外，恶性疟原虫裂体增殖时间短，对骨髓造血抑制更明显，故其所致贫血较其他型疟原虫更为严重。

5. 肝脾大 初发患者多在发作 3～4 天后，脾脏开始肿大。出现脾大的原因是疟原虫及其代谢产物的刺激，使脾脏充血和单核-巨噬细胞大量增生。在疟疾发病急性期，患者脾大为轻度或中度，重量为正常脾的3～5倍大小，但随着病程迁延不愈、反复发作，脾脏会逐渐增大至1000g或更大。由于巨噬细胞吞噬大量疟色素，导致脾脏颜色变深。疟疾反复发作，不仅使脾大，重量增加，而且因组织纤维化进而导致其质地变硬。此时即使给予患者适宜的药物治疗，也难以使其恢复正常。在非洲和大洋洲一些地区，部分患者由于反复感染，出现持续性脾大，血清中IgM、疟疾特异性抗体和免疫复合物异常增多，以及全血细胞减少，这种现象被称为热带巨脾综合征（tropical splenomegaly syndrome）。除脾大外，急性疟疾患者肝脏可因充血和巨噬细胞增生、吞噬功能增强而肿大，病程迁延而不易治愈。脾大、肝大是疟疾流行区患者的重要体征，其中以恶性疟患者最为显著。

6. 重症疟疾 根据世界卫生组织的定义，凡是患者出现昏迷、严重贫血、肾衰竭、肺水肿或急性呼吸窘迫综合征、低血糖症、循环衰竭或休克、自发出血、反复惊厥、重度酸中毒和肉眼血红蛋白尿等症状中的一项或多项临床表现，且血中查见疟原虫者，可确诊为重症疟疾。重症疟疾主要由恶性疟原虫引起，少数由间日疟原虫引起，多见于流行区的幼儿和无免疫力的成人，是疟疾导致死亡的主要原因。患者病情发展快，来势凶猛，死亡率高。典型的临床表现包括剧烈头痛、昏迷、谵妄、抽搐、惊厥高热等。昏迷及并发感染是此类患者死亡的主要原因。按患者临床表现的不同可将重症疟疾主要分为脑型疟疾（cerebral malaria，CM）、超高热型疟疾（hyperpyrexia malaria）、厥冷型疟疾（algid malaria）和胃肠型疟疾等四型，以脑型疟最为多见。

（1）脑型疟疾：90%以上脑型疟疾由恶性疟原虫引起。常见于5岁以下感染儿童。患者可出现剧烈头痛、昏迷、高热、谵妄、间歇性抽搐、痉挛、昏睡和昏迷等症状。脑部大面积水肿是这些症状产生的直接原因。病理组织学检查发现患者脑部毛细血管内聚集大量的受染红细胞，电镜下观察可见受染的红细胞表面出现的小瘤与脑血管内皮细胞紧密粘连，有时形成血栓造成局部血流受阻、组织缺氧、营养耗竭和炎症坏死。另外，病理观察发现皮质下被阻塞的血管周围有环状出血，还可见到少量受染的红细胞外渗现象。在大量受染的红细胞和疟色素沉积部位，可以发现许多白细胞、巨噬细胞和浆细胞等炎性细胞浸润。随着病情发展可出现脑水肿、多器官功能衰竭等并发症，即使经积极抢救仍可有15%～25%的病死率。

（2）超高热型疟疾：患者起病急，体温常迅速升高至40～41℃及以上，持续不退，出现气促、烦躁、谵妄和皮肤灼热等症状，常发展至深度昏迷并在数小时内死亡。

（3）厥冷型疟疾：患者表现为发作后迅速出现低血压和血管灌流受阻，体温很快下降，可出现谵妄。可能的原因是革兰阴性菌引起的败血症，肺水肿，广泛性消化道出血，脾破裂，或未纠正的严重脱水。

（4）胃肠型疟疾：除有畏寒、发热外，患者常表现有明显的呕吐、腹痛、腹泻和里急后重，多数预后较好。如出现严重呕吐、腹泻和脱水，患者可因休克和肾衰竭而死亡。

关于脑型疟发病机制的学说较多，目前影响力较大的是阻塞性学说和细胞因子学说。近年来，多数学者支持阻塞学说。研究发现，受染恶性疟原虫红细胞的表面存在许多瘤状突起，其内含有一种称为恶性疟原虫红细胞表面蛋白1（PfEMP1）的成分。一方面，受染红细胞进入脑部毛细血管时，PfEMP1分子与血管内皮上的受体结合，并黏附在局部毛细血管壁上；另一方面，受染红细胞通过PfEMP1分子与正常红细胞结合，使大量受染和正常红细胞在局部滞留，形成血栓阻塞局部血液循环。由于大量虫体的集聚，宿主产生对虫体的免疫应答，肿瘤坏死因子（TNF-α）、γ-干扰素（IFN-γ）等细胞因子分泌增加。导致病灶处炎症反应加剧，血管通透性增加，造成脑组织水肿。此外，由于疟原虫的感染激活免疫细胞产生了过量的一氧化氮（NO），NO扩散到脑神经元周围，干扰神经传导，引发昏迷等一系列中枢神经症状。NO还能舒张血管平滑肌，增加颅内压，与脑型疟所致颅高压有关。

7. 疟疾肾病 本病系Ⅲ超敏反应所致患者免疫病理性损伤。由于疟原虫抗原与抗体形成免疫复合物沉积于肾小球毛细血管基膜上，通过激活补体和产生致病因子，导致患者肾小球肾炎或肾病综合征。本病主要临床表现为全身性水肿、腹腔积液、蛋白尿和高血压，最后导致肾衰竭。临床上，以三日疟患者较为常见。

8. 其他类型疟疾

（1）先天性疟疾（congenital malaria）：指胎儿在母体内经胎盘或产道感染了疟原虫。新生儿出生 24 小时到一周内，未经按蚊叮咬或输血传染而发生疟疾。患儿出现高热、昏睡、不食等症状，严重者出现贫血、脾大，如不及时救治，常致死亡。

（2）婴幼儿疟疾（infant malaria）：此型疟疾常发生于 6 个月至 5 岁的婴幼儿。恶性疟原虫感染患儿易发生严重贫血、脾大、脑型疟、肺水肿等，死亡率高。

（3）妊娠疟疾（placental malaria）：多见于初次妊娠的妇女，系因孕妇免疫力降低，大量感染的红细胞聚集、黏附在子宫毛细血管内所致。其发病率为非妊娠妇女的 4～12 倍，而且病情较重。患者除表现为重症疟疾外，还出现流产、早产、新生儿严重发育不良，甚至死胎。部分妊娠妇女由于严重的贫血和脾大造成难产。妊娠疟疾发生死亡可能因孕妇体内疟原虫表达一种特殊的 PfEMP1 抗原变异体分子与孕妇子宫滋养层上皮细胞上的受体结合,从而使感染红细胞聚集在子宫毛细血管内所致。反复妊娠者不易发生妊娠疟疾，主要是机体对该抗原分子产生了免疫力。妊娠疟疾主要见于恶性疟患者。

（4）输血性疟疾（transfusion malaria）：因输血导致红细胞内期疟原虫感染而发生的疟疾。潜伏期长短与输入的疟原虫数量、输血途径和受血者的易感性有关。输血疟疾症状多样，常因患者很少表现典型的疟疾发作而被误诊，使病情加重。目前，临床应用输血治疗的病种十分广泛，但由于血源复杂或因对血源检测不严，使因输血导致的疟疾发病率增高，应予以重视。

【免疫】 疟疾免疫包括固有免疫和适应性免疫两种类型。

1. 固有免疫（innate immunity） 宿主对疟原虫感染的先天抵抗力与宿主的种类和遗传特性有关。目前研究表明，血红蛋白 β 链结构异常，一些重要酶的缺失或合成不足，以及红细胞膜蛋白及骨架改变和缺失等遗传特性能直接影响红细胞内期裂殖子的入侵和发育。例如，部分非洲人对间日疟原虫具有天然的抵抗力，其原因是 90%以上的非洲西部居民为 Duffy 抗原阴性血型，该人群缺乏间日疟原虫受体决定簇 Fya 和 Fyb，因此间日疟原虫不能入侵这类人群的红细胞，该人群对间日疟感染具有先天免疫力。此外，由于遗传因素的影响，镰状细胞贫血者血红蛋白发生变异，其 β 链上的谷氨酸被缬氨酸所取代，导致先天不易被恶性疟原虫感染，能抵抗恶性疟原虫所致的重症疟疾的发生，其抵抗效力可达 90%。在非洲、美洲和亚洲少数人群中，存在葡萄糖-6-磷酸脱氢酶（G6PD）缺乏者，对疟原虫也具有先天抵抗力，其重症疟疾的发生率可降低 46%～58%。

2. 适应性免疫（adaptive immunity） 人体在感染疟疾后诱导产生有效的特异性免疫。疟原虫有株、期的特异性，人体对疟原虫某一发育期产生的抗性对其他发育期不一定具有抵抗力。

（1）疟原虫抗原：来源于虫体表面或内部，包括裂殖子形成过程中疟原虫残留的胞质、含色素的膜结合颗粒、死亡或变形的裂殖子、疟原虫空泡内容物及其膜、裂殖子分泌物及疟原虫侵入红细胞时被修饰或脱落的表被物质。种内和种间各期疟原虫可能有共同抗原，而另外一些抗原则具有种、期特异性。这些具有种、期特异性的抗原在产生保护性抗体方面可能有重要作用。

来自宿主细胞的抗原不仅包括被疟原虫破坏的肝细胞和红细胞，也包括局部缺血或辅助免疫机制的激活（如补体系统）所破坏的许多其他组织细胞。

（2）体液免疫：在疟疾保护性免疫中有十分重要的作用。当原虫血症出现后，血清中 IgG、IgM 和 IgA 水平明显增高，尤以前两者更甚。但这些抗体中具有对疟原虫特异性的抗体只是一小部分，而且以 IgG 为主。通过单克隆抗体及免疫血清对体外培养疟原虫生长的抑制，以及在机体内被动转移免疫力的实验，都可以证明体液免疫对疟原虫的重要作用。

抗体可通过下列几种方式阻止裂殖子侵入红细胞：补体介导损害裂殖子；空间上干扰对红细胞配体的识别以影响侵入过程；阻止表面蛋白成熟；裂殖体破裂时，通过凝集裂殖子阻止其释放。

（3）细胞介导免疫：疟疾感染过程中，细胞介导免疫具有重要的作用。细胞介导免疫主要包括单核吞噬细胞、T 细胞和自然杀伤细胞，以及由这些细胞分泌的细胞因子，如 IFN-γ、TNF 等。

总之，抗疟疾的免疫机制十分复杂，非特异性与特异性免疫互为条件、相互补充，体液与细胞免疫相互调节、相互平衡，疟原虫抗原与宿主的 MHC 之间的相互关系等都可能对机体的免疫过程及其后果产生影响，很多问题还有待深入研究。

（4）带虫免疫及免疫逃避：人类感染疟原虫后产生的免疫力能抵抗同种疟原虫的再感染，但同时其血液内又有低水平的原虫血症，这种免疫状态称为带虫免疫（premunition）。通过被动输入感染者的血清或已致敏的淋巴细胞给易感宿主，可使其对疟原虫的感染产生抵抗力，这说明人类有特异性抑制疟原虫在红细胞内发育的免疫效应。

宿主虽有产生各种体液免疫和细胞免疫应答的能力，以抑制疟原虫的发育增殖，但疟原虫也有强大的适应能力来对抗宿主的免疫杀伤作用。疟原虫逃避宿主免疫攻击的机制十分复杂，与之有关的主要因素包括下列几个方面：

1）寄生部位：无论红细胞外期或红细胞内期的疟原虫，均主要在宿主细胞内生长发育以逃避宿主的免疫攻击。

2）抗原变异（antigenic variation）和抗原多态性（polymorphism）：即与前身抗原性稍有改变的变异体。诺氏疟原虫在慢性感染的猴体内每次再燃都有抗原变异。大量证据说明在同一疟原虫种内存在着许多抗原性有差异的虫株。

有效的免疫反应常受到高度多态性抗原的制约。几种疟原虫蛋白质序列多态性很常见，特别是有广泛重复区的蛋白，如环子孢子蛋白（CSP），该抗原能下调抗体成熟和高亲和力抗体产生；恶性疟裂殖子表面蛋白-1（MSP-1）可以诱导 MSP-1 的“阻断抗体”，这种抗体可以阻止任何有抑制能力抗体的连接。

3）改变宿主的免疫应答性：疟原虫可以通过被感染的红细胞抑制树突状细胞的成熟和树突状细胞对疟原虫抗原的交叉递呈，促进活化的 $CD4^{+}T$ 细胞凋亡，活化 Treg 细胞抑制特异性免疫的活化等方式改变宿主的免疫应答性。

（5）疟疾疫苗：目前已研制出了一系列针对疟原虫生活史各期的候选疫苗，但是离实际的临床使用仍有一定的距离。疟疾疫苗可分为肝期疫苗（抗红细胞外期疫苗）、无性血液期疫苗（抗红细胞内期疫苗和抗裂殖子疫苗）和有性期疫苗（传播阻断疫苗）等。

由于疟原虫抗原虫期多且抗原成分复杂，因此单一抗原成分的疫苗免疫效果较差。如最为大家期待的 RTS、S/AS01（RTS，S）疫苗，临床试验的结果也表明其在 6～12 岁儿童中仅有约 30%的有效性，在 5 个月以上婴儿中约有 50%有效性。目前疫苗研制的主要发展趋势：①新候选抗原的鉴定；②多期多价疫苗；③提高疫苗的免疫原性；④提高免疫保护的时效性。

3. 蚊虫对疟原虫免疫 学者们发现进入蚊体内的配子体，只有 5%～10%能发育成动合子，当动合子穿过蚊胃上皮细胞后，少数发育成卵囊。卵囊释放出大量的子孢子也仅有少数能到达唾液腺并发育至感染期。其原因是按蚊的免疫系统能抑制疟原虫的发育。按蚊对原虫的杀灭作用主要是通过黑化包被反应，后者是由前酚氧化酶级联反应介导引起的一种体液性黑化反应（humoral melanization）。此外，受染按蚊产生的 NO 和抗菌肽也对疟原虫在蚊体内的发育具有一定的抑制作用。

【诊断】 依据我国《疟疾诊断标准》（WS 259-2015），通过询问病史，对来自疟疾流行区或到过疟疾流行区旅游，出现发热或脾大伴有周期发热者，或输血后 1～2 周发热者，应高度怀疑感染疟疾的可能性。患者出现周期性寒战、发热、出汗等症状，多次发作后出现脾大和贫血，是临床诊断疟疾的有力依据。确诊需依据实验室病原学检查，免疫学检测和分子生物学检测可以作为临床辅助诊断或流行病学调查依据。

1. 病原学检查 从患者外周血液中检获虫体为疟疾确诊的依据。一般从受检者的耳垂或手指尖采血作薄血膜和厚血膜涂片，用姬氏或瑞氏染色后，镜检并查找疟原虫。通常薄血膜涂片经染色后，原虫形态结构完整、清晰，可辨认原虫的种类和各发育阶段的形态特征，适用于临床诊断，但由于取血量少，虫体密度较低，容易漏检。厚血膜涂片则取血量大，原虫集中，易检获，但制片过程中红细胞溶解，原虫形态有所改变，影响对虫种的鉴别。在临床和实验室诊断中，最好使用一张玻片同时制作厚、薄血膜，以提高诊断和鉴别诊断率。

2. 免疫学检测

（1）循环抗体检测：常用的方法有间接荧光抗体试验、间接血凝试验和酶联免疫吸附试验（PCR）等。由于抗体在患者治愈后仍能持续一段时间，且广泛存在着个体差异，因此检测抗体主要用于疟疾的流行病学调查、防治效果评估及输血对象的筛选，在临床上仅作辅助诊断用。

（2）循环抗原检测：利用血清学方法检测疟原虫的循环抗原能更好地说明受检对象是否有活动感染。常用的方法有放射免疫试验、抑制法酶联免疫吸附试验、夹心法酶联免疫吸附试验等。

近年来，世界热带病研究组织（TDR）推出一种由单抗等制备的免疫浸条，用于检测疟原虫感染患者血浆中的特异抗原，简便易行。其中ParaSightTM（Becton Dickinson）、OptiMALR（Flow Inc Portland，OR）等诊断试剂盒已在国外小规模现场应用。以上试剂盒使用的靶抗原主要是HRP-2、pLDH或pGDH等。

3. 分子生物学检测　PCR技术已用于疟疾的临床诊断，其原理是通过检测疟疾患者血清中疟原虫特异性基因而诊断疟原虫感染。该技术具有良好的敏感性和特异性，对诊断混合感染效果较好且无交叉反应，而且本技术在疟原虫虫种鉴定、基因分型和确定抗药基因等方面有特殊意义。

【流行】

1. 流行概况　疟疾在全球的热带和亚热带地区流行，遍及90多个国家和地区，全球约一半人口面临疟疾感染的风险。2016年全球疟疾报道估计2015年全球有43.8万人因疟疾而死亡，每2分钟就有一人死于疟疾。多数疟疾感染和死亡病例发生在撒哈拉以南的非洲，该地区病例数占疟疾病例总数的90%，疟疾死亡人数占总死亡数的92%。然而，东南亚、拉丁美洲及中东地区也受到影响。疟疾感染高风险人群包括婴儿、5岁以下儿童、孕妇、艾滋病患者，以及无免疫力的移民、流动人口和游客。经过大力防治，全球疟疾的疾病负担减轻。2010～2015年，全球危险人群中疟疾发病率下降了21%；同期，危险人群中疟疾死亡率下降了29%。

疟疾通过雌性按蚊叮吸人血进行传播。目前已知按蚊共有400多种，其中约有30种是疟疾病媒。传播严重程度取决于寄生虫、病媒、宿主和环境等有关因素。恶性疟原虫是非洲大陆人群中最常见的疟原虫；间日疟原虫是撒哈拉以南非洲之外的大多数国家疟疾的主要致病原。

目前，导致全球疟疾防控困难的因素很多，主要原因为以下几个方面：①疫区蚊媒对杀虫剂逐渐产生了抗药性，使传播途径无法被控制；②氯喹类药物耐药疟原虫的虫种在世界范围内扩散，一线抗疟药青蒿素类药物价格昂贵，使疫区感染者难以及时治疗；③流行区所处的热带和亚热带地区各国面临的经济和社会等方面的问题，影响了疟疾防控措施的施行；④疟疾主要流行于发展中国家和贫困地区，无论是基础研究还是应用性研究都得不到政府足够的经费支持，阻碍了疟疾研究工作的进展。

疟疾在我国已有几千年的历史，是危害我国人民健康的五种主要寄生虫病之一。我国地处温带和亚热带，流行最广的是间日疟，其次是恶性疟。新中国成立以来，在各级政府的重视和领导下，我国的疟疾防治工作取得了显著成效。2017年全国除云南省外已无本地感染疟疾病例的报道。但是，随着我国经济的发展和对外交往的增多，我国输入性疟疾的发病人数呈现逐年上升的趋势。

2011～2015年我国共报道了17 745例疟疾病例，15 840例为输入性病例（89%），死亡病例数为123例（0.7%）。输入来源主要为非洲及东南亚。输入病种主要为恶性疟疾，其次为间日疟。三日疟和卵形疟也有多起报道。我国本地传播型疟疾疫情已经得到控制，防止本土少数病例传播及减少输入性疟疾病例是目前疟疾防控工作面临的主要问题。为响应联合国提出的在全球根除疟疾的倡议，我国提出到2020年先消除疟疾的目标，我们正在努力实现这一目标。

2. 流行环节

（1）传染源：外周血内含有配子体的患者和带虫者是疟疾的主要传染源。

（2）传疟媒介：自然条件下疟原虫必须经按蚊传播。我国主要的传疟按蚊有8种，其中分布广泛的是中华按蚊、嗜人按蚊、微小按蚊和大劣按蚊等。

（3）易感人群：对疟疾无免疫力和免疫力低的人群称为易感人群。不同种族、性别、年龄和职业的人，除具有某些遗传特征性的人群外，对这4种疟原虫普遍易感，但以儿童感染最多。感染疟疾程度常受其工作性质、生活环境、免疫力和遗传因素的影响。

（4）流行因素：温度、湿度、雨量和地形等自然因素对疟疾的传播有一定的作用。社会经济水平、居民受教育水平、生活习惯、卫生条件、人口流动及医疗保健等因素对疟疾流行和控制均产生影响。热带地区通常全年均有传播，我国地处亚热带，疟疾主要传播季节在5～10月。

【防治】

1. 预防 世界卫生组织高度重视全球疟疾防控工作。2007年第60届世界卫生大会决定，从2008年起将每年4月25日作为“世界防治疟疾日”。结合我国实际情况，我国决定将每年的4月26日定为“全国疟疾日”，以提高全民防治疟疾的意识。

我国对疟疾的防治策略是加强和落实灭蚊与传染防治的综合措施，包括①解决治疗“抗氯喹疟疾”药物的研制和生产供应；②严格执行疫区流动人口管理制度；③实施传染源管理制度；④坚持疟疾监测；⑤执行因地制宜、分类指导的原则。

（1）控制传染源：对现症患者、复发者和带虫者进行治疗。对疟疾患者应进行早期诊断和治疗，这不仅可以减少疟疾的发作次数，避免死亡，而且有助于减少疟疾的传播。现有的最佳治疗方法，特别是对恶性疟，是以青蒿素（artemisinin）为基础的联合疗法。

（2）消灭传播媒介：结合农业生产的结构调整和环境卫生进行综合治理，采取多种措施灭蚊。在以中华按蚊为主要传播媒介的地区，采取以治疗传染源为主、减少蚊幼虫滋生地为辅的综合措施；在以微小按蚊、嗜人按蚊和大劣按蚊为主要媒介的地区，则采取防制媒介结合治疗传染源的综合措施。

（3）保护健康人群：包括蚊媒防制和预防服药。蚊媒防制可采取涂擦防护剂，使用蚊帐或纱窗、纱门等防护措施。预防性抗疟药常用的有氯喹（chloroquine），在抗氯喹的恶性疟流行地区可用哌喹（piperaquine）或哌喹+乙胺嘧啶（pyrimethamine）或乙胺嘧啶+伯氨喹（primaquine），预防服药每种药物疗法使用不宜超过半年。

2. 抗疟药 按其治疗目的不同，可分为以下3类。

（1）控制症状的抗疟药：杀灭红细胞内无性期疟原虫、控制临床症状的药物，如氯喹、咯萘啶（pyronaridine）、哌喹、奎宁（quinine）、本芴醇（benflumetol）和青蒿素及其衍生物蒿甲醚（artemether）、青蒿琥酯（artesunate）、双氢青蒿素（dihydroartemisinin）等。

（2）控制复发和传播的抗疟药：伯氨喹对红细胞外期疟原虫和配子体有较强的杀灭作用，可有效控制疟疾的复发和传播。

（3）病因性预防的抗疟药：乙胺嘧啶可影响配子体在蚊体内的发育；硝奎可影响疟原虫在蚊体内的孢子增殖，阻断传播。

目前，世界卫生组织推荐的对疟疾的治疗，一般采用青蒿素或其衍生物与其他一种或多种抗疟药物组成的复方或联合用药方案（artemisinin-based combination therapies，ACTs）。对于间日疟和卵形疟的治疗首选磷酸氯喹加磷酸伯氨喹；磷酸氯喹无效时可选用磷酸哌喹或磷酸咯萘啶或ACTs加磷酸伯氨喹。对三日疟的治疗首选磷酸氯喹；磷酸氯喹无效时可选用磷酸哌喹或磷酸咯萘啶或ACTs。恶性疟的治疗首选ACTs或磷酸咯萘啶；妊娠3个月内的孕妇可选用磷酸哌喹。对于重症疟疾可用青蒿素类注射液或磷酸咯萘啶注射液。

案例 10-1 **疟疾**

患者，男性，48岁，广西人。因间断发热7天，头痛乏力5天入院。患者于入院前7天、4天、1天各发热1次，体温最高达40.3℃，每次发热均伴有畏寒、寒战、头痛，口服退热药后出汗较多，体温可降至正常。入院后查体：一般情况良好，T 36.7℃，BP 140/95mmHg。心、肺及全身检查未见异常。血常规检查：WBC 5.14×10^9/L，N 33%，L 54%，Hb 67g/L，RBC 2.64×10^{12}/L，PLT 62×10^9/L。询问病史发现，患者长期在刚果民主共和国打工，于入院前1个月归国。实验室检查：外周血厚、薄血膜涂片找到疟原虫。临床诊断：疟原虫感染。治疗方案：给予患者口服磷酸氯喹治疗；同时，将患者血清送至当地CDC检查，血清学结果显示间日疟原虫抗体阳性，给予口服伯氨喹治疗。虫种鉴定：经PCR扩增和序列分析，最终确认患者为三日疟原虫感染。患者经治疗后，病情好转，症状消失，即出院。

问题：

1. 患者确诊为疟疾的主要依据是什么？该患者是如何感染的？
2. 为什么在治疗过程中要增加伯氨喹？
3. 为什么血清学检查和PCR检查会出现差异？
4. 目前在我国疟疾流行的状况下，我们应该注意什么？

解 题 思 路

1. 本例患者的确诊依据为血涂片中查找到疟原虫，患者的感染可能是因为在刚果民主共和国被按蚊叮咬引起。

2. 诊断过程中怀疑间日疟原虫，为防止复发可能增加伯氨喹。

3. 血清学检查因为存在交叉反应可能只作为诊断参考，PCR检查的特异性更高。

4. 目前我国的疟疾主要以输入性疟疾为主，因此在前往疟疾流行区务工和旅游时应该做好个人防护并进行预防性服药。

（彭小红）

第二节 刚地弓形虫

【学习目的】

1. 掌握刚地弓形虫滋养体、包囊、卵囊的形态特征。
2. 掌握刚地弓形虫生活史。
3. 掌握刚地弓形虫致病机制和临床表现。
4. 掌握刚地弓形虫感染的实验室诊断方法和治疗方法。

【概述】 刚地弓形虫（*Toxoplasma gondii*，Nicolle &Manceaux，1908）简称弓形虫，隶属于真球虫目，弓形虫科（Toxoplasmatidae），弓形虫属（*Toxoplasma*），是一种专性细胞内寄生原虫，能够感染包括人在内的所有温血动物。弓形虫在发育过程中需要两个宿主，猫科动物为终末宿主，包括人在内的哺乳动物、鸟类和猫科动物都可作为中间宿主。该虫呈世界性分布，人和许多动物都能感染，引起人兽共患的弓形虫病（toxoplasmosis）。弓形虫是重要的机会性致病原虫，感染者多数呈无症状隐性感染状态，但在宿主免疫功能低下或缺陷时，可致严重后果。孕妇感染对胚胎可造成先天性危害，成年人感染弓形虫，在一定条件下可造成脑、眼等脏器损害。随着肉类食物比例的逐渐增多，人类弓形虫感染有逐年升高趋势。

【形态】 弓形虫有滋养体、包囊、裂殖体、配子体和卵囊5个发育阶段，其中滋养体、包囊和卵囊与传播、致病相关（图10-2）。

1. 滋养体 包括速殖子（tachyzoite）和缓殖子（bradyzoite）。速殖子见于感染的急性期，在中间宿主有核细胞内进行裂体增殖，或散布于脑脊液、血液及炎性渗出液中，单个或成对排列。速殖子呈新月形或香蕉形，一端较尖，另一端钝圆，一边扁平，另一边较膨隆，长4～7μm，最宽处

2～4μm。经吉姆萨或瑞氏染色后，虫体胞质呈蓝色，胞核呈紫红色，核位于虫体中央。在核与尖端之间有染成浅红色的颗粒，称为副核体。在急性感染期，虫体可胀满宿主细胞，以宿主细胞膜包纳速殖子的虫体集合体称为假包囊（pseudocyst）。

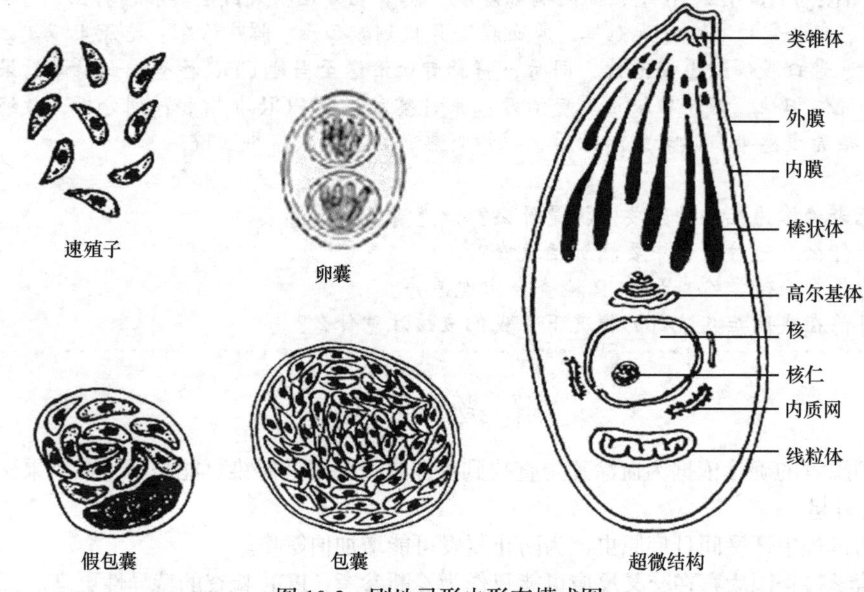

图 10-2 刚地弓形虫形态模式图

2. 包囊 为慢性或隐性感染期，在宿主脑、肌肉等组织中形成的圆形或椭圆形囊性结构。直径为 5～100μm，具有一层坚韧且富有弹性的囊壁，囊内虫期称为缓殖子（bradyzoite），可缓慢增殖。缓殖子的形态与速殖子相似，但虫体较小，核稍偏后。包囊可在宿主组织内长期存活，在一定条件下，包囊破裂，释放的缓殖子可转化为速殖子在宿主细胞内增殖，引起急性弓形虫感染。

3. 卵囊 圆形或椭圆形，大小为 10～12μm，有两层光滑透明囊壁，囊内充满均匀小颗粒。成熟卵囊内含 2 个孢子囊，每个孢子囊内含 4 个子孢子，子孢子形状如同速殖子或缓殖子。

【生活史】 弓形虫完成生活史需要两个宿主，即中间宿主和终宿主。在猫科动物体内完成有性生殖，同时也进行无性生殖。因此，猫科动物既是弓形虫的终宿主又是其中间宿主。在人或其他动物体内只能进行无性生殖，这些宿主为弓形虫的中间宿主。弓形虫对中间宿主的选择极不严格，除哺乳动物（包括人）外，鸟类及爬行类等都可作为其中间宿主，对寄生组织的选择也无特异性，除红细胞外的有核细胞均可寄生（图 10-3）。

1. 中间宿主体内的发育 当猫粪内的卵囊或动物肉类中的包囊或假包囊被中间宿主吞食后，子孢子、缓殖子或速殖子在小肠逸出，随即侵入肠壁经血或淋巴进入单核巨噬细胞系统内寄生，并扩散至全身各器官组织，如脑、淋巴结、心、肝、肺、肌肉等，进入有核细胞内发育并增殖。当速殖子增殖到一定数量，细胞膜破裂后，速殖子重新侵入新的组织细胞，如此继续不断循环。在免疫功能正常的机体，部分速殖子侵入宿主细胞后，特别是侵入脑、眼、骨骼肌的虫体繁殖速度减慢，转化为缓殖子，分泌成囊物质形成包囊。包囊在宿主体内可存活数月、数年，甚至终身。当机体免疫功能低下或长期使用免疫抑制剂时，包囊可破裂并释放出缓殖子，进入血液和其他组织细胞继续发育增殖。

2. 终宿主体内的发育 猫或猫科动物食入动物肉类组织时，将含有的弓形虫包囊或假包囊吞入而感染，或食入被感染性卵囊污染的食物或水导致感染。包囊内的缓殖子，假包囊内的速殖子或卵囊内的子孢子在小肠内逸出，侵入回肠部小肠上皮细胞内进行发育繁殖，经 3～7 天，上皮细胞内的虫体形成裂殖体，裂殖体成熟后释放出裂殖子，侵入新的肠上皮细胞形成第二、三代裂殖体，经几代增殖后，部分裂殖子发育为配子母细胞，继续发育为雌、雄配子体，雌、雄配子受精成为合

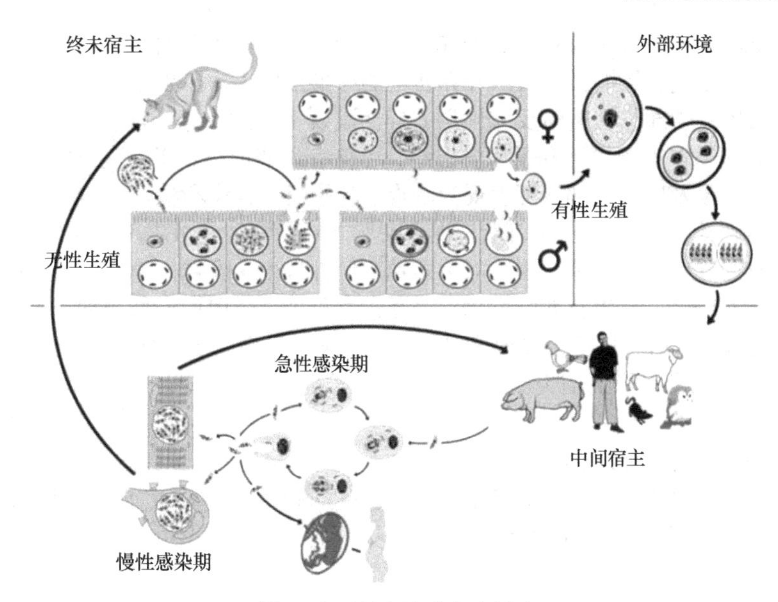

图 10-3　刚地弓形虫生活史

子，形成卵囊。卵囊破上皮细胞后进入肠腔，随粪便排出体外。新排出的卵囊不具感染性，在适宜环境中经 2～4 天即可发育为具有感染性的成熟卵囊。卵囊具有双层囊壁，对外界抵抗力强，对酸、碱、消毒剂均有相当强的抵抗力，在室温下可存活 3～18 个月，在猫粪内可存活 1 年，对干燥和高热的抵抗力较差，80℃ 1 分钟即可杀死卵囊。感染猫每天可排出 1000 万个卵囊，持续排 10～20 天。

【致病】　弓形虫的致病与虫株毒力和宿主的免疫状态有关。

1. 致病机制　弓形虫的致病作用与虫株毒力有关外，与宿主的免疫状态呈负相关关系。因此，弓形虫病的严重程度取决于寄生虫与宿主的相互作用。根据虫株对宿主细胞的侵袭力、繁殖速度、包囊形成与否及对宿主的致死性等，弓形虫可分为强毒株（基因型Ⅰ型）、弱毒株（基因型Ⅱ型）、弱/无毒株（基因型Ⅲ型）及非典型株系（与Ⅰ、Ⅱ、Ⅲ型虫株不同）。目前国际上公认的强毒株代表为 RH 株，弱毒株代表为 ME49 株，弱/无毒株代表为 VEG 株。非典型株系基因型有别于前三种，其在孕妇妊娠晚期也可造成胎儿的严重伤害。

速殖子是弓形虫急性感染时期的主要致病阶段，在宿主有核细胞内快速增殖，破坏宿主细胞。从宿主细胞逸出的虫体又重新侵入新的邻近细胞，如此反复破坏宿主细胞，引起淋巴细胞、巨噬细胞的浸润，导致组织的急性炎症和坏死。

缓殖子是引起弓形虫慢性感染的主要阶段，包囊因缓殖子增殖而体积增大，挤压器官，致使器官功能受到障碍。包囊增大到一定程度时破裂，释放出缓殖子。游离的虫体可刺激机体产生迟发型变态反应，形成肉芽肿病变。炎症后期的纤维钙化灶多见于眼、脑等部。人类感染弓形虫后，在免疫力正常情况下，一般无明显症状，常规方法难以查到虫体，故称为隐性感染。但当机体免疫功能低下或使用免疫抑制剂时可致隐性感染被激活而出现急性显性感染或致死的播散性感染。

2. 临床表现　临床上弓形虫病有先天性和获得性两类。

（1）先天性弓形虫病：是指孕妇在妊娠期感染弓形虫后，虫体经胎盘传给胎儿。孕前感染弓形虫，一般不会传染给胎儿。但在妊娠早期 3 个月内感染，后果较严重，可造成孕妇流产、早产、畸胎或死产。妊娠后期的孕妇感染弓形虫后，多数情况下受染胎儿表现为隐性感染，但一些在出生后数月甚至数年才出现症状。研究表明，弓形虫感染后婴儿出生时出现症状或发生畸形者病死率为 12%，而存活者中 80% 有精神发育障碍，50% 有视力障碍。脑积水、大脑钙化灶、视网膜脉络膜炎和精神、运动障碍等，这是先天性弓形虫病典型症候。此外，可伴有全身性病症，如新生儿期发热、皮疹、呕吐、腹泻、黄疸、肝脾大、贫血、心肌炎、癫痫等。弓形虫是导致先天性宫内感染及围产期感染而引起围产儿畸形的首要病原体，是优生五项（*Toxoplasma gondii*，other，rubella virus， cytomegalovirus and herpes simplex virus，TORCH）检查中的首检病原体。

（2）获得性弓形虫病：是指出生后从外界获得的弓形虫感染。多数弓形虫感染者表现为隐性状态，极少数可因虫体侵袭部位和机体反应性的差异而呈现不同的临床表现。淋巴结肿大是获得性弓形虫病最常见的体征，多见于颌下和颈后淋巴结，可伴有长期低热、疲倦、肝脾大或全身中毒等症状。其次，弓形虫常累及脑、眼部，可表现为脑炎、脑膜炎、癫痫和精神异常。弓形虫眼病的主要特征以视网膜脉络膜炎为多见，成人表现为视力突然下降，婴幼儿可表现为对外界事物反应迟钝，也有出现斜视、虹膜睫状体炎、葡萄膜炎等，多见双侧性病变。除视力障碍外，还可伴全身反应或多器官病损。隐性感染者，若患有恶性肿瘤、接受器官移植、应用免疫抑制剂、放射治疗等医源性免疫受损，或为先天性、后天性免疫缺陷者如艾滋病患者、妊娠期妇女等都可使隐性感染转为急性或亚急性感染，常因并发弓形虫脑炎而引起死亡。

【诊断】

1. 病原学检查 具有确诊意义。

（1）涂片染色法：取急性期患者的腹水、羊水、胸腔积液、脑脊液、血液、骨髓等，经离心后，沉淀物作涂片，或采用活组织穿刺物涂片，经姬氏染色后，镜检弓形虫滋养体。该法简便，但阳性率不高，易漏检。

（2）动物接种分离法或细胞培养法：将待检样本接种于小鼠腹腔内，一周后剖杀取腹水镜检滋养体，阴性需盲目传代至少3次。样本亦可接种于体外培养的单层有核细胞。该法检测阳性率较高，缺点是受实验条件和场地限制，检测周期较长，临床上较少应用。

2. 血清学检测 由于弓形虫病原学检查阳性率不高，血清学检测已成为目前临床诊断重要的参考依据和流行病学调查最常用的方法。

（1）染色试验：是检测血清中特异性弓形虫抗体的经典方法。其原理是弓形虫虫体与阴性血清作用后仍能被碱性亚甲蓝深染，但与阳性血清作用后虫体不着色或着色较淡。该法特异性强、敏感性高，缺点是所用抗原为活的虫体，生物安全性差，所以目前较少使用。

（2）间接血凝试验：此法特异、灵敏、简易，适用于流行病学调查及筛查性抗体检测，应用广泛，但存在假阳性。

（3）间接免疫荧光抗体试验：以完整虫体为抗原，采用荧光标记的二抗检测特异抗体。此法可测同型及亚型抗体，其中IgM的检测适用于早期临床诊断。

（4）酶联免疫吸附试验：用于检测宿主的特异循环抗体或抗原，已有多种改良法广泛用于早期急性感染和先天性弓形虫病的诊查，是目前临床最常使用的诊断方法。

3. 分子生物学检测 近年来，PCR、Real time PCR及LAMP等分子生物学技术已广泛用于弓形虫感染的检测。这些方法具有敏感性高、特异性强、检测快速等优点，而且能直接反映现症感染，可用于感染的早期诊断。目前常用的分子标志物主要包括B1 基因、529 bp重复序列、核糖体内转录间隔区1（rDNA internal transcribed spacer 1，ITS-1）和18S rDNA 序列。这些方法目前已试用于临床，但限于实验室条件，国内尚不能推广应用。

【流行】

1. 流行概况 该病为动物源性疾病，分布于世界五大洲的各地区，许多哺乳动物是本病的重要传染源。据血清学调查，人群感染也相当普遍，全世界人类弓形虫抗体阳性率为 30%左右。我国人群的感染率为5%～20%，多数属隐性感染。家畜的阳性率可达10%～50%，常形成局部暴发流行，严重影响畜牧业发展，亦威胁人类健康。造成广泛流行的原因：①弓形虫各期虫体都具有感染性；②中间宿主种类繁多，家畜家禽均易感；③可在终宿主与中间宿主之间、中间宿主与中间宿主之间多向交叉传播；④包囊可长期生存在中间宿主组织内；⑤卵囊排放量大，且对外环境抵御力强。

2. 流行环节

（1）传染源：作为人类肉类来源的动物是本病的主要传染源，而猫及猫科动物则为重要传染源。人经胎盘的垂直传播具有传染源的意义。

（2）传播途径：有先天性和获得性两种。前者指胎儿在母体经胎盘血而感染。后天获得性感染主要经口感染，可因食入未煮熟的含弓形虫包囊的肉制品、蛋品、奶类或被卵囊污染的食物和饮水而引起感染。国外已有经输血、器官移植而引发弓形虫病的报道。节肢动物携带卵囊也具有一定的传播意义。

（3）易感人群：人类对弓形虫普遍易感，尤其是胎儿、婴幼儿、肿瘤和艾滋病患者等。长期应用免疫抑制剂及免疫缺陷者可使体内隐匿状态的虫体复燃而出现症状。职业、生活方式、饮食习惯与弓形虫感染率有密切关系。

【防治】 加强对家畜、家禽和可疑动物的监测和隔离；加强饮食卫生管理和规范肉类食品卫生检疫制度；教育群众不吃生或半生的肉制品；劝告孕妇不养猫，不接触猫、猫粪和生肉，定期对孕妇作弓形虫常规检查，以减少先天性弓形虫病的发生。

对急性期患者应及时治疗，目前尚无特效药物。乙胺嘧啶、磺胺类药物对增殖期弓形虫有抑制生长的作用。阿奇霉素在体内、外对弓形虫均具有杀灭作用，对包囊亦有一定作用，可试用于弓形虫脑病的治疗。孕妇可用大环内酯类药物如螺旋霉素治疗。疗程中适当配用免疫增强剂，可提高宿主的抗虫功能，发挥辅佐作用。

案例 10-2　　弓形虫脑炎

患者，男性，35 岁，江苏南京人。因 1 个月前突发晕厥 1 次，间断头痛 5 天入院。患者 1 个月前无明显诱因下突发晕厥 1 次，伴呕吐 1 次，无抽搐发作，约 1 小时后神志转清。外院头颅 MRI 提示右侧顶叶团块状占位性病变。近 5 天来出现间断恶心、头痛，不剧烈，无明显发热。入院体格检查：体温 37.0℃，脉搏 84 次/分，呼吸 20 次/分，血压 110/80mmHg。神志清，精神尚可，皮肤、巩膜无黄染，浅表淋巴结未触及；口腔黏膜无白斑，颈软，心肺听诊无异常，腹软无压痛；巴氏征、布氏征均阴性，克氏征阳性。实验室检查：复查颅脑 MRI 提示右侧脑室后角旁异常结节信号，合并周围水肿，与前次检查比较，病变明显进展；胸部 CT 未见异常；血、尿、粪常规无明显异常；$CD4^+T$ 淋巴细胞计数 11/μl；心肌酶谱、肝功能、电解质、肾功能无异常；抗 HCV 阴性；HBsAg、抗 HBe、抗 HBc 均阴性；血 CMV DNA 阴性，人类疱疹病毒 DNA 阴性；HIV 抗体阳性；血弓形虫抗体 IgG 阳性，IgM 阴性；脑脊液压力 $90mmH_2O$（$1mmH_2O=0.0098kPa$），总蛋白 963.9mg/L，乳酸脱氢酶 23U/L，葡萄糖 2.9mmol/L，氯 123mmol/L，腺苷脱氨酶 0.7 U/L；潘氏球蛋白试验弱阳性，有核细胞计数 3×10^6/L；脑脊液梅毒抗体检测阴性，病理检查脑脊液中未见隐球菌。入院诊断：①弓形虫脑病；②AIDs。治疗：给予复方磺胺甲噁唑 1200mg、3 次/天联合阿奇霉素 0.5g、1 次/天静脉滴注，辅以甘露醇脱水。治疗 3 天后头痛明显缓解，次日体温正常，克氏征转阴；治疗 4 周后复查颅脑 MRI 示病灶仍在吸收中；治疗 6 周后复查颅脑 MRI 示病灶吸收完全，患者症状消失，遂出院，嘱门诊随诊。

问题：

1. 人是如何感染弓形虫的？
2. 本例弓形虫病的诊断依据有哪些？
3. 治疗弓形虫病的首选药物是什么？

解 题 思 路

1. 弓形虫病有先天性和获得性两种。先天性感染指胎儿在母体经胎盘血而感染；后天获得性感染主要经口感染，可因食入未煮熟的含弓形虫包囊的肉制品、蛋品、奶类或被卵囊污染的食物和饮水而引起感染，也可经输血、器官移植而引发弓形虫病。

2. 本例患者诊断主要依靠其临床症状、体征，结合入院相关检查及弓形虫抗体检查阳性而确诊。

3. 急性期的治疗首选磺胺嘧啶加乙胺嘧啶或克林霉素加乙胺嘧啶。目前国内磺胺嘧啶和乙胺嘧啶较难获得，所以多选用复方磺胺甲噁唑联合阿奇霉素。孕妇可采用大环内酯类药物如螺旋霉素治疗。

（王 帅）

第三节 隐孢子虫

【学习目的】

1. 掌握隐孢子虫的生活史。
2. 熟悉隐孢子虫的形态及病原学诊断方法。
3. 熟悉隐孢子虫病的致病机制、临床表现、流行与防治原则。

【概述】 隐孢子虫属（*Cryptosporidium*，Tyzzer，1907）隶属于真球虫目，隐孢子科（Cryptosporidae），是一类人兽共患的寄生原虫，宿主范围广泛，可寄生于人及 260 多种脊椎动物（哺乳类、禽类、爬行类和鱼类等）消化道上皮细胞内。隐孢子虫病（cryptosporidiosis）呈世界性分布，主要临床表现为腹泻，是人类最常见的六种腹泻疾病之一，在寄生虫所致的腹泻中占首位。目前已鉴定的隐孢子虫有 31 个种和 40 多个基因型，到目前为止，在人体共发现 21 个种和基因型，微小隐孢子虫（*C. parvum*）和人隐孢子虫（*C. hominis*）最为常见。人隐孢子虫病于 1976 年由 Nime 和 Meisel 首先报道，我国最早是在 1987 年由韩范和祖述宪分别在南京和安徽报道。

【形态】 隐孢子虫的发育过程包括滋养体、裂殖体、配子体、合子和卵囊阶段，其中卵囊是感染阶段。

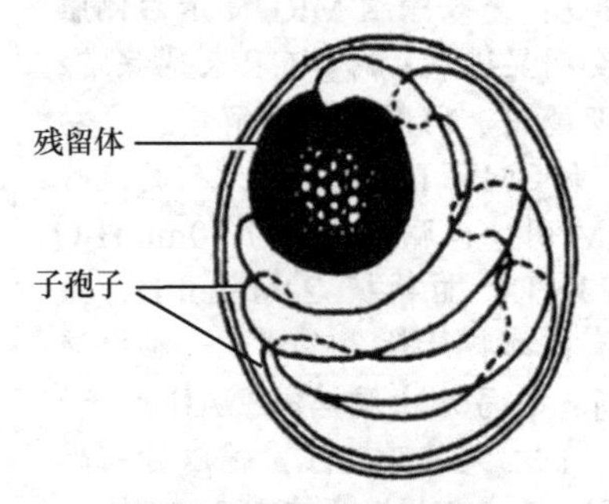

图 10-4 隐孢子虫卵囊

卵囊呈圆形或椭圆形，直径 4～6μm，成熟卵囊内含 4 个裸露的子孢子和由颗粒物组成的残留体（residual body）。子孢子呈月牙形，大小为 1.5μm×0.75μm，有一个核（图 10-4）。在改良抗酸染色标本中，卵囊为玫瑰红色，背景为蓝绿色，对比性很强，残留体为暗黑（棕）色颗粒状。囊内子孢子排列不规则，形态多样。卵囊有薄壁和厚壁两种类型，粪便中的卵囊多为厚壁卵囊，具有两层囊壁。

【生活史】 隐孢子虫生活史简单，只需一个宿主。各期发育均在宿主的小肠上皮细胞膜与胞质间形成的纳虫空泡内进行。繁殖方式包括无性生殖（裂体增殖和孢子增殖）和有性生殖（配子生殖）两种方式。

宿主摄入感染阶段卵囊，在消化液的作用下，囊内的子孢子在小肠脱囊而出，侵入肠上皮细胞，在细胞膜与细胞质之间形成纳虫空泡，虫体在纳虫空泡内开始无性生殖。其先发育为滋养体，经 3 次核分裂发育为Ⅰ型裂殖体，成熟的Ⅰ型裂殖体含有 8 个裂殖子。裂殖子释出后侵入其他上皮细胞，发育为第二代滋养体。第二代滋养体经 2 次核分裂发育为Ⅱ型裂殖体，成熟的Ⅱ型裂殖体含 4 个裂殖子。此裂殖子释出后侵入肠上皮细胞发育为雌、雄配子体，进入有性生殖阶段。雌配子体进一步发育为雌配子，雄配子体产生 16 个雄配子，雌、雄配子结合形成合子，合子发育为卵囊，进入孢子增殖阶段。卵囊有薄壁和厚壁两种类型，薄壁卵囊约占 20%，仅有一层囊壁，其子孢子逸出后直接侵入宿主肠上皮细胞，继续无性繁殖，形成宿主自身体内重复感染；厚壁卵囊约占 80%，在宿主细胞内或肠腔内孢子化，卵囊随宿主粪便排出体外，即为成熟卵囊，对人和其他动物具感染性（图 10-5）。完成整个生活史需 5～11 天。

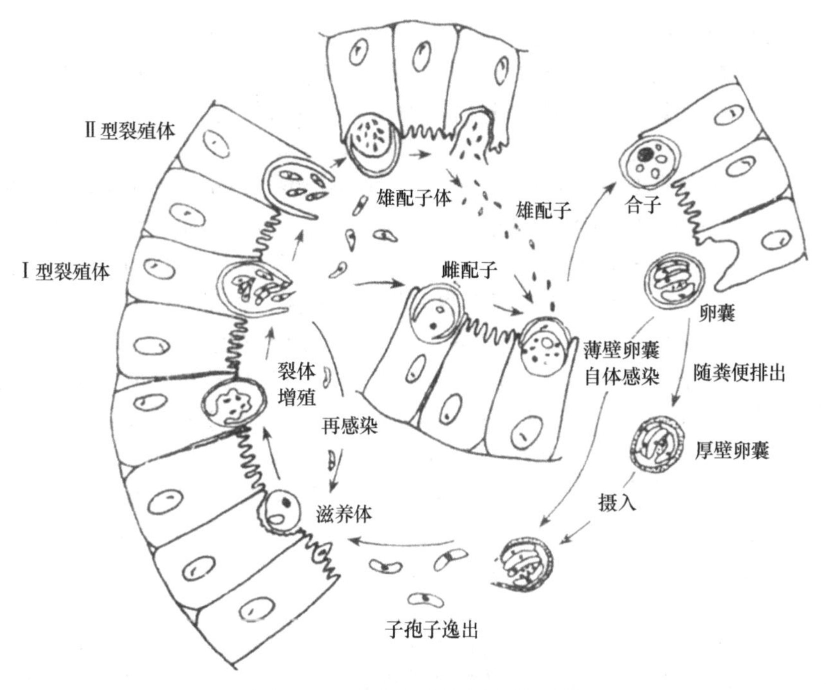

图 10-5 隐孢子虫生活史示意图

【致病】

1. 致病机制 隐孢子虫的致病机制尚不清楚。隐孢子虫寄生于小肠黏膜，破坏微绒毛的正常功能，导致肠道吸收功能障碍，特别是对脂肪和糖类吸收严重障碍，造成患者严重持久的腹泻，大量水及电解质从肠道丢失。此外，由于隐孢子虫感染缩小了肠黏膜表面积，使得多种黏膜酶明显减少，如乳糖酶，也是引起腹泻的原因之一。

2. 病理改变 虫体寄生于肠黏膜，使黏膜表面出现凹陷，或呈火山口状。寄生数量多时，可导致广泛的肠上皮细胞绒毛萎缩、变短、变粗或融合、移位和脱落，上皮细胞老化和脱落速度加快。固有层充血并出现多形核白细胞、淋巴细胞和浆细胞浸润。此外，艾滋病患者常并发肠外组织和器官的感染，如隐孢子虫性胆囊炎、胆管炎时，除呈急性炎症改变外，尚可引起坏疽样坏死。

3. 临床表现 隐孢子虫病的潜伏期为 2～28 天，一般为 7～10 天。临床症状的严重程度与病程长短取决于宿主的免疫功能状况。免疫功能正常者症状一般较轻，潜伏期一般为 3～8 天，表现为自限性腹泻，大便呈水样或糊状，一般无脓血，日排便 2～20 余次。重度感染的幼儿可出现喷射性水样便，量多，常伴有痉挛性腹痛、腹胀、恶心、呕吐、食欲减退或厌食、口渴和发热，病程持续 7～14 天后症状逐渐消失，但患者粪便中仍可带有卵囊。少数患者迁延 1～2 个月或转为慢性反复发作。免疫缺陷宿主的症状明显且病情重，常为持续性霍乱样水泻，每日腹泻数次至数十次，便量多，可达数升至数十升。常伴剧烈腹痛，水、电解质紊乱和酸中毒。病程可迁延数月至 1 年。空肠近端是虫体的主要寄生部位，但严重者可扩散到整个消化道，亦可寄生在呼吸道、肺脏、扁桃体、胰腺、胆囊和胆管等肠外器官，导致这些组织器官的隐孢子虫病，使得病情更为严重复杂。隐孢子虫感染常为艾滋病患者并发腹泻而死亡的原因之一。

【诊断】 根据流行病学暴露史、相关基础疾病（如艾滋病）、临床表现及隐孢子虫病实验检查综合分析，进行诊断。粪便、痰液或呕吐物中检获隐孢子虫卵囊可以确诊。

1. 病原学诊断 粪便（水样或糊状便为好）直接涂片染色，检出卵囊即可确诊。有时呕吐物和痰也可作为受检标本。常用的染色方法有金胺酚染色法、改良抗酸染色法、金胺酚-改良抗酸染色法等（详见附录四）。

2. 免疫学诊断 采用高亲和力的单克隆抗体通过间接免疫荧光法检查患者粪便中的卵囊或利

用 ELISA 检查患者血清中的抗体，具有较高的敏感性和特异性。目前国外已有试剂盒出售。

3. 分子生物学诊断 采用 PCR 或 DNA 探针等各种核酸检测方法，敏感、特异，简便易行，不仅可检测临床样本和环境水样，而且可进行虫种鉴定和基因分型。

【流行】

1. 概况 隐孢子虫病呈世界性分布。迄今已有 90 个国家，至少 300 个地区有报道。各地感染率高低不一，一般发达国家或地区感染率低于发展中国家或地区。免疫功能正常人群，发达国家和发展中国家隐孢子虫感染率分别为 1%和 5%～10%。隐孢子虫在欧洲和北美洲人群感染率为 1%～3%，亚洲为 5%，非洲高达 10%。15 岁以下腹泻儿童，亚洲、非洲和拉丁美洲隐孢子虫感染率为 1%～35%，平均为 18%。免疫功能缺陷的艾滋病患者，隐孢子虫感染率约为 14%，在乌干达、尼日利亚及南非，感染率高达 73.6%～79.0%。隐孢子虫病暴发流行时有发生。其中，最受关注的是 1993 年发生在美国威斯康星州密尔沃基市的水源性隐孢子虫病暴发事件，约有 40 万人感染，4400 人住院治疗，69 人死亡（大多数为 HIV 病毒阳性患者）。

国内于 1987 年首次报道人体隐孢子虫病例，到目前为止，已有 19 个省、自治区和直辖市相继出现隐孢子虫病例。隐孢子虫病主要集中在儿童和腹泻患者中，感染率为 1.3%～3.4%，而河南艾滋病人群隐孢子虫的感染率高达 16.1%，此外，在静脉吸毒者和肿瘤患者等特殊人群也发现隐孢子虫感染。

1998 年 WHO 将隐孢子虫病列为艾滋病的怀疑指标之一，2004 年 WHO 和美国疾病控制中心将其列入新发传染病。在美国，已将隐孢子虫病列入必须申报的传染病名单及生物恐怖制剂名单中。在我国，隐孢子虫被列为水质监测的必检指标（GB5749-2006）和传染病监测技术平台（2009 年至今）的必检虫种。

2. 流行环节

（1）传染源：隐孢子虫患者和带虫者的粪便和呕吐物中均含有卵囊，是重要的传染源。目前，已证实 240 多种动物可作为该虫的保虫宿主，包括常见的家养动物牛、羊、猪及宠物猫、犬等。

（2）传播途径：隐孢子虫病传播主要是通过粪—口途径引起人体的直接感染，包括人源性传播（直接接触隐孢子虫病患者）和动物源性传播（直接接触患病动物），还可通过摄入被卵囊污染的食物（食源性传播）和水（水源性传播）引起宿主的间接感染。此外，隐孢子虫也有通过气溶胶传播的可能。其中，水源性传播是隐孢子虫病传播方式中危害最大的一种。旅游者亦常通过饮用污染的水源而造成暴发流行。此外，同性恋者之间的肛交也可导致本虫传播，痰中有卵囊者可通过飞沫传播。

隐孢子虫卵囊对氯耐受，在经氯化消毒后的水里可存活 2～3 天；臭氧和卤素对卵囊有轻度杀伤力。卵囊对外界抵抗力强，在 20℃，存活 6 个月；25～30℃，存活 3 个月。高温和冻融使其活力迅速丧失；干燥对卵囊是致命的，4 小时即可杀死全部卵囊。

（3）易感人群：人对隐孢子虫普遍易感。婴幼儿、艾滋病患者、接受免疫抑制剂治疗的患者及免疫功能低下者更易感染。在欧美，11%～21%的艾滋病患者腹泻的便中发现该虫卵囊，而在非洲等发展中国家可达 12%～48%。在艾滋病患者中，男同性恋人群隐孢子虫感染率高于吸毒者。

【防治】

1. 控制传染源 加强患者和病畜的粪便管理，防止患者和病畜的粪便污染水源和食物。由于隐孢子虫动物宿主广泛，数量多，对动物性传染源的控制工作带来巨大挑战。

2. 切断传播途径 要注意个人卫生和饮食卫生，饭前便后要洗手，提倡饮开水和不吃未熟食物。同时，患者应适当隔离，以减少在家庭、幼托机构和社会人群中该病的传播。因卵囊的抵抗力强，患者用过的便盆等必须在 3%漂白粉中浸泡 30 分钟后才能予以清洗，或用 10%福尔马林和 5%氨水灭活卵囊。此外，65～70℃加热 30 分钟可灭活卵囊，因此应提倡喝开水。

3. 对易感人群定期进行隐孢子虫检测 包括免疫功能缺陷或低下者、动物密切接触者（兽医和动物饲养员等）及儿童。另外，经抗生素治疗无效的慢性腹泻儿童，应考虑隐孢子虫感染的可能性。

目前，尚无治疗隐孢子虫病的理想药物。一般认为对免疫功能正常患者，应用对症和支持疗法，纠正水、电解质紊乱可取得良好的效果。对免疫功能受损者，恢复其免疫功能、及时停用免疫抑制剂则是主要措施。硝唑尼特（nitazoxanide，NTZ）为美国食品药品管理局推荐可用于治疗婴儿隐孢子虫感染的药物，但不适合免疫功能缺陷者。大蒜素、螺旋霉素、巴龙霉素、阿奇霉素等可改善临床症状或缩短病程。高效价免疫牛初乳、牛乳球蛋白、牛转移因子等免疫制剂可以改善临床症状。

案例 10-3 **隐孢子虫感染**

患儿，男性，1岁，广西人。因“腹泻、发热5天”入院。5天前解水样便，大便无脓血。伴发热、尿少。查体：体温38.6℃，精神欠佳，神志清楚，呼吸平稳，咽部无充血，双侧扁桃体不大，心肺听诊无异常，腹软、肝脾肋下未触及，全腹无压痛、反跳痛，腹部肠鸣音亢进。实验室检查：白细胞 12.5×10^9/L，中性粒细胞0.35，淋巴细胞0.65，红细胞 5.0×10^{12}/L，Hb 134g/L。大便培养无致病菌生长，大便常规白细胞少许，尿常规阴性。入院后经静脉滴注利巴韦林及维生素、电解质补液治疗后，脱水症状缓解。但仍排水样便，大便呈黄黑色，每天4～5次，带少许血丝，白细胞（++）。将粪便涂片后用改良抗酸法染色，发现每油镜视野1～3个，球形，玫瑰红色，平均直径为4.15μm，内含4个子孢子和褐色残余体的隐孢子虫卵囊，确诊为隐孢子虫感染。改服大蒜素胶囊，3天后腹泻停止，脱水纠正。续用2天后停药。但1个月时复检大便卵囊仍为阳性，2个月后复查大便卵囊转为阴性。

问题：

1. 患儿确诊为隐孢子虫病的主要依据是什么？隐孢子虫病的临床症状与哪些其他感染性疾病相似？
2. 隐孢子虫病好发于哪类人群？
3. 你认为该患儿治疗后1个月粪便中卵囊仍然为阳性的原因可能是什么？为什么在未继续服药的情况下2个月复查卵囊会转阴？

解题思路

1. 本例患儿确诊主要依靠粪便涂片查找到隐孢子卵囊。隐孢子虫病应与引起急慢性腹泻的疾病相鉴别，特别是细菌感染性胃肠炎。
2. 隐孢子虫病好发于免疫功能缺陷或低下者、动物密切接触者及儿童。
3. 目前治疗隐孢子虫病尚无特效药，大蒜素仅能起到改善临床症状或缩短病程的作用，因此治疗后1个月粪便中卵囊仍然为阳性。隐孢子虫病为机会致病寄生虫，患者随着治疗后症状缓解，免疫力上升，故2个月后复查卵囊转阴。

（彭小红）

第四节 其他孢子虫

【学习目的】

1. 掌握三种孢子虫的致病特点、病原学检查方法及治疗方法。
2. 熟悉肉孢子虫、贝氏等孢球虫及人芽囊原虫的生活史。

一、肉孢子虫

肉孢子虫（*Sarcocystis spp*）属真球虫美目，肉孢子科（Sarcocystidae）。肉孢子虫由Miescher于1843年首次在小鼠体内发现，目前已发现的种类较多，呈世界性分布。目前已知以人为终宿主的肉孢子虫有两种，分别是猪人肉孢子虫（*S. suihominis*，Taelros et Laarman，1976）和人肉孢子虫（*S. hominis*，Railleita et Lucet，1891），中间宿主分别为猪和牛。这两种肉孢子虫均寄生于人的小肠，统称人肠道肉孢子虫。以人为中间宿主、在人肌肉中寄生的肉孢子虫统称林氏肉孢子虫（*S. lindemanni*），可能含多个种。肉孢子虫感染人体可引起人类肉孢子虫病（sarcocystosis）。

知识拓展 **肉孢子虫的发现过程**

1843 年 Miescher 首次在鼠体内发现肉孢子虫，当时 Miescher 发现的结构被称为米歇尔小管(Miescher's Tubules)。1865 年在猪肌肉内又发现了相似的结构，直到 1899 年才以 *Sarcocystis meischeriana* 命名。最初并不确定该病原体是真菌还是原虫，直到 1967 年通过电镜观察才发现该病原体为与弓形虫和艾美球虫相关的原虫。1970 年，Fayer R. 通过体外培养发现鸟体内的肉孢子虫缓殖子可侵入哺乳动物细胞并发育为有性增殖阶段形成卵囊，才明确了肉孢子虫的生活史。

【形态】

1. 肉孢子囊（sarcocyst） 寄生于中间宿主的肌肉中，呈圆柱形或纺锤形，大小差别很大。长径为 1～5cm，横径为 0.1～1.0cm。肉孢子囊内含有大量缓殖子。缓殖子呈新月形，长 12～16μm，宽 4～9μm。虫囊外有一层光滑的囊壁，囊内有许多隔膜将缓殖子分隔成簇。

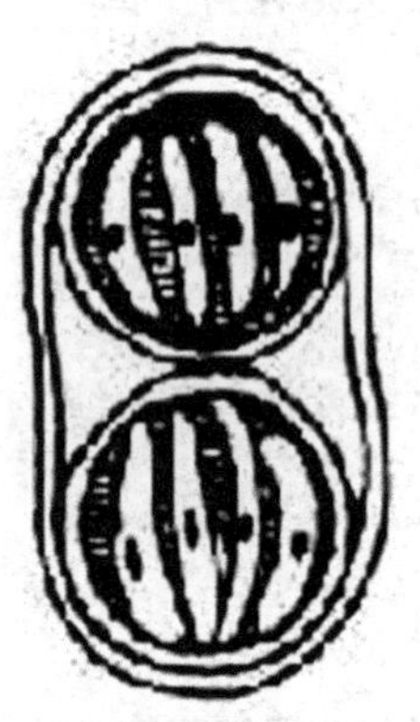

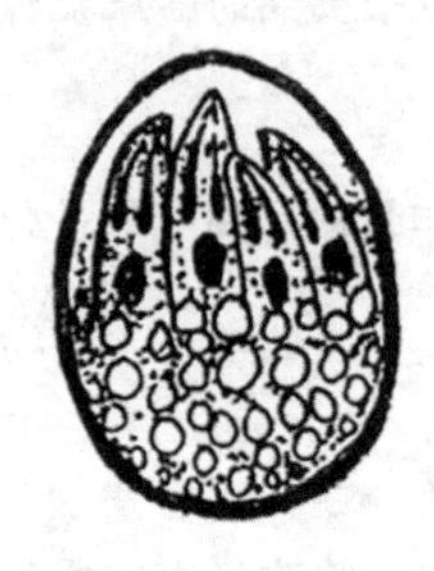

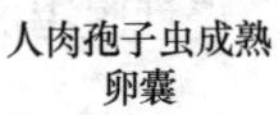

人肉孢子虫成熟卵囊　　猪人肉孢子虫孢子囊

图 10-6 人肠道内肉孢子虫

2. 成熟卵囊 呈长椭圆形，囊壁较薄，内含 2 个孢子囊（图 10-6）。卵囊壁薄而脆弱，常在肠内自行破裂，因此粪便中更易检获孢子囊。卵囊可感染中间宿主，但不会感染终宿主。

3. 孢子囊（sporocyst） 呈椭圆形，囊壁双层，无色透明，每个孢子囊内含 4 个子孢子。猪人肉孢子虫孢子囊大小为（13.6～16.4）μm×（8.3～10.6）μm，人肉孢子虫孢子囊较猪人肉孢子虫孢子囊稍大（图 10-6）。

【生活史】 肉孢子虫完成其生活史需要两个宿主，牛、猪等分别为人肉孢子虫和猪人肉孢子虫的中间宿主，终宿主为人和灵长类动物。终宿主粪便中的孢子囊或卵囊被中间宿主食入后，在小肠内子孢子脱囊而出，穿过肠壁侵入血流，在多数脏器的血管内皮细胞中进行裂体增殖，经过几代裂体增殖后，裂殖子向肌细胞内移行，发育成为肉孢子囊。囊内滋养母细胞经增殖生成缓殖子，缓殖子对终宿主具有感染性。肉孢子囊多见于横纹肌及心肌，偶见于大脑和脊髓中。一旦中间宿主肌肉中的肉孢子囊被终宿主摄入后，囊壁被消化，囊内的缓殖子释出并侵入终宿主小肠固有层。缓殖子直接发育成雌、雄配子，雄配子钻入雌配子后形成合子，最终形成卵囊。卵囊在小肠固有层中发育为成熟卵囊，成熟卵囊或孢子囊随粪便排出体外，一般在感染后 7～14 天即可在粪便中发现卵囊或孢子囊（图 10-7）。蝇可作为孢子囊的携带者。

人可以作为林氏肉孢子虫的中间宿主，并在肌组织内形成肉孢子囊，其终宿主可能是食肉哺乳动物、猛禽和爬行类动物。

【致病】

1. 人肠道肉孢子虫病 人因生食或误食牛、猪等中间宿主肌肉中的肉孢子囊而感染，囊内的缓殖子侵入肠壁细胞而致病。临床症状与包囊感染的数量及不同个体之间的免疫状态有关。一般免疫功能正常的人群无明显症状，但是免疫功能低下或受损者可出现严重症状。患者可出现一些非特异性消化道症状，如食欲不振、腹痛、腹胀、恶心、呕吐、腹泻等。严重感染时可出现贫血、坏死性肠炎等。

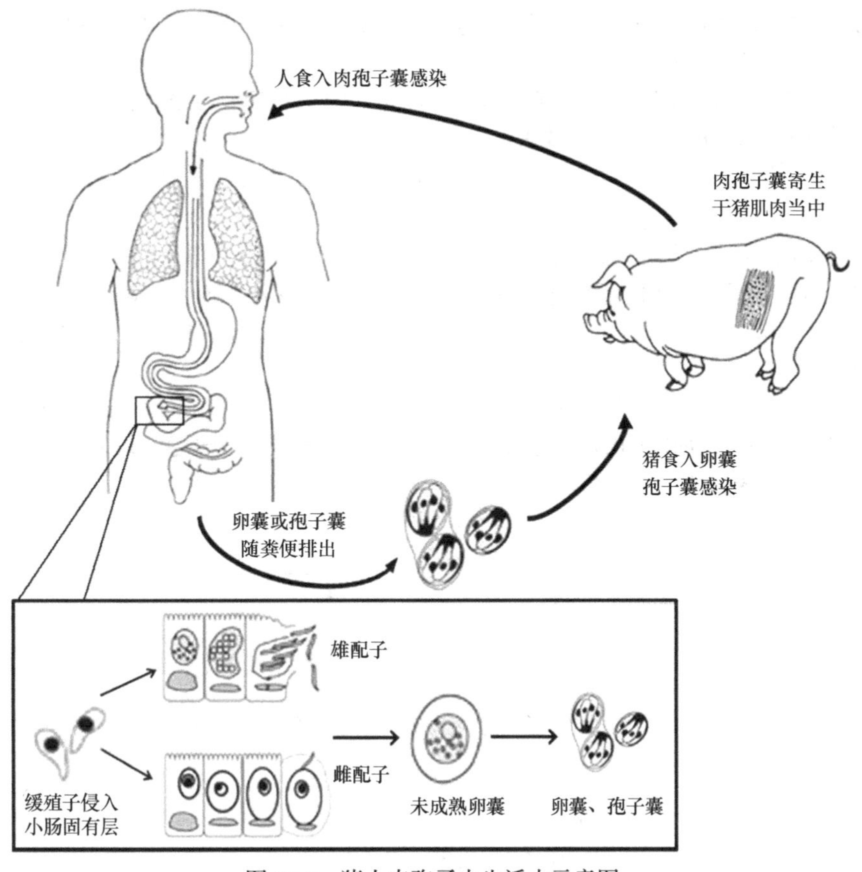

图 10-7 猪人肉孢子虫生活史示意图

2. 人肌肉肉孢子虫病 人摄入食肉动物或杂食动物粪便污染的水和食物会引起人肌肉肉孢子虫病，人肌肉肉孢子虫病病症比人肠道肉孢子虫病严重。患者的临床表现与肉孢子囊的寄生部位有关。常表现为肌肉疼痛，可伴发热、皮疹、皮下肿块等症状。病理改变有肌肉组织变性，局部嗜酸性粒细胞增多，间质纤维化，横纹肌出血等。寄生于喉头肌的人肌肉肉孢子虫可引起患者支气管痉挛和声音嘶哑，寄生于心肌的可引起心肌炎。此外，肉孢子囊可以损伤所侵犯的肌细胞，并造成邻近细胞的压迫性萎缩，患者肌肉因水肿而出现疼痛。若囊壁破裂，释放出的肉孢子毒素（sarcocystin）可作用于神经系统、心、肾上腺、肝和小肠等器官，严重时可致患者死亡。

【诊断】 主要依靠患者临床症状，并结合病史。确诊人肠道肉孢子虫病可采用直接涂片法、蔗糖浮聚法或硫酸锌浮聚法，从粪便中检出卵囊或孢子囊。确诊人肌肉肉孢子虫病需做肌肉组织活检，但由于取材受限，肉孢子囊检出率低，采用 PCR 诊断可提高检出率。

【流行】 肉孢子虫病是一种食源性人畜共患病，自然感染多见于动物，对畜牧业危害较严重。人肠道肉孢子虫病主要发生在欧洲和亚洲，亚洲的东南亚地区尤为普遍。在我国人肠道肉孢子虫病主要分布于云南、广西和西藏，与当地居民生食和半生食猪肉、牛肉的习惯有关。世界各地牛普遍感染肉孢子虫，且有的国家或地区感染率较高。在比利时，牛肉中人肉孢子虫阳性率为 97.4%，我国云南和广西牛肉中人肉孢子虫阳性率分别为 92.3%和 27.8%。猪体内猪人肉孢子虫感染率较低，日本和印度猪体内猪人肉孢子虫感染率分别为 0.08%和 47.11%，我国云南和广西猪体内人肉孢子虫感染率分别为 68%和 33.6%。人肌肉肉孢子虫病病例报道较少，其中多数病例发生在亚洲。我国目前已报道人肌肉肉孢子虫病 6 例，其中甘肃 1 例，山东 2 例，西藏 3 例。

【防治】

1. 预防人肠道肉孢子虫病应加强猪、牛、羊等动物的饲养管理，加强肉类检验检疫，不食未熟肉类，切生、熟肉类的砧板要分开。治疗：患者使用磺胺嘧啶、复方新诺明、吡喹酮或乙酰螺旋霉素等药物，可有一定疗效。

2. 预防人肌肉肉孢子虫病，需加强终宿主的调查，防止其粪便污染食物和水源。目前尚无特效药，有报道称阿苯达唑治疗有一定效果。

二、贝氏等孢球虫

等孢球虫（*Isospora*）属于真球虫目，艾美耳科（Eimeriidae），广泛寄生于哺乳类、鸟类和爬行类动物的肠道内。感染人体的等孢球虫有贝氏等孢球虫（*Isospora belli*，Wenyon，1923）和纳塔尔等孢球虫（*I. Natalensis*，Elson-Dew，1953），前者是感染人的主要病原体，引起等孢球虫病（isosporiasis）。

【形态与生活史】 贝氏等孢球虫的卵囊呈长椭圆形，大小为（20～33）μm×（10～19）μm，未成熟卵囊内含有一个大而圆的细胞，成熟卵囊内含有 2 个椭圆形孢子囊，每个孢子囊含有 4 个半月形的子孢子和一个残留体，无囊塞（图 10-8）。

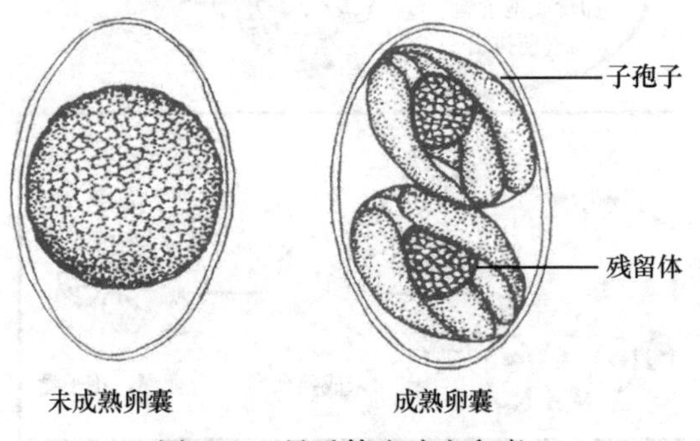

图 10-8 贝氏等孢球虫卵囊

成熟卵囊为感染期。人由于食入被成熟卵囊污染的食物或饮水而感染。卵囊内子孢子在小肠逸出并侵入肠上皮细胞发育为滋养体，经裂体增殖发育为裂殖体。裂殖体成熟后释放的裂殖子可侵入附近的上皮细胞继续进行裂体增殖。有些裂殖体则形成雌、雄配子体，随后发育为雌、雄配子，两者结合形成合子，并发育为卵囊。卵囊落入肠腔随粪便排出体外。完成生活史不需要中间宿主，成熟卵囊的孢子形成可在宿主体内或外界进行（图 10-9）。

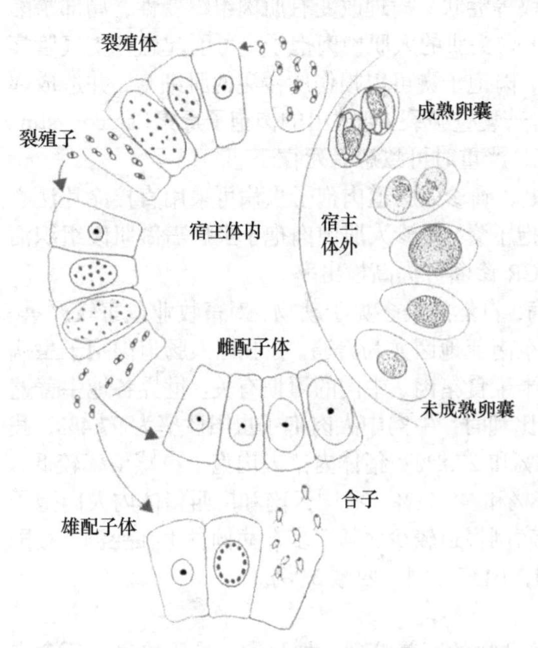

图 10-9 贝氏等孢球虫生活史

【致病与诊断】 宿主感染等孢球虫后，可引起小肠绒毛萎缩和隐窝增生，固有层中有大量的炎性细胞浸润。贝氏等孢球虫感染者有无临床症状及其严重程度与机体免疫状态密切相关。免疫功能正常的感染者多为隐性感染或出现轻微的胃肠道症状，如腹泻、腹痛、厌食等，在几天或几周后可自行缓解。婴儿、艾滋病患者和其他免疫功能低下或缺陷者，由于原虫持续增殖和播散，造成重度感染，通常表现为发热、肌肉痛、腹痛、持续性水样或脂肪性腹泻、体重减轻等，甚至引起死亡。本病常呈慢性感染，患者粪便或活组织检查虫体阳性可达数月至数年之久。复发普遍。

粪便中发现卵囊即可确诊。常用实验室检查方法包括粪便直接涂片或浓缩后涂片检查，因卵囊微小，常规粪检不易发现，故漏诊的机会较大。采用抗酸染色法或改良抗酸染色法可较清晰地检出卵囊。必要时可做十二指肠组织活检或内镜检查，以提高检出率。

【流行与防治】 等孢球虫病呈世界性分布，在中南美洲、非洲和东南亚等热带和亚热带地区的感染率较高。免疫受累及艾滋病患者感染较常见。在美国的艾滋病患者中，其发病率为 15%。我国已有 79 例人体病例报道，主要为贝氏等孢球虫，纳塔尔等孢球虫较少。

人因摄入成熟卵囊污染的水或食物而感染，也可通过粪—口途径直接感染。卵囊对外界的抵抗力很强，在外界阴暗的环境中通常可存活数月。

预防本病应注意饮食卫生，做好环境卫生，防治卵囊污染食物和饮水，阻断粪—口途径。治疗可选用乙胺嘧啶和磺胺嘧啶等药物。

三、人芽囊原虫

人芽囊原虫（*Blastocystis hominis*，Brumpt，1912）属牙囊原虫新亚门（Blastocysta），芽囊原虫纲（Blastocystea），芽囊原虫目（Blastocystida），芽囊原虫科（Blastocystidae）。人芽囊原虫曾长期被认为是肠道共生酵母菌，直到 1967 年 Zierdt 根据超微结构特点将其确定为原虫。目前，除人体外，芽囊原虫也在多种动物体内发现，包括哺乳类、鸟类和爬行类。我国在 1990 年首次在广州发现人体感染芽囊原虫病例。

【形态与生活史】 人芽囊原虫形态多样，可有空泡型、颗粒型、阿米巴型、复分裂型和包囊型等。空泡型虫体呈圆形或卵圆形，直径多为 4～15μm，中央有一透亮的空泡，胞质内含 1～4 个呈月牙形或块状的核；颗粒型由空泡型发育而成，很少出现在粪便中，体外培养血清含量高时可见该型，虫体直径为 6.5～80.0μm，中央空泡或细胞质中充满圆形颗粒状物质；阿米巴型形态多变，有伪足突起，直径为 2.6～7.8μm，内含一个或多个细胞核及其他细胞器，在腹泻患者的水样便中偶见此型；复分裂型含多个核，核与核之间有胞质相连，可见 3～4 个或更多小泡状结构，此型较少见；包囊型直径为 3～10μm，有薄壁包囊和厚壁包囊两种形态，包囊内无中央空泡，内含 1～4 个细胞核、多个小泡及糖原或脂质沉淀。

人芽囊原虫主要寄生于人体和动物的回盲部，以肠腔内容物为营养，其生活史详细过程尚未明了。一般认为生活史为包囊-空泡型-阿米巴型-包囊型，阿米巴型为致病期，包囊是感染期。薄壁包囊在肠腔内可以直接增殖造成自体感染，而厚壁包囊则可随粪便排出，通过粪—口途径造成宿主感染。

【致病】 人芽囊原虫的致病机制尚不明确，普遍认为该虫的致病力较弱。致病机制可能是虫体寄生的屏障作用和肠上皮细胞受损，导致消化吸收障碍及肠功能紊乱，进而造成肠蠕动亢进与抑制失调的恶性循环结果。经内镜和活组织检查发现，人芽囊原虫可引起肠黏膜水肿和炎症，但并不破坏结肠黏膜的完整性。多数患者在有其他肠道内细菌、病毒或寄生虫感染时合并该虫感染，但也有该虫单一感染引发疾病的病例报道。

人芽囊原虫感染后是否发病与侵入体内的虫体数量、机体的免疫状态有关，临床表现轻重不一。免疫功能正常者大多无症状或症状较轻，具有自限性，病程一般为 1～3 天。主要表现为消化道症状，如腹泻、腹部不适、腹痛、呕吐等。重度感染者表现为急性或慢性胃肠炎，腹泻最为常见，一日数次至 20 余次，大多为水样便，也有黏液便或血样便，伴有腹痛、腹胀、里急后重和全身不适等症状。上述症状会反复出现，持续数天至数月或更长。急性感染者较少见，往往呈慢性迁移病程。免疫功能低下人群易感且症状较重，如艾滋病、器官移植、长期应用免疫抑制剂及恶性肿瘤患者感染后可致严重腹泻、血便及休克等严重症状和并发症。人芽囊原虫感染还与过敏性皮肤病，如皮肤瘙痒症、荨麻疹，甚至关节炎等有关。

【诊断】 诊断主要依靠病原学检查，从粪便中检获人芽囊原虫即可确诊。常用方法有生理盐水直接涂片、碘液染色法、三色染色法或培养法，培养法可提高检出率。芽囊原虫因形态多样，应注意与溶组织内阿米巴、哈门内阿米巴、微小内蜒阿米巴的包囊、隐孢子虫卵囊及真菌等相鉴别。

【流行与防治】 人芽囊原虫呈世界性分布，人群普遍易感，主要分布于热带和亚热带地区，在发展中国家多见。我国第一次人体寄生虫调查显示，有 22 个省、直辖市和自治区检出人芽囊原虫，平均感染率为 1.47%。我国多数地区人群感染率在 5%以下，腹泻患者人芽囊原虫的感染率（8.5%～18%）高于正常人群（0.6%～5.8%）。人芽囊原虫是一种机会致病原虫，我国 HIV 高流行区人群的调查结果表明，人芽囊原虫的感染率可高达 21.39%。人芽囊原虫病在 HIV 人群中高感染率应引起预防医学和临床医学的重视。

该虫宿主广泛，可寄生于猴、猩猩、狗、猫、猪和鼠等多种脊椎动物体内。粪便中排出人芽囊原虫的患者、带虫者或保虫宿主均为传染源。粪便管理不当可使人芽囊原虫通过污染水源、食物及用具而传播。蟑螂等昆虫可能是重要的传播媒介。

预防措施包括加强卫生宣传教育，注意个人卫生和饮食卫生，粪便无害化处理，保护水源。对该虫的治疗最常用的是甲硝唑，但易复发。呋喃唑酮，巴龙霉素、复方新诺明等治疗亦有较好疗效。

案例 10-4 **肉孢子虫病**

患者，男性，48 岁，白族，云南人。因头昏、乏力、腹胀、腹痛、腹泻，间有便秘、胸闷、轻微呼吸困难来院就诊。患者自幼喜食“生皮”（生猪肉），未吃过其他生肉。查体：一般情况良好，T 36.7℃，BP 140/95mmHg。心、肺及全身检查未见异常。粪便生理盐水直接涂片检查发现数个大小为（12.3～14.7）μm×（9.8～10.3）μm 的椭圆形囊状物质，每个囊内含有四个香蕉型子孢子，确诊为肉孢子虫病。因患者有磺胺过敏史，先试用甲硝唑治疗（200mg 口服，4 次/天，连服 10 天），治疗结束后 7 天复查，肉孢子虫孢子囊仍为阳性。后给予螺旋霉素治疗（600mg 口服，4 次/天，连服 28 天），治疗后 7 天复查转阴且症状消失。

问题：

1. 患者确诊为肉孢子虫病的主要依据是什么？人体是怎么感染肉孢子虫的？
2. 寄生人体的肉孢子虫有哪些？常见的寄生部位和导致的临床症状有什么不同？
3. 生食猪肉还可能引起哪些寄生虫病？

解 题 思 路

1. 本例患者确诊主要依靠粪便涂片检查到肉孢子虫孢子囊。人因生食或误食牛、猪等中间宿主肌肉中的肉孢子囊而感染。

2. 寄生人体的肉孢子虫分两种，以人为终宿主的寄生于人肠道导致消化道症状的猪人肉孢子虫和人肉孢子虫；以人为中间宿主寄生于人肌肉中导致肌肉相应病变的林氏肉孢子虫。

3. 生食猪肉还可能引起旋毛虫病、猪带绦虫病等。

（彭小红）

第十一章　纤　毛　虫

纤毛虫（ciliates）隶属纤毛虫门（Ciliophora），以纤毛作为运动细胞器。虫体通常具有大核和小核各一个，虫体的近前端有一明显的胞口，下接胞咽，后端有一个较小的胞肛。大多数纤毛虫是营自生生活，少数可寄生于无脊椎动物或脊椎动物的消化道内。人体寄生的仅有结肠小袋纤毛虫。

【学习目的】

1. 掌握结肠小袋纤毛虫病的致病特点、病原学检查方法及治疗方法。
2. 熟悉结肠小袋纤毛虫滋养体和包囊的形态。

【概述】　结肠小袋纤毛虫 [*Balantidium coli*，（Malmsten，1857）Stein，1862]属直口纲（Litostomatea）、胞口目（Vestibulifera）及肠袋科（Balantidiidae），是寄生于人体最大的原虫。1857年 Malmsten 从 2 名痢疾患者粪便中第一次发现了本虫，并定名为结肠草履虫（*Paramecium coli*）。1861 年 Leukart 在猪肠道中发现与结肠草履虫形态相似的一种纤毛虫。1862 年 Stein 对上述两种纤毛虫进行形态学比较后确认为同一种原虫，命名为结肠小袋纤毛虫。1908 年在我国湖北汉口首次发现人体结肠小袋纤毛虫病例。结肠小袋纤毛虫可寄生于人体的结肠，侵犯宿主的肠壁黏膜及在黏膜下组织形成溃疡，引起结肠小袋纤毛虫病（balantidiosis）。猪是重要的保虫宿主和传染源。

【形态与生活史】　结肠小袋纤毛虫发育过程分为滋养体和包囊两个时期（图 11-1）。滋养体呈椭圆形或卵圆形，无色透明或淡灰略带绿色，大小为（30～150）μm×（25～120）μm。虫体外被表膜，有许多斜行的纤毛，滋养体借纤毛的摆动可做螺旋式快速旋转运动。滋养体前端有一凹陷状的胞口，下接胞咽，颗粒状食物借助于胞口处纤毛的摆动进入胞咽，在胞咽底部形成食物泡进入胞内。消化后的食物残渣经后端的胞肛（cytopyge）排出体外。虫体中、后部各有一伸缩泡（contractile vacuole），具有调节渗透压的功能。滋养体被苏木素染色后，在细胞质中可见一个肾形大核和一个圆形小核，小核位于大核的凹陷处。包囊呈圆形或椭圆形，直径为 40～60μm，囊壁两层，厚而透明，新鲜标本呈淡黄或淡绿色，苏木素染色后的包囊可见到明显的腊肠型细胞核。

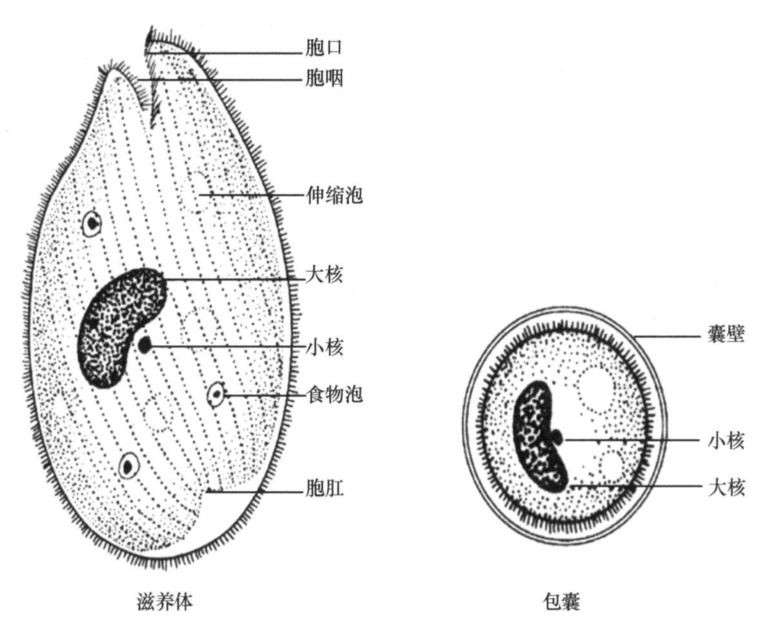

图 11-1　结肠小袋纤毛虫模式图

感染阶段包囊随污染的水和食物经口进入宿主体内，在小肠内经消化液作用，滋养体脱囊而出，并下行至结肠内定居。滋养体在肠内以淀粉颗粒、细菌、肠壁脱落细胞或红细胞为食，主要以横二分裂方式进行生殖，也可行接合生殖（conjugation）。在肠内一部分滋养体可随肠壁蠕动下行至结肠下段，由于肠内理化环境的改变，肠管内水分减少，滋养体开始皱缩变圆，并分泌成囊物质形成包囊，后者随粪便排出体外。在人体内滋养体较少形成包囊，而在猪体内可见大量包囊形成。随粪便排出的滋养体，在外界也可以发育成包囊。

【致病】 目前认为结肠小袋纤毛虫可能是一种机会致病性寄生原虫，其致病力与宿主免疫力和周围环境等因素有密切的关系。在宿主免疫力正常情况下，结肠小袋纤毛虫不侵犯宿主肠壁组织，对宿主无明显的致病性。但是当宿主免疫力下降或受损、营养不良或有肠道致病菌协同作用时，滋养体开始大量增殖，分泌透明质酸酶并借助纤毛的机械运动侵犯肠黏膜及黏膜下组织。结肠小袋纤毛虫所致肠道病理学改变与溶组织内阿米巴相似，在病灶周围常常可以检测到滋养体。病变部位以盲肠和直肠多见，也可侵犯阑尾或整个结肠。滋养体偶可侵入血管和淋巴管，入侵肠外如肝、肺等组织器官。

结肠小袋纤毛虫病在临床上分为无症状型、慢性型、急性型三型。多数感染者为无症状型，是重要的传染源。慢性型患者表现为上腹部不适或有阵发性腹痛、腹胀、回盲部及乙状结肠部有压痛，体重逐渐下降，周期性腹泻或腹泻与便秘交替出现等。粪便检查呈粥样或水样，常带黏液，无脓血。急性型又称痢疾型，患者临床表现为突然发病，有腹痛、腹泻和黏液血便，常伴有里急后重。部分患者表现有脱水、营养不良及显著消瘦的现象，病情严重时可致人死亡。

【诊断】 粪便直接涂片法查到滋养体或包囊可确诊。因结肠小袋纤毛虫在人体内较少形成包囊，故应以查到滋养体为主，尤其是急性期。由于虫体较大、运动活跃，镜检一般不易漏检。新鲜粪便反复多次送检可提高检出率。必要时可采用乙状结肠镜取病变组织活检或用阿米巴培养基进行培养。

【流行和防治】 结肠小袋纤毛虫呈世界性分布，热带、亚热带较多，如菲律宾、新几内亚、中美洲等地区最为常见，其他地区有散发病例报道。目前已知有 30 多种动物能感染本虫，其中以猪的感染率较高。人体感染病例较少，呈散在分布。我国已报道的结肠小袋纤毛虫病例有 500 余例，云南、广西、广东、福建、四川、湖北、河南、河北、山东、山西、陕西、吉林、辽宁、台湾等 22 省、自治区均有病例报道，大多数患者感染前有与猪密切接触史。

本病的传播途径除了与猪密切接触有关外，家蝇、蟑螂等昆虫也可携带本虫传播，或可能存在人—人接触传播途径。人主要是由于误食被包囊污染的食物、水果或饮水而被感染。包囊的抵抗力较强，在潮湿或干燥环境中能存活 2 个月，在干燥而阴暗的环境里能活 1～2 周，包囊在阳光照射下经 3 小时后才死亡。包囊对于化学药物的抵抗力较强，在石炭酸中包囊能存活 3 小时，在 10%福尔马林中能存活 4 小时。滋养体对外界环境具有一定的抵抗力，但其不具感染性。

本病的防治原则与溶组织内阿米巴相同。重在预防，加强人、畜粪便管理，保护水源，进行卫生宣传教育，注意个人和饮食卫生。治疗本病可选用甲硝唑、四环素、盐酸小檗碱、双碘喹啉和多西环素等，其中最常用的是甲硝唑。

（彭小红）

第三篇 医学蠕虫学

第十二章 吸 虫

电子资源

第一节 概 论

【学习目的】

1. 掌握吸虫生活史。
2. 熟悉吸虫的形态特征。
3. 了解我国常见的人体吸虫的种类及寄生部位，吸虫生物学分类地位。
4. 了解吸虫的生理特征。

吸虫（trematode）隶属于扁形动物门（Platyhelminthes）的吸虫纲（Trematoda）。本纲动物消化系统不完善，无循环系统，无体腔，体壁与器官之间充满疏松的实质组织（parenchyma）。该纲下有 3 个目，即单殖目（Monogenea）、盾腹目（Aspidogastrea）和复殖目（Digenea）。单殖目与盾腹目吸虫多为低等动物寄生虫。寄生于人体的吸虫属于复殖目，故称为复殖吸虫（digenetic trematode）。复殖吸虫种类繁多，形态各异，生活史复杂，生殖方式为有性世代和无性世代交替出现。无性世代在软体动物中寄生，有性世代大多在人及其他脊椎动物体内寄生。

【形态】

1. 成虫 大多数复殖吸虫的成虫背腹扁平，呈叶状或舌状，少数呈扁锥形或近圆柱形，虫种大小为 0.5mm（*Heterophyes heterophyes*）至 80mm（*Fasciola gigantica*）。虫体表面被光滑或具有小棘的角质层覆盖。吸盘为附着器官，通常有 2 个，其中一个位于虫体前部，包围着口孔，称口吸盘；另一个位于腹面，称腹吸盘。个别虫种具生殖吸盘。生殖孔通常位于腹吸盘的前缘或后缘处。排泄孔位于虫体的后部（图 12-1）。

（1）体壁：覆盖于虫体的体表，由最外层的皮层（tegument）与皮下层的合胞体（syncytium）构成。皮层和合胞体之间有胞质小管相通。皮层整层为胞质性，无核，无细胞界线，由外质膜（external plasma membrane）、基质（matrix）和基质膜（basal plasma membrane）组成。感觉器位于基质中，有纤毛伸出体表之外，另一端有神经突（nerve process）与神经系统相连。基质膜之下为基层（basement layer），基层之下为外环肌和内纵肌。此外，在吸虫吸附器官（吸盘）、交配器官及咽上均分布有肌纤维。皮层细胞（tegumentary cell）位于肌层下，较大，内有胞核、内质网、核糖体（ribosome）、吞噬体（phagosome）、线粒体和高尔基体。有许多胞质通道与基质相通，也有的通到虫体内的实质细胞（parenchymal cell），胞质内及胞质通道中均有许多分泌小体。吸虫的体壁具有保护、吸收营养和感觉等功能（图 12-2）。

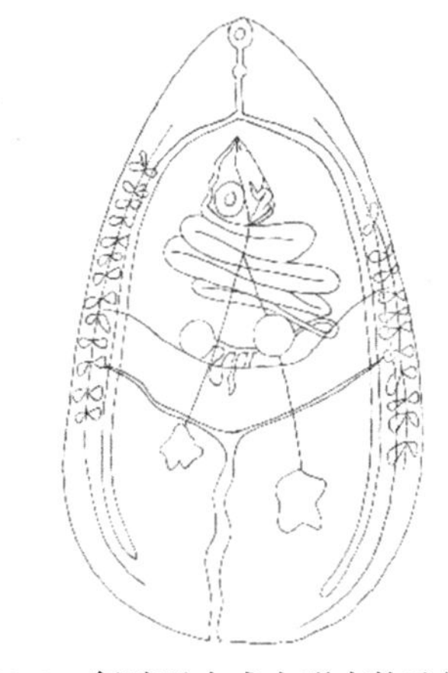
图 12-1 复殖吸虫成虫形态构造模式图

（2）消化系统：主要由口（mouth）、前咽（prepharynx）、

咽（pharynx）、食管（esophagus）及肠管（alimentary tract）等组成，无肛门，故为不完善的消化系统。口由口吸盘围绕，位于虫体的正前端或偏腹面。前咽短小或缺失。咽为肌质构造，呈球状。咽之后为细长的食管与肠管连接。肠管分左右两支向虫体后部延伸，绝大多数种类吸虫的两条肠管各自在虫体后部形成封闭的盲端，不再合拢，少数种类吸虫（如裂体科）的两条肠管在体后部汇合成一条肠管再形成封闭的盲端。吸虫无肛门，未被消化吸收的食物残渣经口排出体外。

（3）排泄系统：左右对称，由焰细胞（flame cell）、毛细管、集合管、排泄囊、排泄管和排泄孔组成。焰细胞为凹形细胞，具有一个大的细胞核，电子显微镜下可见明显核仁，在凹入处有一束纤毛（图 12-3）。焰细胞因其纤毛颤动时似火焰跳跃而得名。排泄液随着纤毛的颤动而进入胞腔，然后经毛细血管、集合管集中到排泄囊，最后从排泄孔排出体外。复殖目吸虫的排泄孔只有一个，位于虫体的后端。不同种类的吸虫排泄囊的形状不一，有圆形、管状、Y 形或 V 形。排泄囊的形状和焰细胞的数目、位置在生物学分类中具有重要意义。

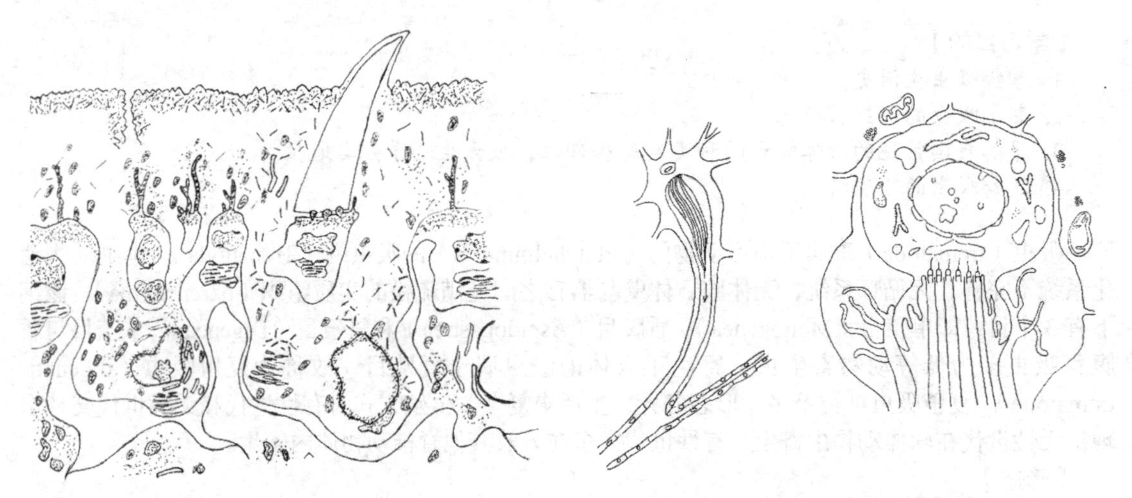

图 12-2　复殖吸虫成虫体壁结构模式图　　　　图 12-3　复殖吸虫排泄系统模式图

（4）神经系统及肌肉：复殖吸虫的神经系统不发达，呈梯形。在咽的两侧各有 1 个神经节——脑神经节，相当于神经中枢，2 个脑神经节之间通过背索相连接。2 个脑神经节各发出前后 3 条纵神经干，分布于背面、腹面及侧面。向后伸展的纵神经干在几个不同的水平上皆有横索相连。感觉末梢由前后纵神经干发出到达口吸盘、咽、腹吸盘等器官及体壁外层中的许多感觉器（图 12-4）。神经系统有乙酰胆碱酯酶与丁酰胆碱酯酶的活动，神经节中存在神经分泌细胞，说明神经系统的功能相当活跃。

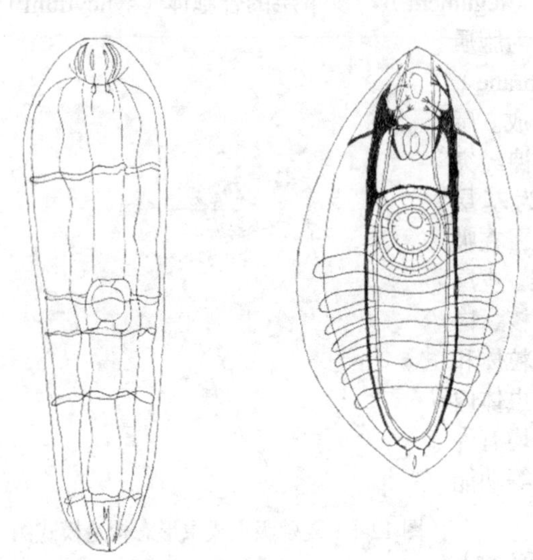

图 12-4　复殖吸虫神经系统模式图

（5）生殖系统：比较发达，除裂体科吸虫外均是雌雄同体（hermaphrodite），即同一虫体内具雌、雄生殖系统各一套。

1）雌性生殖系统：由卵巢（ovary）、输卵管（oviduct）、卵模（ootype）、梅氏腺（Mehlis's gland）、受精囊（seminal receptacle）、劳氏管（Laurer's canal）、卵黄腺（vitelline gland）、卵黄管（vitelline duct）、总卵黄管（common vitelline duet）、卵黄囊（vitelline reservior）、子宫（uterus）、子宫末段（metraterm）等组成（图 12-5）。劳氏管位于受精囊旁边，与输卵管相通，为短管结构，一端与受精囊或输卵管相接，另一端向背面开口或成为盲端。卵黄腺分泌物在吸虫卵发育为毛蚴过程中提供营养物质。卵巢多为 1 个，致密呈分叶状、球状或管状，位于睾丸之前。卵黄腺的位置依虫种而异，多位于虫体两侧，或虫体后部。卵模由卵巢发出的输卵管、受精囊管及总卵黄管汇合后膨大形成，周围被梅氏腺包围，卵细胞在卵模中受精。梅氏腺是总卵黄管与输卵管汇合后在子宫起点周围的一圈单细胞腺体，位于卵模周围。在梅氏腺分泌物与卵模的作用下，形成一定形状的受精卵。子宫的管腔近卵模端最大，近生殖孔处形成阴道，多数虫种阴道与阴茎共同开口于生殖腔，经生殖孔与体外相通。吸虫子宫的长短和盘曲的形状有重要的生物学分类意义。

2）雄性生殖系统：由睾丸（testis）、输出管（vas efferens）、输精管（vas deferens）、储精囊（seminal vesicle）、前列腺（prostatic gland）、射精管（ejaculatory duct）或阴茎（cirrus）、阴茎袋（cirrus pouch）、生殖孔（genital pore）等组成（图 12-6）。睾丸数目、形状、大小和位置随种类而有所不同，多数虫种睾丸有 2 个，常位于腹吸盘后方。输精管成对。储精囊位于输精管末端与前列腺开口处后方。在阴茎囊内的部分称为内储精囊，在阴茎囊之外的部分称为外储精囊。阴茎可以内收或通过生殖孔向外伸出。生殖孔为阴茎末端的开口，位于体前部或体后部的腹面。在某些虫种，有些结构如前列腺、阴茎袋、阴茎等可能会缺如。

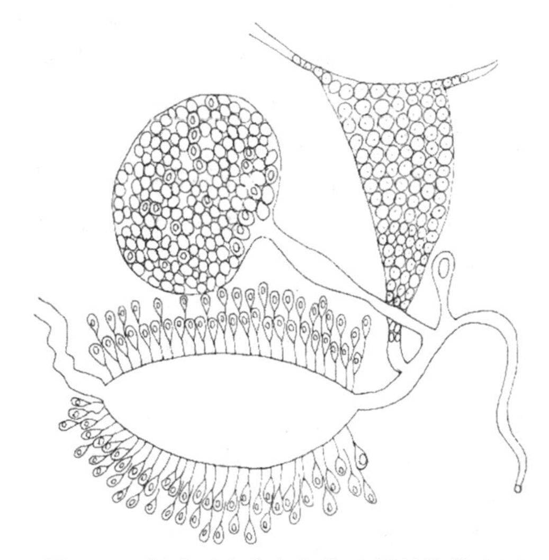

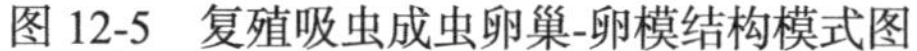

图 12-5 复殖吸虫成虫卵巢-卵模结构模式图

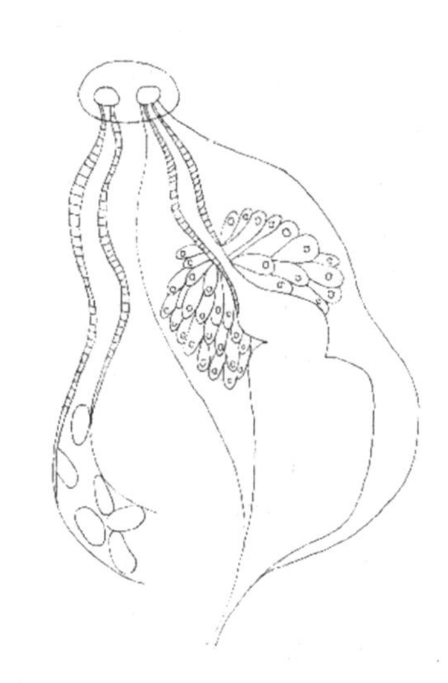

图 12-6 复殖吸虫成虫雄性生殖系统末段结构模式图

复殖吸虫的生殖系统发达，可进行异体受精或自体受精，产卵量大。

2. 虫卵

（1）形态：复殖目吸虫卵多为卵圆形，有的呈近圆形或纺锤形，对称或不对称，大小不一。虫卵多呈黄褐色、淡黄色或金黄色。成虫寄生部位与虫卵的颜色有一定的关系。在肝、胆、胰和肺等部位寄生的吸虫所产的卵颜色较深，如肝片形吸虫卵和华支睾吸虫卵产在肝内胆管中，随胆汁从胆管经肠管排出体外，故颜色较深，呈棕黄色或黄褐色。而布氏姜片吸虫和棘口吸虫的成虫吸附在小肠黏膜上产卵，因肠腔胆汁稀，故着色较浅，呈淡黄色。

（2）卵壳及其附属物：虫卵的大小、形状、颜色、卵壳厚度、附属物和内含物是鉴别吸虫卵的主要特征。虫卵卵壳厚度、纹线、凹陷、刻痕等和卵壳外的附属物也是区别虫卵与粪便中非虫卵物质的标志之一，如小型吸虫卵多数卵壳厚，大型吸虫卵卵壳相对较薄。光镜下卵壳表面不光滑。电镜下，华支睾吸虫卵卵壳表面有丝瓜筋样的纹理包绕。吸虫卵卵壳的附属物有卵盖（operculum）和小棘（spinule）。

（3）卵盖是部分蠕虫卵卵壳上的一种特化结构，是多数吸虫卵的特征之一（裂体科吸虫除外），可见于虫卵的窄端。由卵孵化出的幼虫，即从卵盖处逸出。卵盖与卵壳连接处增厚常形成凸起，即肩峰（acromion）。

（4）小棘亦称小刺（spinelet or military spine）、侧棘（lateral spine），是位于吸虫卵卵盖一侧或

对侧的一个小突起。如华支睾吸虫卵、日本血吸虫卵等卵壳外侧可见小棘或侧棘。

（5）内含物：虫卵内含一个卵细胞与多个卵黄细胞或毛蚴。虫卵内含一个卵细胞和多个卵黄细胞，见于大、中型有盖吸虫卵，如肝片吸虫卵、布氏姜片吸虫卵、棘口科吸虫卵和并殖吸虫卵等。卵内为一毛蚴，见于血吸虫卵和小型吸虫卵，如华支睾吸虫卵等。

【生活史】 复殖吸虫的生活史复杂，不但具有世代交替，还有宿主的转换。宿主的转换：有性世代寄生宿主（终宿主）的转换和无性世代寄生宿主（中间宿主）的转换；有些吸虫在无性世代还需进行宿主转换即第一中间宿主转换到第二中间宿主体内；少数吸虫从中间宿主转换到转续宿主，再进入终宿主体内。复殖吸虫的第一中间宿主为淡水螺类或其他软体动物，第二中间宿主依虫种不同可为鱼类、甲壳类或节肢动物等。终宿主大多为脊椎动物和人。

复殖吸虫生活史过程较为复杂，各种吸虫也有差别，但基本生活史类型相同，生活史发育阶段主要包括卵（ovum）、毛蚴（miracidium）、胞蚴（sporocyst）、雷蚴（redia）、尾蚴（cercaria）、囊蚴（encysted metacercaria）、童虫（juvenile）与成虫（adult）。复殖吸虫的生活史离不开水，虫卵必须入水或在水中被第一中间宿主淡水螺类或其他软体动物吞食后才能孵化出毛蚴，毛蚴在中间宿主体内发育为胞蚴，胞蚴体内的胚细胞经反复分裂后发育成许多雷蚴，从母体逸出。胞蚴和雷蚴都可以不止产生一代，有的虫种可继续产生三、四代雷蚴。雷蚴内的胚细胞经无性生殖产出许多尾蚴，尾蚴成熟后，可从母体逸出。通常一个受精卵或一个毛蚴进入中间宿主体内，经过无性生殖并发育可形成大量尾蚴。尾蚴借助尾部的摆动在水中游动，在第二中间宿主体内或水生植物表面分泌囊壁，形成囊蚴。囊蚴被脊椎动物或人（终宿主）吞食后，在小肠内童虫脱囊而出，迁移到最终的寄生部位发育为成虫。裂体科吸虫（如血吸虫）的生活史无雷蚴和囊蚴期，但有两代胞蚴，由子胞蚴内的胚细胞无性生殖并发育为许多尾蚴，尾蚴直接侵入终宿主体内，经童虫阶段发育为成虫。

【生理】 复殖目吸虫生活史过程中既有自生生活阶段，又有寄生生活阶段。从生物进化的角度看，吸虫既有自生生活的某些生理特征，又有适应寄生生活的特征。这种较广泛的适应性和应变能力是吸虫的主要生理特征之一。

吸虫成虫具有消化系统，可以主动吞食食物。吸虫的食性与寄生部位有关，寄生于管道的吸虫主要以宿主的上皮细胞及黏液为食，寄生于血管内的吸虫可以吞噬宿主的红细胞。此外，吸虫也可以通过体表直接吸收寄生部位的小分子营养物质（葡萄糖、氨基酸、维生素等）。

吸虫获得能量的方式主要为有氧代谢和无氧代谢，吸虫从自生生活的外界环境进入较高温度的终宿主体内，在短期内也可能直接从宿主获得能量。葡萄糖和糖原等碳水化合物是吸虫重要的能量来源。吸虫成虫主要依靠糖的无氧酵解方式获得能量。无氧酵解的途径可分为两种，一种是具有与哺乳动物相同的糖酵解过程，其代谢终产物主要是乳酸；另一种是按正常糖酵解过程进行到磷酸烯醇式丙酮酸，借磷酸烯醇式丙酮酸羧激酶的作用，结合二氧化碳产生草酰乙酸，然后草酰乙酸到琥珀酸的部分通过三羧酸循环逆过程完成，并排出还原性有机产物，如琥珀酸等。

不同的吸虫或同一种吸虫的不同发育阶段，其所处的环境差别很大，长期适应的结果使得吸虫获得了良好的调节氧消耗的能力，并能在氧供应量不足时更经济地利用氧或进行代偿的生理功能。吸虫都能适应在某一范围波动的氧压环境，在氧压变化的过程或从一种氧压进入另一种氧压环境时，吸虫的呼吸代谢能发生相应的变化，以适应新的氧压条件，或者使用一种既能维持氧化还原作用平衡，又能克服大幅度氧压变化而产生 ATP 的呼吸机制。

吸虫体内的蛋白质主要为结构蛋白（包括胶原蛋白、硬蛋白、血红蛋白、收缩蛋白及弹蛋白等）、游离蛋白质和酶三大类。吸虫合成蛋白质的氨基酸从其所处组织周围通过其消化道或体表吸收。蛋白质与酶还参与吸虫各种酶促反应及维持虫体正常运转，构成吸虫的保护性因子、毒素、激素及氨基酸储备，参与渗透压调节及氧与二氧化碳运送等生理功能。

吸虫组织中的脂类具有多种功能，既是细胞膜的主要结构组分，又是重要的能量储备形式，部分脂类组分也是细胞色素链和膜运转机制中的一个组分，类固醇在代谢调节中起着决定性作用。虫体所需的脂肪酸全部靠从宿主获得，吸虫本身只有加长某些脂肪链功能，脂肪酸主要积存于虫体的组织和排泄系统中。

【分类】 我国常见的人体吸虫分类及寄生部位见表 12-1。

表 12-1　我国常见的人体吸虫分类及寄生部位

科	属	种	感染期	感染途径	寄生部位
后睾科 Opisthorchiidae	支睾属 *Clonorchis*	华支睾吸虫 *C. sinensis*	囊蚴	经口	肝胆管
异形科 Opisthorchiidae	异形属 *Heterophyes*	异形异形吸虫 *H. heterophyes*	囊蚴	经口	肠管
片形科 Fasciolidae	姜片属 *Fasciolopsis*	布氏姜片吸虫 *F.buski*	囊蚴	经口	小肠
	片形属 *Fasciola*	肝片形吸虫 *F.hepatica*	囊蚴	经口	肝胆管
并殖科 Paragonimidae	并殖属 *Paragonimus*	卫氏并殖吸虫 *P.westermani*	囊蚴	经口	肺
	狸殖属 *Pagumogonimus*	斯氏狸殖吸虫 *P.skrjabini*	囊蚴	经口	皮下或其他组织器官
裂体科 Schistosomatidae	裂体属 *Schistosoma*	日本裂体吸虫 *S.japonicum*	尾蚴	经皮肤	门脉系统
棘口科 Echinostomatidae	棘隙属 *Echinochasmus*	日本棘隙吸虫 *E.japonicus*	囊蚴	经口	小肠

【阅读参考】

高兴政. 2011. 医学寄生虫学. 2 版. 北京：北京大学医学出版社.
刘佩梅，李泽民. 2013. 医学寄生虫学. 北京：北京大学医学出版社.
唐崇惕，唐仲璋. 2015. 中国吸虫学. 2 版. 北京：科学出版社.
诸欣平，苏川. 2018. 人体寄生虫学. 9 版. 北京：人民卫生出版社.

（周书林）

第二节　华支睾吸虫

【学习目的】

1. 掌握华支睾吸虫的生活史、致病特点、病原学检测方法及治疗方法。
2. 熟悉华支睾吸虫虫卵和成虫特点。
3. 了解华支睾吸虫的发展史。

华支睾吸虫亦称中华分支睾吸虫（*Clonorchis sinensis*），因成虫寄生于人和多种哺乳动物的肝胆管内，故俗称肝吸虫（liver fluke）。该虫引起的华支睾吸虫病（clonorchiasis），又称肝吸虫病，是一种危害严重的人畜共患寄生虫病。1874 年该虫首次被 Mc Connell 医生发现于印度加尔各答市一华侨胆管内，故得名。1910 年和 1918 年先后发现了华支睾吸虫的第二和第一中间宿主，从而确定了其生活史。我国首例患者于 1908 年被发现。考古研究者在我国湖北省江陵县西汉古尸及战国楚墓古尸中发现该虫虫卵，证明华支睾吸虫病在我国的流行有 2300 年以上的历史。

知识拓展　　**华支睾吸虫发现史**

1874 年 9 月 8 日午夜，印度加尔各答医学院附属医院接收了一位处于重度昏迷的患者（20 岁华裔木匠）。2.5 小时后，患者死亡。9 日早上，Mc Connell 医生对其进行了尸检，发现其肝大，但肝实质无异常，胆管明显扩张且充满黏稠的黄色胆汁。解剖肝脏后流出黑色的小蠕虫，进一步检查发现这些虫体是从胆管流出，且阻塞了胆管。此外，在胆道发现了大量虫卵。Mc Connell 医生对尸检中所见做了详细的记录和描述，于 1875 年 8 月 21 日发表在《柳叶刀》（*the Lancet*）上。

Mc Connell 医生回忆，在发现此病例的前 3 年间门诊就诊患者中有过类似症状的患者，以华人为主，怀疑也是华支睾吸虫感染者。此后，其他地区如中国、日本、朝鲜等陆续出现该病的报道。1975 年，在中国湖北江陵西汉古墓（公元前 167 年）一男性古尸体内，发现大量华支睾吸虫虫卵；1982 年，在中国湖北江陵战国楚墓（约公元前 278 年）一女性古尸体内，发现有大量华支睾吸虫虫卵；1994 年在中国湖北荆门郭家岗一号墓（放射性同位素断代显示为 2300 余年前）一女性古尸体内，也发现了大量华支睾吸虫虫卵。

直到 1910 年，日本学者 Kobayashi 在麦穗鱼体内发现一种囊蚴，而当地是华支睾吸虫病流行区。因此，于 1910 年 5～7 月，他用含有这些囊蚴的麦穗鱼喂猫，之后在猫的粪便中查获虫卵，并对感染猫进行解剖检获了华支睾吸虫成虫，从而证实鱼类是华支睾吸虫的第二中间宿主。

1918 年，日本寄生虫学家 Muto 在调查中发现，当地有一种螺类能逸出 3 种尾蚴。他将这种螺与无囊蚴感染的鱼放在一起进行自然感染，此后再将这些鱼喂饲动物，从动物粪便中查获华支睾吸虫虫卵，解剖动物获得虫体。Muto 将这种螺命名为纹沼螺。自此，华支睾吸虫的生活史大致清楚。

【形态】

1. 成虫 体型狭长，背腹扁平，前端稍窄，后端钝圆，半透明，柔软，体表光滑无棘，似葵花籽仁，活时略呈淡红色，死后或固定后呈灰白色。大小为（10～25）mm×（3～5）mm，平均 17.5mm×4.2mm。口吸盘位于虫体前端，腹吸盘位于虫体前 1/5 处，口吸盘略大于腹吸盘。消化道简单，由口、咽、食管、肠支构成。口位于口吸盘中央，咽呈球形，食管短，后接肠支。肠支分为 2 支，沿虫体两侧向后延伸至后端，肠支的末端不汇合为盲端，无肛门。排泄囊为一略带弯曲的长袋，前端达受精囊处，并向两侧发出 2 支集合管，排泄孔开口于虫体末端。华支睾吸虫生殖系统为雌雄同体。雄性生殖器官有睾丸 1 对，前后排列于虫体后部 1/3，分支状，缺阴茎袋、阴茎和前列腺。两个睾丸各发出的一条输出管，向前约在虫体中部汇合为输精管，向前渐膨大成储精囊，再接射精管，开口于生殖腔。雌性生殖器官有 1 个分叶不明显的细小卵巢，卵巢边缘分叶，位于睾丸之前。大而明显的受精囊在睾丸与卵巢之间，呈椭圆形，与输卵管相通，旁有劳氏管，劳氏管细长、弯曲，开口于虫体背面。虫体两侧分布有滤泡状卵黄腺，呈颗粒状，从腹吸盘向下沿至受精囊水平。输卵管的远端为卵膜，周围有梅氏腺。子宫位于卵巢和腹吸盘之间，呈管状，从卵膜开始盘绕向上，与射精管共同开口于腹吸盘前缘的生殖腔。排泄孔开口于虫体末端。

2. 虫卵 形似芝麻粒，大小为（27～35）μm×（11～19）μm，平均为 29.3μm×17.4μm，是常见的人体蠕虫卵中最小的。虫卵呈黄褐色，前端较窄，后端钝圆，窄端有小盖，稍隆起，卵盖周围的卵壳增厚形成明显的肩峰，与卵盖相对端的卵壳上有一似结节状的小突起称为小疣，虫卵从粪便中排出时卵内已经含有毛蚴。华支睾吸虫的成虫和虫卵模式如图 12-7。

【生活史】

华支睾吸虫生活史包括成虫、虫卵、毛蚴、胞蚴、雷蚴、尾蚴、囊蚴及后尾蚴等发育阶段，终宿主为人及肉食哺乳动物（猫、犬等），第一中间宿主为淡水螺类，如豆螺、沼螺、涵螺等，第二中间宿主为淡水鱼、虾，为典型的吸虫生活史（图 12-8，图 12-9）。

成虫寄生于人和肉食类哺乳动物的胆道系统，主要是肝胆管内。反复感染可以导致重度感染，成虫数量多会造成胆管阻塞，甚至在胆总管和胆囊寄生，偶见胰腺内寄生。肝吸虫每日产卵量 1600～4000 个，平均 2400 个左右。成虫产出虫卵，随胆汁进入消化道，混于粪便并随之排出体外，虫卵若有机会入水，可被水中的第一中间宿主淡水螺吞食，在其消化道内会经数代的无性增殖，在螺的消化道内毛蚴孵出，毛蚴穿过肠壁在螺体内发育成为胞蚴，经胚细胞分裂，再形成许多雷蚴和尾蚴，最终大量成熟的尾蚴从螺体逸出。尾蚴在水中若遇到适宜的第二中间宿主，则侵入其肌肉等组织，经 20～35 天，发育成为囊蚴（cyst）。囊蚴呈椭球形，平均大小为 0.138mm×0.15mm，囊壁分两层，囊内幼虫运动活跃，可见口、腹吸盘，排泄囊内含有黑色颗粒。在鱼体内囊蚴可存活 3 个月到 1 年。活囊蚴被终宿主或保虫宿主吞食后，在消化道内胃蛋白酶和胰蛋白酶等消化液的作用下，囊壁被软化，囊内幼虫活动加剧，随后破囊而出。一般认为，脱囊后的后尾蚴逆胆汁流动的方向移行，在几小时内部分幼虫经胆总管至肝内胆管内寄生，也有实验表明，后尾蚴可经血管或穿过肠壁经腹腔进入肝胆管内。从囊蚴进入终宿主或保虫宿主体内到发育至成虫并在粪便中检获虫卵所需要的时间随宿主种类而异，在人体内需 1 个月左右，犬、猫等保虫宿主体内约需 20～30 天。成虫寿命一般为 20～30 年（图 12-9）。

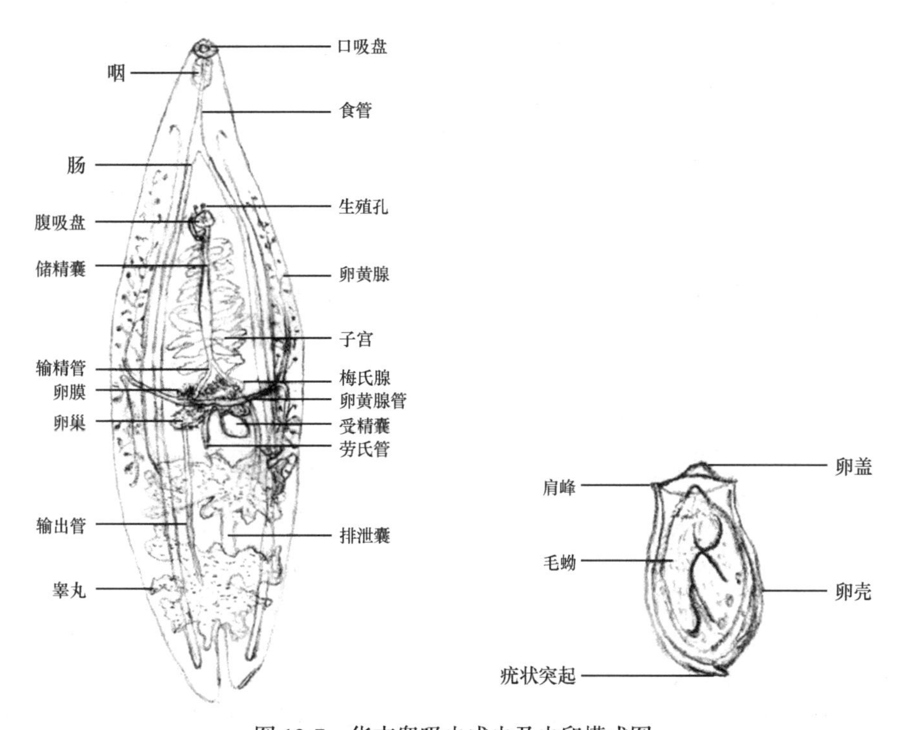

图 12-7　华支睾吸虫成虫及虫卵模式图

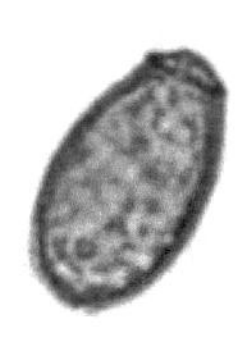
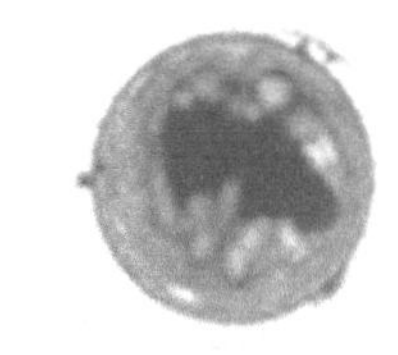
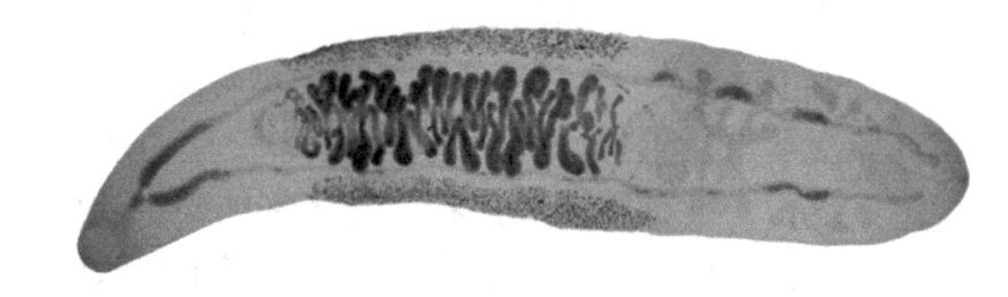

图 12-8　华支睾吸虫生活史重要阶段（虫卵、囊蚴、成虫）镜下形态

【致病】

1. 致病机制及病理变化　华支睾吸虫病的危害主要是使患者的肝脏受损。病变主要发生于肝脏的次级胆管，大胆管只是轻度扩张，小胆管弥漫性扩张。肉眼观察发现肝脏体积增大，肝脏表面有明显的黄豆粒大小的囊泡状改变，肝色较黄，质地变硬。成虫在肝胆管内破坏胆管上皮及黏膜下血管，并以血细胞为主要营养来源。虫体的机械性阻塞及分泌物和代谢产物的刺激作用使胆管黏膜增生、化生，内皮细胞发育异常或腺瘤样增生，胆管壁及胆管周围组织炎性细胞浸润（包括嗜酸性粒细胞、淋巴细胞的募集及炎症因子的释放）或纤维化，出现局限性扩张，管壁增厚，加上成虫及虫卵堵塞胆道，导致胆汁淤积，胆色素沉着，发生阻塞性黄疸，胆小管发生囊状或圆柱状扩张。若病变转为慢性，胆管内壁上皮细胞脱落和增生，管壁因结缔组织增生而变厚，邻近肝细胞出现坏死、萎缩、脂肪性变，甚至纤维化。华支睾吸虫的持续感染还能使脉管区肝细胞的细胞核稠聚，进而凋亡，在肝硬化的发生过程中起着重要作用。如合并细菌感染，可引起相应的临床症状如胆管炎、胆囊炎，甚至继发肝脓肿。华支睾吸虫感染可导致营养不良和代谢紊乱，严重者可致脑垂体功能受损，

若此等现象发生于儿童，可导致患儿生长发育障碍。

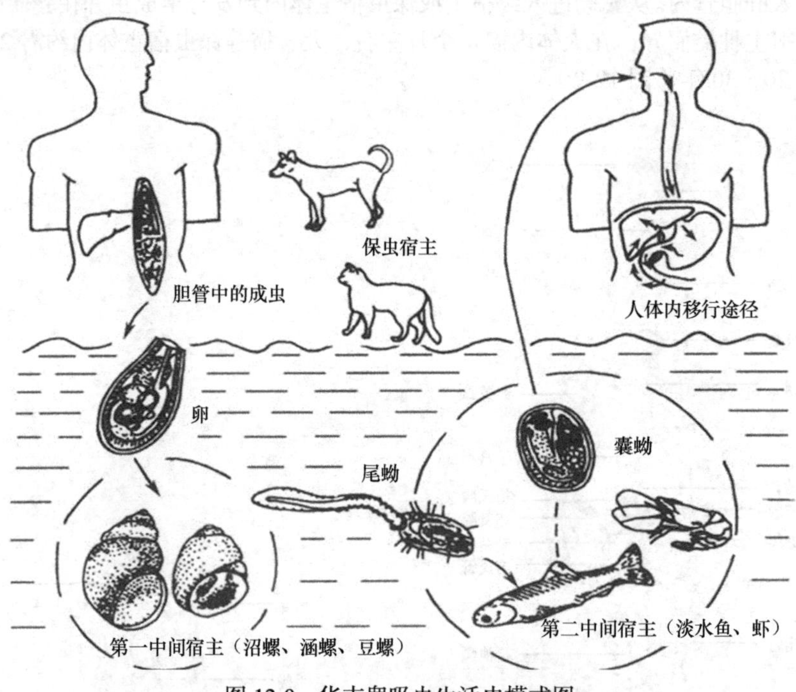

图 12-9 华支睾吸虫生活史模式图

胆汁中可溶的葡萄糖醛酸胆红素在细菌性 β-葡萄糖醛酸苷酶作用下，形成难以溶解的胆红素钙。这些物质可与死亡的虫体碎片、虫卵、脱落的胆管组织和炎症渗出物、胆管上皮脱落细胞等形成胆管结石。因此，华支睾吸虫常并发胆道感染和胆石症，胆石的核心往往可找到华支睾吸虫卵。成虫偶尔寄生于胰腺管内，引起胰管炎和胰腺炎。世界卫生组织（WHO）下属的癌症研究署于 2009 年将华支睾吸虫确认为胆管癌 I 类致癌物。

2. 临床表现 华支睾吸虫病的感染程度往往与寄生的虫体数目、寄生位置、患者的生理状态、营养状况及重复感染情况关系密切。潜伏期一般 1～2 个月，主要临床表现为肝区疼痛、上腹疼痛、腹泻、乏力、食欲不振等症状。肝区疼痛为主要的临床症状。

绝大多数患者为轻度感染，不出现临床症状或无明显临床症状，如上腹饱胀，偶尔腹泻等，多在粪检时查到虫卵而被发现。中度感染时一般可有食欲不振、乏力、倦怠、腹胀、腹痛、消化不良、上腹不适、肝区隐痛、慢性腹泻及头晕等症状。常见体征有轻度水肿、肝大等。重度感染者，早期出现发热、神经衰弱、营养不良，胃肠道症状明显，以腹泻为主，肝脾大，并可有倦怠、消瘦、心动过速、眩晕、失眠、精神抑郁等症状。晚期患者可出现门脉高压、脾大、肝硬化、腹水、水肿、贫血、低蛋白血症等，患者可因恶病质，并发感染、肝性脑病、胃肠出血或由于长期腹泻导致脱水和电解质平衡紊乱而死亡。儿童和青少年感染华支睾吸虫后，临床表现往往较重，病死率较高。除消化道症状外，常有营养不良、贫血、低蛋白血症、水肿、肝大和发育障碍等症状，极少数患者可因此而致侏儒症。华支睾吸虫病常会伴随严重的合并症或并发症，如诱发胆结石、继发肝硬化、引起急性胰腺炎等。

【免疫】 在肝吸虫感染引起肝纤维化的分子机制中，肝吸虫寄生在宿主肝脏时，其成虫分泌排泄蛋白（protein excretion，ESP）作为异源蛋白/模式识别分子，被抗原递呈细胞抑制树突状细胞（dendritic cells，DC）识别，DC 活化、成熟并调节 DC 细胞因子的分泌能力，最终使机体产生以 Th2 型为主的免疫应答反应，促进 IL-13 这种促纤维化细胞因子的表达，进而促进肝纤维化的进程。

炎症免疫反应是华支睾吸虫感染时重要的病理改变。在虫体、虫卵等外源性物质刺激下，宿主免疫系统做出免疫应答，巨噬细胞、肥大细胞、嗜酸性粒细胞等炎症细胞活化。活化的炎症细胞中一氧化氮合酶（nitric oxide synthase，NOS）基因表达上调，用以产生更多的一氧化氮（nitric oxide，NO）来驱除外源性物质。华支睾吸虫引起的胆道损伤亦可促进宿主分泌更多的炎症因子，促进炎症细胞浸润，从而表达更多NOS，产生更多NO。过多的NO在胆管癌起始及发展过程中发挥重要作用。

【诊断】 由于华支睾吸虫病临床表现不够典型，早期症状不明显，主要表现为消化系统症状，体检可发现多有不同程度的肝脾大，常被误诊为肝炎、胃肠疾病等，应注意与病毒性肝炎、急性胃肠炎、胃十二指肠溃疡、急性胆管炎、胆管结石、胆囊结石等疾病相鉴别。华支睾吸虫病具有地区性，与饮食习惯有关。因此，对疑有本病者应详细询问是否来自或去过流行区，有无生食或半生食鱼虾史等，并结合实验室检查，即可明确诊断。

1. 病原学检查 粪便或十二指肠液中检获华支睾吸虫卵是主要的确诊依据。一般在感染后1个月即可在标本中检获虫卵。病原学检查方法很多，常用的有粪便直接涂片法和浓集法。华支睾吸虫虫卵很小，粪便直接涂片法虽操作简单，但检出率较低，容易漏诊。浓集法包括改良加藤法、水洗倒置沉淀法、醛-醚离心沉淀法及汞碘醛离心沉淀法等，检出率均较高。十二指肠引流胆汁检查通过引流胆汁进行离心沉淀检查虫卵，此法检出率最高，适用于住院患者。由于华支睾吸虫虫卵与异形异形吸虫卵、猫后睾吸虫卵等在形态、大小上极为相似，应加以鉴别。

2. 免疫学诊断 免疫学诊断技术因其具有较高敏感性和特异性，操作简便易行，近年来已成为华支睾吸虫病最常用的辅助诊断手段，适用于临床辅助诊断和流行病学调查。华支睾吸虫病免疫学诊断方法分为检测抗原和检测抗体两大类。近年来随着酶、同位素、胶体金等标记技术和新方法的发展与应用，大大提高了检测血清抗体或抗原的敏感性和特异性，使华支睾吸虫病诊断率大大提高。常用的方法有皮内试验、间接血凝试验、间接荧光抗体试验、酶联免疫吸附试验（ELISA）、胶体金免疫层析法、对流免疫电泳等。ELISA诊断方法近年来被广泛应用，检测血清中华支睾吸虫的循环抗原可用于早期诊断，现常用双抗夹心ELISA法、ABC-ELISA法、斑点ELISA法等。

3. 影像学检查 常用的有B超和CT，有助于华支睾吸虫病的临床诊断。B型超声波检查对于华支睾吸虫感染的筛查具有重要的辅助诊断价值。B型超声图像上可见肝内胆管壁回声增多、增粗、增强。肝内可见不均的粗光点、粗条样高回声，沿胆管走向分布，边界模糊不清，可呈枯枝状；肝外胆管内可见层叠排列的“双线征”回声，肝内胆管轻度扩张或呈弥漫性扩张，胆内外胆管和胆囊结石或局部见钙化点等。对超声显像图有改变者，应结合临床表现、流行病学调查及实验室检查结果，明确诊断。此外，磁共振胰胆管造影（MRCP）是近年发展起来的一种非介入性胰胆管成像技术，在华支睾吸虫性胆管炎的诊断中，敏感度和特异度较好，有待于进一步研究。CT检查对华支睾吸虫病诊断也有较大价值。CT显示的华支睾吸虫病所致的肝内胆管从肝门向四周呈管状扩张。肝内管状扩张胆管直径与长度比多数小于1∶10，尤其是被膜下小胆管扩张，肝外胆管无明显扩张。长期慢性反复感染，会导致近肝门侧胆管扩张明显。肝边缘部小胆管细枝状、小囊状扩张是特异性征象，有簇集分布倾向，分布以肝右后叶为主。少数病例胆囊内可见不规则组织块影。肝吸虫并发胆管癌，除肝门区肿块外，近肝门侧胆管重度扩张与肝周边部囊状、细枝状轻度扩张胆管不成比例，表现较特殊。

4. 分子生物学诊断 近年来，PCR技术及其衍生技术发展迅速，常规PCR、定时定量PCR、巢式PCR、多重PCR、环介导等温扩增技术等在华支睾吸虫检测中的应用越来越广泛，显示出较好的敏感性和特异性，但仍存在一定的不足。尽管如此，随着分子诊断技术的不断发展，PCR及其衍生技术在华支睾吸虫的检测、鉴定及防治中将发挥日益重要的作用。

【流行】 全球估计有1500万华支睾吸虫感染者，而中国达1300万；1988～1992年和2001～2004年全国华支睾吸虫平均感染率分别为0.31%和0.58%。2001～2004年华支睾吸虫病流行区平均感染率达 2.40%，据此推算我国全国感染人数达 1300 万。

1. 分布 华支睾吸虫主要分布在亚洲，如中国、日本、朝鲜、越南和东南亚国家。我国除内蒙古、青海、宁夏、新疆、西藏等尚无报道外，已有 25 个省、市、自治区有不同程度流行，较严重的有广东、广西的部分地区及东北地区朝鲜族居民聚居地，广东省个别村庄村民感染率达 80% 以上；其次是香港、台湾及黑龙江、吉林和辽宁；另外，湖南、湖北、安徽等省由于江、湖水网纵横，气温适宜华支睾吸虫的中间宿主及保虫宿主生存等因素有利于人群感染；中原地区的河南省，由于人们喜食半生不熟的淡水鱼，所以也有中、轻度流行。目前我国华支睾吸虫病流行分布范围广，以河流为主的地区呈线状或片状分布，以池塘或小沟为主的地区呈点状分布。因该病属人畜共患病，估计动物感染的范围更广。

2. 流行环节

（1）传染源：患者、带虫者和保虫宿主均为本病的传染源。主要保虫宿主为猫、犬和猪，其次为鼠类、野猫、狐狸、貂、兔、水牛、骆驼、水獭及獾等三十多种动物，其感染率与感染度均高于人体，对人群具有潜在的威胁性。

（2）传播途径：造成华支睾吸虫病流行的原因，除与含虫卵的粪便入水，水中有适宜的第一、第二中间宿主及保虫宿主的存在外，还与当地居民的饮食习惯等诸多因素密切相关。生食或半生食含有囊蚴的淡水鱼、虾是感染华支睾吸虫的关键因素。如广东珠江三角洲、香港等地的人群喜食生鱼片、鱼生粥。辽宁朝鲜族地区人群有以生鱼佐酒等饮食习惯。此外，食入“醉虾”、未熟透的烧烤小鱼等均可感染本虫。切生鱼和切熟食的砧板不分，或用未经彻底消毒的盛过生鱼的器皿，再盛熟食等都可增加感染机会。实验证明，在厚度约 1mm 的鱼肉片内的囊蚴，90℃的热水中，1 秒即能死亡，75℃时 3 秒内死亡，70℃及 60℃时分别在 6 秒及 15 秒内全部死亡。囊蚴在醋（含醋酸浓度 3.36%）中可活 2 小时，在酱油中（含 NaCl 19.3%）可存活 5 小时。在烧、烤、烫或蒸全鱼时，可因温度不够、时间不足或鱼肉过厚等，未能杀死全部囊蚴。因此，改变烹调方法和饮食习惯，是预防本病的重要途径。

目前已发现 10 种淡水螺可作为肝吸虫的第一中间宿主，包括豆螺科的纹沼螺、中华沼螺、曲旋沼螺、长角涵螺、槲豆螺、赤豆螺、黑螺科的黑龙江短沟蜷、瘤拟黑螺和方格短沟蜷及拟沼螺科的琵琶拟沼螺。这些螺类主要栖息于丘陵平项地区及平原的稻田、池塘、沟渠、湖泊及小溪中，以豆螺科种类为主，其中最常见的有 3 种：纹沼螺、长角涵螺和赤豆螺（傅氏豆螺）。这些螺均为坑塘、沟渠中小型螺类，对环境适应能力强，一般温暖季节为其感染华支睾吸虫的高峰期。华支睾吸虫对第二中间宿主的选择性不严格，一般淡水鱼、虾均可。其中淡水鱼种类较多，仅在韩国、日本和我国就发现有 139 种，属 16 个科 71 个属，其中在我国发现了 112 种，分属 15 个科 59 个属。其中绝大多数为鲤科淡水鱼，如草鱼、青鱼、鲤鱼、鳊鱼、鳙鱼、鲫鱼及野生麦穗鱼等，其中以麦穗鱼感染率和感染度最高。在台湾省日月潭，有些麦穗鱼中华支睾吸虫的感染率可高达 100%。在我国，2008 年前的资料显示：黑龙江佳木斯、吉林永吉、山东莱西、安徽合肥、广东珠江三角洲、四川遂宁、重庆等地麦穗鱼感染率曾达 100%。华支睾吸虫囊蚴几乎遍布鱼体全身，尤以肌肉最为多见，其次为鱼皮。据报道，细足米虾、巨掌沼虾等淡水虾也可有囊蚴寄生。

（3）易感人群：人群对华支睾吸虫普遍易感，无性别、年龄和种族之分。不同地区、不同人群感染率的高低与饮食习惯密切相关。此外，来自非流行区或本身并没有生食的习俗，但由于生活、工作尤其是旅游的原因，为了融入当地文化或品尝当地特色风味，在流行区生食或半生食淡水鱼、虾，亦存在感染华支睾吸虫病风险。

【防治】 《2006—2015 年全国重点寄生虫病防治规划》明确“在肝吸虫感染率高于 40%的重点流行地区，对 3 岁以上居民进行规范药物驱虫治疗；在感染率为 10%～40%的流行区，可根据情况对青壮年等重点人群进行选择性驱虫治疗；在感染率低于 10%的地区，通过健康教育鼓励群众自愿检查，对感染者进行驱虫治疗，有效控制传染源”。

1. 控制传染源 积极治疗患者和带虫者，粪便检查虫卵阳性者均应给予治疗。治疗药物目前首选广谱抗蠕虫药吡喹酮（praziquantel），阿苯达唑（albendazole）也有较好的疗效。要加强对猫、犬等保虫宿主的管理，不用生鱼喂猫、犬等动物是减少传染源的有效措施。

2. 切断传播途径 加强粪便管理，严禁新鲜粪便入水；不用未经无害化处理的粪便施肥，加强牲畜及宠物的管理，以免污染水源；清理塘泥或药物杀灭螺；消灭鼠类和控制其他保虫宿主；注意饮食卫生，不生食或半生食含有囊蚴的淡水鱼、虾；及时诊治患者。

3. 保护易感人群 做好卫生宣传教育工作，改善饮食习惯，注意饮食卫生，提高人群对华支睾吸虫病传播途径的认识，是预防本病的关键。随着淡水养殖业迅速发展，应加强鱼类等食品的卫生检疫工作。

案例 12-1　　华支睾吸虫病

患者，男性，45 岁，渔民，长期居住松花江边，因出现疲乏、反复咳嗽、咳痰、发热，伴不明原因的右上腹胀痛入院治疗。初步诊断为“自身免疫性肝病”。先后在其居住地的综合性医院就诊并住院治疗。以“上呼吸道感染”“黄疸性肝炎”的诊断进行对症治疗，未见好转。

体格检查：既往身体健康，无心脑血管等慢性病史；体温 38.3℃，脉搏 110 次/分，呼吸 21 次/分，血压 110/75 mmHg，巩膜黄染，双下肢无水肿；腹平触软，右上腹压痛，无反跳痛，肝区叩痛，叩诊肝界正常，肝脾肋下未触及。

辅助检查：WBC 19.5×10^9/L；E 67.4%；C 反应蛋白 13.5mg/L；TB 34.1μmol/L；DB 23.5μmol/L；ALP 230.4U/L；AST 182.5U/L；ALT 381.6U/L；γ-GGT 451.5U/L。肝胆 B 超所见肝轮廓清晰，边缘较钝，肝内胆管壁回声增强，肝内Ⅱ、Ⅲ级胆管扩张，胆汁透声性较差。肝、胆 CT 检查提示：肝脏略增大，肝内密度不均，肝内胆管扩张，其中肝脏边缘区域末梢胆管呈细枝状扩张。

治疗：保肝抗感染治疗近 1 个月后的复查结果提示仍存在急性肝细胞损伤，肝功异常未有好转，对症治疗病情未有明显改善。追问病史，进一步了解到该患者经常生食淡水鱼，于是对患者的粪便进行检查，结果发现了寄生虫卵，结合流行病学特征、临床表现及体征进行确诊。口服吡喹酮，治疗 1 周后临床症状和体征明显好转。

问题：

1. 根据病例资料，患者感染了何种寄生虫病？其感染方式、感染阶段、致病阶段分别是什么？
2. 误诊的原因是什么？对该种疾病应该如何确诊？
3. 对于该寄生虫病应如何进行预防及治疗？

解 题 思 路

结合案例中临床资料，本例患者的临床表现比较复杂。急性期出现了发热、食欲下降、周身不适等类似上呼吸道感染的症状，之后又出现腹痛、腹泻等消化道症状，相继又出现有恶心、呕吐及肝区不适等类似于肝炎症状；肝胆系统的影像学出现胆囊炎及肝门部大淋巴结压迫或是硬化性胆管炎的改变等，医生忽略询问流行病学史及饮食习惯等，因而造成了误诊。

肝吸虫患者会出现不同程度肝功能异常改变，以γ-谷氨酰转移酶增高为主要特征。这与肝吸虫寄生于人体肝内胆管并引起胆汁淤滞的病理生理特性有关。本例患者因出现肝功能改变而先后被误诊为肝炎或自身免疫性肝病。提示对临床上不明原因黄疸及肝功能反复异常患者，特别是有食生鱼、虾史的患者，应检查与排除是否存在或合并肝吸虫感染。嗜酸性粒细胞增高是机体对蠕虫感染的病理性反应，急性期患者可出现白细胞及嗜酸性粒细胞升高。B 超和 CT 等提示有肝内胆管扩张、胆管壁增厚和胆囊结石等影像学改变时，在考虑其他疾病的同时也要将肝吸虫病的鉴别诊断提到重要位置。

【阅读参考】

高兴政. 2011. 医学寄生虫学. 2 版. 北京：北京大学医学出版社.
李朝品. 2008. 人体寄生虫学实验研究技术. 北京：人民卫生出版社.

刘佩梅，李泽民. 2013. 医学寄生虫学. 北京：北京大学医学出版社.
诸欣平，苏川. 2018. 人体寄生虫学. 9版. 北京：人民卫生出版社.

（刘继鑫）

第三节 布氏姜片吸虫

【学习目的】

1. 掌握布氏姜片吸虫的生活史、致病特点、病原学检测方法及治疗方法。
2. 熟悉布氏姜片吸虫的成虫特点、虫卵形态特征。

知识链接 **历史沿革**

布氏姜片吸虫于1843年在伦敦的一个印度水手尸体内被初次发现。Lankester在1857年对本虫形态作了初步描述，2年后Cobbold又加以补充。德国的Loose确定了本虫在分类学上的地位。Barlow把中国的姜片虫列为新种，称为Fasciolopsis spinifera，但Barlow证明所谓新种就是我们现在所熟知的*F.buski*。临床上确诊的第一个病例是在我国广州发现的（Ker，1873）。

布氏姜片吸虫生活史研究首先是在我国台湾Nakagawa（1921年）以猪做试验而获得成功。不久Barlow（1925年）又在浙江绍兴进行人体感染的试验，进一步证明本虫生活史变化的经过。

【概述】 布氏姜片吸虫[*Fasciolopsis buski*，（Lankester，1857）Odhner，1902]俗称布氏姜片吸虫，是寄生于人、猪小肠中的大型吸虫，可引起布氏姜片吸虫病（Fasciolopsiasis），此病流行于亚洲，又称大型亚洲肠吸虫病。我国早在1600多年前的东晋时代就有布氏姜片吸虫寄生于人体的文字记载，中医学称之为“肉虫”“赤虫”。布氏姜片吸虫病的流行常常与种植人、猪食用的水生植物和养猪业有密切关系。

【形态】

1. 成虫 虫体长椭圆形，形似姜片，肥厚而不透明，肉红色，背腹扁平，虫体大小为（20～75）mm×（8～20）mm×（0.5～3）mm，是寄生在人体中体型最大的吸虫。体表有小棘，易脱落。口、腹吸盘均在虫体前端，相距较近。腹吸盘呈漏斗状，位于口吸盘下缘，比口吸盘大4～5倍，肉眼可见。咽小，食道短，两条肠管弯曲，但不分支，呈对称性弯曲，波浪状伸达虫体后端，末端为盲肠。雌雄同体，睾丸2个，高度分支呈珊瑚状，前后排列在虫体后部的中央。卵巢一个，呈短的佛手状分支，位于虫体中部稍微偏前方。子宫弯曲在卵巢和腹吸盘之间，多充满虫卵。卵黄腺发达，分布于虫体腹吸盘至体末端的两侧（图12-10）。

2. 虫卵 长椭圆形，淡黄色，大小为（130～140）μm×（80～85）μm，是寄生于人体最大的蠕虫卵。卵壳薄而光滑，卵盖不明显，内含一个卵细胞和20～40个卵黄细胞（图12-11）。

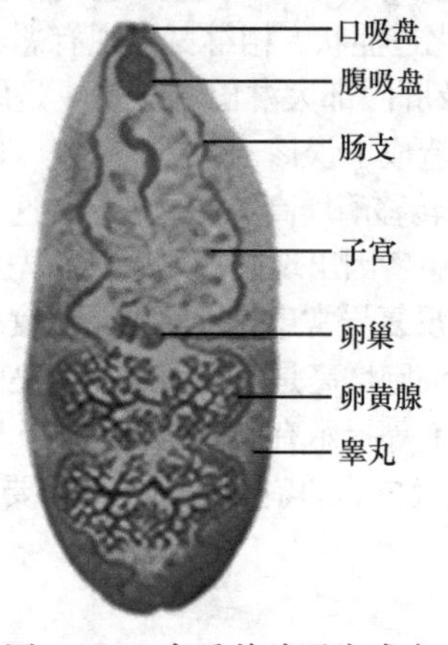

图12-10 布氏姜片吸虫成虫

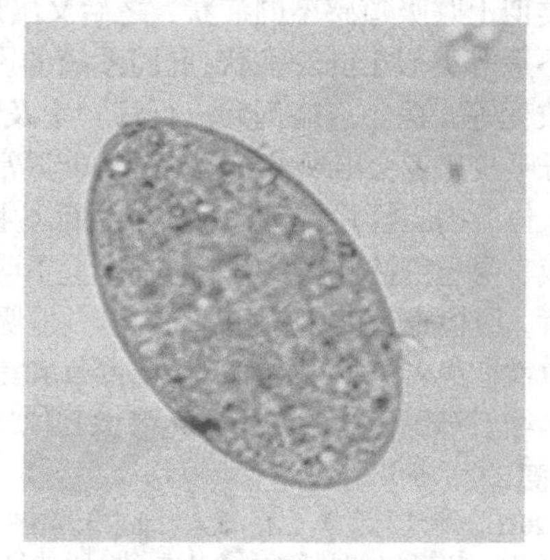

图12-11 布氏姜片吸虫虫卵

【生活史】 布氏姜片吸虫成虫寄生于终宿主（人、家猪、野猪等）小肠内，虫卵随粪便排入水中，在适宜的温度（26～32℃）下3～7周发育孵出毛蚴。毛蚴侵入中间宿主扁卷螺体的淋巴间隙中，经1～2个月完成胞蚴、母雷蚴、子雷蚴及尾蚴阶段的发育。成熟的尾蚴自螺体逸出，附着在水生植物如菱角、荸荠等的表面发育成囊蚴。尾蚴亦可在水面直接结囊。囊蚴是布氏姜片吸虫的感染阶段。当人或猪食入附着在水生植物表面或附在水面的囊蚴后，在消化液和胆汁作用下，后尾蚴脱囊而出并吸附在小肠黏膜上，摄取小肠内营养物质，经1～3个月发育为成虫。

每一成虫日产卵量为15 000～25 000个，成虫在人体的寿命可达4～5年（图12-12）。

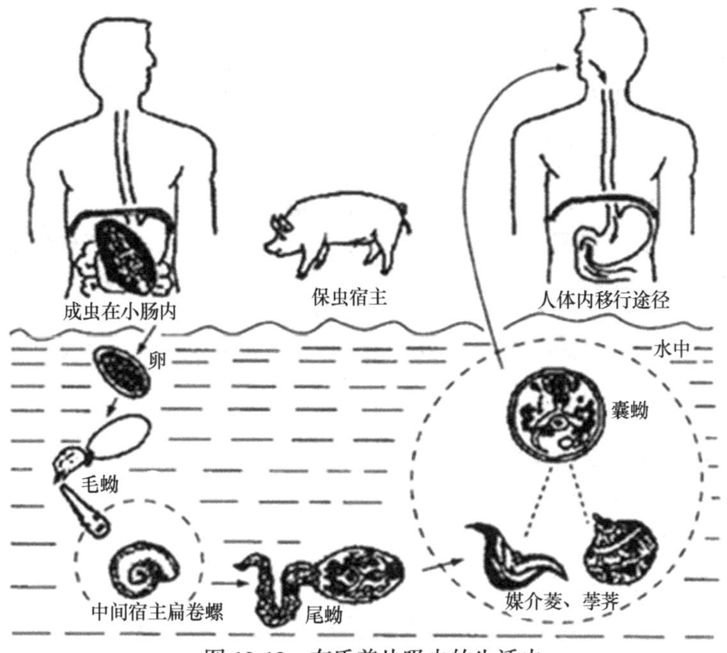

图12-12 布氏姜片吸虫的生活史

【致病】 布氏姜片吸虫成虫的致病作用包括机械性损伤及虫体代谢产物被宿主吸收引起的变态反应。

布氏姜片吸虫的吸盘发达、吸附能力强，被吸附的肠黏膜可发生炎症、出血、坏死、脱落以至形成溃疡或脓肿。病变部位可见中性粒细胞、淋巴细胞和嗜酸性粒细胞的浸润，肠黏膜分泌增加，血中嗜酸性粒细胞增多。

轻度感染者可无明显症状。如果虫数较多，覆盖肠黏膜，影响肠道的消化和吸收，导致腹痛和腹泻及消化不良，排便量多、稀薄而臭，或腹泻与便秘交替出现，甚至发生肠梗阻。在营养不良又反复中度感染的病例，尤其是儿童，可出现低热、消瘦、贫血、水肿、腹水及智力减退和发育障碍，少数可因衰竭、虚脱而死。

【诊断】 布氏姜片吸虫病的诊断主要依赖于病原学检查。

1. 虫卵检查 粪便检获虫卵即可确诊。因虫卵大，容易识别，一般用直接涂片法检查3张涂片，即可检出。虫卵较少者可采用沉淀集卵法提高检出率。改良加藤法既可定性检查，又可进行虫卵计数，可以了解感染度。

2. 虫体鉴定 检查粪便中排出或偶尔呕出的成虫，按其形态特征进行鉴别。布氏姜片吸虫卵与肝片形吸虫卵和棘口类吸虫卵的形态很相似，应注意鉴别。

3. 免疫学方法 用于感染早期和普查，有较好的辅助诊断价值。常用的有酶联免疫吸附试验和间接荧光抗体试验等检查方法。

【流行】 布氏姜片吸虫病是人猪共患寄生虫病，主要流行在亚洲的温带和亚热带地区，多分布在广种水生植物的湖沼地区，如中国、越南、泰国、老挝、柬埔寨、孟加拉、印度、缅甸、菲律宾、马来西亚、印度尼西亚、韩国、日本等国。在我国主要分布于长江流域和华南地区，如江苏、浙江、福建、安徽、江西、云南、上海、湖北、湖南、广西、广东、贵州、四川、重庆、海南和台湾等地。

第二次全国重要人体寄生虫病现状调查结果显示，布氏姜片吸虫感染率为 0.006%～0.390%，除东北、西北外，其他地区均有报道。

造成布氏姜片吸虫病流行的因素：①患者、带虫者和猪是本病的传染源，家猪是重要的保虫宿主；②以新鲜的人和猪粪作肥料；③中间宿主扁卷螺种类多，数量大，分布广；④有生食水生植物和喝生水的不良习惯；⑤用水生植物作为青饲料喂猪。

【防治】

1. 开展卫生宣教 不生食菱角、荸荠等水生植物，不喝池塘内生水。

2. 加强粪便管理 防止人、猪粪便污染水体。勿用青饲料喂猪，提倡用发酵或熟的饲料喂猪。

3. 普查普治 治疗患者和病畜，最有效的药物是吡喹酮。

案例 12-2 **布氏姜片吸虫感染**

患者，女性，40 岁，农民，上腹部烧灼样隐痛 3 月余，伴夜间明显饥饿感，进食后感腹胀，嗳气，不反酸；间歇性腹泻 2～3 次/日，大便黄稀无黏血，体重减轻 4kg。体检：中度贫血外貌，浅表未扪及肿大淋巴结。血常规：Hb 97 g/L，RBC 2.54×10^{12}/L，WBC 6.9×10^{9}/L，N 75%，L 10%，M 5%，E 10%。大小便检查无异常，连续两次粪检发现姜片吸虫卵。病史追问：喜食菱角、荸荠。

问题：

1. 本病例系何种寄生虫感染？
2. 解释本病例的症状和体征？
3. 如何加强对本病的防治？

解 题 思 路

1. 本例为布氏姜片吸虫感染。

2. 布氏姜片吸虫的吸盘发达、吸附能力强，被吸附的肠黏膜可发生炎症、出血、坏死、脱落以至形成溃疡或脓肿。布氏姜片吸虫覆盖肠黏膜，影响肠道的消化和吸收，导致上腹部烧灼样隐痛，伴夜间明显饥饿感，进食后感腹胀，嗳气，不返酸；间歇性腹泻 2～3 次/日，大便黄稀无黏血，体重减轻 4kg，贫血。

3. 本病的防治在于：普查普治患者，以消灭传染源；加强粪便管理，防止新鲜粪便施肥；防止人、猪粪便污染水体。勿用青饲料喂猪，提倡用发酵或熟的饲料喂猪。不生食菱角、荸荠等水生植物，不喝池塘内生水。

【阅读参考】

程训佳. 2015. 人体寄生虫学. 上海：复旦大学出版社.
高兴政，张进顺. 2003. 医学寄生虫学. 2 版. 北京：北京大学医学出版社.
殷国荣，王中全. 2018. 医学寄生虫学. 5 版. 北京：科学出版社.
郑葵阳. 2017. 医学寄生虫学（案例版）. 2 版. 北京：科学出版社.
诸欣平，苏川. 2018. 人体寄生虫学. 9 版. 北京：人民卫生出版社.

（潘丽红）

第四节 肝片形吸虫

【学习目的】

1. 熟悉肝片形吸虫的形态特征、生活史、致病及诊断。
2. 了解肝片形吸虫病的流行与防治。

【概述】 肝片形吸虫（*Fasciola hepatica* Linnaeus，1758）属片形科（Fasciolidae），主要寄生在牛、羊等家畜胆管内，偶尔可寄生于人体，引起肝片形吸虫病（fascioliasis）。

【形态】

1. 成虫 肝片形吸虫和布氏姜片吸虫一样，同属片形科的大型吸虫，两者形态相似，需注意区别。成虫为狭长叶状，活体呈棕红色。虫体大小为（2～5）cm×（0.8～1.3）cm，前端有明显凸出的头锥，其后身体骤宽。口吸盘较小，位于头锥前端，腹吸盘稍大，位于头锥的基部。消化道由口、咽、食管和肠道组成。肠道在体两侧分支，侧支呈树枝状。睾丸两个，高度分支，前后排列于虫体的中部，卵巢较小，分支细，位于睾丸前侧，管状子宫盘绕向上，开口于生殖腔（图 12-13）。

知识拓展 肝片形吸虫的鉴别要点

1. 成虫狭长，有头锥。
2. 腹吸盘较小，位于头锥基部水平。
3. 肠支有许多侧分支。
4. 睾丸分支很细，位于虫体中部。
5. 卵巢小，分支细。
6. 虫卵卵盖略大，卵细胞明显，卵壳周围有胆汁染色颗粒。

2. 虫卵 椭圆形，淡黄褐色，大小（130～150）μm×（60～90）μm，卵壳薄，一端有小盖，卵壳周围见胆汁染色颗粒，卵内含一个卵细胞和多个卵黄细胞（图 12-14）。

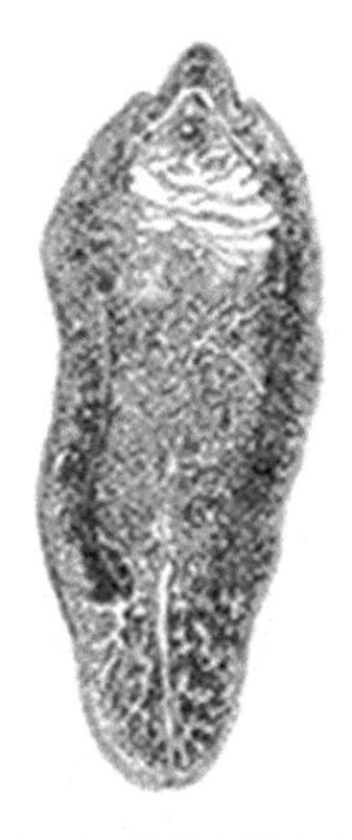

图 12-13 肝片形吸虫成虫

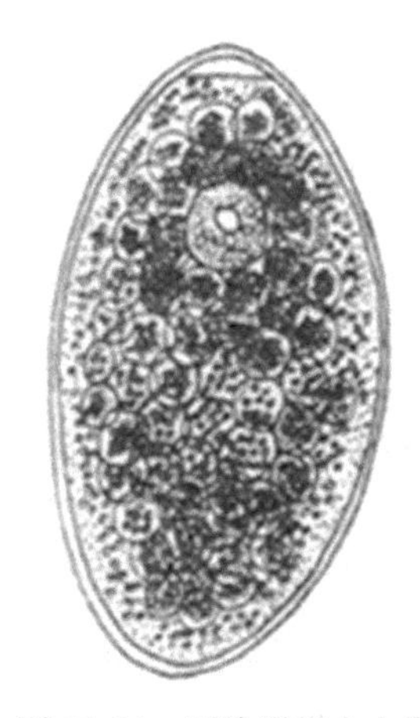

图 12-14 肝片形吸虫虫卵

【生活史】 成虫寄生在牛、羊及其他哺乳动物胆管内，虫卵随终宿主的胆汁进入肠道，随粪便排出体外。虫卵入水，在适宜的温度（22～26℃）下，经 9～11 天发育为含毛蚴的卵，毛蚴逸出后进入中间宿主体内。肝片形吸虫的中间宿主为椎实螺类，在我国已经证实的有：截口土蜗（*Galba truncatula*）、小土蜗（*Galba pervia*）、耳萝卜螺（*Radix auriculria*）及斯氏萝卜螺（*Radix swinhoei*），其中以截口土蜗最为重要。在中间宿主体内，经过胞蚴、母雷蚴及子雷蚴，最后形成大量的尾蚴。尾蚴逸出，在水生植物表面成囊，形成囊蚴。被终宿主食入的囊蚴，在小肠消化液作用下脱囊形成后尾蚴，后尾蚴主动穿过肠壁，经腹腔进入肝，也可经肠系膜静脉或淋巴管进入胆道（图 12-15）。整个生活史过程需 10～15 周，成虫每天可产卵 20 000 个。成虫的寿命在不同终宿主体内存在着差异，牛体内生活期为 9～12 个月，绵羊体内可存活 11 年，人体内的寿命可长达 12 年。

【致病】 肝片形吸虫所引起的损害程度取决于感染虫体的数量，体内寄生的后尾蚴、童虫及成虫均可致病。后尾蚴穿过肠壁进入腹腔的过程中，破坏了肠壁组织，引起肠道出血、炎症。童虫移行时，对各组织器官均可造成机械性损伤，引起组织损伤性的炎症性改变，其中，对肝组织的损伤尤为严重，引起肝脏炎症反应及脓肿，随着童虫的发育，损伤进一步加重，并可出现纤维蛋白性腹膜炎。成虫寄生在胆管，长期的机械性和化学性刺激，可引起胆管炎症、胆管上皮细胞增生、胆管周围的纤维化、慢性肝炎、贫血等。化学因素中了解较多的是虫体代谢物中的脯氨酸，感染肝片形吸虫 25 天后，胆汁中的脯氨酸浓度可增高 4 倍，成虫寄生时可增高万倍以上，是诱发胆管上皮细胞增生的重要因素。患者感染较轻时，胆管呈局限性增大，而重度感染者胆管的各分支均有管壁增厚，虫体阻塞胆管，导致胆汁淤积、管腔扩张的现象，进而压迫肝实质组织引起萎缩、坏死以致硬化，还可累及胆囊引起病变。

临床表现可分为急性、潜隐、慢性三个时期。

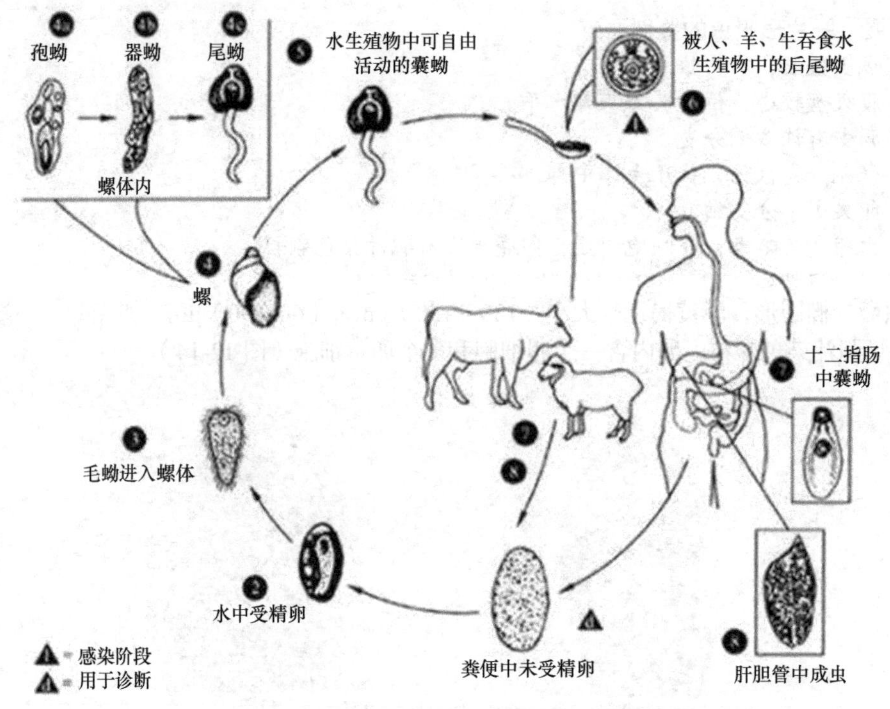

图 12-15 肝片形吸虫生活史图

1. 急性期 也称为侵袭期，发生在感染后 2～12 周不等，主要由童虫在腹腔和肝脏移行所造成。一般表现为高热与腹痛，常伴有腹胀、呕吐、腹泻、便秘等消化道症状，也可出现肝脾大、血中嗜酸性粒细胞明显增高，有些患者还会出现肺和皮肤变态反应。此期可持续 2～4 周。

2. 潜隐期 童虫进入胆管后发育为成虫并寄生，此时急性症状减退或消失，但病变在进展中。潜隐期的几个月甚至几年内，患者无明显不适，或仅有胃肠道不适。

3. 慢性期 也称为阻塞期，是成虫在胆管内长期寄生引起胆管炎和胆管上皮细胞增生的阶段（图 12-16）。由于虫体对胆管上皮的长期损伤，导致宿主出现低蛋白血症及高免疫球蛋白血症，晚期血红蛋白减少，出现贫血。主要临床表现为乏力、右上腹疼痛或胆绞痛、恶心、厌食脂肪性食物、贫血、黄疸和肝大等。

童虫在腹腔中移行时，可穿入或随血流到达身体的其他部位，如皮下、肺、胃、脑、眼、膀胱、腹膜、腹壁肌肉等处，引起异位损害（也称为肝外肝片形吸虫病），尤以皮下组织寄生多见。在有生食牛、羊肝的地区，虫体可寄生在咽部，引起咽部肝片形吸虫病。

【诊断】 粪便或十二指肠引流液镜检查获虫卵，是确诊肝片形吸虫的依据，但需注意与姜片虫卵、棘口吸虫卵相鉴别。免疫学诊断方法如酶联免疫吸附试验、间接血凝试验、间接荧光抗体试验等对急性期和异位寄生的病例有一定的参考价值，虽然检测患者血清中的特异性抗体有较高的敏感性，但是，肝片形吸虫与其他吸虫有较多的共同抗原，检测时阳性结果应结合临床分析，纯化的肝片形吸虫抗原有助于提高诊断的特异性。

【流行】 肝片形吸虫是哺乳动物的寄生虫，食草动物尤其是牛、羊感染最为普遍，其他动物如猪、马、犬、猫、驴、兔、猴、骆驼、大象、熊、鹿也可感染发病。人体肝片形吸虫病分布范围遍及欧洲、拉丁美洲、亚洲和非洲的 40 多个国家，但多为散在性发生。我国肝片形吸虫病散发于 15 个省市，人群感染率为 0.002%～0.171%，估计全国感染人数约 12 万。

【防治】 人体感染多因生食水生植物，如水芹、野生莴苣等，因此预防人体感染主要是注意饮食卫生，勿生食水生植物，勿饮用生水。治疗药物首选硫氯酚，吡喹酮、阿苯达唑、三氯苯哒唑也有较好疗效。

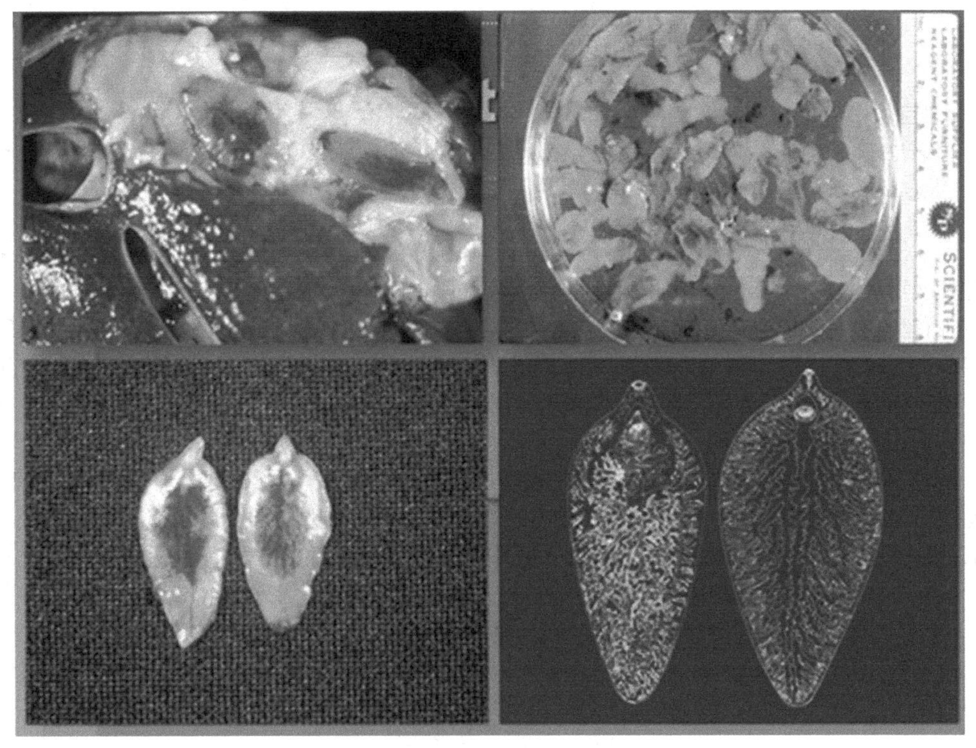

图 12-16 肝片形吸虫成虫寄生在胆管内

案例 12-3　　肝片形吸虫病

患者，女性，肝区胀痛 2 月余就诊，曾生食茭白和凉拌水芹。2 个月前出现肝区胀痛，伴发热，予抗感染后症状缓解，腹部 CT 平扫提示肝左叶低密度灶。入院时查体正常，血液检查嗜酸性粒细胞升高，肝功能正常，肿瘤标志物检查均在正常范围，肝炎病毒现症感染指标阴性。MRI 显示：肝左叶外侧段多发大小不等不规则病灶，并肝左叶灌注异常。根据患者肿瘤家族史、腹部影像学检查诊断考虑胆管细胞癌，但患者伴发热、腹痛，嗜酸粒细胞明显升高。剖腹探查手术发现肝脏左外叶可见多发占位性病变，胆囊壁充血水肿，囊内未及结石及占位性病变，胆总管明显扩张，胆总管下端发现有 1 个寄生虫，取出片状虫体，肉红色，大小约 2cm×1cm×0.3cm，蠕动活跃，鉴定为肝片形吸虫。经吡喹酮治疗后症状消失。

问题

1. 患者被确诊为肝片形吸虫病的依据有哪些？
2. 如何预防肝片形吸虫的感染？

解题思路

患者曾生食水生植物茭白和水芹，嗜酸性粒细胞明显增加，且伴有肝脏受损的临床表现，手术探查发现肝片形吸虫，因此确诊。

【阅读参考】

卢思奇. 2009. 医学寄生虫学. 2 版. 北京：北京大学医学出版社.
汪世平. 2015. 医学寄生虫学. 北京：高等教育出版社.
郑葵阳. 2017. 医学寄生虫学（案例版）. 2 版. 北京：科学出版社.

（汪 琦）

第五节 并殖吸虫

【学习目的】

1. 掌握卫氏并殖吸虫的形态特征、生活史及致病机制。
2. 熟悉卫氏并殖吸虫的流行、防治。
3. 了解斯氏并殖吸虫的生活史及致病。

并殖吸虫属（*Paragonimus*）的成虫主要寄生于宿主的肺内，故又称肺吸虫（lung fluke）。并殖吸虫成虫首先由 Diesing 于 1850 年在巴西水獭的肺中发现。此后，Cobbold（1859 年）在印度灵豹及 Westermani（1877 年）在荷兰阿姆斯特丹动物园的虎肺内发现成虫。人体感染病例首先由英国医生 Ringer 于 1879 年在我国台湾一葡萄牙籍水手尸体的肺内检获成虫，次年 Manson 在福建厦门当地人的痰液内检查到虫卵。

并殖吸虫以寄生人体吸虫中种类繁多、致病性最复杂为特征。目前已报道的并殖吸虫有 50 多种（包括同物异名），其中 32 种是在中国报道的。近年来经分子生物学及分子遗传学的研究，认为可以成为独立有效种或亚种的约为 20 余种。其中对人体具致病性的虫种有至少 6 种：卫氏并殖吸虫（*P. westermani*）、斯氏并殖吸虫（*P. skrjabini*）、异盘并殖吸虫（*P. heterotremus*）、宫崎并殖吸虫（*P. miyazkii*）、墨西哥并殖吸虫（*P. mexicanus*）和双侧宫并殖吸虫（*P. uterobilateralis*）。并殖吸虫所致的并殖吸虫病（paragonimasis），也称肺吸虫病（lung fluke disease），是一种人畜共患的寄生虫病，被我国卫生和计划生育委员会列为重要的食物源性寄生虫病之一。

一、卫氏并殖吸虫

【概述】 卫氏并殖吸虫[*Paragonimus westermani*，（Kerbert，1878）Braun，1899]是人体并殖吸虫病的主要病原，也是最早被发现的并殖吸虫，以在肺部形成囊肿为主要病变，以烂桃样血痰和咳血为主要症状。

【形态】

1. 成虫 虫体肥厚，背侧稍隆起，腹面扁平。活体红褐色，不停做伸缩运动，体型不断变化。（7～12）mm×（4～6）mm×（2～4）mm。固定后染色虫体在光镜下可见体表面布满小棘。口、腹吸盘大小略同，口吸盘位于虫体前端，腹吸盘约在虫体中部。消化器官包括口、咽、食管及两支弯曲的肠道。卵巢与子宫并列于腹吸盘之后，卵巢 6 叶，两个睾丸分支如指状，并列于虫体后 1/3 处。卵巢类型、口腹吸盘比例、睾丸分支及长度是并殖吸虫形态鉴别重要特征（图 12-17）。

2. 囊蚴 囊蚴乳白色，呈球形，有两层囊壁，外层直径为 300～400μm。内含后尾蚴，光镜下可见虫体黑色的排泄囊和 2 个弯曲的肠支（图 12-17）。

3. 虫卵 金黄色，椭圆形，左右多不对称，大小（80～118）μm×（48～60）μm，前端较宽，有扁平的卵盖，常略倾斜，后端较窄。卵壳厚薄不均，后端往往增厚，卵内含有 1 个卵细胞和 10 多个卵黄细胞（图 12-17）。

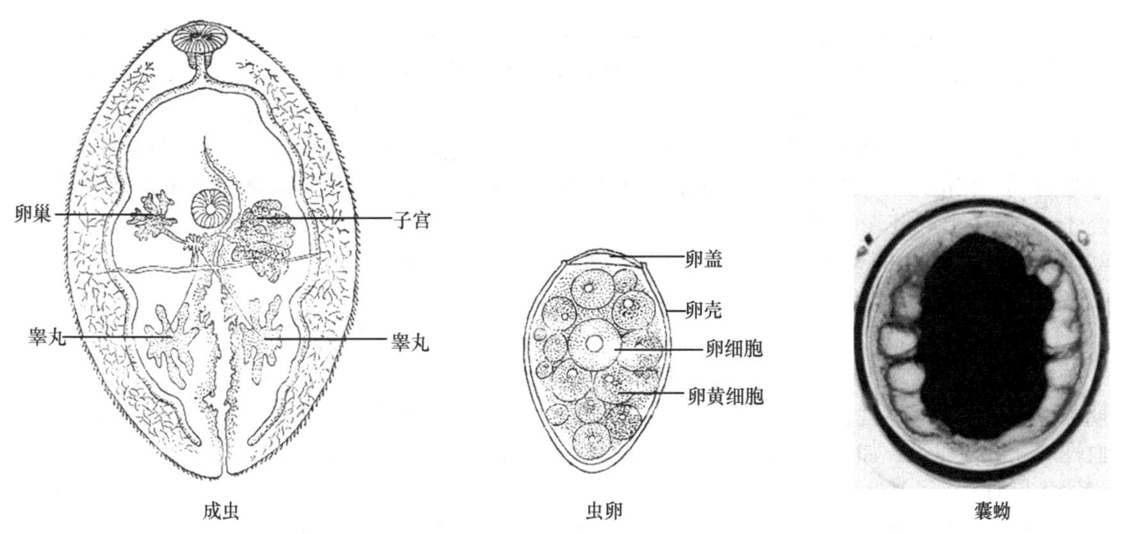

图 12-17 卫氏并殖吸虫成虫、虫卵和囊蚴图

【生活史】 卫氏并殖吸虫终末宿主为人和多种肉食类哺乳动物。第一中间宿主为淡水螺类蜷科和黑贝科中的某些螺，第二中间宿主为甲壳纲的淡水蟹或蝲蛄。生活史经历虫卵、毛蚴、胞蚴、母雷蚴、子雷蚴、尾蚴、囊蚴、后尾蚴、童虫和成虫阶段（图 12-18）。

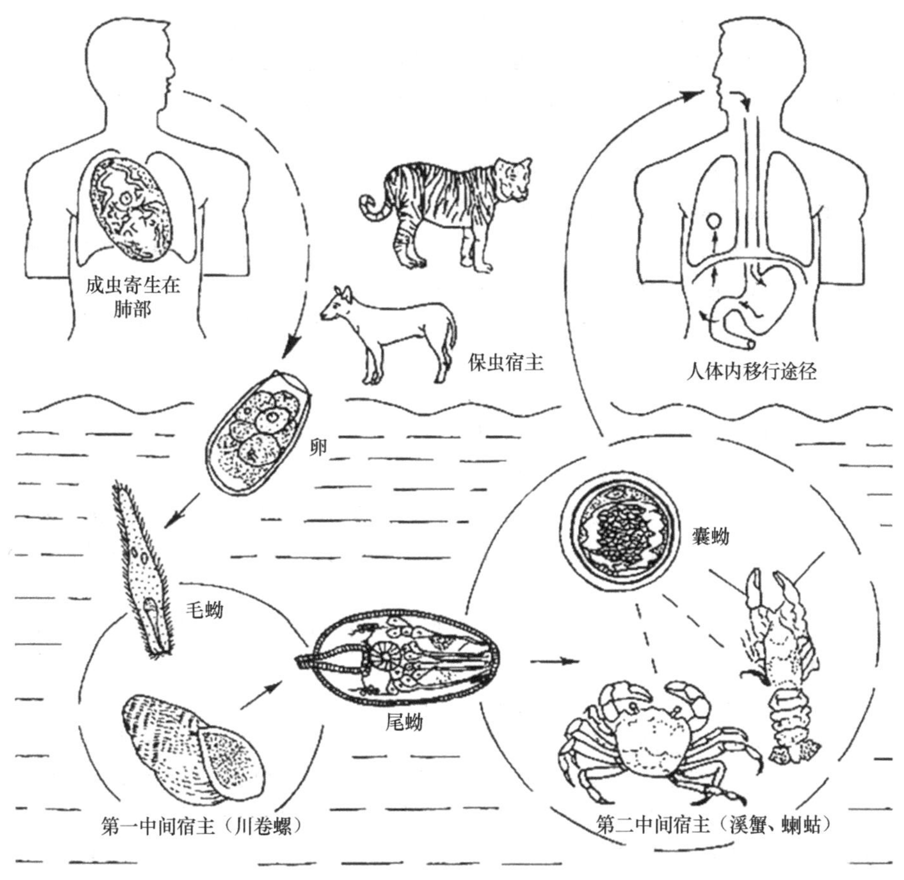

图 12-18 卫氏并殖吸虫生活史

成虫主要寄生于终宿主的肺内，因所形成的虫囊可与支气管相通，虫卵可经气管随痰排出或随痰吞咽后进入消化道随粪便排出。虫卵入水中，在适宜的温度下约经 3 周孵出毛蚴，遇到

第一中间宿主川卷螺主动侵入，经由胞蚴、母雷蚴、子雷蚴发育为尾蚴。成熟的尾蚴具有球形的短尾，凭两个吸盘作尺蠖式运动。在水中主动侵入或被溪蟹、蝲蛄吞食，在这些第二中间宿主体内形成囊蚴。人或其他终末宿主因食入含有活囊蚴的溪蟹、蝲蛄而感染。囊蚴进入终末宿主消化道后，经30～60分钟，在消化液作用下，后尾蚴脱囊而出。幼虫靠两个吸盘做强有力的伸缩运动，在前端腺液作用下，钻过肠壁即为童虫。童虫在组织移行并徘徊于各脏器及腹腔间，经1～3周后由肝脏表面或直接从腹腔穿过膈肌进入胸腔而入肺，最后在肺中定居发育，经60～80天成熟并产卵。有些童虫可终生穿行于组织间直至死亡。成虫在宿主体内一般可活5～6年，长者可达20年。

【致病】 卫氏并殖吸虫的致病主要由童虫、成虫在组织器官中移行、窜扰、定居所引起。

1. 致病机制 脱囊后的后尾蚴穿过肠黏膜形成出血性或脓性窦道。童虫若进入腹腔游走，早期可引起浆液纤维素性腹膜炎诱发混浊或血性腹水，内含大量嗜酸性粒细胞。虫体进入腹壁可致出血性或化脓性肌炎，如在腹内停留并发育亦可形成大小不等的囊肿，其内容物为果酱样黏稠液体。当侵入肝时，在经过处有纤维蛋白附着，肝表面呈虫蚀样，若虫体从肝穿过，则表面呈针点状小孔，肝局部有时出现硬变。若虫体在膈肌、脾脏等处穿行，也可形成点状出血、炎症。虫体进入肺所引起的病理过程大致可分为3期：

（1）脓肿期：主要为虫体移行引起组织破坏、出血及继发感染。肉眼可见病变处呈窟穴状或隧道状，内有血液，并出现炎性渗出，继之病灶四周产生肉芽组织而形成薄膜状囊肿壁。

（2）囊肿期：由于渗出性炎症，大量细胞浸润、聚集、死亡、崩解、液化，脓肿内充满赤褐色果酱样液体。镜下检查可见坏死组织、夏科雷登结晶和大量虫卵。囊肿壁上皮本身就是宿主的细支气管上皮，故有人认为囊肿是虫体穴居引起细支气管扩张及炎性增厚所致。

（3）纤维瘢痕期：由于虫体死亡或转移至他处，囊肿内容物通过支气管排出或吸收，囊内由肉芽组织充填，继而纤维化形成瘢痕。

以上3期是个连续变化的过程，可同时存在于同一器官中。

2. 临床表现 与感染的时间、程度及宿主的免疫力有关。

（1）急性期：急性期症状多出现在食入囊蚴后数天至1个月左右，偶有在第2天即出现症状，也有12个月后才出现症状。临床症状表现轻重不一，轻者仅表现为食欲减退、乏力、腹痛、腹泻、发热等一般症状。重者可有全身过敏反应、高热、腹痛、胸痛、咳嗽、气促、肝大并伴有荨麻疹。白细胞总数增多，嗜酸性粒细胞数升高明显，一般为20%～40%，高者可达80%以上。急性症状可持续1～3个月。

（2）慢性期与分型：由于虫体的移行和窜扰，可造成多个器官受损，且受损程度又轻重不一，故表现较复杂，临床上按器官损害主要可分为：

1）胸肺型：最常见，以咳嗽、胸痛、咳出果酱样或铁锈色血痰等为主要症状。血痰中可查见虫卵。当虫体在胸腔窜扰时，可侵犯胸膜，导致渗出性胸膜炎、胸腔积液、胸膜粘连、心包炎、心包积液等。

2）腹型：约占1/3病例。虫体穿过肠壁，在腹腔及各脏器间游窜，出现腹痛、腹泻、大便带血等症状。腹痛部位不固定，多为隐痛。也可引起腹部器官广泛炎症、粘连，偶可引致腹膜炎，出现腹水。当虫体侵及肝脏时可致肝损害或肝大。

3）皮下包块型：约10%病例出现皮下包块。以游走性皮下包块为主要表现。包块大小不一，多为1～3mm。表面皮肤正常，肿块触之可动，常呈单个散发，偶可见多个成串。一处包块消失后，间隔一些时日又在附近或其他部位出现。常发部位为腹壁、胸背、头颈等。

4）脑脊髓型：占10%～20%的病例，多见于青少年。常同时合并肺或其他部位病变。虫体沿纵隔向上经颅底孔进入颅内，早期可形成隧道及渗出性炎症，后出现水肿、脓肿等病变，继而形成囊肿。可在脑内发现虫体或虫卵。由于虫体游窜，造成多处损伤，因此病变位置和范围多变，症状复杂。临床以出现阵发性剧烈头痛、癔症发作、癫痫、瘫痪等为主要表现，也可表现为颅内占位性病变、脑膜炎、视神经受损、蛛网膜下腔出血等症状。若虫体沿神经根移行或定居脊椎管，在脊髓旁形成囊肿，可造成脊髓损害或脊髓受压，出现下肢运动或感觉障碍，甚至截瘫等。

5）亚临床型：在流行区有些患者皮试及血清免疫学试验阳性，嗜酸性粒细胞数增高，有时伴肝功能损害。X线胸片可有典型改变，但无明显症状。这类患者可能为轻度感染者，也可能是感染早期或虫体已消失的感染者。

6）其他类型：因人体几乎所有器官均可受到侵犯，故除上述常见的几种类型外尚可有其他受损类型。如虫体窜向腹膜后侧可侵入肾或膀胱，造成周围粘连或在肾内形成囊肿；有的虫体在纵隔内游窜进入心包导致心包炎；虫体进入眼眶可导致眼球突出、眼球运动障碍、视力受损甚至失明；虫体移行至阴囊形成包块。

【诊断】

1. 病原学检查 粪便或痰中找到虫卵、摘除的皮下包块中找到虫体或虫卵即可确诊。轻症患者应留24小时痰液，经10%的氢氧化钠溶液处理，离心沉淀镜检。

2. 免疫学检查 皮内试验常用于普查初筛，但假阳性和假阴性均较高。酶联免疫吸附试验的敏感性高，是目前普遍使用的检测方法。近年对循环抗原检测也进行了研究，应用酶联免疫吸附抗原斑点试验（AST-ELISA）直接检测血清中循环抗原，阳性率高，且可作为疗效考核。最近发展的杂交瘤技术、免疫印渍技术、生物素-亲和素系统等技术也开始使用。

3. X线、CT及MRI等检查 适用于胸肺型及脑脊髓型患者。

【流行】 卫氏并殖吸虫在世界上的分布以亚洲地区最多，并以我国为主。日本、朝鲜、韩国、俄罗斯、菲律宾、马来西亚、越南、老挝、泰国、印度均有病例，在非洲、南美洲的一些国家和地区也有报道。我国除西藏、新疆、内蒙古、青海、宁夏未见报道外，目前至少有27个省、市、自治区有本病的报道。根据卫生部发布的2001～2004年全国第二次寄生虫病调查报道，以血清学检查方法调查肺吸虫病68 209人，阳性率为1.71%。

1. 疫区类型 本病多见于丘陵或山岳地带。近年来有城市化倾向。依第二中间宿主种类可将疫区分为两种：溪蟹型流行区及只存在于东北3省的蝲蛄型流行区。目前溪蟹型流行区的特点是疫区患者不多，呈点状分布，一经发现，很容易得到控制；蝲蛄型流行区则因当地居民对蝲蛄及其制品有特殊的爱好，虽经多年努力，但在某些地区仍是当地的多发病与常见病。

2. 传染源 能排出虫卵的患者、带虫者和肉食类哺乳动物是本病的传染源。本虫的保虫宿主种类多，如虎、豹、狼、狐、豹猫、大灵猫、果子狸等多种野生动物以及猫、犬等家养动物均可感染此虫。在某些地区，如辽宁宽甸县，犬是主要传染源。感染的野生动物是自然疫源地的主要传染源。

3. 中间宿主 第一中间宿主为生活在山区淡水的一些螺类。第二中间宿主为淡水蟹，如溪蟹、华溪蟹、拟溪蟹、石蟹、绒螯蟹等，以及东北的蝲蛄，淡水虾也可作为中间宿主。这些第一、二中间宿主共同栖息于山区、丘陵的小河沟、小山溪中，溪中多有落叶、腐草枯枝，溪底布满各种石块，为这些中间宿主提供了生活环境。

4. 转续宿主 野猪、家猪、恒河猴、食蟹猴、山羊、绵羊、兔、鼠、蛙、鸡、鸟等多种动物已被证实可作为转续宿主。大型肉食类动物如虎、豹等因捕食这些转续宿主而感染。转续宿主因种类多、数量大、分布广，它们在流行病学上是不可忽略的传播因素。

山区居民常有生吃或半生吃溪蟹、蝲蛄的习惯。如腌蟹、醉蟹、烤蝲蛄、蝲蛄酱、蝲蛄豆腐等，这些烹调方法不能完全杀死其中的囊蚴，是导致感染的主要原因。人也可因生食转续宿主的肉及其制品而感染，日本曾有因食野猪肉而感染的病例报道。中间宿主死后，囊蚴脱落水中，若生饮流行区含囊蚴的疫水也可导致感染。

【防治】 不生食或半生食溪蟹、蝲蛄及其制品，不生饮疫区水是预防本病最有效方法。健康教育是控制本病流行的重要措施。常用治疗药是吡喹酮，该药具有疗效高、毒性低、疗程短等优点。对于脑型或较重型肺吸虫病，可能需要两个或更多疗程。

案例 12-4 **卫氏并殖吸虫病**

患者，男性，35 岁。主诉：反复胸痛、胸闷、咳嗽、咳痰 8 个月，近 3 个月加重。病史：8 个月前曾出现畏寒、发热、双侧胸痛、咳嗽、食欲减退等症状。胸部 X 片：左下肺有结节状阴影，怀疑肺转移癌，经住院对症和化疗 2 个月好转。近 3 个月胸痛、胸闷、咳嗽、咳痰加重，左上肺出现片状模糊阴影，双侧胸腔少量积液，以结核病住院治疗 3 个月，未见好转，遂转院就诊。

查体：体温 37.6℃，脉搏 98 次/分，呼吸 22 次/分。一般情况尚好，神清，唇微绀，右腰部皮下触及一个 2.0cm×3.5cm 包块，中等硬度无压痛，皮肤表面无红肿。心脏无异常，左肺呼吸音略减弱，左下肺可闻及少量湿啰音。腹部（–）。

血常规：WBC 12.9×10^9/L，N 45%，EOS 23%。肝功能正常。痰抗酸杆菌（–）。胸部 X 片显示：左上肺野可见斑片状阴影，左下肺有条索状纹理增粗。双侧少量胸腔积液，胸膜增厚。

诊断及治疗过程：以肺炎和胸膜炎收入院。在对症治疗的同时，根据 EOS 增高的特点，怀疑感染寄生虫病，追问病史，患者述 3 年前曾多次食烤蝲蛄。卫氏并殖吸虫病免疫学检查：皮试（+），ELISA（+）。卫氏并殖吸虫卵检查：痰检（–），粪检（–）。

诊断：卫氏并殖吸虫病。

治疗：用吡喹酮治疗 3 天，同时继续对症治疗，2 周后患者症状、体征基本恢复正常。

问题：

1. 病例中哪些指标支持卫氏并殖吸虫病的诊断？
2. 分析本患者胸部 X 线片的改变与病理过程的关系，分析本患者的临床分型属于哪种？
3. 未查到虫卵的原因可能有哪些？

解 题 思 路

1. 支持卫氏并殖吸虫病的诊断依据有，呼吸系统症状：胸痛、胸闷、咳嗽、咳痰；胸部 X 线片示左下肺有结节状阴影；血常规：EOS 23%（增高）；卫氏并殖吸虫病免疫学检查：皮试（+），ELISA（+）。

2. 根据患者胸部 X 片的改变与病理改变，患者的临床分型为胸肺型。

3. 未查到虫卵的原因：虫卵数目较少，单次检查可能漏检；虫囊未与小气管贯通，故虫卵不能够排出；虫体寄居在肺脏的深部，虫卵不能够排出体外。

二、斯氏并殖吸虫

斯氏并殖吸虫[*Paragonimus skrjabini*，（Chen，1959）Chen，1963] 系 1959 年陈心陶报道的新种，1963 年陈心陶又将其置于新建的狸殖属（*Pagumogonimus*）下，更名为斯氏狸殖吸虫。2003 年英国学者 Cox FEG 报道了人体寄生虫分类的新体系，在 Cox 的分类系统中，斯氏狸殖吸虫被归属到并殖吸虫属中。一些国内外学者应用核糖体 DNA 第二间隔区（ITS2）基因和线粒体细胞色素 c 氧化酶亚单位 1（CO1）基因序列对狸殖属与并殖属的虫种进行了比较研究，发现在种系发生树中狸殖属不是一个自然的分类单元，也认为狸殖属不能单独成立，斯氏狸殖吸虫应恢复为斯氏并殖吸虫原名。目前在虫种的确切分类上尚有争议，但学者们基本认可并殖吸虫属的定位。

斯氏并殖吸虫在国外尚未见报道。一般在人体不能发育为成虫，主要是引起幼虫移行症。

【形态】

1. 成虫 虫体窄长，呈梭形，（110～18.5）mm×（3.5～6.0）mm。虫体最宽处约在虫体前 1/3 或稍后，腹吸盘位于体前约 1/3 处，略大于口吸盘。卵巢位于腹吸盘后侧，形如珊瑚，其大小及分支情况与虫龄有密切关系，虫龄高者分支数也多。睾丸 2 个，左右并列，为长形且有分支

（图 12-19）。

2. 虫卵 椭圆形，金黄色，大多数形状不对称，壳厚薄不均匀。虫卵大小及内部结构与卫氏并殖吸虫虫卵相似。

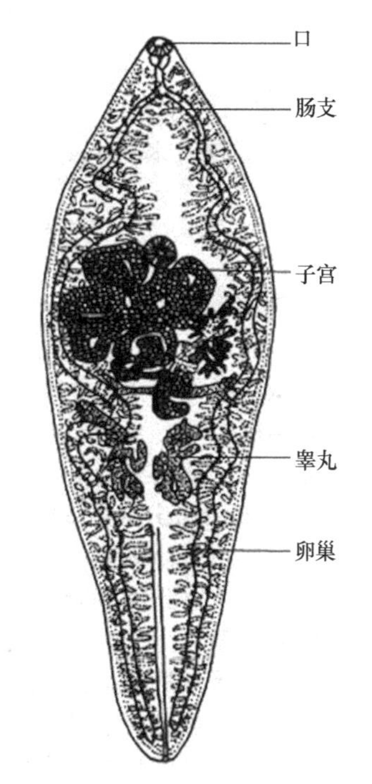

图 12-19 斯氏并殖吸虫成虫

【生活史】 生活史与卫氏并殖吸虫相似。第一中间宿主属圆口螺科的小型及微型螺类，大多栖息于溪流较小、流速较缓的山沟中，附着于枯枝、落叶的下面，石块周围、苔藓之中。第二中间宿主为多种溪蟹和石蟹。多种动物，如蛙、鸟、鸡、鸭、鼠等可作为本虫转续宿主。终末宿主为猫科、犬科、灵猫科等多种家养或野生动物，如果子狸、猫、犬、豹猫等。人不是本虫的适宜宿主。绝大多数虫体在人体仍处于童虫阶段，但也有虫体在肺中发育至成熟并产卵的报道。

【致病】 本虫是人畜共患、以兽为主的致病虫种。在动物体内，虫体在肺、胸腔等处结囊，发育至成熟并产卵，引起与卫氏并殖吸虫相似的病变。如侵入肝，在肝浅表部位形成急性嗜酸性粒细胞脓肿，有时还能在肝中成囊并产卵。在人体内，侵入的虫体大多数仍处于童虫状态，到处游窜，造成某些器官或全身损害，引起幼虫移行症。本虫引起的幼虫移行症可分为皮肤型与内脏型。

皮肤型主要表现为游走性皮下包块或结节，常见于腹部、胸部、腰背部、也可见于四肢、臂部、腹股沟、头颈部、阴囊、腋窝等处。一般大小在 1～3cm，也可大如鸡蛋，可单个或多个存在。形状呈球形或长条形，边缘不清，皮肤表面正常。包块间有时可扪及条索状纤维块。切开包块可见隧道样虫穴，有时可见童虫，镜检可见嗜酸性粒细胞肉芽肿、坏死渗出物及夏科-雷登结晶等。

内脏型因幼虫移行侵犯的器官不同而出现不同损害及表现。侵犯肺部时一般仅有咳嗽、痰中偶带血丝，痰中不易找到虫卵。胸腔积液较为多见，且量也较多，胸水中可见大量嗜酸性粒细胞。近年来也屡有报道斯氏狸殖吸虫进入肺脏并发育成熟产卵所引起的胸、肺部症状和体征，与卫氏并殖引起者基本相似。如侵犯肝，则出现肝痛、肝大、转氨酶升高、白/球蛋白比例倒置、γ-球蛋白升高等表现。如侵犯其他器官，可出现相应的症状和体征。在出现局部症状的同时，往往伴有低热、乏力、食欲下降等全身症状。血象检查嗜酸性粒细胞明显增高，有时可高达 80%以上。因本病损害器官不定，且可能同时有多个器官受损，因此临床上误诊率相当高，应特别注意与肺结核、结核性胸膜炎、肺炎和肝炎等相鉴别。

【诊断】 在痰液和粪中找不到虫卵。当有皮下包块出现时，切除并作活组织检查是最可靠的诊断方法。除此之外，免疫学检查是最常用的辅助诊断方法。

【流行与防治】 斯氏并殖吸虫在国外还未见报道，国内分布于甘肃、山西、陕西、河南、四川、重庆、云南、贵州、湖北、湖南、浙江、江西、福建、广西、广东 15 个省（直辖市、自治区）。已发现自然感染斯氏并殖吸虫的动物有棘腹蛙、白枕鹤等。已有实验证明，豚鼠、小鼠、家兔、猴、鸭、鸡、鹌鹑、鹦鹉、虎纹蛙、黑斑蛙等多种动物可作为本虫的转续宿主。人如果生食或半生食这些动物未煮熟的肉，有可能感染本虫。流行因素、防治原则与卫氏并殖吸虫病相似。治疗首选药物吡喹酮，疗效稍逊于卫氏并殖吸虫病。

【阅读参考】

郑葵阳. 2017. 医学寄生虫学（案例版）. 2 版. 北京：科学出版社.
诸欣平，苏川. 2018. 人体寄生虫学. 9 版. 北京：人民卫生出版社.

（郑 斌）

第六节　裂体吸虫（血吸虫）

【学习目的】

1. 掌握日本血吸虫的形态特征、生活史及致病。
2. 熟悉日本血吸虫的流行、防治。
3. 了解其他血吸虫的流行及危害。

裂体吸虫（schistosome）又称为血吸虫或住血吸虫，成虫寄生于人或哺乳动物的静脉血管内，隶属于扁形动物门、吸虫纲、复殖目、裂体科、裂体属。

成虫可寄生于人体的血吸虫主要有：日本血吸虫（*Schistosoma japonicum*，Katsurada，1904），埃及血吸虫（*S. haematobium*，Bilharz，1852），曼氏血吸虫（*S. mansoni*，Sambon，1907），间插血吸虫（*S. intercalatum*，Fisher，1934），湄公血吸虫（*S. mekongi*，Voge et al.，1978）和马来血吸虫（*S. malayensis*，Greer et al.，1988）6种。

血吸虫寄生人体引起的血吸虫病（schistosomiasis）主要分布于亚洲、非洲和拉丁美洲。血吸虫病严重危害人类健康，是联合国开发计划署/世界银行/世界卫生组织联合倡议的热带病研究和培训特别规划致力于在全球范围内重点防治的十种热带病之一，其中以埃及血吸虫病、曼氏血吸虫病和日本血吸虫病流行范围最广，是发展中国家最为严重的寄生虫病之一。在我国流行的是日本血吸虫病。20 世纪 70 年代，在湖南长沙马王堆的西汉女尸和湖北江陵的西汉男尸（BC 163 年）体内均发现有典型的日本血吸虫卵，由此证实，远在 2100 多年前我国已有日本血吸虫病流行。

一、日本血吸虫

是由日本学者 Katsurada 于 1904 年在一条自然感染的猫门静脉中查见，故而得名。日本血吸虫曾广泛流行于中国、日本、菲律宾与印度尼西亚。在我国，历史上分布于长江流域及其以南的 12 个省、市、自治区。据有关资料记载，早在 2100 多年前，我国长江流域、江汉平原和洞庭湖沼泽地带已有日本血吸虫病的流行。新中国成立后，经过近 60 年的积极防治，截至 2016 年年底，全国 12 个血吸虫病流行省（直辖市、自治区）中，上海、浙江、福建、广东、广西 5 个省（直辖市、自治区）完成并通过了达到血吸虫病消除标准的复核，四川、云南、江苏、湖北、安徽、江西、湖南等 7 省达到血吸虫病传播控制标准。全国消除血吸虫病是一项宏伟的防治目标，更是一项艰巨的防治任务。

知识链接　　**历 史 沿 革**

日本血吸虫病在我国古代已有广泛传播。在祖国医学中很早就有类似血吸虫病的记载。1300 多年前的巢元方《诸病源候论》中记有：“自三吴以东及南诸山郡山县，有山谷溪源处，有水毒病，春秋辄得”“山内水间有沙虱，其蛊甚细，不可见，人入水浴及水澡浴，此虫着生……便钻入皮里……”“发病之初，乍冷乍热……，不治乱下浓血……，腹胀满如蛤蟆”。在湖南汉代古尸体内也发现有日本血吸虫卵。在历史名著《三国演义》中多处可追寻到日本血吸虫病流行的痕迹。

【形态】

1. 成虫　雌雄异体。雄虫乳白色，相对粗短，大小（10～20）mm×（0.50～0.55）mm。前端有较发达的口吸盘和腹吸盘。腹吸盘之前呈圆柱形，之后虫体背腹扁平，两侧向腹面卷曲，形成抱雌沟（gynecophoral canal），故外观呈圆筒状。雌虫呈圆柱形，相对细长。前细后粗，形似线虫，大小（12～28）mm×（0.1～0.3）mm，腹吸盘大于口吸盘，由于肠管内充满消化和半消化的血液，故雌虫呈黑褐色，常生活在雄虫的抱雌沟内，呈雌雄合抱状态。

（1）消化系统：有口、食管、肠管。肠管在腹吸盘背侧分为两支，向后延伸到虫体后 1/3 处汇合成一条肠管，再向后延伸并形成盲管。成虫摄食血液，肠管内充满被消化的血红蛋白，呈黑色。

（2）生殖系统：雄虫生殖系统由睾丸、输出管、输精管、储精囊和生殖孔组成。睾丸为椭圆形，多为7个，呈串珠状排列，位于腹吸盘之后虫体的背侧。生殖孔开口于腹吸盘后方。雌虫生殖系统由卵巢、卵黄腺、卵黄管、卵模、梅氏腺、子宫等组成。卵巢椭圆形，位于虫体中部。输卵管发自卵巢后端，绕过卵巢向前。卵黄腺分布于卵巢之后肠管的周围；卵黄管向前延伸，与输卵管汇合成卵模，卵模周围有梅氏腺。卵模与子宫相连接，子宫无明显弯曲，内含虫卵50～300个，子宫开口于腹吸盘后方的生殖孔（图12-20）。

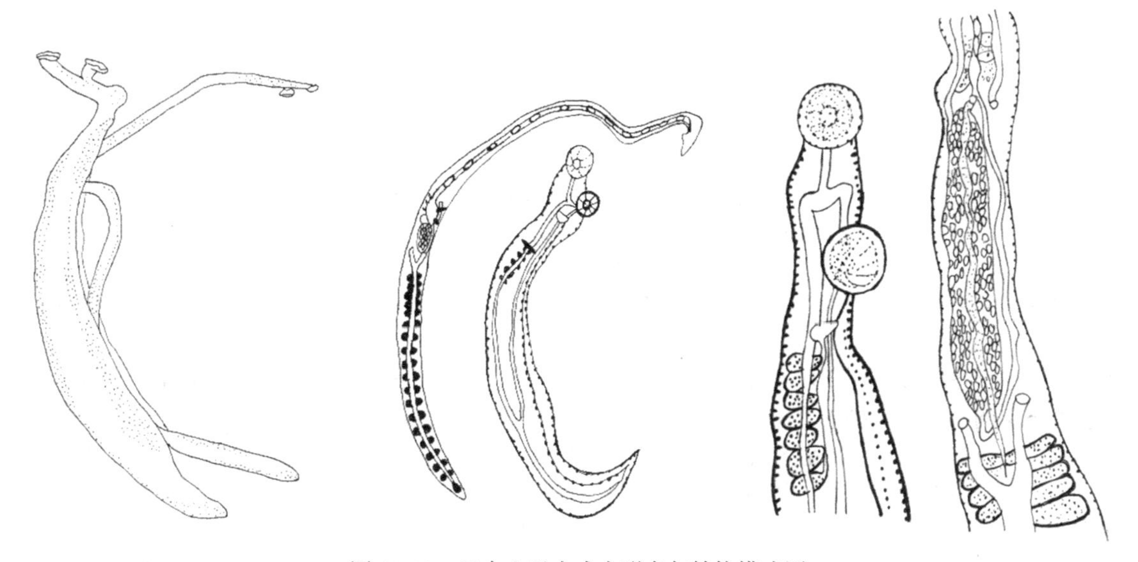

图12-20 日本血吸虫成虫形态与结构模式图

（3）虫卵：终宿主粪便中检获的虫卵淡黄色，椭圆形，平均大小89μm×67μm。卵壳薄而均匀，无卵盖，卵壳外侧有一逗点状小棘。卵壳表面常吸附有许多宿主组织残留物。卵壳内侧有一薄层的胚膜，内含一成熟的毛蚴，毛蚴和卵壳之间常可见到大小不等的圆形或椭圆形的油滴状毛蚴头腺分泌物。电镜下可见卵壳有微孔与外界相通。

（4）毛蚴：在水中游动时其大小与形状随虫体伸缩而有所变化。一般呈长椭圆形，静止或固定后呈梨形，平均大小为99μm×35μm。周身被有纤毛，为其运动器官。毛蚴前端有一锥形的顶突（亦称钻孔腺）。体内前部中央有一袋状的顶腺，顶腺两侧各有1个长梨形的侧腺，顶腺与侧腺均开口于顶突。毛蚴的顶腺与侧腺分泌物中含有中性黏多糖、蛋白质和酶等物质，这些物质在毛蚴入侵钉螺过程中发挥重要作用。在毛蚴未孵出前，这些分泌物统称为可溶性虫卵抗原（soluble eggs antigen，SEA），可经卵壳的微孔释出。

（5）尾蚴：血吸虫的尾蚴属叉尾型尾蚴，大小为（280～360）μm×（60～95）μm，分体部和尾部，尾部又分尾干和尾叉。除特殊部位外，几乎全身体表被有小棘。体部前端为头器（head organ），内有一单细胞头腺。口孔位于虫体前端正腹面。腹吸盘位于体部后1/3处，由发达的肌肉组成，具有较强的吸附能力。在尾蚴体部的中后部有5对呈左右对称排列的单细胞腺体，称钻腺（penetration gland）。其分泌物有助于尾蚴侵入宿主组织。位于腹吸盘前的2对称前钻腺，内含钙、碱性蛋白和多种酶类，具有粗大的嗜酸性分泌颗粒；腹吸盘后的3对称后钻腺，内含丰富的糖蛋白和酶，具较细的嗜碱性分泌颗粒。前、后钻腺分别由5对腺管向体前端分左右2束开口于头器顶端（图12-21）。

（6）童虫：尾蚴与哺乳动物皮肤接触后，童虫立即侵入，从钻进皮肤脱掉尾部直至发育为成虫之前为童虫阶段。童虫在终末宿主体内一边移行一边生长发育，途经皮肤、肺、肝等脏器，经历了一系列的发育过程，最后定居于门脉、肠系膜静脉系统中。

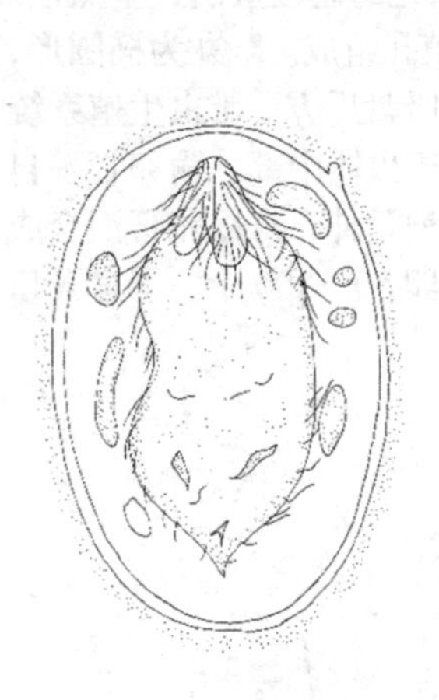
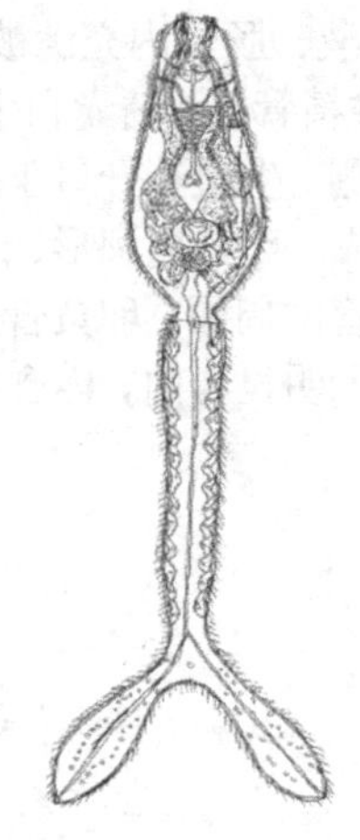
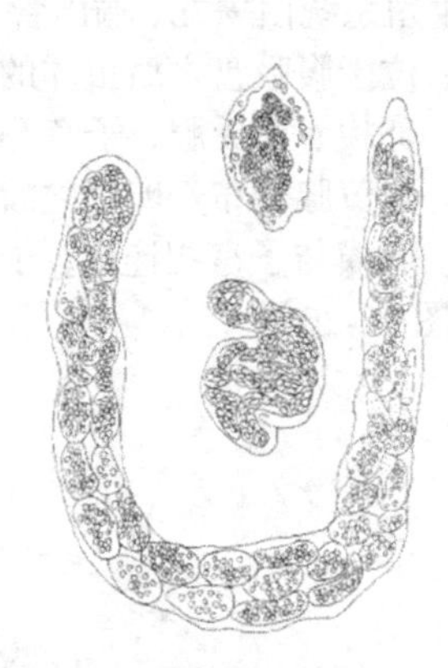
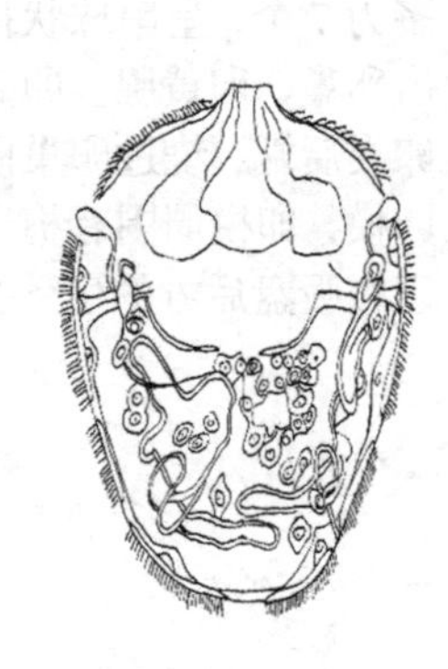

图 12-21 日本血吸虫卵及各期幼虫形态模式图

【生活史】 日本血吸虫生活史过程中经历虫卵、毛蚴、母胞蚴、子胞蚴、尾蚴、童虫及成虫等 7 个阶段。以人和多种哺乳动物为终宿主，湖北钉螺（*Oncomelania hupensis*，Gredler，1881）为中间宿主。

1. 成虫产卵及卵的排出 成虫寄生于终宿主的门脉、肠系膜静脉系统。成虫逆着血流移行到肠黏膜下层的小静脉末梢处，长时间地连续产卵。每条雌虫每日产卵 300～3000 个。雌虫在排卵时呈阵发性地成串排出，卵在宿主肝、肠组织血管内沉积成念珠状。虫卵主要分布于肝及结肠肠壁组织，仅小部分虫卵随粪便排出体外。约经 11 天，卵内的卵细胞即可发育为毛蚴，由于卵内毛蚴分泌物能透过卵壳，破坏血管壁，并使周围组织发炎、坏死；同时肠的蠕动、腹内压增加，致使坏死组织向肠腔破溃，虫卵便随破溃组织落入肠腔，随粪便排出体外。不能排出的虫卵沉积在局部组织中，能存活 10 天左右，逐渐死亡、钙化。

2. 虫卵的孵化 虫卵随粪便排出体外，进入水体，在 5～35℃水温条件下均可孵出毛蚴，一般以 25～30℃最为适宜。低渗透压的水体、光线照射、适宜 pH 等因素可以加速虫卵的孵化。毛蚴孵出后，多分布在水体的浅表层，利用其体表的纤毛作直线方向的旋转前进。毛蚴能感应 CO_2 分压、O_2 分压和 pH 的变化，并具有向光性、向温性和向上性的特点。毛蚴在水中的活力、寿命与水质、水温及 pH 等具有密切的关系，一般能存活 1～3 天。当遇到中间宿主湖北钉螺，可主动侵入螺体，在螺体内进行无性繁殖。

3. 幼虫在钉螺体内的发育繁殖 钉螺是日本血吸虫唯一的中间宿主。钉螺能产生一种刺激物，称“毛蚴松”（miraxone），能吸引毛蚴，毛蚴通过其前端顶突的吸附作用，顶腺、侧腺分泌物的化学作用，以及毛蚴不断交替伸缩的机械作用钻入螺体。在钉螺体内，毛蚴体表纤毛脱落，胚细胞分裂，逐渐发育为母胞蚴。母胞蚴体内的胚细胞分裂繁殖成若干小团而形成子胞蚴，子胞蚴破壁而出，并移行到钉螺肝内寄生。子胞蚴细长，节段性，体内胚细胞又分裂并发育为尾蚴。一个毛蚴钻入钉螺体内，经无性繁殖，产生数以千万计的尾蚴，尾蚴在钉螺体内分批成熟，陆续逸出。从毛蚴侵入钉螺到尾蚴形成的全部过程所需时间与环境温度有关，至少为 44 天，最长是 159 天。发育成熟的尾蚴自螺体逸出并在水中游动。

4. 尾蚴逸出及侵入宿主 尾蚴从螺体内逸出的首要条件是水，但水的多少对尾蚴的逸出并无影响，钉螺即使在只有点滴露水的草叶或潮湿的泥土上也能逸出尾蚴。水温、光照和 pH 等因素影响尾蚴从钉螺逸出。其中最主要的影响因素是水温，尾蚴逸出的最适宜温度为 20～25℃；光线对尾蚴逸出有促进作用，尾蚴逸出的最适宜照度在 1888～3491lx 之间；水的 pH 在 6.6～7.8 范围内，尾蚴逸出不受影响。在自然状况下，尾蚴的逸出具有昼夜节律性与季节节律性。尾蚴逸出后，多以静止状态分布在水面，其寿命一般为 1～3 天。尾蚴的存活时间及其感染力与水温及水的 pH 值、盐度等有关。当终宿主与尾蚴接触时，尾蚴通过吸盘吸附在宿主的皮肤上，依靠其体内腺细胞分泌物的酶作用，头器伸缩的探查作用，体部肌肉强烈的伸缩活动和尾部的摆动钻穿宿主皮肤。在尾蚴侵入终宿主过程中，宿主皮肤表面化学物质也发挥了刺激钻穿的作用。尾蚴的体部钻入宿主皮肤，尾部脱落在宿主皮肤外面。

5. 成虫定居及营养 尾蚴侵入宿主皮肤后，称为童虫。童虫进入皮下小血管或淋巴管内，很快随血流经右心到肺，通过肺泡小血管，再由左心入体循环，到达肠系膜上、下动脉，经毛细血管进入肝门静脉，待童虫性器官初步分化，雌雄合抱并移行到门脉、肠系膜静脉寄居发育至成虫。自尾蚴侵入宿主至成虫成熟并开始产卵约需 24 天，产出的虫卵在组织内发育成熟需 11 天左右。在人体内，日本血吸虫成虫平均寿命 4～5 年，最长可活 40 年之久。

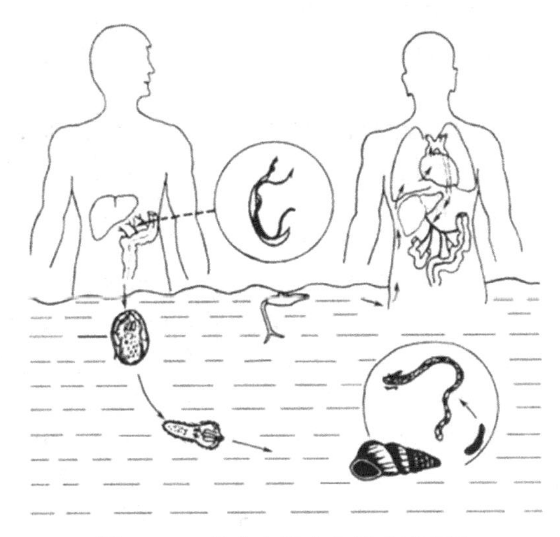

图 12-22 日本血吸虫生活史示意图

血吸虫以血液为营养，每条雌虫摄取红细胞数 33 万个/小时，而雄虫仅为 3.9 万个/小时。红细胞被虫体消化道内的蛋白酶分解为珠蛋白和血红素。珠蛋白被降解后产生肽或游离氨基酸，供虫体利用，而呈棕黑色的血红素（铁卟啉）一部分沉积于虫体肠管壁中，一部分经口腔排入宿主血液中。血吸虫也可通过体壁的分子膜转运获取葡萄糖、氨基酸、核苷等营养物质。

【致病】 日本血吸虫尾蚴、童虫、成虫和虫卵均可对宿主造成损害，损害的主要原因是血吸虫在终宿主体内的各阶段释放的抗原能诱发宿主出现一系列免疫病理变化。因此，目前普遍认为血吸虫病是一种免疫性疾病。

1. 尾蚴所致的损害 可引起尾蚴性皮炎。尾蚴钻入宿主皮肤 6～8 小时后（长至 2～3 天），其入侵部位出现丘疹，瘙痒，严重时可致全身水肿及多形红斑，多在 1～3 天内自行消退。初次接触尾蚴的人不会引起尾蚴性皮炎。引起尾蚴性皮炎的原因主要是速发型（Ⅰ型）超敏反应与迟发型（Ⅳ型）超敏反应。

2. 童虫所致的损害 童虫在宿主体内移行时，所经过的器官（特别是肺）出现一过性的血管炎，毛细血管栓塞、破裂、局部细胞浸润和点状出血。当感染度较大时，患者可出现发热、咳嗽、痰中带血、嗜酸性粒细胞增多等症状，这可能与童虫机械性损伤和其代谢产物引起的超敏反应有关。

3. 成虫所致的损害 成虫寄生于血管内，其口、腹吸盘吸附于血管内壁产生的机械性损伤加之新陈代谢产物的化学性损伤导致寄生部位出现轻微的静脉内膜炎及静脉周围炎。

4. 虫卵所致的损害 血吸虫病的病变主要由虫卵引起，由于成虫主要寄生于门脉、肠系膜静脉系统，在血管末梢产出的虫卵部分直接沉积于直肠、乙状结肠、降结肠、回肠末端等部位，其余虫卵随着血流进入肝内门静脉系统，肠系膜及腹膜后淋巴结组织内，甚至可循一定路径进入肺和脑部等部位。沉积于各器官组织内的虫卵所引起的基本病理变化（虫卵肉芽肿的形成）相似。受累最严重的组织与器官是肝脏与结肠，主要致病因子是虫卵释放的 SEA，引起慢性血吸虫病的主要原因是虫卵肉芽肿形成及肝纤维化。

（1）肉芽肿形成：其发展的病理过程与虫卵的发育程度密切相关。当虫卵发育的早期，毛蚴尚未形成时，虫卵周围无反应或仅有轻微的组织反应。虫卵肉芽肿形成过程大致如下：当虫卵发育为毛蚴时，毛蚴分泌的SEA可透过卵壳微孔缓慢释出，被巨噬细胞等吞噬处理并致敏T细胞；当SEA再次刺激致敏T细胞，致敏的T细胞产生各种淋巴因子；淋巴因子趋化或吸引巨噬细胞、淋巴细胞、嗜酸性粒细胞、中性粒细胞、浆细胞及成纤维细胞等聚集到虫卵周围，形成肉芽肿，又称为虫卵结节。

日本血吸虫产出的虫卵常呈串珠样沉积于组织内，导致虫卵肉芽肿比较大，周围细胞浸润较多，肉芽肿的急性期有大量嗜酸性粒细胞和浆细胞等聚集，常出现中心坏死，称嗜酸性脓肿。用苏木素伊红染色的肝切片标本中，在虫卵周围有红色嗜酸性辐射样棒状物（抗原抗体复合物），被称为何博礼现象（Hoeppli phenomenon）。

虫卵肉芽肿形成后，卵内毛蚴一定时间后死亡，逐渐停止释放抗原，坏死物质被吸收，虫卵破裂或钙化，周围聚集大量的类上皮细胞、淋巴细胞、异物巨细胞等，其中类上皮细胞转变为成纤维细胞，并产生胶原纤维，肉芽肿逐渐发生纤维化，形成瘢痕组织。

（2）肉芽肿形成的后果：血吸虫虫卵肉芽肿在组织血管内形成，堵塞血管，破坏血管结构，导致组织纤维化，特别是虫卵沉积较多的器官，如肝、结肠。在肝内，虫卵肉芽肿位于门脉分支终端，窦前静脉，故肝细胞小叶的结构和功能一般不受影响。早期肝脏肿大，表面可见粟粒状黄色颗粒（虫卵结节）；晚期肝内门静脉分支周围与门静脉区纤维组织增生，出现广泛的纤维化，产生循环障碍，肝细胞变性萎缩，肝脏表面有粟粒样结节，出现凸凹不平和沟纹。肝切面上，围绕在门静脉周围，长而白色的纤维束从不同角度插入肝内，称干线型肝硬化（pipestem fibrosis），是晚期血吸虫病特征性病变。由于窦前静脉的广泛阻塞，导致门静脉高压，出现肝、脾肿大，侧支循环开放，腹壁、食管及胃底静脉曲张及上消化道出血与腹水等症状，称为肝脾型血吸虫病（hepatosplenic schistosomiasis）。

沉积在肠壁内的虫卵形成的肉芽肿，引起的病变早期为黏膜充血、水肿，黏膜下层有堆集的虫卵结节，破溃后形成浅表溃疡。慢性期因纤维组织增生，肠壁增厚，可引起息肉样增生与结肠肠腔狭窄。

虫卵肉芽肿的形成是宿主对致病因子的一种免疫应答，一方面有助于将虫卵破坏清除，也有利于隔离虫卵以及虫卵释放的抗原物质，减少血液循环中抗原抗体复合物的形成和对机体的损害；另一方面，肉芽肿的形成及其纤维化可破坏宿主的正常组织，不断生成的虫卵肉芽肿形成相互连接的瘢痕，导致干线型肝硬化及肠壁硬化等一系列病变。

5. 循环抗原及免疫复合物 血吸虫童虫、成虫和虫卵的分泌物、排泄物及虫体表膜更新的脱落物排入到血液中，成为循环抗原（circulating antigen）。在被血吸虫感染的终宿主血液内可检出的主要循环抗原有：肠相关抗原（gut-associated antigens，GAA）、表膜相关抗原（membrane associated antigens，MAA）和SEA等。这些循环抗原均可刺激宿主产生相应的抗体，抗原与抗体在血液内特异性结合，形成免疫复合物。通常免疫复合物可被单核细胞或巨噬细胞吞噬、清除。当免疫复合物形成过多，或不能被有效清除时，则可在组织（血管壁、关节等）内沉积，固定并激活补体，引起Ⅲ型超敏反应，损伤局部组织。病变主要出现在肾小球，引起肾小球肾炎，继而出现蛋白尿、水肿，严重时可出现肾衰竭。

日本血吸虫病临床表现复杂，主要取决于患者感染度、虫卵沉积部位、病理损害程度和宿主免疫状态等因素。根据病程变化及临床表现，可分为急性、慢性和晚期血吸虫病三期。

（1）急性血吸虫病：常见于初次大量感染尾蚴者，慢性患者再次大量感染尾蚴亦可发生。多发生于夏秋季，男性青壮年与儿童居多。当尾蚴侵入皮肤后，部分患者局部出现丘疹或荨麻疹，称尾蚴性皮炎。潜伏期一般为1个月左右（15～75天），当雌虫大量产卵时，患者可出现发热（38～40℃）、腹痛、腹泻、咳嗽、肝脾肿大及外周血嗜酸性粒细胞增多。重症患者可出现水肿、腹水、恶病质，甚至死亡。粪便中可查见血吸虫卵或毛蚴孵化阳性。

（2）慢性血吸虫病：急性症状消失后，病情逐步转向慢性期。在流行区，绝大多数的血吸虫病患者为慢性血吸虫病。这些患者大多反复接触疫水，获得对再感染的部分免疫力。大多数患者无临床症状，常出现间歇性腹泻、腹痛、粪便带黏液及脓血，伴里急后重、贫血、肝脾大、消瘦等症状。

（3）晚期血吸虫病：一般在感染后5年左右，部分重度感染者开始出现干线型肝纤维化，临床上出现肝脾肿大、门静脉高压和其他综合征。根据主要临床表现，晚期血吸虫病可分巨脾型、腹水型、侏儒型及结肠增殖型四型。一个患者可同时具有多型的表现。

1）巨脾型：占晚期血吸虫病70%以上。正常人脾脏重150g，巨脾型血吸虫病患者的脾脏重达1000～2000g，甚至可达 4000g。脾下缘可达脐平线以下，或向内侧肿大超过腹中线，多伴有食管下端静脉曲张。如果曲张的静脉破裂，可发生上消化道出血。少数患者亦可并发脾周围炎，可有脾区疼痛。巨脾患者均伴有脾功能亢进，白细胞减少，中度贫血与血小板减少的现象。在肝功能代偿期，血浆白蛋白正常，丙种球蛋白增高，谷丙转氨酶正常。

2）腹水型：腹水是肝功能失代偿时的显著表现。腹水形成与门静脉阻塞、低白蛋白血症、肝淋巴循环障碍及继发性醛固酮增多引起水、钠潴留有关。腹水程度轻重不等，可反复发作。重度腹水者可出现食后上腹部胀满不适、呼吸困难、脐疝、股疝、下肢水肿、胸水和腹壁静脉曲张。此型容易出现黄疸。

3）侏儒型：系患者在儿童时期反复感染血吸虫，致慢性或晚期血吸虫病，影响内分泌功能，其中以脑下垂体前叶和性腺功能不全最为明显。患儿身材呈比例性矮小，生殖器官与次性征发育不全，为垂体型侏儒症。

4）结肠增殖型：患者以结肠病变最为突出，可有左下腹痛、腹泻、便秘或便秘与腹泻交替出现，黏液便或血便，病变严重者可发生不完全肠梗阻。一些临床研究发现，肠癌发生部位与血吸虫卵沉积及息肉形成有密切关系，认为在肠壁组织反复破坏增殖的基础上可诱发癌变。

（4）异位血吸虫病：日本血吸虫成虫在门脉、肠系膜静脉系统范围以外的静脉血管内寄生称异位寄生。门脉、肠系膜静脉系统以外的器官或组织内血吸虫虫卵肉芽肿产生的损伤则称异位损害（ectopic lesion）或异位血吸虫病。日本血吸虫在人体最常见的异位损害部位是肺和脑，也可见于皮肤、甲状腺、心包、肾、肾上腺皮质、腰肌、疝囊、两性生殖器及脊髓等处。

发生于肺或脑等部位的异位寄生与损害，大多由于感染大量尾蚴，虫数过多，出现成虫和（或）童虫的异位寄生；或因肝纤维化出现门-腔静脉吻合支扩大，肠系膜静脉内的虫卵可被血流带到肺、脑或其他组织，引起病变。

脑型血吸虫病的病变多在脑膜和大脑皮质。临床表现为脑膜脑炎，有嗜睡、意识障碍、头痛、昏迷、痉挛、偏瘫、视物模糊等症状。慢性期脑部异位损害的部位多在脑组织，常出现癫痫发作、头痛、呕吐、语言障碍、偏瘫等。脑型血吸虫病常被误诊为脑瘤，吡喹酮治疗后症状减轻或消失，有助于做出治疗性诊断。

【血吸虫感染免疫】

1. 抗原 血吸虫是多细胞蠕虫，生活史较为复杂，在人或哺乳动物等终宿主体内有童虫、成虫和虫卵等阶段，此外还有种、株的特异性。因而血吸虫的抗原结构复杂且来源多样。特异性抗原在血吸虫病的免疫诊断、免疫病理或诱导宿主的保护性免疫力方面具有重要作用。日本血吸虫抗原主要包括表膜抗原、分泌排泄抗原和可溶性虫卵抗原等，这些抗原进入宿主血流即成为循环抗原（circulating antigen，CAg），CAg的存在提示体内有活虫存在，CAg的检测对于判定现症感染、感染度及疗效考核具有重要意义。

2. 获得性免疫 宿主感染血吸虫后，对再感染产生一定程度的抵抗力，即获得性免疫，是一种不完全免疫，表现为对再感染时入侵的童虫具有一定的杀伤作用，而对原来感染的成虫无杀伤作用。此种免疫力会随着体内成虫的消亡而消失。这种在原发感染成虫存在的情况下，对再感染的童虫产生一定免疫力的现象称为伴随免疫（concomitant immunity）。再感染时童虫被杀伤清除的部位主要在皮肤和肺。实验研究证实杀伤童虫的效应机制主要是抗体依赖的、ADCC，即抗体与细胞的协同产生的针对童虫的细胞毒作用，所涉及的抗体有 IgG 和 IgE，效应细胞包括嗜酸性粒细胞、巨噬细胞、中性粒细胞和肥大细胞，主要作用于幼龄童虫。

血吸虫感染的获得性免疫具有年龄依赖性，随着年龄增大，再感染率和再感染度降低。人群免疫流行病学及动物实验研究显示，Th1 型细胞因子 IFN-γ 与对血吸虫感染的抵抗力相关。

3. 免疫逃避 血吸虫成虫能在宿主体内长期存活并产卵，反映了血吸虫逃避宿主免疫攻击的能力，表现出对其生存环境的适应性，这种现象称为免疫逃避（immune evasion）。血吸虫免疫逃避的原因较为复杂。

【实验诊断】

1. 病原学检查 日本血吸虫成虫寄生在门脉、肠系膜静脉系统，虫卵随血流沉积在肠壁上。由于肠壁组织被破坏，虫卵进入肠腔中随粪便排出。因此，可以将在粪便中检出虫卵或孵化出毛蚴作为确诊依据。为了提高检出率，虫卵的检查方法也在不断改进与完善，有直接涂片、沉淀集卵、集卵孵化及直肠、乙状结肠镜刮取组织检查等方法。目前人群查病常用的病原学方法仍是粪便检查法，主要为改良加藤厚涂片法和尼龙袋集卵镜检孵化法。

（1）改良加藤厚涂片法：因具有操作简便、经济易行、既能定性又能定量、可同时检查肠道其他寄生虫等优点，为 WHO 血吸虫病和其他蠕虫病专家委员会推荐作为血吸虫虫卵记数的标准方法。

（2）尼龙绢袋集卵镜检孵化法：我国学者研究的尼龙绢集卵镜检孵化法因取用粪便量较大，在粪样内只要有少量虫卵就能查见，检出率较高。此法适用于大规模普查，是推荐使用的基本方法之一。在实际检查工作中应注意防止因尼龙袋处理不当而造成的交叉污染。此外，虫卵孵化受多种因素影响，特别是孵化的水质、水的 pH 和水温等直接影响检出率。

（3）直肠镜活组织检查：对慢性特别是晚期血吸虫病患者，从粪便中查找虫卵相当困难，直肠镜活组织检查有助于发现沉积于肠黏膜内的虫卵。但是，直肠镜活组织检查发现虫卵只能证明感染过血吸虫，至于体内是否有活虫，必须根据虫卵的死活进行判断。

2. 免疫学检查 自 20 世纪 50 年代起，血清学方法开始应用于日本血吸虫病的诊断。国内最早开展的免疫学诊断是皮内试验（intradermal test，ID），之后是尾蚴膜反应（cercarienhullen reaction，CHR）和环卵沉淀试验（circumoval precipitin test，COPT）。20 世纪 60 年代出现了间接血凝试验（indirect haemagglutination assay，IHA），之后又出现了酶联免疫吸附试验（ELISA），以后又发展了各种基于经典 ELISA 的免疫学方法，如 Dot-ELISA、SPA-ELISA、PVC-ELISA 及快速试纸法（dipstick assay）等。在基层防疫机构，IHA 和经典 ELISA 仍是首选的免疫学检测方法。目前利用纯化抗原、单克隆抗体和重组抗原诊断血吸虫病已逐渐成为免疫学诊断研究的重点。随着分子生物学技术的发展，各种新兴的核酸扩增技术也逐步引入到血吸虫病的实验诊断中，如 Real-time PCR、环介导等温扩增（loop-mediated isothermal amplification，LAMP）等因其高敏感性、高特异性而越来越受到重视。

（1）检测抗体：常用的方法有 IHA、ELISA、dipstick assay 等，这些方法具有快速、简便和经济等优点，适用于现场查病。但由于血清抗体在患者治愈后仍能存在较长的时间，因此检测抗体的方法不能区分是现症感染还是既往感染，也无法用于疗效考核。目前国内外在研究短程抗体（治疗后转阴较快的抗体）的检测方面取得了较大的进展，用抗独特型抗体如 NP30、重组抗原或用某些血吸虫抗原组分对 IgG 亚类进行检测，均有考核疗效的价值。

（2）检测循环抗原：如上所述，血吸虫循环抗原的检测具有反映活动性感染、评估虫体负荷和考核疗效的优点。由于循环抗原在体液中的含量通常很低，一般方法难以检出，目前常用的方法基本上类似于检测抗体的各种 ELISA，只不过是用单克隆或多克隆抗体代替抗原包被反应板。初步评估认为，对慢性轻度感染者，检测循环抗原方法的敏感性为 60%～81%，治愈 1 年后 90%患者的循环抗原转阴。新近出现的用鸡抗体 IgY 代替 IgG 用于血吸虫抗原检测及免疫磁珠技术为进一步提高抗原检测技术提供了可能。

（3）检测循环免疫复合物：血吸虫病患者血清中存在循环免疫复合物（circulating immune complex，CIC），据认为 CIC 水平与病情有相关性，轻度感染者血清中 CIC 水平高于肝脾型患者。CIC 经酶解后用双向酶标对流检测特异性抗体和抗原，对晚期血吸虫病的诊断具有较好的效果。

临床上，也可用超声、CT、MRI 等影像学诊断方法进行辅助诊断。

【地理分布与流行】

1. 地理分布和流行概况 日本血吸虫病曾经广泛流行于亚洲的中国、菲律宾、印尼、日本，1978 年日本已消除了该病。我国长江流域及以南的湖南、湖北、江西、安徽、江苏、云南、四川、浙江、广东、广西、上海、福建 12 个省（直辖市、自治区曾经广泛流行。中华人民共和国成立初期调查显示，我国血吸虫病患者超过 1 000 万人。中华人民共和国成立后，党和政府高度重视血吸虫病防治工作，并取得了巨大的防治成就。截至 2016 年年底，全国 12 个血吸虫病流行省（直辖市、自治区）中，已有上海、浙江、福建、广东、广西 5 个省（直辖市、自治区）通过了国家维持血吸虫病消除状态复核，四川、云南、江苏、湖北、安徽、江西、湖南 7 省已达到传播控制标准。2016 年，全国推算血吸虫病病人数为 54 454 例，全年未发现急性血吸虫病病例；共查出有钉螺面积 235 096.04hm^2，未发现血吸虫感染性钉螺。目前，我国血吸虫病疫情总体上已处于低度流行状态，但流行区钉螺分布面积仍较大，部分流行区仍存在一定数量的血吸虫病传染源，血吸虫病流行与传播的客观因素及疫情反复与回升的风险因素依然存在。

2. 流行环节

（1）传染源：日本血吸虫病是人畜共患寄生虫病，传染源包括感染了血吸虫的人、家畜及一些野生动物。在我国自然感染日本血吸虫的家畜有黄牛、水牛、狗、猪、猫、羊、兔等 10 余种，野生动物有鼠、猴、野猪等。患者和病牛是最重要的传染源。

（2）传播途径：包括含有血吸虫卵的粪便污染水源、钉螺的存在及易感人群接触疫水 3 个重要环节。

粪便污染水源的方式有：稻田采用人粪施肥、在河沟内清洗粪具、随地大便、船民等人群直接在水中大便、牛粪污染水源等。研究证实：村庄附近的水体、船只停泊地点及人畜经常活动的地方，阳性钉螺出现频次较高。

钉螺是日本血吸虫的唯一中间宿主，有钉螺存在的地区，才可能有血吸虫病的流行。钉螺属水陆两栖淡水螺类，属于软体动物门（Phylum Mollusca）、腹足纲（Class Gastropoda）、中腹足目（Order Mesogastropoda）、圆口螺科（Family Pomatiopsidae）、钉螺属（Genus *Oncomelania*），分布于我国的钉螺为湖北钉螺。钉螺雌、雄异体，螺壳小呈圆锥形，长 10 mm 左右，宽 3～4 mm，壳口呈卵圆形，外缘背侧有一粗的隆起称唇嵴，有厣。平原地区的钉螺螺壳表面有纵肋，称肋壳钉螺（Snails with ribbon shells），山丘地区钉螺表面光滑，称光壳钉螺（Snails with smooth shells）。肋壳钉螺滋生于湖沼型及水网型疫区的潮湿、有草、腐殖质多的洲滩、湖汊、河畔、沟渠边等。光壳钉螺孳生在山丘型疫区的小溪、山涧、水塘、稻田、河道、草滩等处。其食物包括腐败植物、藻类、苔藓等。卵生，主要在春季产卵，幼螺在秋季发育为成螺。钉螺多生活在水线上下，在适宜的条件下钉螺在土表活动，温度过高过低或遇干旱时钉螺可藏匿于土层内。钉螺寿命一般为 1～2 年，可附着于水面漂浮物上，也可通过动物脚等途径扩散至远处。

当水体中存在感染血吸虫的阳性钉螺时，便成为疫水。人们因生产（捕鱼、割草、种田、放牧、水利建设、抗洪抢险等）或生活（洗手、洗脚、游泳、淘米、洗衣等）接触疫水而感染。有钉螺存在的草地上的露水中也可有尾蚴，皮肤接触也可感染。饮用生水，尾蚴可从口腔黏膜侵入。身体大面积接触疫水常导致急性感染。频繁的、小面积接触疫水的患者多呈慢性病程。

（3）易感人群：人类对日本血吸虫普遍易感。患者以农民、渔民为多，男性高于女性。在多数流行区，11～20 岁为感染血吸虫的高峰年龄段。非流行区无免疫力的人群进入疫区，或儿童感染大量血吸虫尾蚴，常发生急性血吸虫病。集体感染后出现暴发流行。

3. 影响因素 影响日本血吸虫病流行的因素主要为自然因素和社会因素。自然因素主要是指影响血吸虫生长发育和钉螺生存的自然条件，如地理环境、气温、雨量、水质、土壤、植被等。社会因素包括政治、经济、文化水平、生产方式、生活习惯、农田水利建设等。在控制血吸虫病流行过程中，社会因素起主导作用。

4. 流行区类型 按钉螺的分布及流行病学特点，我国血吸虫病流行区分为平原水网型、山区丘陵型和湖沼型。

（1）平原水网型：主要分布在长江与钱塘江之间的长江三角洲的广大平原地区。这类地区河道纵横，密如蛛网，钉螺随网状水系而分布。

（2）山区丘陵型：主要在我国西南部，如四川、云南等地，江苏、安徽、浙江、福建也有此型。此类型流行区地理环境复杂，钉螺分布单元性强，按水系分布。该型流行区一般交通闭塞，经济发展水平不高，血吸虫病的防治难度较大。

（3）湖沼型：主要分布在湖南、湖北、江西、安徽、江苏等省的长江沿岸和湖泊周围。由于有大片冬陆夏水的洲滩，钉螺分布面积大，曾经为我国血吸虫病流行的主要地区。

此外，按流行程度可将流行区分为5类，即以行政村为单位，以居民粪检阳性率为依据，居民粪检阳性率≥10%的为一类地区；居民粪检阳性率≥5%，＜10%的为二类地区；居民粪检阳性率≥1%，＜5%的为三类地区；居民粪检阳性率＜1%的为四类地区（传播控制地区）；连续5年未发现当地感染的患者、病畜，未发现感染性钉螺的为五类地区（传播阻断地区）。

【防治】 历史上，我国血吸虫病分布广泛、流行因素复杂、给流行区的广大劳动人民健康产生了极其严重的危害。中华人民共和国成立后，在党的领导下，我国的血吸虫防治工作取得了举世瞩目的成就。特别是近年来，通过全面实施以控制传染源为主的血吸虫病综合防治新策略，到2015年年底全国如期实现了血吸虫病传播控制标准。全国彻底消除血吸虫病是一项宏伟的防治目标，更是一项艰巨的防治任务。因此，必须继续做好以下具体工作：

1. 消灭传染源 查治患者、病牛，人畜同步化疗。吡喹酮是当前治疗血吸虫病的首选药物，具有毒性低、疗效高、疗程短、给药方便的特点。对急性患者，按总剂量120mg/kg，4天或6天内分服，每日服3次；慢性患者按40mg/kg一次顿服或分2次服用；晚期患者按总剂量60mg/kg，于2天或3天内每日3次分服，亦可按总剂量90mg/kg，6天内分18次服用。健全耕牛血防管理制度，做好以机代牛、家畜圈养等工作。

2. 切断传播途径

（1）控制和消灭钉螺：灭螺是切断血吸虫病传播的关键，要结合兴修水利、改造农田、修整沟渠改变钉螺滋生地的环境进行灭螺，局部配合应用灭螺药。

（2）粪便管理：结合农村爱国卫生运动，管好人、畜粪便，防止虫卵入水污染水体。提倡修沼气池或三格五池厕所；不用新鲜粪便施肥，不随地大便。

（3）安全供水：在疫区提倡使用井水和自来水，减少流行区居民接触疫水的机会。漂白粉、碘酊及氯硝柳胺等有杀灭尾蚴的作用。

3. 加强健康教育 普及血吸虫防治知识，加强个人防护，保护易感人群。引导群众改变传统的生产、生活习惯，改变传统的种植、养殖方式，尽量避免与疫水接触。特殊情况下，难以避免接触疫水时，可使用防护药、具，如涂抹苯二甲酸二丁酯油膏或穿长筒胶靴、乳胶衣裤等。蒿甲醚和青蒿琥酯对血吸虫童虫有杀灭作用，可口服预防急性感染。

案例 12-5 **日本血吸虫病**

患者，男性，31岁，安徽人。主诉：发热、腹痛、腹泻、黏液脓血便1周。现病史：2个月前，患者去江南农村工作10天，由于天气炎热，多次在河边洗澡，其后手、足背等处皮肤出现红色丘疹，发痒、灼痛。1个多月后开始发热，伴有黏液脓血便，每天2～4次，上腹部不适疼痛，食欲减退、消瘦，按痢疾服药治疗无效。既往史：曾患过疟疾，经有效治疗，未再犯病。体验：体温39℃，发育尚可，消瘦病容，神志清楚，心、肺（－），腹部稍膨胀，肝剑突下3cm，有压痛，脾可触及，四肢（－）。化验：血常规示WBC 19 000，N 50%，L 35%，E 15%，尿常规正常。胸部拍片：正常。

问题

1. 患者出现腹痛、腹泻、黏液脓血便，可能会患有哪些寄生虫病？
2. 患者为什么会出现持续发热 1 周？
3. 你认为还应当进行哪些检查及化验以便确诊？
4. 对患者应当如何正确处理？

解 题 思 路

1. 患者临床上出现腹痛、腹泻、黏液脓血便，结合病史可能患有日本血吸虫病。

2. 当日本血吸虫雌虫大量产卵时，患者可出现发热（38～40℃）、腹痛、腹泻、咳嗽、肝脾肿大及外周血嗜酸性粒细胞增多的现象。重症患者可出现水肿、腹水、恶病质，甚至死亡。

3. 采集血液进行免疫学检查（间接血凝试验），收集粪便进行改良加藤厚涂片法检查日本血吸虫虫卵。

4. 除了对症治疗外，给予吡喹酮，按总剂量 120mg/kg，4 天或 6 天内分服，每日服 3 次。

二、其他血吸虫

6 种人体血吸虫生活史的特征与分布现状见表 12-2。

表 12-2 6 种人体血吸虫生活史的特征与分布现状

	日本血吸虫	曼氏血吸虫	埃及血吸虫	间插血吸虫	湄公血吸虫	马来血吸虫
成虫寄生部位	肠系膜下静脉，门脉系统	肠系膜小静脉，痔静脉丛，偶可寄生在肠系膜上静脉、膀胱静脉丛及肝内门脉	膀胱静脉丛，骨盆静脉丛，直肠小静脉，偶可寄生在肠系膜门静脉系统	肠系膜静脉，门脉系统	肠系膜上静脉，门脉系统	肠系膜静脉，门脉系统
虫卵在人体的分布	肠壁，肝	肠壁，肝	膀胱及生殖器官	肠壁，肝	肠壁，肝	肝，肠壁
虫卵排出途径	粪	粪，偶尔尿	尿，偶尔粪	粪	粪	粪
保虫宿主	牛、猪、犬、羊、鼠、猫等	猴、狒狒、啮齿类等	猴、狒狒、猩猩、猪等	羊、灵长类、啮齿类等	牛、猪、羊、犬、田鼠等	啮齿类
中间宿主	湖北钉螺	双脐螺	水泡螺	水泡螺	拟钉螺	小老伯塞拉螺及拟钉螺
地理分布	中国、菲律宾、印尼	非洲、中东、加勒比、巴西、委内瑞拉和苏里南	非洲、中东和法国科西嘉	中部非洲的雨林地带	柬埔寨和老挝的一些地区	马来西亚

【附】 尾蚴性皮炎

裂体科下分 10 个属，其中只有裂体属的虫种能在人体寄生，其他属的虫种寄生于鸟类或哺乳动物，但有的虫种的尾蚴可钻入人体，尽管不能发育成熟，但常引起皮肤超敏反应。由禽类或兽类血吸虫尾蚴钻入人体皮肤引起的超敏反应称尾蚴性皮炎（cercarial dermatitis）。尾蚴性皮炎在不少国家都有流行或病例报道，我国的吉林、辽宁、江苏、上海、福建、广东、湖南、四川等省、直辖市也有流行。人群主要在种植水稻、养鸭或捕鱼等活动中被感染。在我国的水稻种植区，尾蚴性皮炎又称稻田性皮炎。在国外，人多因游泳而感染，故称游泳者痒（swimmer's itch）。

在我国引起尾蚴性皮炎的主要是寄生于鸭的多种毛毕属吸虫（*Trichobilharzia*）和寄生于牛的东毕属吸虫（*Orientobilharzia*）。此二类吸虫的中间宿主为椎实螺，分布于稻田、水沟和池塘，人因接触疫水而发生皮炎。

尾蚴性皮炎属Ⅰ型和Ⅳ型超敏反应。在尾蚴侵入皮肤后的1小时至2天，入侵部位出现刺痒，继之出现点状红斑和丘疹，反复感染者丘疹数量多且可融合成风疹块，如搔破皮肤，可出现继发性感染。反应一般在3～4天达高峰，1周左右消散。

尾蚴性皮炎属自限性疾病，若无继发感染，一般几天后即可自愈。治疗主要是止痒，局部止痒可用1%～5%的樟脑酒精、鱼黄软膏或复方炉甘石洗剂，中药如五倍子、蛇床子等煎水洗浴也有止痒作用。症状严重的可用抗过敏药。

案例 12-6 **日本血吸虫病**

患者，男性，20岁，辽宁人，北方某大学在校生。因发热、腹痛、黏液血便两个半月，伴头痛、呕吐半个月，于2000年10月28日入院。数月前，患者曾到其湖北亲戚家度暑假。度假期间，曾多次到湖中戏水消暑，后手足及身体其他部位皮肤出现红色丘疹、奇痒、灼痛，以为是“痱子”，未予处理。几天后，开始发热，咳嗽，疑为“感冒”，稍作处理，症状缓解。2个半月前回辽宁后，出现腹泻，每日3～5次，粪便黏液居多，呈脓血状，逐渐出现上腹痛，食欲缺乏，消瘦，时有发热，校医院疑为“肠炎”，予甲硝唑等药物治疗，未见缓解。近半个月，头痛剧烈，伴呕吐，呈喷射状，遂转入院。幼时曾患“中毒性痢疾”，已愈。平素除偶罹患感冒外，余正常。体检：T 38.2℃；P 80次/分；R 24次/分；BP：120/70mmHg。发育尚可，表情痛苦，神清，心肺（–）。神经系统检查：颅神经（–），颈项强直，布氏征（+），克氏征（+）。四肢肌力尚可，病理反射（+）。实验室检查：WBC 12×10^9/L；N 60%；E 25%；L 15%。尿无异常。粪软，呈稀糊状，镜检发现虫卵，特征为虫卵侧面具小刺状物。

问题

1. 根据病史、症状、体征和实验室检查，诊断为什么病，为什么？
2. 如何早期发现和诊断急性血吸虫病？
3. 患者出现头痛、呕吐等症状，应考虑为什么原因？
4. 该患者的嗜酸性粒细胞高达25%，对诊断有帮助吗？
5. 患者感染日本血吸虫与其在湖边戏水消暑有关吗？
6. 血吸虫病的重要流行环节是什么？

解题思路

1. 根据病史、症状、体征和实验室检查，诊断为日本血吸虫病。发现虫卵，特征为虫卵侧面具有小刺状物。

2. 凡到过血吸虫病流行区并接触疫水，一次或多次有大量尾蚴感染易患急性血吸虫病，早期发现是在接触疫水后1～2天内，接触部位的皮肤出现红色丘疹，有高热，数天以后消退。诊断采用间接血凝试验阳性基础上收集粪便改良加藤厚涂片法检查日本血吸虫虫卵。

3. 患者出现头痛，呕吐等症状，应考虑血吸虫异位寄生于脑部。

4. 患者的嗜酸性粒细胞高达25%，提示寄生虫感染。

5. 患者感染日本血吸虫与其在湖边戏水消暑有关，因为日本血吸虫尾蚴在水面，通过皮肤黏膜感染。

6. 血吸虫病的重要流行环节是：传染源、传播途径、易感人群。

案例 12-7 **急性血吸虫病**

患者，男性，54岁。主诉：畏寒、发热近1个月，尿黄7天，伴厌食、恶心、呕吐、腹泻、黏液稀便、四肢乏力、咳嗽、咳痰，以发热待查入院治疗。病史：无血吸虫病史，但2个月前曾多次在江边捕鱼接触水。体检：T 38.5℃，P 96次/分，BP 105/60mmHg。急性重病容，消瘦，贫血貌。皮肤与巩膜黄染，全身浅表淋巴结无肿大，两肺呼吸音粗，无明显湿啰音。腹部明显膨隆、柔软、无明显压痛右肋下可触及肝，轻压痛，肝区无叩击痛，脾未见肿大，移动性浊音无，下肢有轻度凹陷性水肿。血常规：Hb 110g/L，WBC 2.16×10^9/L，EOS 31%。粪便常规：黏液稀便，毛蚴孵化（+）。免疫学检查：IHA 1∶20（+），COPT 7%（+）。肝肾功能正常。临床诊断：急性血吸虫病并发黄疸。治疗：入院后经护肝、支持疗法（血浆、白蛋白），黄疸半个月消退。体温仍在38.5～39.5℃，呈间歇热型。给予吡喹酮120mg/kg，6日疗法（第1天服总剂量的一半，另一半平均分为5天服用）。首剂服药后2小时，出现体温“反跳”，由39.2℃升到40.3℃。服药后第10天体温恢复正常，粪便毛蚴孵化（–），痊愈出院。

问题

1. 急性血吸虫病是怎样感染的，有哪些临床表现和体征？
2. 如何进行诊断、治疗和预防？

解题思路

1. 急性血吸虫病常见于初次大量感染尾蚴者，慢性患者再次大量感染尾蚴亦可发生。临床表现和体征主要为：患者可出现发热（38～40℃）、腹痛、腹泻、咳嗽、肝脾肿大及外周血嗜酸性粒细胞增多。重症患者可出现水肿、腹水、恶病质，甚至死亡。

2. 诊断目前主要采用间接血凝试验进行初步筛查，对于阳性患者收集粪便改良加藤厚涂片法检查日本血吸虫虫卵。治疗：对急性患者，按总剂量120mg/kg，4天或6天内分服，每日服3次；慢性患者按40mg/kg一次顿服或分2次服用；晚期患者按总剂量60mg/kg，于2天或3天内每日3次分服，亦可按总剂量90mg/kg，6天内分18次服用。预防：消灭传染源；切断传播途径；普及血防知识，加强个人防护，保护易感人群。

【阅读参考】

曹淳力，郭家钢. 2018. “一带一路”建设中重要寄生虫病防控面临的挑战与对策. 中国血吸虫病防治杂志，30（2）：111-116.
刘佩梅，李泽民. 2013. 医学寄生虫学. 北京：北京大学医学出版社.
唐崇惕，唐仲璋. 2015. 中国吸虫学. 2版. 北京：科学出版社.
张利娟，徐志敏，钱颖骏，等. 2017. 2016年全国血吸虫病疫情通报. 中国血吸虫病防治杂志，29（6）：669-677.
诸欣平，苏川. 2018. 人体寄生虫学. 9版. 北京：人民卫生出版社.
CK Jayaram Paniker. 2007. Textbook of medical parasitology. Sixth Edition.Published by Jitendar P Vij.

（周书林）

第七节 其他人体寄生吸虫

知识拓展 **我国已报道的9种异形吸虫**

异形异形吸虫 *Heterophyes heterophyes* V. Siebold，1852
横川后殖吸虫 *Metagonimus yokogawai* Katsurada，1912
钩棘单睾吸虫 *Heplorchis pumilio* Loose，1899
镰刀星隙吸虫 *Stellantchasmus falcatus* Onji&Nishio，1924
台湾棘带吸虫 *Centrocestus formosanus* Nishigori，1924
多棘单睾吸虫 *Haplorchis yokogawai* Katsuta，1931
扇棘单睾吸虫 *Haplorchis taichui* Katsuta，1932
哥氏原角囊吸虫 *Procerovum calderoni* Afirica&Garcia，1935
施氏原角囊吸虫 *Procerovum sisoni* Afirica，1938

【学习目的】

1. 熟悉异形吸虫和棘口吸虫的形态、生活史。
2. 了解异形吸虫和棘口线虫的致病及诊断、流行与防治。

一、异 形 吸 虫

【概述】 异形吸虫（*Heterophyid trematodes*）是异形科（Heterophyidae）的一类小型吸虫。成虫寄生于鸟类和哺乳动物，寄生于人体则引起异形吸虫病（heterophydiasis）。

【形态】 成虫大小为（1～1.7）mm×（0.3～0.4）mm，椭圆形，体表具鳞棘。口吸盘较腹吸盘小，有些种类还具有生殖吸盘。生殖吸盘位于腹吸盘的下方，或单独存在或与腹吸盘相连构成腹殖吸盘复合器（ventro-genital sucker complex）。前咽明显，食管细长，肠支长短不一。睾丸 1～2 个，卵巢位于睾丸之前，受精囊和储精囊明显（图 12-23）。

各种异形吸虫的虫卵形态相似。棕黄色，大小为（28～30）μm×（15～17）μm，台湾棘带吸虫的卵壳表面有格子状花纹，其他异形吸虫虫卵与后睾科吸虫（如华支睾吸虫）的虫卵在形态上难以鉴别（图 12-24）。

【生活史】 各种异形吸虫的生活史基本相同。成虫寄生于鸟类及哺乳动物的小肠，虫卵随粪便排出体外，被第一中间宿主淡水螺类吞食，毛蚴在其体内孵出并继续发育为胞蚴、雷蚴（1～2 代）及尾蚴。尾蚴逸出，侵入第二中间宿主淡水鱼或蛙体内，发育成囊蚴，终宿主吞食含囊蚴的鱼肉或蛙肉后，囊蚴在其消化道内脱囊，并在小肠寄生并发育为成虫。

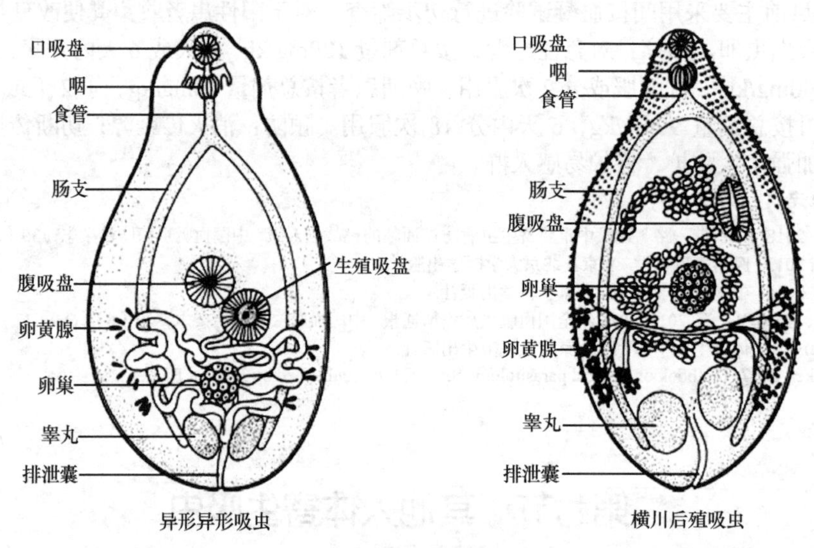

图 12-23 异形吸虫成虫

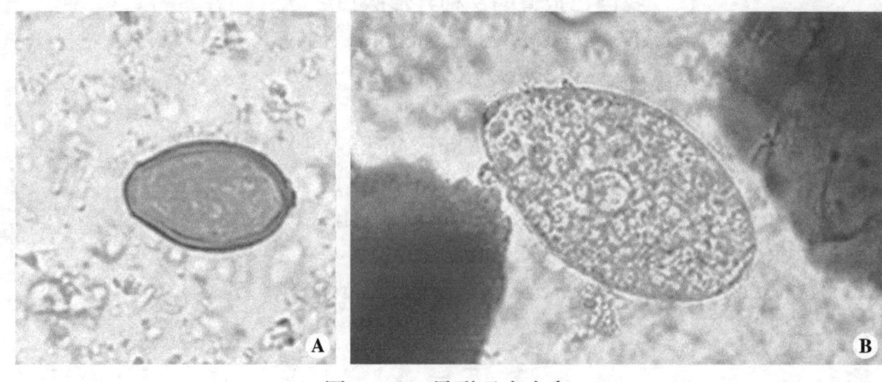

图 12-24 异形吸虫虫卵

A. 异形吸虫虫卵；B. 棘口吸虫虫卵

【致病】 成虫体小，在小肠内寄生一般只引起轻微的炎症反应，但异形吸虫有钻入肠壁的倾向，如侵入肠壁则引起机械性损伤，造成组织脱落、坏死，出现腹泻及消化功能紊乱。深入组织时，可引起炎症反应，出现组织增生和不同程度的纤维化，异位寄生于人体的各组织器官也会引起相应症状。进入肠黏膜下层肠壁血管的虫卵可进入小静脉，也可从门静脉通过肝小叶叶间小静脉进入血窦，经血流进入体循环，虫卵随血流可到达身体各组织器官，如脑、脊髓、肝、脾、肺、心肌等，引起急性或慢性损害。

临床表现取决于感染虫体的数量及是否异位寄生。寄生数量少时，没有或仅有轻微的临床症状，量多时则出现消化道症状和消瘦，若异位寄生，则临床表现视寄生部位和虫卵的沉积部位而异。如虫卵沉积在脑、脊髓，则可有血栓形成、神经细胞及灰白质退化等病变；如虫卵沉积在心肌及心瓣膜，则可致心力衰竭。

【诊断】 常规采用粪便涂片法、沉渣法镜检虫卵，但异形吸虫的虫卵与华支睾吸虫、后睾吸虫等虫卵极为相似，应结合生物学、流行病学等特点加以鉴别。如异形吸虫多在十二指肠以下的肠道寄生，华支睾吸虫则寄生于胆管，十二指肠引流液未找到虫卵而粪便出现虫卵，应考虑异形吸虫的可能。异形吸虫在人体内寄生数少，产卵量也不大，而华支睾吸虫产卵量大，镜检时每个视野的虫卵数多时则可能是华支睾吸虫感染。此外，了解异形吸虫在当地的流行状况，也有助于鉴别诊断。若能获得成虫，也可根据成虫形态进行确诊。

【流行】 异形吸虫病分布于世界各地，亚洲的菲律宾、日本、韩国、朝鲜、印尼、土耳其、以色列、俄罗斯西伯利亚地区等都有流行，我国广东、海南、安徽、福建、湖北、新疆、江西、湖南、上海、浙江、广西、山东、台湾等省、市均有报道，迄今已报道的病例接近300例，广东省病例最多，约占 50%。异形吸虫病的流行因素与华支睾吸虫病相似，在华支睾吸虫病流行区，常出现混合异形吸虫感染。

【防治】 注意饮食卫生，不吃生的或未煮熟的淡水鱼肉或蛙肉是避免异形吸虫感染的主要手段。治疗药物首选吡喹酮。

二、棘口吸虫

【概述】 棘口吸虫是棘口科（Echinostomatidae）的一类中、小型吸虫，种类繁多，寄生于鸟类、哺乳类及爬行类，少数寄生于鱼类，寄生在人体的棘口吸虫可引起棘口吸虫病（echinostomiasis）。

知识拓展 **国内常见的12种棘口吸虫**

园圃棘口吸虫 *Echinostoma hortense* Asada，1926

马来棘口吸虫 *Echinostoma malayanum* Leiper，1911

接睾棘口吸虫 *Echinostoma paraulum* Dietz，1909

卷棘口吸虫 *Echinostoma revolutum*（Frohlich，1802）Dietz，1909

宫川棘口吸虫 *Echinostoma revolutum* var. japonica，Vkurisa，1932

曲领棘缘吸虫 *Echinoparyphium recurvatum* Linstow，1973

日本棘隙吸虫 *Echinochasmus japonicus* Tanabe，1926

抱茎棘隙吸虫 *Echinochasmus perfoliatus*（V. Ratz，1908）Dietz，1910

九佛棘隙吸虫 *Echinochasmus jiufoensis* Liang et Ke，1988

藐小棘隙吸虫 *Echinochasmus liliputanus* Loose，1896

福建棘隙吸虫 *Echinochasmus fujianensis* Chen，1992

埃及棘口吸虫 *Echinostoma aegyptica* Khalil，1924

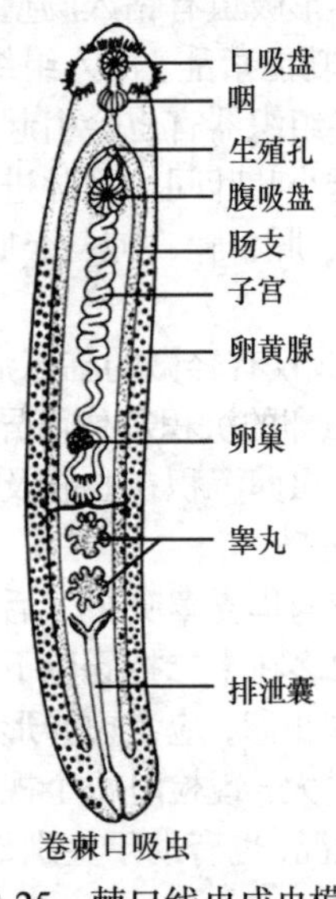

图 12-25 棘口线虫成虫模式图

【形态】 虫体长形，体表有棘。口吸盘位于体前端亚腹面，具头冠和头棘，腹吸盘发达，位于体前部或中部。睾丸 2 个，一般前后排列于后半部，卵巢位于睾丸之前（图 12-25）。

卵较大，椭圆形，淡黄色，壳薄，有卵盖，内含一个卵细胞和多个卵黄细胞。

【生活史】 成虫寄生于小肠，偶可侵入胆管。虫卵随粪便排出，在水中孵出毛蚴，毛蚴侵入第一中间宿主淡水螺类，经胞蚴和 2 代雷蚴发育成尾蚴，尾蚴侵入第二中间宿主如淡水鱼类、蛙或蝌蚪、软体动物体内发育成囊蚴。尾蚴也可在原来的螺体内结囊，甚至在子雷蚴体内结囊，还可以在水生植物上结囊。终宿主因食入囊蚴而感染，囊蚴在小肠脱囊，经 7～9 天发育为成虫。

【致病】 成虫多寄生在小肠上端，以头部插入肠黏膜，导致局部炎症、水肿及出血。轻度感染常无明显症状，重度感染则出现腹痛、腹泻、食欲不振、头痛、头晕、乏力、贫血等，严重感染者可出现厌食、下肢水肿、消瘦，甚至死亡。

【诊断】 粪便检查虫卵是常用的诊断方法，但是各种棘口吸虫的虫卵相似度极高，鉴别有一定困难，可结合成虫的形态加以区别，此外，棘口吸虫的虫卵与布氏姜片虫卵相似，也需注意鉴别。

【流行】 人体棘口吸虫病流行于东南亚地区，以日本、朝鲜和中国报道的病例最多。我国已报道 600 多病例，其中有多起儿童感染致死的病例，我国人群的平均感染率为 0.010%，湖南省感染率最高，为 0.092%。

【防治】 人因食入含囊蚴的淡水鱼、蛙及软体动物而感染，也可因生食含囊蚴的水生植物或饮用含囊蚴的生水而感染，改变不良的饮食习惯是防治棘口吸虫病的主要措施。治疗药物首选吡喹酮。

案例 12-8 **异形吸虫感染**

患者，女性，因头痛、间歇性呕吐 3 个月入院。患者 3 个月前无明显诱因开始阵发性头痛，早晨重，前额明显。疼痛严重时双眼视物模糊，有时呕吐，曾服中药治疗无效。眼底明显水肿，有出血渗出，视盘消失。CT 检查：毛额叶占位性病变及广泛水肿带，临床拟诊为：右额叶肿瘤。行右额叶病灶切除术。术中见额中回纵裂部有一肿物，无包膜，质韧，肉红色，切除。患者术后恢复良好。病理检查见一直径 1cm 的结节灶，淡黄色，间有暗红色斑点质软，与周围脑组织有一灰红色窄带分隔，界线清楚。镜检：病灶呈脓肿结构，脑组织坏死液化，内含大量变性坏死的中性白细胞。其中可见一团虫卵，未见成虫。虫卵多为卵圆形，（25～30）μm×（13～20）μm，可见卵盖，强嗜碱性，部分卵内可见毛蚴。脓肿壁内层大量淋巴细胞、单核细胞、浆细胞及少量嗜酸性、中性粒细胞浸润，外层胶质细胞增生并呈玻璃样变，脓肿周围脑组织水肿，血管充血，周围淋巴细胞及浆细胞呈套袖状浸润，胶质细胞增生，形成胶质结节。病理诊断：异形吸虫卵脑脓肿。术后粪便复查，未见虫卵。

问题

1. 异形吸虫成虫寄生于小肠，为何会出现脑囊肿？
2. 粪便检查，未见虫卵，原因何在？

解题思路

1. 异形吸虫成虫感染所出现的临床症状因感染虫数的多少及是否异位寄生而不同。成虫寄生于小肠，可引起消化道症状。成虫侵入组织，可引起组织炎症。本例中成虫钻破了肠壁，产出的虫卵随血流到达脑部并在脑部沉积，引起脑组织坏死液化；镜检见一团虫卵，虫卵内含毛蚴，是引起脑脓肿的主要原因。

2. 本病例无消化道症状，说明成虫以异位寄生为主，所以，粪便检查未见虫卵。

案例 12-9 **棘口吸虫感染**

患者，男性，汉族，39 岁，2 个月前，因身体不适，面色黄白，去当地诊所中医科诊治，诊断为“肝炎”，服用保肝药。后听说吃“活泥鳅”可治肝炎，便每日（共 6 日）吞入活泥鳅 6～7 条。1 周后，出现食欲不振，腹痛、腹泻黑色便。半月余，因头晕无力，上腹部痛求医，疑为钩虫病引起贫血。入院体检：面色苍白，精神萎靡，睑结膜贫血，心肺正常，肝脾未触及。血常规：Hb 75g/L；中性粒细胞 61%；嗜酸性粒细胞 13%；淋巴细胞 20%；单核细胞 6%；便潜血（+）。未查出钩虫卵，发现似姜片虫卵的大型蠕虫卵。患者否认生食过水生植物，根据检出虫卵和生食泥鳅史，疑为棘口吸虫感染。经驱虫治疗，淘洗出园圃棘口吸虫 70 条。半年后随访，患者症状消失，身体康复。

问题

1. 发现似姜片虫卵的大型蠕虫卵为何不能诊断为姜片虫感染？
2. 为何初诊时疑为钩虫病？

解 题 思 路

1. 棘口吸虫虫卵和姜片虫虫卵形态上极为相似，在鉴别上有一定难度。询问患者是否生食水生植物，是否生食或半生食淡水鱼、螺等病史，有助于确定虫种。如发现似姜片虫卵的大型蠕虫卵，要进行虫卵鉴别和驱虫鉴定。

2. 棘口吸虫成虫头部侵入肠黏膜，导致局部点状出血，感染数量较多时，会出现腹痛、腹泻、贫血、头昏、乏力、嗜酸性粒细胞增多等症状。本例初诊因消化道症状疑为钩虫感染，但镜检发现似姜片虫的大型蠕虫卵，可排除钩虫感染。

【阅读参考】

卢思奇. 2009. 医学寄生虫学. 2 版. 北京：北京大学医学出版社.
汪世平. 2015. 医学寄生虫学. 北京：高等教育出版社.
郑葵阳. 2017. 医学寄生虫学（案例版）. 2 版. 北京：科学出版社.

（汪 琦）

电子资源

第十三章 绦 虫

第一节 概 论

【学习目的】

1. 掌握绦虫生活史特点及致病作用。
2. 熟悉绦虫的一般形态特征、中绦期类型及其致病特点。
3. 了解绦虫生理及分类。

【概述】 绦虫（cestodes）又称带虫（tapeworm），属扁形动物门（Platyhelminthes）的绦虫纲（Class Cestoda），因其成虫背腹扁平、形如带状而得名。绦虫生活史各期均营寄生生活，成虫大多寄生于脊椎动物的消化道中，完成生活史需要一种或一种以上宿主，是典型的人畜共患寄生虫。寄生于人体的绦虫有 30 余种，分属于多节绦虫亚纲（Eucestoda）的假叶目（Pseudophyllidea）及圆叶目（Cyclophyllidea），两个目的绦虫在形态与生活史方面均有明显不同。

【形态】

（一）成虫

虫体白色或乳白色，背腹扁平，左右对称，扁长形如带状，分节，多数为雌雄同体，无口与消化道，也没有体腔。虫体长度因虫种不同而从数毫米至数米不等，整个虫体由节片前后相连而成，节片少则 3～4 节，多则可达数千节。虫体自前向后由头节（scolex）、颈部（neck）及链体（strobila）组成（图 13-1）。

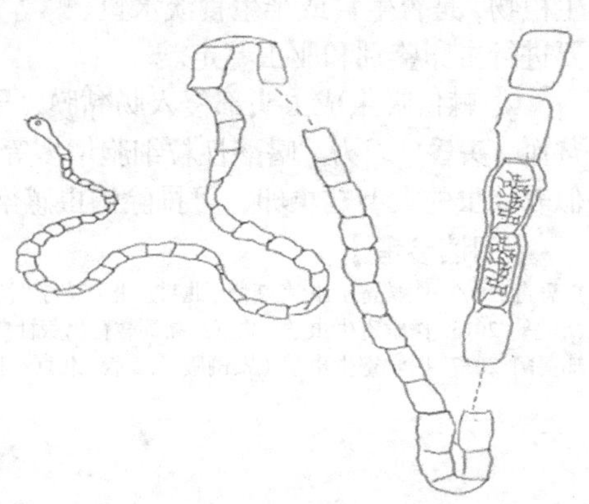
图 13-1 绦虫成虫模式图

1. 头节 细小，位于虫体前端，其上有固着器官，头节和固着器官的形态因种而异。假叶目绦虫头节呈梭形或指状，在背、腹面中央各有一沟槽样凹陷，即吸槽（bothrium）；吸槽是表面结构，附着能力较弱，主要功能是移动。圆叶目绦虫头节多呈球形，顶端有固着器官，通常为四个圆形的吸盘（sucker）分布于头节四周；有的虫种在头节顶部、吸盘的中央有可以伸缩的圆形突起，称为顶突（rostellum），顶突周围可有 1～2 圈矛状或棘状小钩围绕；吸盘除具有固着吸附作用外，也参与虫体的移动。

2. 颈部 短小，是虫体最纤细的部分，不分节，内含生发细胞，具有生发功能，链体上的节片即由此向后连续长出。

3. 链体 是由前后相连的节片构成，节片数个至数千个。依据节片内生殖器官发育程度，可分为未成熟节片（immature proglottid，幼节）、成熟节片（mature proglottid，成节）和妊娠节片（gravid proglottid，孕节）。幼节：靠近颈部的细小节片，其内的生殖器官刚开始分化，尚未发育成熟。成节：位于幼节之后、近链体中部的节片，节片稍大，其内的生殖器官已经发育成熟。孕节：链体后部最大的节片，由成节发育而成。圆叶目绦虫孕节中除储满虫卵的子宫外，其他生殖器官均萎缩退化，子宫向两侧发出子宫侧支，无子宫口。末端的孕节成熟后自链体上脱落，新节片不断从颈部长出，使绦虫始终保持一定的长度。假叶目绦虫孕节子宫内充满虫卵，其他生殖器官无明显退化，虫卵经子宫口排出后，节片衰老，自链体脱落，通常称为假离解（pseudoapolysis/ anapolysis）。

（1）体壁结构：绦虫的体壁结构与吸虫相似，分为两层，即皮层（tegument）和皮下层（subcutaneous layer）。

1）皮层：也称体被，是具有高度代谢活性的组织。电镜下，皮层最外面具有无数微小的指状胞质突起，称微毛（microthrix）。微毛致密，遍布整个虫体，包括吸盘表面；微毛顶端呈尖棘状，除固着作用外，可擦伤宿主肠上皮细胞，致营养物质外渗，以利于绦虫吸收营养物质，并可抵抗宿主肠蠕动而引起的虫体移位。微毛下是较厚的具有大量空泡的胞质区，亦称基质区，其内有密集的线粒体。胞质区下界是明显的基膜，与皮下层分开；整个皮层无细胞核。

2）皮下层：在基膜下，主要由表层肌组成，包括环肌、纵肌和少量斜肌，均为平滑肌，包绕虫体的全部实质器官。表层肌中的纵肌较发达，并贯穿整个链体，节片成熟或衰老后，节片间的肌纤维逐渐退化、断裂，导致孕节自链体上脱落或假离解。

肌层下为实质组织，内有大量电子致密细胞，称为核周体（perikarya）。核周体通过若干连接小管穿过表层肌和基膜与皮层连通。核周体具有大的双层膜的胞核和复杂的内质网及线粒体，其分泌的蛋白类晶体、脂或糖原小滴等进入皮层，故皮层实际上是一种合胞体结构，靠核周体的分泌而更新（图 13-2）。

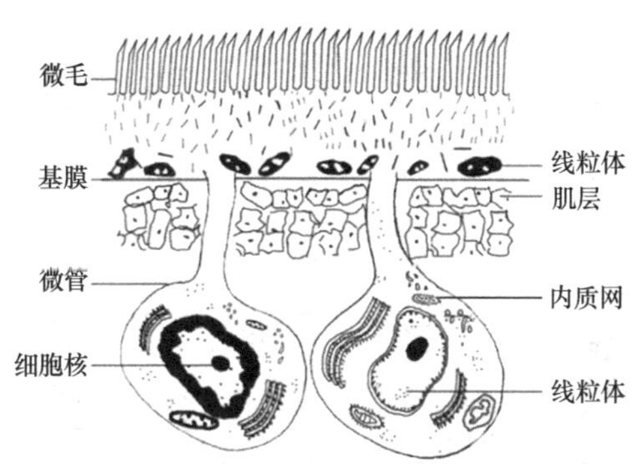

图 13-2 绦虫体壁结构模式图

绦虫缺体腔，内部由实质组织充满，其内散布着许多钙和镁的碳酸盐微粒，外面被以胞膜，呈椭圆形，称为石灰小体（calcareous body）或钙颗粒（calcareous corpuscle），是绦虫的特征性结构，可能具有缓冲绦虫体内代谢所产生的酸性物质、调节酸碱度的作用，或作为离子及二氧化碳的补给库。绦虫无消化道，营养物质由表皮吸收；缺体腔，体壁与内部器官间由实质组织充填，神经、生殖和排泄系统包埋在实质组织中。

（2）神经系统：包括头节中的神经节及其发出的 6 根纵行的神经干，即左右侧各有 1 根主干和 2 根辅干，贯穿整个链体；头节和每个节片中还有横向的连接支。感觉末梢分布于皮层，与触觉感受器和化学感受器相连。

（3）生殖系统：绦虫雌雄同体，链体的每一节片内均具有雌雄生殖器官各一套。

1）雄性生殖系统：具有几个至几百个不等的睾丸。睾丸圆球形，位于节片上、中部的实质组织中，通常靠近虫体的一面，习惯上称为背面。每个睾丸发出一输出管，然后汇合成输精管，输精管通常盘曲延伸入阴茎囊，在阴茎囊内或外，输精管膨大成储精囊；输精管在阴茎囊接纳前列腺后延伸为射精管，射精管的末端为阴茎，开口于总生殖腔。

2）雌性生殖系统：有一个叶状的卵巢，大多分成左右两叶，位于节片腹面的中后部。自卵巢中央发出输卵管，输卵管一端与卵黄总管连接后膨大形成卵模，再与子宫相通。卵模周围有梅氏腺包绕。卵黄总管是由卵黄腺发出的卵黄小管汇集而成，可膨大成卵黄囊，与输卵管连接；卵黄腺或呈数量众多的滤泡状，分散于节片实质的表层中，或聚集为单一块状的致密实体，位于卵巢后方。子宫呈管状或囊状。管状的子宫盘曲于节片中部，开口于腹面的子宫孔；囊状的子宫无子宫孔。输卵管的另一端与阴道连接后，开口于生殖孔。阴道为略弯曲的小管，通常与输精管平行。

（4）排泄系统：由焰细胞、毛细管、集合管及与其相连的 4 根纵行的排泄管组成。排泄管贯穿链体，每侧 2 根，在每一节片的后部，有横支相连通。排泄系统既有排出代谢产物的作用，也有调节体液平衡的功能。

（二）虫卵

绦虫卵形态因种而异。假叶目绦虫虫卵与吸虫卵相似，椭圆形，一端有一卵盖，排出时卵内含一个卵细胞和许多个卵黄细胞。圆叶目绦虫虫卵多呈圆球形，无卵盖，虫卵除具有卵壳外，尚有较厚的胚膜。

在成熟脱落的孕节中虫卵内为已发育的幼虫，具有3对小钩，即六钩蚴（onchosphere or hexacanth）。

圆叶目绦虫与假叶目绦虫形态的主要区别见表13-1。

表13-1 圆叶目绦虫与假叶目绦虫形态

	圆叶目绦虫	假叶目绦虫
头节	圆形或方形，固着器官为吸盘或吸盘、顶突和小钩	梭形或指状，固着器官为吸槽
成节	卵黄腺坚实成块；子宫呈囊状，无子宫孔	卵黄腺呈滤泡状；子宫呈螺旋状，有子宫孔
虫卵	无卵盖，内含六钩蚴	有卵盖，内容物为卵细胞和卵黄细胞
孕节	子宫分支，其他器官退化	结构与成节相似

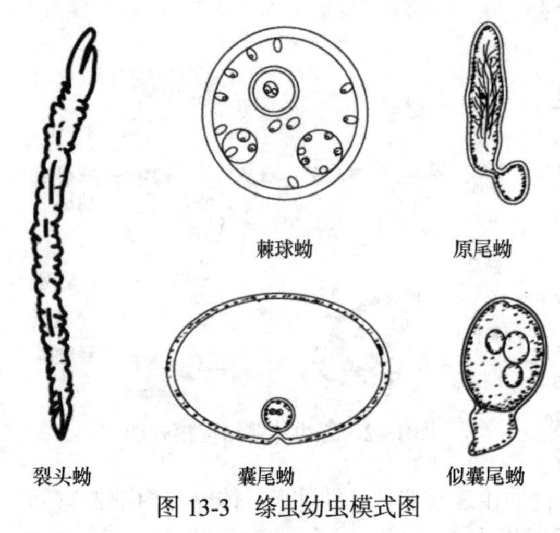

图13-3 绦虫幼虫模式图

【生活史】 绦虫成虫大多寄生在脊椎动物的消化道中，生活史较复杂，发育过程均需中间宿主。在中间宿主体内寄生的绦虫幼虫，称为中绦期（metacestode）或续绦期。各中绦期的形态、结构因种而异，常见的中绦期类型有：囊尾蚴（cysticercus）、似囊尾蚴（cysticercoid）、棘球蚴（hydatid cyst）、多房棘球蚴（multilocular echinococcus）、裂头蚴（plerocercoid）及原尾蚴（procercoid）等（图13-3）。

1. 囊尾蚴 俗称“囊虫”（bladder worm），白色、半透明囊状物，囊内充满囊液，囊壁上有一个向内卷曲凹入并悬于囊液中的头节。

2. 似囊尾蚴 体型较小，前端有较小的囊腔和相对较大、内缩的头节，后端为实心的带有小钩的尾状结构。

3. 棘球蚴 近球形的囊状物，大小因寄生时间长短而有所不同；囊内充满囊液（棘球蚴液，成分复杂，具强抗原性），囊壁上有大量的头节（亦称原头蚴或原头节）和生发囊，头节和生发囊可脱落而悬浮于囊液中。在生发囊内可有更小的头节和生发囊。

4. 多房棘球蚴 或称泡球蚴（alveolar hydatid cyst），属棘球蚴型，囊泡形团块，囊较小，淡黄色或白色，但可不断向囊内或囊外芽生出许多小囊，内含透明囊液或胶状物。

5. 裂头蚴 已具成虫外形，白色，带状，但虫体不分节，仅有明显的横皱褶；前端略凹入，似吸槽，活动能力较强。

绦虫的生活史过程大多需要中间宿主。假叶目绦虫发育过程与吸虫相似，生活史需要水体环境及中间宿主，通常需要2个中间宿主。虫卵自子宫孔排出，必须进入水中才能继续发育，孵出钩球蚴（coracidium）。钩球蚴具有3对小钩，体外被有纤毛，可在水中游动。钩球蚴在水中遇到第一中间宿主甲壳纲的桡足类动物（如剑水蚤等），在其体内发育成原尾蚴。原尾蚴已初具绦虫雏形，长椭圆形，前端略凹陷，体表具两层膜，外表有许多小刺，内为疏松组织及充满含有颗粒的液体，并具有折光性很强的石灰小体；体后端有近圆形的尾球。

第二中间宿主通常为鱼或蛙等动物。原尾蚴进入第二中间宿主体内，继续发育为裂头蚴，裂头蚴须进入终宿主肠道后，进一步发育为成虫。

圆叶目绦虫的生活史过程无需水体环境，一般只需要1个中间宿主，有的种类也可无需中间宿主。脱落的孕节随宿主的粪便排出或主动逸出宿主体外；圆叶目绦虫无子宫口，虫卵由于孕节的破裂而散出，在中间宿主体内发育为中绦期幼虫，然后进入终末宿主，在其消化道中发育为成虫。

【生理】 绦虫成虫寄生于终宿主的肠道，没有口及消化道，主要靠体表吸收营养。尖棘状的微毛可擦伤宿主肠上皮细胞，使富含营养的细胞质渗出以便虫体的吸收；遍布体表的微毛也增大了虫体的吸收面积。皮层可通过扩散及主动运输等方式吸收各种营养物质，同时也具有分泌和抵抗宿主消化液破坏的作用。有的绦虫头节上的顶突能穿入宿主肠腺，经胞饮作用摄取黏液和细胞碎片及其他营养微粒。绦虫从宿主肠道内吸收的营养物质包括氨基酸、糖类、甘油、脂肪酸、维生素、核苷酸及嘌呤和嘧啶等。

绦虫主要通过糖代谢来获得能量。成虫主要靠糖酵解方式获取能量，少数也可通过三羧酸循环和电子传递系统获取能量。

绦虫的交配和受精，可以在同一节片或同一虫体的不同节片间进行，也可在不同虫体节片间完成。绦虫成虫进行有性生殖，中绦期幼虫进行无性生殖。

【致病】 绦虫成虫寄生于宿主消化道，而幼虫常寄生于宿主的组织器官中。绦虫成虫的致病作用主要在于：绦虫成虫在宿主消化道内寄生，大量掠夺宿主营养，致宿主营养缺乏；头节的吸槽、吸盘或小钩及微毛吸附、嵌入或刺激肠黏膜造成肠黏膜损伤；虫体释放的代谢产物等刺激可导致宿主出现轻重不一的中毒症状。

绦虫幼虫在人体组织器官内寄生，常造成较为严重的危害，其致病性依寄生虫体的数量及部位而有所不同。囊尾蚴、裂头蚴、棘球蚴等常可寄生于皮下、肌肉、脑及其他组织器官，形成占位性病变，引起更加严重的后果。此外，幼虫的代谢产物及囊液等，也可引起宿主强烈的过敏反应，甚至可导致宿主死亡。

知识拓展：宠物源绦虫病（表 13-2）

表 13-2 宠物源绦虫病

病原	中间宿主	终末宿主	寄生人体时期	感染时期	寄生部位
细粒棘球绦虫	偶蹄类动物	犬/狼	棘球蚴	虫卵	肝/腹腔等
犬复孔绦虫	蚤类	犬/猫/人等	成虫	似囊尾蚴	小肠
多头带绦虫	牛/羊/人等	犬/狼等	多头蚴	虫卵	脑等

【分类】 常见人体绦虫的分类见表 13-3。

表 13-3 常见人体绦虫的分类

目（order）	科（Family）	属（Genus）	种（Species）
假叶目 Pseudophyllidea	双叶槽科 Diphyllobothriidae	迭宫属 *Spirometra*	曼氏迭宫绦虫 *S.mansoni*
		裂头属 *Diphyllobothrium*	阔节裂头绦虫 *D.latum*
圆叶目 Cyclophyllidea	带科 Taeniidae	带属 *Taenia*	链状带绦虫 *T.solium* 肥胖带绦虫 *T.saginata* 亚洲牛带绦虫 *T.asiatica*
		棘球属 *Echinococcus*	细粒棘球绦虫 *E.granulosus* 多房棘球绦虫 *E.multilocularis*
	膜壳科 Hymenolepididae	膜壳属 *Hymenolepis*	微小膜壳绦虫 *H.nana* 缩小膜壳绦虫 *H.dimimuta*
	复孔科 Dilepididae	复孔属 *Dipylidium*	犬复孔绦虫 *D.canimum*

知识拓展

医学寄生虫学名的英语语境含义之绦虫

"Cestodes"（绦虫），"cesto"源于希腊语"kesto"，意为"girde"或"ribbon"，"ods"意为"ribbon–like worm"（tapeworm）。"Taenia soli-um"（链状带绦虫），"Taenia"源于希腊语意为"tape"或"band"，拉丁文"solium"意为"chair"。"cysticercus"（囊尾蚴）来源于希腊语，"cystis"="kystis"意为"bladder"，"cercus"="kerkos"意为"tail"。"oncosphere"（钩球蚴）="onchosphere"，该词源于拉丁文"onc+sphaira"，前者又源于希腊文"onkinos"（钩）+"sphaira"（球），意为"hook ball"。因虫体有6个小钩，故也称"hexacanth"（六钩蚴），源于希腊文"hex"（六）+akantha（荆棘）。在国内的医学寄生虫学教材中多使用"oncosphere"这一术语，多因成书早期对日本文献的借鉴有关。"cysticercoid"（似囊尾蚴），词源"cysti+cerc+oid"，cystis意为"bladder"，"cerc"源于希腊文"kerkos"意为"tail"，"oid"意为"似"。"Echinoccocus"（棘球绦虫），源于希腊文"echino"（棘）+"coccus"（小球），棘球蚴又可表示为"hydatid cyst"，"hydatid"的词源为"hydatis"（泡）。"Hymenolepis nana"（微小膜壳绦虫），又称"dwarf tapeworm"。该词源于希腊文，"hymen"意为"membrane"，"lepis"意为"shell"，"nana"意为"dwarf"。

【阅读参考】

高兴政. 2011. 医学寄生虫学. 2版. 北京：北京大学医学出版社.
郝桂英. 2011. 抗绦虫药物的研究进展. 西昌学院学报自然科学版.
唐贵文，陈艳，刘鲜林，等. 2010. 中国寄生虫学与寄生虫病杂志.
王光西. 2014. 医学寄生虫学. 北京：高等教育出版社.
赵慰先. 1983. 人体寄生虫学. 北京：人民卫生出版社.
诸欣平，苏川. 2018. 人体寄生虫学. 9版. 北京：人民卫生出版社.

（刘　利）

第二节　链状带绦虫

【学习目的】

1. 掌握链状带绦虫成虫、幼虫及虫卵的形态特征，生活史及囊尾蚴病的感染方式，成虫及幼虫致病特点，病原学检测方法。

2. 熟悉链状带绦虫流行特点及防治原则。

知识拓展：

历史记载：公元217年，《金匮要略》中即有"白虫"的记载。公元610年，隋代巢元方所著《诸病源候论》中将其描述为"寸白虫，九虫之一虫也，长一寸而色白，形小扁。白虫相生，子孙转大，长至四五尺"，并指出人体因"炙食肉类而传染"。

【概述】 链状带绦虫（*Taenia solium*，Linnaenus，1758），属圆叶目绦虫，是我国主要的人体寄生绦虫之一，又称猪带绦虫、猪肉绦虫（pork worm）及有钩绦虫（armed tapeworm）。猪带绦虫的成虫和幼虫均可寄生人体，成虫寄生于小肠所引起的疾病称猪带绦虫病（taeniasis solium），猪囊尾蚴可寄生于人体的皮下、肌肉、脑、眼等组织器官，所引起的疾病称猪囊尾蚴病（cysticercosis），又称囊虫病。

【形态】

1. 成虫 乳白色，背腹扁平呈带状，长2～4mm；节片薄，略透明；前端细，向后逐渐变宽，由头节、颈部和链体三部分组成；体表具有微毛；头节近球形，直径0.6～1.0mm；有4个杯状吸盘；顶突上有两圈小钩，为25～50个，内圈钩较大，外圈钩稍小。头节之后为颈节，细不分节，长 5～10mm，直径约为头节的一半，具有较强的生发功能。其后的链体部分由 700～1000 个节片组成。近颈部之后的节片宽而短，内部生殖器官尚未发育成熟，称幼节或未成熟节片。中部节片近方形，内含发育成熟的雌雄生殖器官各一套，称成节或成熟节片。雄性生殖器官睾丸呈滤泡状，为 150～200 个，分布于节片背面两侧；输精管由节片中部向一侧横行，经阴茎囊开口于虫体侧面的生殖腔。雌性生殖器官卵巢分 3 叶，位于节片后 1/3 的中央，左右侧叶较大，中央叶较小，位于子宫和阴道之间；卵巢之后为块状的卵黄腺；生殖孔略突出，分布于链体两侧；子宫呈长袋状，于节片中央纵行；阴道在输精管下方进入生殖腔。链体后部的孕节又称妊娠节片，呈竖长方形，其他生殖器官已退化，仅有充满虫卵的子宫，子宫主干向两侧分支，每侧有 7～13 支，每支末端再分支呈树枝状，每个孕节内含 3 万～5 万个虫卵（图 13-4）。

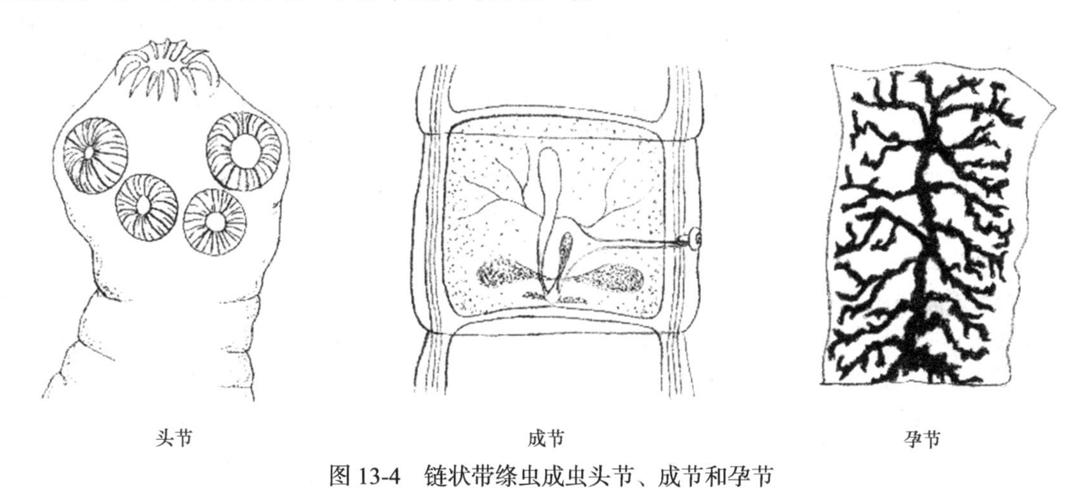

图 13-4　链状带绦虫成虫头节、成节和孕节

2. 虫卵　卵圆形或近圆形，由卵壳、胚膜及六钩蚴组成。最外层为无色透明的卵壳，直径为 50～58μm，壳薄而易碎，虫卵自孕节散出后多数卵壳已脱落。脱去卵壳的虫卵称不完整虫卵，临床粪便检查中较为多见，光镜下呈球形或近球形，棕黄色，直径为 31～43μm；胚膜较厚，由许多棱柱体组成，因此光镜下可见有放射状条纹；胚膜内为球形的六钩蚴，直径为 14～20μm，主要由六钩蚴膜、小钩和形成六钩蚴上皮的双核细胞构成，其表面有不规则的突起或皱褶。搁置时间较久的虫卵标本及小钩较难辨认（图 13-5）。

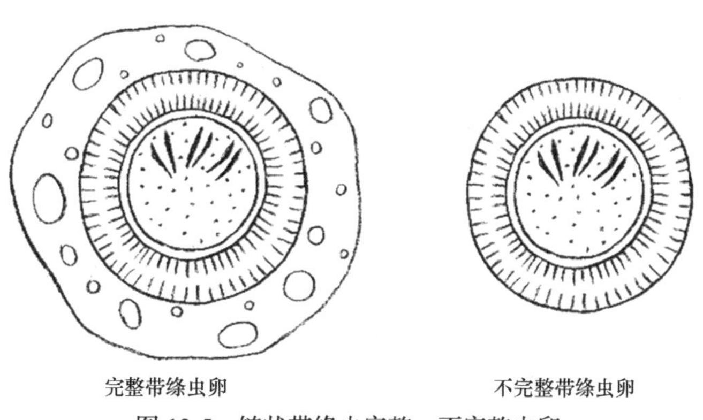

图 13-5　链状带绦虫完整、不完整虫卵

3. 幼虫　即猪囊尾蚴（cysticercus cellulosae）俗称囊虫（bladder worm），为乳白色、半透明囊状物，大小为（8～10）mm×5mm。囊壁薄，囊内充满囊液，囊壁上有一向内翻卷收缩的白色头节，与成虫头节一样具有吸盘和小钩（图 13-6）。

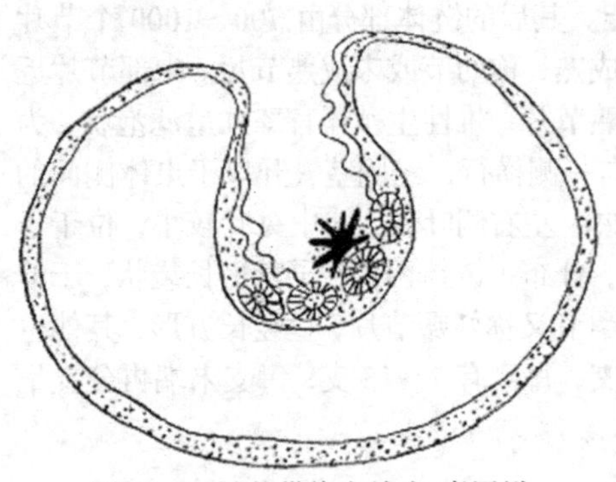

图 13-6 链状带绦虫幼虫-囊尾蚴

【生活史】 猪带绦虫的发育过程需要两个宿主。人是唯一终宿主，猪和野猪是主要的中间宿主，人亦可作为中间宿主（图 13-7），但对虫体完成生活史无意义。

成虫寄生于人体小肠上段，以头节上的吸盘和小钩附着于肠壁。虫体末端的孕节可以单个或 5～6 节相连地从链体脱落，进而随粪便排出。脱落的孕节仍然具有一定的活动能力，在蠕动中因挤压或破裂而使虫卵从孕节散出，污染环境。若猪或野猪食入虫卵或孕节，虫卵在其小肠内经消化液作用，在 24～48 小时内六钩蚴可破胚膜孵出，钻入肠壁血管或淋巴管，进入血液循环，到达猪的全身肌肉或其他组织器官，经 60～70 天发育为猪囊尾蚴。感染囊尾蚴的猪俗称"痘猪"，称其肉为"米猪肉"或"痘猪肉"。猪囊尾蚴在猪体内的寄生部位主要为运动较多、血运丰富的肌肉，以股内侧肌最为多见，其次为深腰肌、肩胛肌、咬肌、腹内斜肌、膈肌、心肌、舌肌等，亦可寄生于脑、眼等器官。囊尾蚴在猪体内多数可存活 3～5 年。

人若食入含活囊尾蚴的猪肉，囊尾蚴到达小肠后，在胆汁作用下，头节翻出，以吸盘和小钩吸附于肠壁，经 2～3 个月发育为成虫。成虫在人体内的寿命可达 10～20 年，有的可达 25 年以上。

人若误食虫卵，可在人体内发育为囊尾蚴。人体感染虫卵的方式：①自体内感染：体内有猪带绦虫成虫寄生时，末端自行脱落的孕节或孕节破裂释放的虫卵因患者恶心、呕吐等肠道逆蠕动返入胃内而造成感染；②自体外感染：猪带绦虫病患者误食了污染了自己排出虫卵的水、蔬菜等；③异体感染：经口误食其他感染者排出的虫卵。同一人可同时患猪带绦虫病和囊尾蚴病，也可仅患其中一种病。但人体内囊尾蚴无法转入其他人体内发育为成虫，故在流行病学上无传播意义。

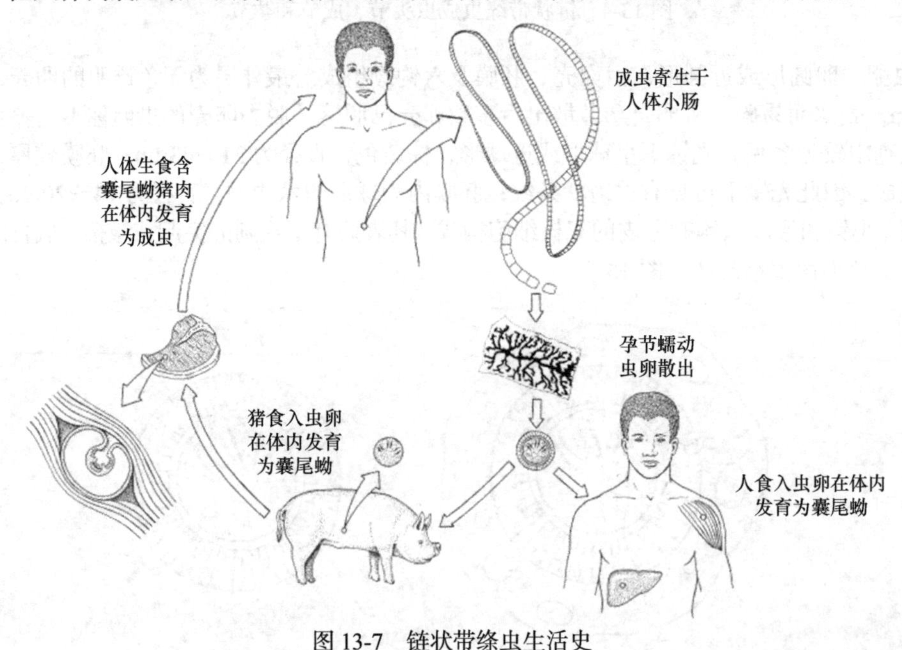

图 13-7 链状带绦虫生活史

【致病】 猪带绦虫成虫和幼虫均可寄生于人体，分别引起猪带绦虫病及猪囊尾蚴病。

1. 成虫致病 成虫寄生在人体引起猪带绦虫病。寄生人体的成虫一般为 1 条，重者可有数条，国内报道感染最多的一例甚至达到了 19 条。成虫的寄生于小肠，摄取人体肠道内的小分子营养物质，其头节上的吸盘、小钩及体壁微毛对肠黏膜的机械性刺激，可引起肠道黏膜损伤及炎症。感染后患者多数无显著症状，就诊原因多为在粪便内发现了节片。少数患者可出现腹痛、食欲亢进、消化不良、腹泻、消瘦等症状，偶可致肠梗阻、肠穿孔及腹膜炎。

2. 幼虫致病 猪囊尾蚴寄生于人体引起猪囊尾蚴病，又称囊虫病。囊尾蚴对人体的危害远大于成虫，危害严重程度与寄生数目、部位及存活时间长短有关。依据囊尾蚴的寄生部位可将人体囊尾蚴病分为三类：

（1）皮下及肌肉囊尾蚴病：最常见。囊尾蚴寄生在皮下时可形成皮下结节，结节呈圆形或椭圆形；黄豆粒大小，直径 0.5～1.5cm；无压痛，硬度似软骨，略有弹性，与周围组织无粘连，可移动，无痛痒，无色素沉着。结节以头部、躯干较多，四肢较少。数量可由 1 个至数千个不等。多数患者无明显症状，重症患者可有麻木、痛感。结节可分批出现或同时出现，亦可逐渐自动消失。寄生于肌肉较多者可出现局部酸痛、发胀。

（2）脑囊尾蚴病：危害最严重，因囊尾蚴寄生脑部所致。临床症状的轻重与虫体数目、寄生时间及患者的免疫状态有密切关系。患者临床表现复杂多样，严重程度不一。有的全无症状，而有些患者可突然猝死。脑囊尾蚴病的潜伏期多为 1 个月至 1 年，最长可达 30 年。因脑囊尾蚴病的病程缓慢、症状复杂，临床上常易漏诊、误诊。

脑囊尾蚴病的三大主要症状是癫痫发作、颅内压增高和精神症状，其中以癫痫发作最为常见。囊尾蚴多寄生在大脑皮质运动区，患者发作前常出现一过性意识丧失，然后癫痫发作。发作可以是大发作、小发作或精神运动性发作，但半数以上患者以大发作为首发症状。发作时间可长、可短，发作强度亦变化不定。发作频率通常较低，多数约 3 个月发作一次，甚至数年才发作一次。同一患者可有两种以上的发作形式，并可互相转化。这种发作形式的多样性和易转换型是本病的特征之一。脑囊尾蚴病患者的癫痫发作可自行缓解。颅压增高是患者的另一种临床症状，表现为头痛、呕吐、视物模糊、视盘水肿等。一般囊尾蚴寄生于脑实质、蛛网膜下腔和脑室，其均可导致颅内压升高。颅压增高可与囊尾蚴寄生增加了脑的容积、脑室内囊尾蚴阻塞了脑脊液循环及颅底的囊尾蚴引起蛛网膜粘连妨碍了脑脊液循环等因素有关。囊尾蚴在中枢神经系统寄生还可导致记忆力减退、视力下降及精神不适症状，也可出现精神障碍、忧郁、痴呆、言语不清、失语、听力障碍、幻视和幻听等。目前国内脑囊尾蚴病按其临床表现分为以下 5 个类型：癫痫型、高颅压型、脑膜脑炎型、精神障碍型和脑室型，其中以癫痫型最为常见。脑囊尾蚴病若合并脑炎可使病情加重而死亡。

（3）眼囊尾蚴病：多单眼受累，囊尾蚴可寄生于眼的任何部位，以眼球深部如玻璃体及视网膜下最为常见，也可寄生在结膜下、眼前房、眼眶内、眼睑及眼肌处。若发生在视网膜下及黄斑区，可造成中心视力的障碍，甚至仅有光感或更差；视网膜下囊尾蚴因蠕动可致视网膜广泛剥离乃至失明。囊尾蚴寄生于玻璃体内可致玻璃体混浊，患者自觉有黑影飘动感。寄生于眼结膜下、眼睑及眼外肌者可出现局部充血、瞬目反应增多、流泪、发痒等，并可发现囊肿。眼内囊尾蚴寿命为 1～2 年。囊尾蚴死亡后危害更为严重，因虫体的分解产物产生的强烈刺激，可造成视网膜和脉络膜炎症，导致玻璃体混浊、视网膜剥离、视神经萎缩，并发白内障、青光眼而至失明。

【诊断】

1. 猪带绦虫病的诊断 询问患者是否有食米猪肉史及有无节片排出史对诊断具有重要意义。有绦虫感染时，粪便中常可发现节片。若患者能提供新鲜节片，则可直接压片观察子宫分支数目；若节片已干硬，则应先用生理盐水泡软后，夹在两张载玻片之间，观察子宫分支数，分支数在 7～13 支，即可确诊。粪便中虽很少能查到虫卵，也可作粪便检查；对未查到虫卵的可疑患者，应连续粪检数天或采用集卵法检查，但因其虫卵形态与牛带绦虫卵相同，仅靠虫卵的检出不能确定为猪带绦虫病，必要时可试验性驱虫。

2. 猪囊尾蚴病的诊断 检查方法因囊尾蚴寄生部位而异。另外，询问患者是否有排节片史及临床表现可为脑囊尾蚴病诊断提供有价值的线索。

（1）病原学诊断：皮下及肌肉囊尾蚴病：可取皮下结节或肌肉组织作活检确诊，但需与脂肪瘤、神经纤维瘤鉴别；眼囊尾蚴病：用眼底镜检查，有时可见玻璃体内囊虫头节的伸缩活动，眼睑处的结节也可作活检。

（2）免疫学诊断：包括检测患者体内的循环抗体和循环抗原。其中循环抗原的检测具有更大的诊断价值，既可以进行早期诊断，又可以作为临床治疗疗效考核的指标。检测样本可以是患者的血液、脑脊液。常用的方法有：间接血凝试验、酶联免疫吸附试验（ELISA）、生物素-亲和素酶联免疫吸附试验（BAS-ELISA）、斑点酶联免疫吸附试验（dot-ELISA）和酶联免疫电转移印记技术（EITB）等。应用单克隆抗体检测患者体内循环抗原，有助于疗效考核。①循环抗体检测：囊虫病患者血清中多种抗体均有所升高，其中以 IgG 增高最为显著。人体感染后 10 天即可检测到抗体，48 天后达到高峰，并可持续 164 天以上，是目前临床检测的常用手段，但是 IgG 在治疗后一段时间内可一直呈现较高水平，因此不能作为现症患者的判断依据，亦不能作为治疗的疗效考核标准。②循环抗原检测：循环抗原是虫体分泌物或者其代谢产物，半衰期短，因此抗原阳性可表明患者体内正存在活的囊尾蚴，可在一定程度上作为现症感染的判断依据。

（3）影像学诊断：脑囊尾蚴病的诊断较为困难，X 线、颅脑 CT、颅脑 MRI 及脑电图检查有典型囊虫影像改变者，对临床诊断有重要价值。囊尾蚴病患者病程在 10 年以上者，X 线片检查可发现头部及肢体软组织内椭圆形囊尾蚴钙化阴影。颅脑 CT 诊断阳性率可达 90%以上。脑囊尾蚴病的影像特征为直径＜1cm 的单发或多发圆形或椭圆形密度减低区或增高区，有的囊内可见头节影。颅脑 MRI 同样可显示脑内囊尾蚴影像，其优点为：活囊尾蚴结节可见清楚的周围水肿影像，死虫不清楚，可鉴别囊尾蚴死活，故可用于疗效考核判断。颅脑 MR 检查对于脑室内及脑室孔部位的病变检查更为容易。

（4）其他方法：脑囊尾蚴患者的脑电图检查异常率占患者总数的 1/3～1/2，多为轻度和中度异常，呈弥漫性改变，没有特征性图形，临床不常用。

【流行】

1. 流行概况 除因宗教教规而禁食猪肉的国家和民族外，猪带绦虫在世界各地均有散在病例，一般感染率不高。以发展中国家，如中非、南非、拉丁美洲和南亚地区病例较多。我国分布广泛，各地均有散发病例，感染率差异较大，云南、黑龙江、吉林等省、自治区感染率较高，呈区域性流行。根据卫生部 2001～2004 年在全国 31 个省、市、自治区组织开展的人体重要寄生虫病现状调查结果显示，囊尾蚴病血清学阳性率为 0.58%。患者以青壮年为主，农村多于城市。

2. 流行因素 猪带绦虫成虫感染者为本病传染源。猪带绦虫病和猪囊尾蚴病的流行主要与猪的饲养方式、人粪便的处理方法及居民的生活习惯有关。猪的分散饲养，流行区居民粪便管理不严，患者粪便中的猪带绦虫节片或虫卵污染土壤环境，使猪很容易吃到虫卵。此外，猪带绦虫卵对外界环境有较强抵抗力也是猪感染的重要原因之一，如卵在 37℃可存活 7 天左右，4℃可存活 1 年，-30℃可存活 3～4 个月。70%乙醇溶液、3%甲酚皂、酱油和食醋对虫卵几乎无杀灭作用。各地区猪的感染率不等，为 1%～30%。

人的感染主要与居民不良的饮食及卫生习惯有关。在广西、云南流行严重地区，少数民族居民有吃生或半生猪肉的习惯。如白族的“生皮”、傣族的“剁生”、云南的“过桥米线”等均为不良的食肉习惯。在没有吃生肉习惯的多数地区，主要是因为煮大块肉或肉馅制品不够熟，猪肉内的囊尾蚴未被彻底杀死而造成感染。此外，生、熟肉食的砧板或刀具不分，也是造成感染的原因。

【防治】

1. 预防 采取综合性防治措施进行预防。加强粪便管理，防止虫卵污染环境；改进猪的饲养方法，提倡圈养，猪圈与人厕分开，防止猪的感染；严格肉类检疫，严禁销售有囊尾蚴的猪肉；加强卫生宣传教育，改变不良的食肉习惯，注意个人卫生和饮食卫生，饭前便后洗手，切生猪肉和熟食的刀、案板分开，以防误食虫卵；积极治疗患者。对猪带绦虫患者应尽早驱虫，既可避免患者自身感染囊尾蚴，又能消除传染源。猪囊尾蚴疫苗研究虽已有 20 余年，但尚未研制出具有实际应用价值的疫苗。研究报道用各种虫体抗原作预防接种，均能保护猪抗猪囊尾蚴的感染。

2. 治疗

（1）猪带绦虫病：可用南瓜子、槟榔驱虫，具有疗效高、副作用小的优点。南瓜子、槟榔各80～100g，清晨空腹先服南瓜子，1小时后服槟榔煎剂（约200ml），半小时后再服20～30g硫酸镁导泻（现多用20%甘露醇250ml代替硫酸镁），多数患者在服药5～6小时内多可排出完整虫体。注意因槟榔和硫酸镁味道略苦涩，为预防患者恶心、呕吐将孕节反流入胃而引起自体内感染囊尾蚴病，可同时加用蜂蜜，对疗效并无影响。虫体排出过程中，切勿用力拉扯，以免虫体前段和头节留在消化道内。使用过的水和用具应进行适当的处理以免虫卵扩散。服药后应留取24小时粪便，仔细淘洗检查有无头节。如未见头节，应随访3～4个月，若未发现孕节或虫卵则可视为治愈，否则应再服药驱虫。

（2）囊尾蚴病：根据患者囊尾蚴寄生部位不同可采取药物治疗和手术治疗2种方法。①手术治疗：脑室囊尾蚴病、眼囊尾蚴病及对浅表的数量不多的皮下、肌肉囊尾蚴可采用手术方式摘除虫体。手术治疗时应注意：癫痫发作频繁或者颅内压增高者，须先降颅内压；眼囊尾蚴禁止杀虫治疗；②药物治疗：常用药物主要有吡喹酮和阿苯达唑，二者具有疗效高、药量小、给药方便等优点。对皮下及肌肉囊尾蚴病疗效显著。脑囊尾蚴病例治疗期间可出现急性颅压增高及过敏反应，因此必须住院加用降低颅内压的药物治疗，以免发生意外。特别是对于颅内压增高的患者，应在驱虫治疗前，采用每天20%甘露醇250ml，内加地塞米松5～10mg，连续3天静脉滴注。阿苯达唑每天20mg/kg，分两次于就餐前半小时口服，连服10天为一疗程。阿苯达唑作用缓慢，虫体死亡后出现的副作用较轻。吡喹酮使用剂量因囊尾蚴病分型不同而有所差异。治疗皮下囊尾蚴病每次10mg/kg，一天3次，连服4天；治疗脑型囊尾蚴病每次10mg/kg，一天2次，连服9天。吡喹酮作用迅速，可穿过囊尾蚴的囊壁直接杀死囊尾蚴，但虫体死亡后副作用较重。用药前应详细检查患者是否存在眼囊尾蚴病，且不主张用吡喹酮治疗，因虫体被杀死引起的炎症反应会加重视力障碍等症状，可导致失明，最后不得不摘除整个眼球。

案例 13-1　　猪带绦虫病合并囊虫病

患者，男性，65岁，黑龙江省龙江县农民。该患者因近1个月来癫痫频繁发作3次来院就诊。询问病史：患者常在路边摊吃饭，喜食肉包、凉拌菜及蘸酱菜（黄瓜等蔬菜生食），并曾进食过大块未煮熟的“痘猪肉”，在粪便中发现过会蠕动的白色、扁平的面条状虫体，长约6cm。近一年来明显消瘦，经常出现上腹部隐痛，食欲尚可，体重由原来的55kg减到了50kg，记忆力下降明显，偶有出现幻听症状，情绪低落。3年来经常无诱因出现头痛，伴头晕、恶心、呕吐症状，头痛呈间歇性发作，呕吐后症状可有缓解。

查体：一般状况好，T 36.5℃，P 72次/分，R 18次/分，BP 135/76mmHg；患者耳后、前胸等可触及多个黄豆大小的皮下结节，无红肿，无压痛，硬度似软骨，可移动；心、肺、腹未见明显异常。头颅CT显示额叶有多个低密度灶，个别低密度灶内可见点状高密度影。

实验室检查：外周血象示白细胞 7.2×10^9/L，中性粒细胞58%，嗜酸性粒细胞7.5%。血清学检查：血清囊尾蚴抗体（+）。粪便检查：查到带绦虫卵。入院后手术摘取一皮下结节作病理检查，报道：猪囊尾蚴。

临床诊断：猪带绦虫病合并囊尾蚴病。

治疗措施：①针对猪带绦虫病给予驱虫治疗，采用槟榔、南瓜子和硫酸镁合剂；②囊尾蚴病给予吡喹酮及对症治疗后，症状缓解出院。

问题

1. 患者是如何感染猪带绦虫病和囊虫病的？
2. 该患者的诊断依据有哪些？

解 题 思 路

1. 猪带绦虫病的感染方式为食入生或半生的含猪囊尾蚴的猪肉而感染，该患者曾生食过“痘猪肉"；囊虫病有三种感染方式：自体体内感染、自体体外感染和异体感染。分析本例患者饮食习惯有以下几种可能：生食痘猪肉后小肠内有成虫寄生，由此引起的自体内感染可能性较大，同时该患者自己排出的孕节内虫卵污染环境，同时该患者又喜食生菜或凉拌菜，有可能存在误食自己排除的虫卵，或者环境中的其他患者带绦虫卵而感染。

2. 应该从流行病学、典型临床表现和实验室检查三个方面回答。

（1）猪带绦虫病诊断依据

1）流行病学依据：农民，食入过大块未煮熟的"痘猪肉"。

2）典型临床表现：在粪便中发现过会蠕动的白色、扁平的面条状虫体，长约 6cm。近一年来明显消瘦，经常出现上腹部隐痛，食欲尚可，体重减轻。

3）实验室检查结果：粪便检查查到带绦虫卵。

（2）囊虫病诊断依据

1）流行病学依据：患者常在路边摊吃饭，喜食凉拌菜及蘸酱菜（黄瓜等蔬菜生食），并存在猪带绦虫成虫感染症状（食过"痘猪肉"，在粪便中发现孕节）。

2）典型临床表现：癫痫发作、头痛、头晕、记忆力下降及情绪低落等。

3）实验室检查结果：血清学检查：血清囊尾蚴抗体（+）。粪便检查：查到带绦虫卵。入院后手术摘取一皮下结节作病理检查，报道：猪囊尾蚴。

（郭俊杰）

第三节　肥胖带绦虫

【学习目的】

1. 掌握肥胖带绦虫生活史及其致病特点、病原学检测方法。

2. 熟悉肥胖带绦虫成虫的形态特征及其与猪带绦虫的鉴别；肥胖带绦虫的流行特征及防治措施。

肥胖带绦虫（*Taenia saginata*，Goeze，1782）又称牛带绦虫、牛肉绦虫或无钩绦虫。它与猪带绦虫同属带科、带属，其形态与生活史均与猪带绦虫相似。牛囊尾蚴不寄生于人体。仅成虫寄生于人体的小肠内，引起牛带绦虫病（taeniasis bovis）。古籍《东医宝鉴》中曾记载了"寸白虫，色白、形扁居肠胃中，时或自下，乏人筋力，耗人精气"。

知识拓展：

牛带绦虫病是最早被人类记录的寄生虫病之一，从古埃及的草纸文件、古印度和中国的文献中都能找到关于本病的记载。公元 217 年《金匮要略》及公元 610 年的《诸病源候论》中都有"寸白虫"的描述。而牛带绦虫囊尾蚴是由 Wepfer 于 1675 年首次发现的，1861 年 Leuckart 将牛带绦虫的孕节喂饲牛后得到牛囊尾蚴，才把幼虫和成虫联系了起来。1869 年 Oliver 用牛囊尾蚴使人感染，最终完成了对整个生活史的认识。

【形态】

1. 成虫　牛带绦虫成虫外形与猪带绦虫相似（图 13-8）。乳白色，体分节，虫体长达 4～8m。节片大而肥厚，不透明，由 1000～2000 个节片组成。头节略呈方形，直径 1.5～2.0mm，有 4 个吸盘，无顶突及小钩。成节卵巢分左右两叶。孕节中子宫侧支每侧 15～30 支。每一孕节内含 8～10 万个虫卵。牛带绦虫与猪带绦虫的形态鉴别见表 13-4。

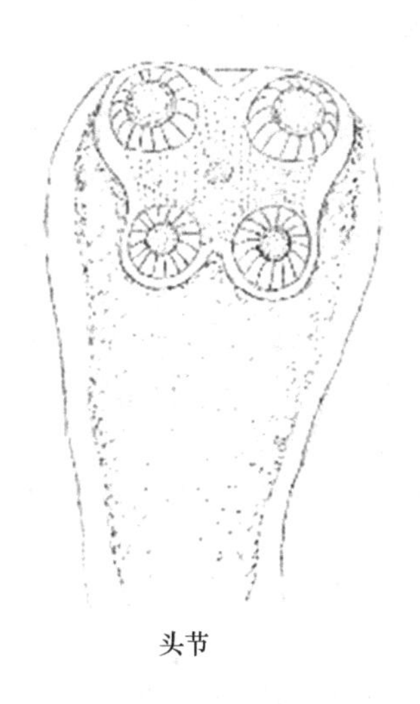

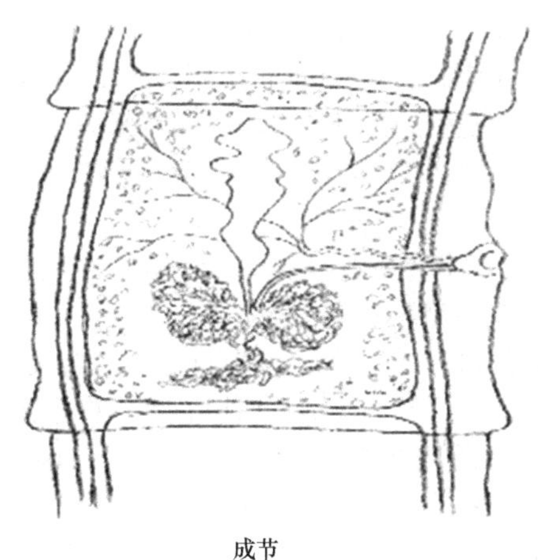

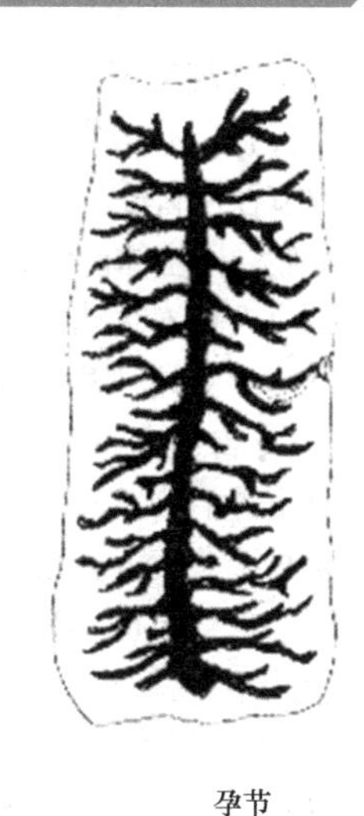

图 13-8 牛带绦虫头节、成节和孕节

表 13-4 猪带绦虫与牛带绦虫的形态区别

区别点	猪带绦虫	牛带绦虫
体长	2～4m	4～8m
节片	700～1000 节，薄，略透明	1000～2000 节，厚，不透明
头节	球形，直径约 1mm，有顶突、小钩	略呈方形，直径为 1.5～2.0mm，无顶突及小钩
成节	卵巢分左右两叶及中央小叶	卵巢分两叶
孕节	子宫呈树枝状，每侧 7～13 支	每侧 15～30 支，支端呈分叉状

2. 虫卵 牛带绦虫卵与猪带绦虫的虫卵相似，在光学显微镜下难以区分，两者统称带绦虫卵。

3. 幼虫 牛囊尾蚴相比猪囊尾蚴略小，头节形态与成虫相似。

【生活史】 人是牛带绦虫的唯一终宿主。成虫寄生于人体小肠上段，利用吸盘吸附于人体肠壁，虫体末端的孕节多单节脱落，也可数节相连地自链体脱落，随宿主粪便排出体外，或可主动从肛门逸出。通常每天可排节片 6～12 节，最多 40 节。脱落的孕节仍有较强的活动力。虫卵可因孕节蠕动而从子宫排出，或因孕节破裂而散出。排出的虫卵中有 40%需在外界发育 2 周后才具有感染性，其中有 10%为未受精卵。中间宿主牛吞食到虫卵或孕节后，虫卵内的六钩蚴即在牛的十二指肠孵出，钻入肠壁，随血液循环到达牛的各组织器官，在运动多的肩胛外侧肌、咀嚼肌、心肌、臀部肌肉、舌肌和颈部肌肉等处寄生较多，严重感染时全身肌肉普遍有囊尾蚴寄生。经 10 周左右六钩蚴可发育为牛囊尾蚴（cysticercus bovis）。牛囊尾蚴中间宿主主要是牛科动物，还包括美洲驼、骆驼、羊、长颈鹿、羚羊、野猪等。牛囊尾蚴寿命可长达 3 年。

人因生食或半生食含囊尾蚴的牛肉而被感染。在小肠内囊尾蚴经消化液作用，翻出头节并吸附于肠壁，经 8～10 周发育为成虫。成虫寿命可达 20 年以上（图 13-9）。

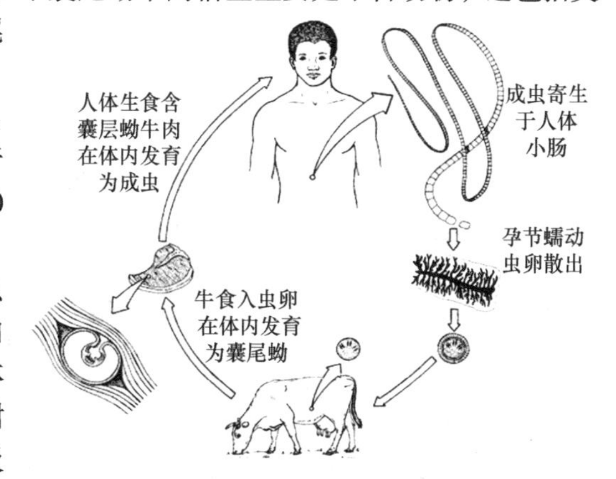

图 13-9 牛带绦虫生活史

【致病】 成虫寄生于人体小肠引起牛带绦虫病。人体感染多为 1 条，感染多者 7～8 条，国内报道感染最多的为 31 条。由于头节上的吸盘及体壁微毛对肠黏膜的机械性刺激、虫体分泌物及代谢产物的毒性作用，可引起肠壁的炎症反应及消化吸收功能障碍。轻度感染者一般无明显症状，重度感染可有腹部不适、消化不良、腹泻、体重减轻、头痛、头晕或失眠等症状。由于牛带绦虫孕节活动力较强，孕节常可主动从肛门逸出，故多数患者均可发现排出的节片，并有肛门瘙痒的症状。脱落的孕节在回盲瓣处移动受阻时蠕动加强，可引起回盲区疼痛。此外，偶然可引起阑尾炎、肠腔阻塞等并发症。因虫体巨大，吸收了人体大量营养，加之人体消化吸收功能受损，可造成维生素缺乏及贫血。

人体对牛带绦虫六钩蚴具有天然免疫力，一般不会感染牛囊尾蚴病，迄今为止全世界仅有数例人体牛囊尾蚴病的报道。

【诊断】 询问病史很重要。多数患者因发现自己排出的节片就诊。可将孕节夹在两张载玻片中压片后观察子宫分支数来与猪带绦虫鉴别。若节片已干硬，可用生理盐水浸软，或以乳酸酚浸泡透明再观察。粪便检查亦可查到虫卵或孕节，但用肛门拭子法、透明胶纸法的虫卵检出率更高，但因牛带绦虫卵与猪带绦虫卵在光镜下形态相似，所以查到虫卵也只能诊断为带绦虫病。也可进行试验性驱虫，驱虫后收集并淘洗粪便，寻找孕节和头节，即可诊断。

【流行】 牛带绦虫呈世界性分布，在牧区或喜食生的或不熟牛肉的地区或民族中可引起流行，其他地区多为偶然感染。非洲和南美洲的阿尔及利亚、坦桑尼亚和墨西哥等国感染率较高。我国多数省、市、自治区均有散发牛带绦虫病病例报道。仅在少数民族地区因当地居民有吃生或未熟牛肉习惯的地区存在不同程度的流行，如西藏、内蒙古、新疆、云南、广西、四川、贵州、台湾等均有地方性流行，居民感染率可达 26%，其中西藏感染率最高，可达 70%以上。患者多为青壮年，男性稍多于女性。

牛带绦虫的流行与感染者的粪便污染环境，居民的不良的食用牛肉方法两种因素有关。流行区农牧民因在野外排便，造成环境污染；牛带绦虫卵抵抗力强，在外界环境中能存活 8 周或更久，因此，牛很容易吃到虫卵或孕节而感染。在广西和贵州的少数民族地区，人畜共居一楼，人住楼上，牛圈在楼下，人粪便直接落入牛圈内，牛因吃到人粪便中的虫卵而感染。当地牛囊尾蚴的感染率高达 40%。而流行区少数民族有喜食生的或半生的牛肉的习惯，如傣族吃的“剁生”、苗族、侗族吃的“红肉”“腌肉”等，都是将新鲜牛肉切碎后稍加作料即食；藏族喜将生牛肉稍风干后食用或在烤食大块牛肉。非流行区无吃生肉习惯的居民，多因牛肉未煮熟或用切过生牛肉的刀、砧板污染了其他生食菜肴或熟食而感染。

【防治】 加强粪便管理，防止人粪污染牧场、水源，避免牛受感染；加强肉类检疫，禁止出售含囊尾蚴的牛肉。加强卫生宣传教育，注意饮食卫生，不吃生或不熟的牛肉。驱虫方法同猪带绦虫。

（郭俊杰）

第四节　亚洲带绦虫

【学习目的】

1. 掌握亚洲带绦虫的致病作用及诊断方法。
2. 熟悉亚洲带绦虫成虫的形态特征及其与牛带绦虫的异同点、亚洲带绦虫的感染方式。

知识拓展　　**亚洲带绦虫的发现**

因亚洲带绦虫与牛带绦虫成虫形态相似，过去人们一直把亚洲带绦虫误认为是牛带绦虫，但是在东亚和东南亚诸国的一些山区和远海岛屿（非牧区）的居民根本不养牛，也很少吃牛肉，却发现了“牛带绦虫病”的流行和分布，这一流行病学上自相矛盾的现象就很难解释了，经调查，当地居民有吃猪肉和其内脏的习惯。中国台湾学者 Huang 等针对这一现象进行研究，并于 1967 年实验感染牛成功。后来，范秉真等于 1986 年根据形态学的研究观察，正式命名为亚洲绦虫、亚洲肥胖绦虫或称为台湾牛带绦虫，后经 Eom 等（1993 年）对成虫及囊尾蚴形态特征、免疫及遗传学的研究，特别是澳大利亚学者的遗传学方法证明，这种绦虫与原已知的两种绦虫不同，认为是一个独立的新种，鉴于该虫主要分布与流行于亚洲的一些国家和地区，最终定名为亚洲绦虫。张莉莉等（1995 年）报道的首例亚洲带绦虫病例位于我国云南省。

亚洲带绦虫（*Taenia asiatica*），又称亚洲肥胖带绦虫（*Taenia saginata asiatica*）。隶属于圆叶目带科，成虫寄生在人的小肠，引起亚洲带绦虫病（Asia taeniasis）。主要与嗜食生的动物内脏的习俗（如生猪肝、猪肠等）有关。

【形态】

1. 成虫 外形与牛带绦虫相似。乳白色，带状，亦由头、颈和链体三部分构成。长 6m（4～8m），由 674（260～1016）个节片组成。头节近方形，直径 1.4～1.7mm；有顶突、4 个吸盘，无小钩。链体分为幼节、成节和孕节。成节中睾丸呈滤泡状，354～1197 个；卵巢分 2 叶，位于节片近后缘；生殖孔位于节片侧缘，不规则地交替排列；孕节内子宫充满虫卵，呈树枝状分支，每侧子宫分 20（11～32）支（图 13-12）。

2. 虫卵 与带绦虫卵相似，很难鉴别。椭圆形，棕褐色，直径平均为 33μm（21～45μm）。卵壳薄，易碎。卵内有一个六钩蚴，大小约 19×16μm（图 13-10）。

3. 囊尾蚴 椭圆形或近似圆形，乳白色，半透明，可见凹入的头节，大小明显小于牛带绦虫囊尾蚴，且囊尾蚴发育过程中其大小可随着感染时间延长而逐渐增大。平均长 1531μm，宽 1383μm。头节直径 1mm 左右，有两圈小钩。囊壁外表面有小的疣状物。

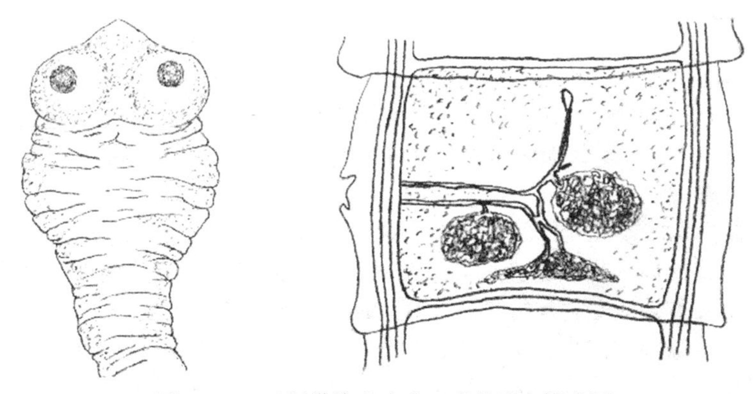

图 13-10 亚洲带绦虫头节、成节形态模式图

【生活史】 成虫寄生于人的小肠，人是其终宿主，但是否是唯一终宿主尚未证实。中间宿包括猪、牛、羊、鹿、猴等，囊尾蚴可寄生于中间宿主的内脏器官，如肝脏、网膜、浆膜和肺部等部位。人因食入含活囊尾蚴的动物内脏而感染，头节翻出，借助吸盘吸附于小肠黏膜上，4 个月左右可发育为成虫，孕节发育成熟后可自动排出或随粪便排出体外，中间宿主吞食了孕节或虫卵后，在其小肠上段六钩蚴孵出、钻入肠壁，进入血流，在内脏发育为成熟的囊尾蚴，约需 4 周。

【致病】 亚洲带绦虫病的临床症状亦与牛带绦虫相似。仅成虫致病。部分患者可无症状，多数患者表现为消化道及神经系统的症状。最突出表现是孕节自动地从肛门逸出时的虫体蠕动感，其次是肛周瘙痒、恶心、上腹部疼痛、食欲亢进或食欲减退。至今尚未见亚洲带绦虫引起人体囊尾蚴病的报道。

【诊断】 根据患者是否来自流行区或曾去过流行区、有无生食猪肝的病史及相应的临床表现，可做出初步判断。如能发现排出的孕节或在粪便中检获到虫卵，根据形态特点即可确诊。

【流行】 亚洲带绦虫主要分布在东亚和东南亚地区，如中国台湾、云南、贵州等省，韩国、泰国、菲律宾、缅甸等国家的山区和岛屿。在不食牛肉的地区，如有牛带绦虫病，应考虑本病。

亚洲带绦虫的流行主要与流行区存在的传染源、适宜的中间宿主、当地居民有喜食生动物内脏的习俗（如生猪肝、猪肠等）等有关系。范秉真 1982—1992 年的调查显示：亚洲带绦虫病遍布我国台湾 11 个县的山区，约有感染者 27 000 例，感染率高达 7%～37%。据范秉真（1999 年）报道，99%的居民因生食猪肝感染，73%因生食大肠、心脏而感染；亚洲带绦虫患者多条感染较常见，在印度尼西亚曾经在1例55岁的成年男性患者体内驱出9条虫体。Fan 1990年曾报道最多从1患者体内驱出虫体24条。

【防治】 本病最有效的预防措施是不吃生的或未熟的家畜和野生动物内脏。加强对流行区居民生食猪肝危害的卫生宣传、加强动物内脏检疫及对患者粪便的管理，均可有效控制本病的流行。治疗药物以吡喹酮的疗效最好，米帕林及槟榔南瓜子合剂也有较好疗效。

【阅读参考】

邓维成，何永康. 2011. 寄生虫病的外科治疗. 北京：人民卫生出版社.
孙晓琳，才学鹏，景志忠，等. 2009. 猪带绦虫六钩蚴超微结构的观察. 中国寄生虫学与寄生虫病杂志，27（1）:35-38.

（郭俊杰）

第五节　细粒棘球绦虫

【学习目的】

1. 掌握细粒棘球蚴的形态特征、生活史、致病特点和诊断方法。
2. 熟悉细粒棘球绦虫的成虫形态、流行特点和防治原则。

【概述】 细粒棘球绦虫（*Echinococcus granulosus*，Batsch，1786）属带科、棘球属，又称包生绦虫。成虫寄生于犬科食肉类动物体内，幼虫称棘球蚴（echinococcus）或包虫（hydatid cyst），寄生于羊、牛、马、骆驼等食草动物体内，也可寄生于人体引起棘球蚴病（echinococcosis）或称包虫病（hydatidosis）。

棘球蚴病远在公元前就被人们所认识，但微观研究直到18世纪才开始。Pallas（1716年）首先注意到人与动物体内的棘球蚴囊相似，Goeze（1782年）用显微镜研究了棘球蚴囊内的原头蚴，发现了绦虫头节，证实它与带科的关系。Hartman（1695年），Rudolphi（1808年）研究了犬肠内的细粒棘球绦虫的成虫，Van Siebold（1853年）用患病家畜内脏，Naunyn（1863年）及另外一些学者用人的棘球蚴囊，分别喂家犬并在犬的肠内发现了成虫，逐渐研究清楚了该虫的生活史。

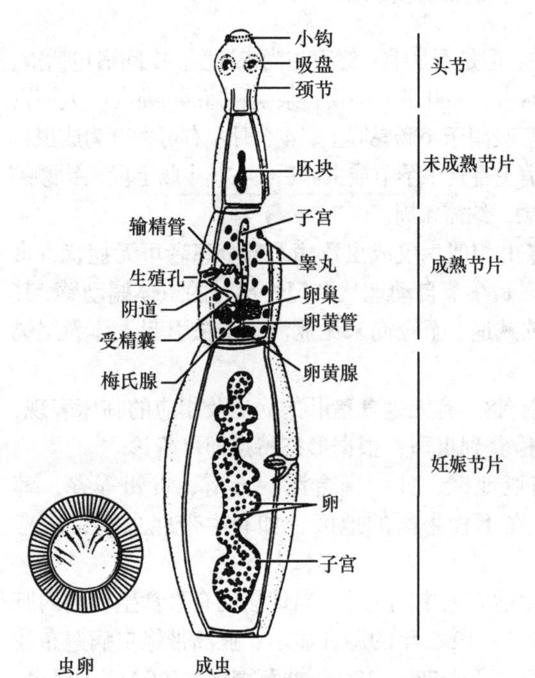

图13-11　细粒棘球绦虫成虫和虫卵

棘球蚴病是一种严重危害人类健康和畜牧业发展的人畜共患病。已成为全球性的公共卫生问题。在我国，该病被列为重点防治的寄生虫病之一。

【形态】

1. 成虫 细粒棘球绦虫虫体长2～7mm，由头节、颈节和链体组成。头节略呈梨形，顶端具有顶突和4个吸盘。顶突富含肌肉组织，伸缩力强，其上有两圈呈放射状排列的小钩，为28～48个（通常30～36个）。顶突顶端有一群梭形细胞组成的顶突腺（rostellar gland），其分泌物具有抗原性。颈节纤细与头节紧密相连，具有生发细胞。链体由未成熟节片、成熟节片、妊娠节片各1节组成，偶见多1节（常为即将脱落的妊娠节片）。生殖孔位于成熟节片或妊娠节片一侧的中部偏后。成熟节片内有雌、雄生殖器官各1套，睾丸为45～65个，分布于生殖孔的前后方。妊娠节片内子宫向两则突出形成侧囊，含虫卵200～800个（图13-11）。

2. 虫卵 虫卵与猪带、牛带绦虫卵相似，在光镜下难以区别，常称为似带绦虫卵（图 13-11）。

3. 幼虫 幼虫称棘球蚴（echinococcus），为近似圆形囊状体，大小可因寄生的时间、部位及宿主的不同而有所差异，小者直径不足 1cm，大者可达数十厘米。棘球蚴由囊壁和囊内容物（原头蚴、生发囊、子囊、孙囊、生发层碎片和囊液等）组成。囊壁外是由宿主的纤维组织包绕形成的一层纤维性包囊，称为外囊。棘球蚴囊壁常称为内囊，其结构分两层，外层为角皮层（cuticle layer），厚 1～4mm，乳白色，半透明，似粉皮状，较脆弱，易破裂。光镜下观察无细胞结构而呈多层纹理状。内层为生发层（germinal layer），亦称胚层，紧贴角皮层的内层，厚 22～25μm，具有单层或复层生发细胞。电镜下可见从生发层上有无数微毛延伸至角皮层内。生发层向囊内长出许多椭圆形或圆形原头蚴（protoscolex，亦称原头节），大小约为 170×122μm，有向内翻卷的头节，其顶突和吸盘内陷，数十个小钩位于中央；此外，还可见石灰小体等。原头蚴内翻的头节与成虫头节的区别在于其体积小和缺顶突腺。生发层还向囊内芽生成群的细胞，这些细胞空腔化后，形成小囊并长出小蒂与胚层连接，这些小囊称生发囊（brood capsule），亦称育囊，直径约 1mm，是仅由一层生发层包绕的小囊，由生发层的有核细胞发育而来。在小囊内壁上长出数量不等（5～40 个）的原头蚴。生发层还可向内长出子囊（daughter cyst），子囊可由母囊的生发层直接长出，也可由原头蚴或生发囊进一步发育而成。子囊结构与母囊相似，同样有角皮层和生发层，但角皮层较薄，了囊也可向囊内生长原头蚴、生发囊及与子囊结构相似的小囊，称为孙囊（grand daughter cyst）。

棘球蚴囊腔内充满的液体，称棘球蚴液（hydatid fluid）。囊液无色透明或微带黄色，比重 1.01～1.02，pH 6.7～7.8，内含多种蛋白、肌醇、卵磷脂、尿素及少量糖、无机盐和酶等，具有抗原性。从囊壁上脱落的原头蚴、生发囊、小的子囊和孙囊，还有生发层细胞结构的一些碎片悬浮在囊液中，称为囊砂或棘球蚴砂（hydatid sand）。有的棘球蚴囊内无原头蚴和生发囊等，称为不育囊（infertile cyst）。由于囊壁内的生发层可向囊内无限生长，1 个棘球蚴中将含有无数的原头蚴，一旦破裂即可在中间宿主体内形成许多新生的棘球蚴（图 13-12、图 13-13）。

【生活史】 细粒棘球绦虫的终宿主是犬、豺、狼等犬科食肉类动物；中间宿主是羊、牛、骆驼、鼠兔等多种食草动物和人（图 13-14）。

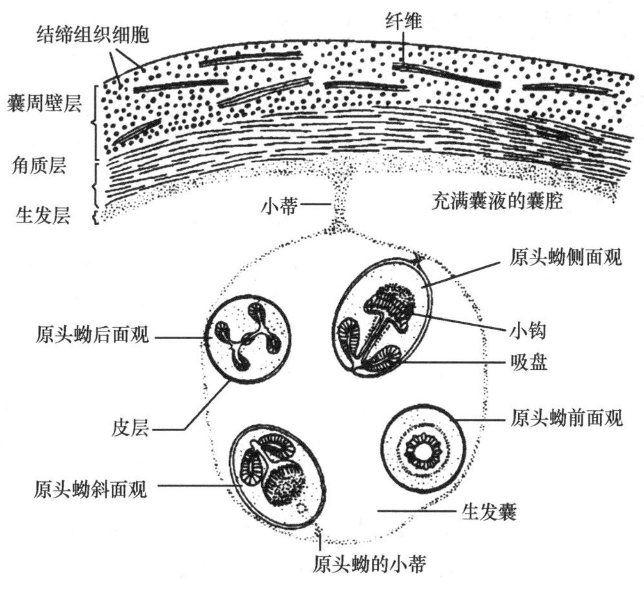

图 13-12 棘球蚴囊壁结构示意图

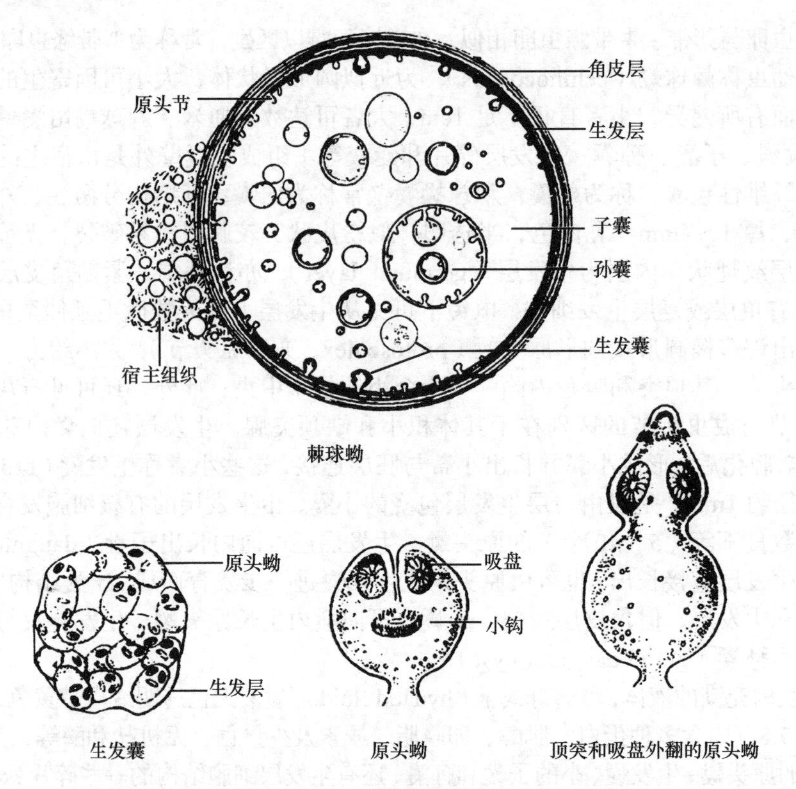

图 13-13 细粒棘球蚴结构示意图

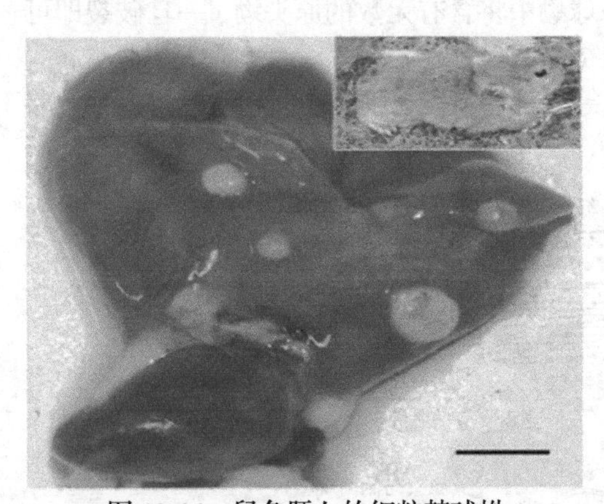

图 13-14 鼠兔肝上的细粒棘球蚴

成虫寄生在终宿主小肠上段，以顶突上的小钩和吸盘固定在肠绒毛基部隐窝内，其脱落的妊娠节片或虫卵随宿主粪便排出。因犬的活动范围广，且妊娠节片有较强的活动能力，可沿草地或植物蠕动引发节片裂解，致使虫卵污染周围环境，包括牧场、畜舍、土壤及水源等。当中间宿主包括人，吞食了虫卵或妊娠节片后，在其小肠内孵出的六钩蚴，钻入肠壁，随血液循环至肝、肺等器官，经 3～5 个月，发育成直径为 1～3cm 的棘球蚴，并逐渐增大，最大可达 30～40cm。囊内原头蚴可芽生数千至数万个，甚至达数百万个。棘球蚴在人体内可存活 20～40 年，甚至更久。如继发感染或外伤时，可发生变性衰亡，囊液混浊而最终被吸收和钙化，也可由一个囊变成多个囊。家畜体内含棘球蚴的内脏若被犬、狼等终宿主吞食后，在胆汁作用下，原头蚴顶突翻出，附着小肠壁，每个原头蚴都可发育为 1 条成虫。由于棘球蚴中含有大量的原头蚴，故犬、狼等动物的肠内寄生的成虫可达数千至上万条，曾发现在 1 条家犬体内寄生 15 万条成虫。在终宿主体内从感染至发育成熟并排出虫卵和孕节约需 8 周。成虫寿命为 5～6 个月（图 13-15）。

【致病】 棘球蚴病，亦称包虫病，棘球蚴对人体的危害以机械损害为主，其次是囊液的超敏反应和毒性刺激作用。其对人体的危害程度取决于棘球蚴的寄生部位、体积、数量、时间及人体的免疫力。人体误食入虫卵，卵中的六钩蚴在肠道孵出后侵入肠壁进入肠系膜小静脉，经血液循环从门静脉系统到达肝，少数可通过中央静脉，经下腔静脉、右心到达肺，偶尔还可通过肺经体循环侵入其他脏器。其周围先出现炎症反应和细胞浸润，而后逐渐形成 1 个纤维性外囊。随着棘球蚴不断增大，对周围组织、器官机械性压迫逐渐显现，因棘球蚴生长缓慢，往往在感染 5～20 年后才出现症状。原发的棘球蚴感染多为单个，占患者的 20%以上；原发棘球蚴破裂后引起的扩散性继发感染常为多发，可同时累及数个器官。因此棘球蚴几乎可以寄生在人体内所有部位。

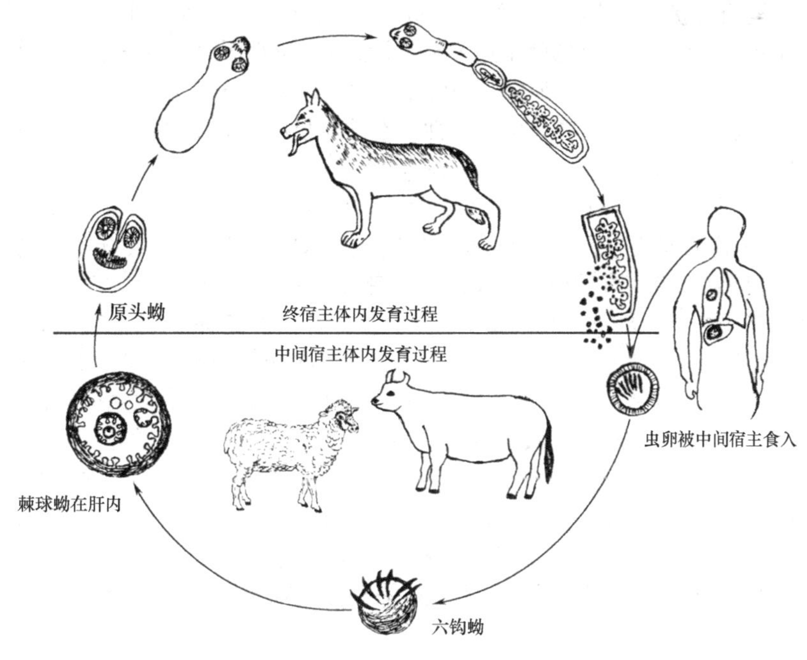

图 13-15 细粒棘球绦虫生活史

据新疆统计的 16 197 例确诊病例分析，棘球蚴最多见的部位是肝（75.2%），其次为肺（22.4%）、腹腔（4.7%），由原发部位（肝）转移至其他部位的有：脾（1.0%）、盆腔（0.5%）、脑（0.4%）、肾（0.4%）、胸腔（0.2%）、骨髓（0.2%），其余为其他部位。儿童和青年人是高发人群，40 岁以下者约占 80%。棘球蚴在肺和腹腔内生长较快，在骨组织内则生长极慢，偶见巨大的腹腔棘球蚴囊占满整个腹腔。由于棘球蚴的不断生长，逐渐压迫周围组织、器官，引起组织细胞萎缩、坏死。棘球蚴病主要的临床症状有：

1. 局部压迫和刺激的症状

（1）肝棘球蚴病（liver echinococcus）：亦称肝包虫，多位于肝右叶。早期无明显症状，由于棘球蚴逐渐长大，患者可表现为肝大、肝区隐痛、坠胀不适、腹胀、食欲减退，如囊肿巨大位于肝上部可使横膈抬高，压迫肺导致呼吸困难。若囊肿位于肝下部压迫胆道可致梗阻性黄疸、胆囊炎，压迫门静脉可致腹水，甚至脾大等。

（2）肺棘球蚴病（lung echinococcus）：亦称肺包虫，多见于右肺，以下叶居多。囊肿在肺可压迫和刺激支气管和胸膜，引起胸痛、干咳、血痰、呼吸急促等呼吸道症状。

（3）腹腔棘球蚴病（abdomen echinococcus）：亦称腹腔包虫，腹部可触及包块，触之坚韧，有弹性，叩诊时可有震颤。偶见巨大的腹腔棘球蚴囊可占满整个腹腔，甚至可推压膈肌，致一侧肺叶萎缩。

（4）脑棘球蚴病（brain echinococcus）：亦称脑包虫，颅脑受累多见于儿童，以顶叶为常见。表现为癫痫发作、颅内压增高等症状，如头痛、恶心、呕吐、视盘水肿等。

（5）骨及其他部位棘球蚴病：骨棘球蚴常发生于脊柱、骨盆和长骨的干骺端，其骨质被破坏，易造成骨折或骨碎裂；若发生在脊椎、骶骨等处可引起神经压迫症状。其他部位脾、肾、肌肉等器官亦可偶发棘球蚴病，产生相应部位病变，但一般少见。

2. 超敏反应和中毒的症状 棘球蚴囊液可少量渗出囊壁，经吸收后引起超敏反应，如荨麻疹、哮喘、血管神经性水肿和嗜酸粒细胞增多等症状；若棘球蚴囊破裂溢出大量囊液可引起严重的超敏反应而致过敏性休克，甚至死亡。囊液的毒性作用可产生中毒症状，如食欲减退、体重减轻、消瘦、贫血等。

3. 继发性感染的症状 棘球蚴囊常可因运动、外伤、针灸、穿刺、手术等因素造成破裂，破裂后除可引起超敏反应外，最严重的就是造成继发性感染。如肝棘球蚴囊破裂可进入胆道，引起胆道梗阻，出现胆绞痛、寒战高热、黄疸等。如肺棘球蚴囊破裂至支气管，可咳出小的生发囊、子囊和囊壁碎片等。如腹腔棘球蚴破入腹腔可致急性弥漫性腹膜炎或多发性囊肿。患者可由单一的原发病灶变成多发性继发感染病灶。

【诊断】 棘球蚴病的病程慢，症状复杂，在较长时间内可无明显症状和体征，故早期不易被发现。询问病史了解患者是否有在流行区的居住史或旅行史，是否有与犬、羊等动物或其皮毛接触的机会，对临床诊断棘球有病有重要的意义。可疑者可采用以下方法检查。

1. 影像学检查 B 超、X 线、CT、MR（磁共振）及核素扫描等方法。B 超可以检出腹腔内 2cm 大小，实质脏器上 1cm 大小，浅表组织下 0.5cm 大小的棘球蚴囊，CT 和 MR 等，不仅可早期诊断出无症状者，且能准确地检测出所在部位的形态影像。但确诊还应以病原学检查结果为依据，如手术取出物或从痰液、胸腔积液、腹水等检获棘球蚴囊壁碎片或原头蚴等。

2. 免疫学试验 是常用的重要辅助诊断和流行病学调查的方法。常用的血清学试验有：

（1）卡松尼试验（Casoni test）：即皮内试验，方法简单，在 15 分钟内即可观察结果，阳性率高，但易出现假阳性或假阴性，多用于流行区大量人口筛查患者。

（2）酶联免疫吸附试验：敏感且特异性较高，有商品试剂盒供应，操作简单快速，是目前最常用方法之一。

（3）间接血凝试验：操作简便但敏感性低于酶联免疫吸附试验。

（4）对流免疫电泳：特异性强但敏感性较低。

（5）生物素-亲和素-酶复合物酶联免疫吸附试验，敏感性最高，比酶联免疫吸附试验高 4～6 倍，且假阳性很少。

（6）斑点酶联免疫吸附试验：简便、易观察，适于基层使用。

3. 病原学检查 棘球蚴病原学检查非常困难，如能在手术取出物或从痰、胸腔积液、腹水等检获棘球蚴液、囊壁碎片或原头蚴等，则是最为可靠的依据。目前，认为对包虫病的诊断应采取综合方法，用 2～3 项检查相互弥补不足，以提高诊断准确率。

【流行】

1. 地理分布 细粒棘球绦虫对宿主有较广泛的适应性，在地理环境及各种因素影响下，该绦虫形成了两大遗传株系，①森林型（北方株）：分布于较寒冷的地带，主要在犬、狼和鹿之间形成野生动物循环；②畜牧型（欧洲株）：分布广泛，遍及世界各大洲牧区，主要在犬和偶蹄类家畜之间形成动物循环，其中有羊-犬、牛-犬和猪-犬等不同类型。在我国分布较广的是绵羊-犬循环，其次是牦牛-犬循环，见于青藏高原和甘肃省的高山草甸、山麓地带及四川西部藏区。

细粒棘球蚴病呈世界性分布，在澳大利亚、新西兰、阿根廷、乌拉圭、南非及亚洲都有流行。往往畜牧业越发达地区越是该病的主要流行区。我国自 1905 年报道第一例棘球蚴病后，至今已有 23 个省（直辖市、自治区）有原发棘球蚴病病例报道，主要在西北的新疆、青海、甘肃、宁夏、西藏、内蒙古 6 个省区流行。根据各省（直辖市、自治区）对 1949～1996 年确诊的囊型包虫病病例回顾性调查资料显示，全国共收集囊型包虫病病例 25696 例，人群患病率在 0.6%～4.5%，其中牧民患病率最高，个别地区可达 12.2%；最易感染者是儿童，15 岁以下者占 32.1%。主要中间宿主绵羊的棘球蚴感染率为 3.3%～90%；牦牛平均感染率为 55.29%，个别地区高达 78.13%。野生松田鼠的感染率为 25%，灰尾兔为 7.1%。家犬的成虫感染率为 7%～71%。目前，全国受囊型包虫病威胁的人口约 5000 余万人，每年囊型包虫病手术病例约为 2000 例。

2. 流行因素

（1）虫卵污染外界环境：病犬是主要传染源，犬粪便中虫卵量很大且排便无定处，犬、牛、羊等动物的身体各部位也可沾有虫卵。动物活动及尘土、风、水等致使虫卵污染周围环境，包括牧场、畜舍、皮毛、蔬菜、土壤及水源等；另外，虫卵在适宜环境中可存活1年，且对外界有较强的抵抗力，耐低温，在干燥的环境中能存活11～12天，在室温水中能存活7～16天；对化学药品也有很强的抵抗力，一般化学消毒剂不能杀死虫卵。

（2）人与家畜的感染方式：流行区牧民家中一般都养犬看家护畜，儿童多喜欢与家犬亲昵、嬉戏，接触动物皮毛后未洗手而进食较为常见，容易造成感染；成人可因剪羊毛、挤奶、皮毛加工、屠宰等活动感染；人畜共饮同一水源或生饮羊奶、牛奶而感染。家畜可因食入被污染的牧草和水源而感染。

（3）终宿主的感染：屠宰病畜时将其内脏喂犬或抛在野外，脏器内的棘球蚴及其内原头蚴在低温（–2～2℃）时可活10天，20～22℃能活2天，10～15℃能活4天，被犬、狼吞食后棘球蚴内的无数原头蚴在其小肠内逐渐发育为成虫；受感染的犬、狼等活动范围不受限制，其粪便中的妊娠节片和虫卵污染牧场、水源，致使该病在动物间可进行相互传播而流行。

在非流行区，人因偶尔接触到来自流行区的动物皮毛而感染。随着我国经济迅速发展，流行区的畜产品大量流向内地，因此非流行区也存在着潜在的危险。

【防治】 1992年，卫生部颁布了全国棘球蚴病防治规划，指出在流行区应采取以预防为主的综合性防治措施。

（1）加强卫生宣传教育：普及防治棘球蚴病知识，养成良好的个人卫生和饮食卫生习惯。教育牧民和儿童避免与犬密切接触，增强防病意识，加强个人防护和水源管理，杜绝虫卵污染。在流行区培训专业技术人员，定期进行普查普治，开展防治监测工作。

（2）加强行业管理：结合法制建设，严格、合理处理病畜及其内脏，严禁乱扔，提倡深埋或焚烧。加强对屠宰场和个体屠宰点的检疫。

（3）严格控制传染源：捕杀牧场周围野生食肉动物，加强对家犬、牧犬的管理，定期检查及以药物驱虫为主的综合防治措施。

（4）治疗患者：棘球蚴病的治疗一般以手术为主，包括内囊摘除的手术治疗和经皮穿刺治疗。行内囊摘除术和新的残腔处理办法使手术治愈率明显提高。在术中应谨慎操作，注意避免囊液外溢，引发过敏性休克和继发感染。早期较小的棘球蚴可试用阿苯达唑、吡喹酮等药物治疗，疗程至少3个月。

案例13-2 **包虫病**

患者，女性，29岁，蒙古族，牧民，新疆巴州和静县人。因右上腹胀痛不适，于1997年1月17日入院自述右上腹胀痛不适一年多，食量减少。此前曾到农二师医院行肝包虫手术入院查体：患者发育正常，营养中等，神志清楚，皮肤黏膜无黄染，浅表淋巴结未触及，巩膜无黄染，心肺未闻及杂音。右上腹膨隆，有压痛，可触及一质中等硬的巨大包块，左肝增大约剑突下5cm。患者有明确的犬接触史，经常帮助家人剥狐狸皮和旱獭皮。实验室检查：包虫三项示循环抗原（–），免疫复合物（+），间接血凝（+）。B超示左肝内叶、左右肝交界处可见一形态不规则、实囊混合型肿物，囊壁较厚，不对称，不均匀，内部以中强团块回声为主，中央区较大范围为液性暗区，并有少量强回声团块飘浮于后壁处，左肝内以实质性团块为主，有少量不规则液性暗区。按肝脏巨大囊型包虫收治后给予阿苯达唑12.5mg/（kg·d）口服治疗，3个月后复查，患者自觉症状未减轻。B超提示：包虫无明显改变，患者要求停药观察。1997年9月，患者再次复查时发现巩膜黄染，全身皮肤黏膜黄染，B超探查包囊仍在，并压迫胆道。因患者黄疸严重，建议到上级医院查治。遂于1998年4月在自治区人民医院以“肝脏巨大泡型包虫”（肝脏包虫病）予以手术。

案例 13-3 **包 虫 病**

患者，男性，42 岁，农民，幼时喜玩犬，曾在家放过羊，1990 年以来感到上腹部不适，有时疼痛，饭后加重，但仍能坚持劳动。2002 年 9 月因腹痛、黄疸、发冷发热 1 月余入院，按肝炎、胆囊炎治疗无效，3 个月后体温波动在 38～40℃之间，全身不适，不能下床，食欲不振、消瘦、皮肤、巩膜均黄染，肝肋下 4cm，压痛明显。经各方面检查诊断为包虫病。于 1993 年 1 月剖腹探查，发现肝顶部实质 2cm 以下有 20cm 直径的包囊，抽出囊液约 1000ml。证实为肝包虫合并感染，术后体温很快下降，不久康复出院，半年后参加劳动。

家族史：其兄因包虫病做过两次手术，第一次进行肝包虫手术，第二次进行腹腔包虫手术，在第二次手术时，发现腹腔中有多个大小不等的腹腔包虫，因身体虚弱，手术时间不宜过长，故只能去除几个较大的包虫。

问题：

1. 这两份材料说明了什么问题？
2. 包虫病如何进行诊断？
3. 在治疗时应注意什么问题？

解 题 思 路

1. 通过病例资料分析，掌握细粒棘球绦虫生活史有助于诊断包虫病。

2. 包虫病的诊断：确诊细粒棘球蚴病需要辅助检查，辅助检查的方法较多，应根据具体病情进行选择。

3. 包虫病治疗时的注意事项：细粒棘球蚴病在治疗过程中会出现继发感染等并发症，一定要注意保护好手术周围的组织。

（王 丽）

第六节 多房棘球绦虫

【学习目的】

1. 掌握多房棘球绦虫的生活史、致病特点。
2. 熟悉泡球蚴病的形态特点、诊断方法和防治原则。

【概述】 多房棘球绦虫（*Echinococcus multilocularis*，Leuckart，1863）成虫主要寄生在狐狸、犬、狼、猫等动物的小肠内，幼虫称多房棘球蚴（multilocular echinococcus）或称泡状棘球蚴（alveolar hydatid cyst），主要寄生在啮齿类或食虫类动物和人体，引起多房棘球蚴病（echinococcus multilocularis）或称泡球蚴病（alveolaris），亦称泡型包虫病（alveolar hydatid disease）或多房性包虫病（multilocular echinococcosis）。多房棘球蚴病曾被误认为是一种胶样癌，后发现由多房棘球蚴感染所致，晚期患者亦会出现恶病质现象，尚无有效的治疗方法。

【形态】

1. 成虫 多房棘球绦虫与细粒棘球绦虫成虫很相似（表 13-5），但虫体较小，体长 1.2～3.7mm，常有 4～5 个节片，其头节、顶突、小钩和吸盘等都相应偏小，顶突上有 13～34 个小钩。成熟节片生殖孔位于节片的中线偏前，睾丸数较少，为 26～36 个，分布在生殖孔后方。妊娠节片子宫无侧囊，内含虫卵 187～404 个（图 13-16）。

2. 虫卵 形态和大小均与细粒棘球绦虫卵相似，光镜下难以区别，亦称似带绦虫卵。

3. 幼虫 多房棘球蚴，为淡黄色囊泡状团块，其形态和结构与细粒棘球蚴差异较大。多房棘球蚴以原生囊为中心向外周生出有许多圆形或椭圆形，直径为 0.1～5.0mm 的囊泡，这些囊泡相互连接形成葡萄状的囊泡群，有些囊泡内都含有囊液和原头蚴，有的含胶状物而无原头蚴。囊泡壁角皮层薄且不完整，呈弥漫性芽生蔓延。主要以外生性出芽生殖，不断产生新的囊泡，新囊泡又向外生出小囊，囊泡与宿主组织无明显界线，少数也可向内芽生，形成隔膜而分离出新囊泡。多房棘球蚴与宿主组织之间无纤维组织被膜分隔，无明显界线。人是多房棘球绦虫的非适宜中间宿主，人体感染后，其囊泡内仅含胶状物而很少见原头蚴（图 13-17）。

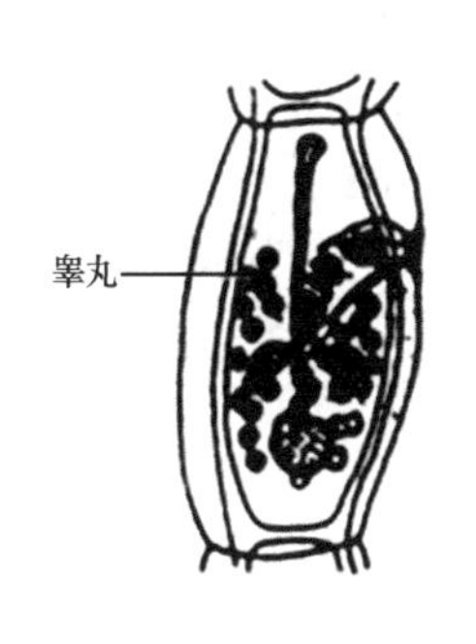

多房棘球绦虫成熟节片

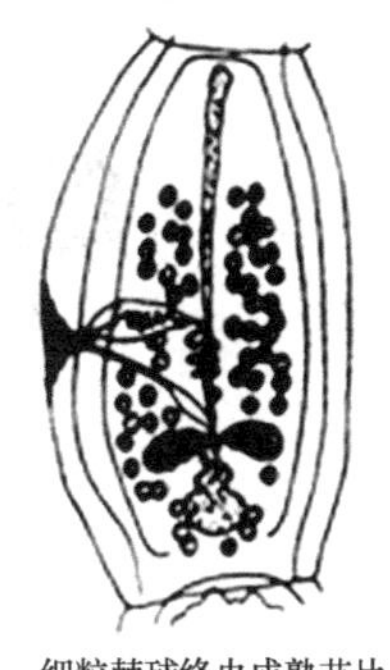
细粒棘球绦虫成熟节片

图 13-16 多房棘球绦虫与细粒棘球绦虫成熟节片

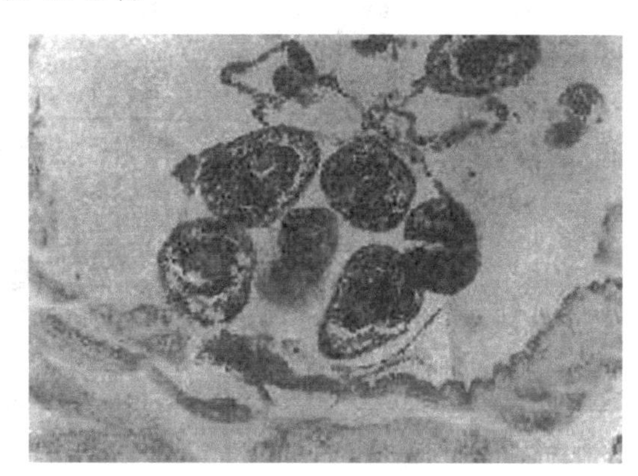
图 13-17 肝多房棘球蚴

表 13-5 两种棘球绦虫形态特征鉴别

鉴别点	细粒棘球绦虫	多房棘球绦虫
体长	2～7mm	1.2～3.7mm
链体节片数	3～4 节	4～5 节
头节	上有小钩 28～46 个	上有小钩 13～34 个
生殖孔位置	节片侧缘中部稍偏后	节片侧缘中部稍偏前
成节睾丸数	45～65 个，分布于生殖孔的前后方	26～36 个，分布于生殖孔的后方
孕节内子宫	有侧囊，内含 200～800 个虫卵	无侧囊，内含 187～404 个虫卵

【生活史】 多房棘球绦虫其终宿主主要是狐，其次是犬、狼、獾和猫等。中间宿主为野生啮齿类动物如田鼠、麝鼠、旅鼠、仓鼠、大沙鼠、棉鼠、黄鼠、鼢鼠、小家鼠等以及牦牛、绵羊和人等。当终宿主吞食体内带有多房棘球蚴的鼠类或动物脏器后，约经 45 天，原头蚴在小肠内发育为成虫并排出妊娠节片和虫卵。鼠类因觅食终宿主粪便而感染。地甲虫可起转运虫卵的作用，主要因地甲虫喜食狐粪，鼠类亦因捕食地甲虫而感染。人因多种因素误食虫卵而感染（图 13-18）。

【致病】 多房棘球蚴病比细粒棘球蚴病更为严重，多房棘球蚴主要寄生于肝，始发的囊泡不断生长出新囊泡，无数小囊泡相互连接，继续呈弥漫性生长似肿瘤一样扩散。多房棘球蚴与周围组织间无纤维组织被膜分隔，其生长方式对组织破坏性极其严重，形成葡萄状的囊泡群后还可向器官组织内蔓延，随后所寄生的器官慢慢被大小囊泡所占据，所形成的病灶酷似恶性肿瘤，病死率较高。

人多房棘球蚴病原发病灶几乎 100%在肝脏，可为单个的巨块型、弥漫结节型和混合型。患者多为 20～40 岁的青壮年。致病机制：直接侵蚀、机械压迫和毒性损害。多房棘球蚴在肝实质内呈弥漫性芽生蔓延，逐渐波及整个肝，直接破坏和取代肝组织，其中心部位常发生缺血性坏死、崩解液化，从而形成空腔或钙化；囊泡内含胶状物或豆渣样物质，无原头蚴，与肝脏正常组织无明显界线，囊泡周围的肝组织常因受压迫而发生萎缩、变性甚至坏死，多房棘球蚴产生的毒素又进一步损

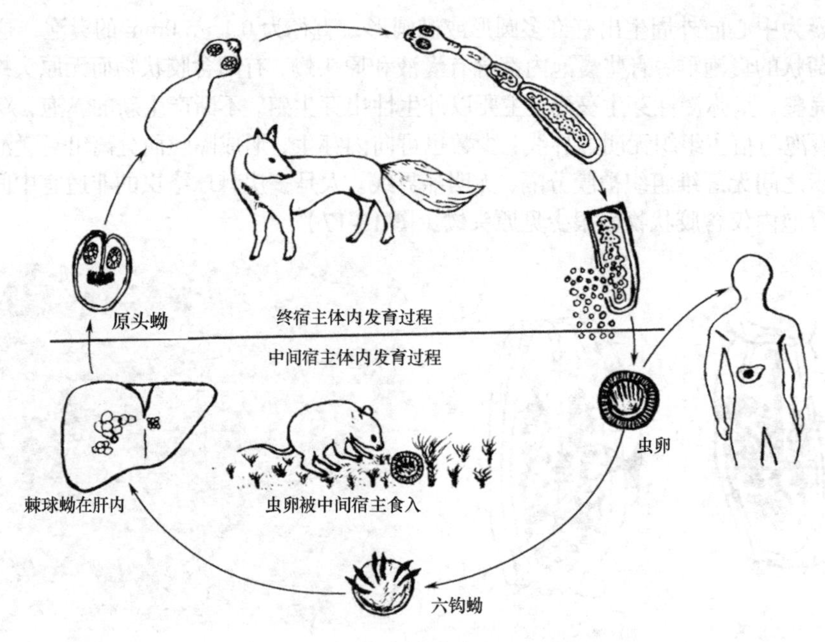

图 13-18 多房棘球绦虫生活史

害肝实质，最终可引起肝衰竭而导致肝性脑病，或诱发肝硬化而引发门脉高压，若并发消化道大出血则可造成死亡。如果肝内胆管受压迫和侵蚀，则可引起黄疸。多房棘球蚴若侵入肝门静脉分支，可沿血流在肝内广泛播散；若侵入肝静脉则可随血液循环转移到全身各部位，如肺、脑等脏器，产生相应的症状和体征。此外，多房棘球蚴还可经淋巴转移和种植转移，其生长和浸润方式酷似恶性肿瘤，因此又称“恶性包虫病”。

多房棘球蚴较细粒棘球蚴生长缓慢，潜伏期一般较长，感染早期无明显临床症状，中、晚期临床表现主要是右上腹缓慢增长的肿块或肝大、肝区疼痛、坠胀感，肿块坚硬有结节感，黄疸及门脉高压等表现，几乎所有病人都有肝功能损害的表现，如食欲不振、消化不良等，晚期患者甚至有恶病质现象。本病晚期症状类似肝癌，但与肝癌相比其病程通常较长。

【诊断】 多房棘球蚴病的病原学检查非常困难。询问病史，了解患者是否来自流行区，有无与狐狸、犬、猫或其皮毛接触史，对诊断有重要参考意义，体检发现肝脏肿块且有结节感时更应高度警惕。

由于多房棘球蚴周围缺少纤维组织被膜，虫体抗原很容易进入血液，因此血清学方法效果尤佳。影像学检查如 X 线、B 超、CT、MR 等都有助于多房棘球蚴病人的诊断。诊断时应注意与肝癌、肝硬化、肝脓肿、黄疸型肝炎、肝海绵状血管瘤及肺癌、脑瘤等疾病相鉴别。

【流行】

1. 地理分布 多房棘球绦虫分布较局限，主要流行于北半球高纬度地区，从加拿大北部、美国阿拉斯加州，直至日本北海道、俄罗斯西伯利亚，遍及北美洲、欧洲和亚洲。在我国主要分布在宁夏、新疆、青海、甘肃、黑龙江、西藏、北京、陕西、内蒙古和四川等 10 个省（直辖市、自治区）的 69 个县（市），自 1958 年首例报道以来各地累计报道病例已超过 700 例。新疆的 88 例患者分布于 23 个县（市），多数在北疆；中西部的 595 例患者分布在 6 个省（区）的 41 个县（市）；宁夏（1989 年）西吉县 3 个乡调查 2389 人发现肝型患者 141 人，发病率高达 5.9%。1992 年全国有泡球蚴例 474 例，宁夏西海固 3 县 304 例，占全国总病人数的 64.14%。在青海省，17 个县有泡球蚴病流行。这些地区往往同时也有细粒棘球蚴病流行。该病已成为我国西部严重危害农牧民健康的疾病之一。在东北部，已知 5 例分布在黑龙江的 3 个县（市）内和 2 例在内蒙古的 1 个市内。北京市平谷区也发现 1 例。

2. 流行因素 多房棘球绦虫属动物源性寄生虫，终宿主、中间宿主广泛，可在野生动物之间传播，形成了自然疫源地。多房棘球绦虫虫卵的抵抗力强，在冻土、冰雪中仍具有感染性，人进入该地区误食了虫卵污染的食物和水源而感染。流行区居民因生产、生活活动的特殊性，如猎狐、饲养狐及加工、买卖、贩运毛皮制品等是该病流行扩散的原因之一。

【防治】

1. 加强卫生宣传教育　在流行区普及多房棘球蚴病危害和传播途径的知识，使群众认识和了解多房棘球蚴病，在日常生活中，注意个人卫生和饮食卫生，生产和生活中防止虫卵污染，减少被感染的机会。

2. 消灭野鼠、狐狸及野犬是减少传染源的重要措施。

3. 加强卫生检疫　病死的动物尸体应彻底焚烧或深埋。

4. 普查普治　在流行区定期进行普查以便发现早期患者，争取早期诊断、早期治疗，避免病人发展到晚期。早期进行根治性手术，同时配合使用阿苯达唑、甲苯达唑和吡喹酮等药物治疗，疗效较好。一旦患者出现肝硬化、黄疸和门脉高压等症状时，往往已经错过手术根治的时机，可使用阿苯达唑、甲苯达唑和吡喹酮等药物控制病情。随着对咪唑类药物的剂型改进，增加药物生物利用度，药物治疗可能成为多房棘球蚴病患者的最佳治疗选择。

（王　丽）

第七节　微小膜壳绦虫

【学习目的】

1. 掌握微小膜壳绦虫生活史，微小膜壳绦虫病的致病特点。
2. 熟悉微小膜壳绦虫和虫卵的形态特点。
3. 了解微小膜壳绦虫的诊断方法和防治原则。

【概述】　微小膜壳绦虫（*Hymenolepis nana*，V. Siebold，1852），又称短膜壳绦虫，属膜壳科、膜壳属。成虫寄生于人或鼠类的小肠，引起微小膜壳绦虫病（hymenolepiasis nana）。Dujardin（1845年）在鼠肠内首次检获该虫，Bilharz（1851年）在埃及儿童尸体解剖时第1次报道人体感染病例。Grassi（1887年）、Grassi and Rovelli（1892年）以虫卵直接感染鼠类获得各期发育的虫体，证明该虫发育不需要中间宿主也可完成生活史。Bacigalupo（1928年、1931年、1932年）在阿根廷经一系列的昆虫感染试验后，证实该虫亦可通过昆虫（鼠蚤和面粉甲虫）作为中间宿主而传播。

【形态】

1. 成虫　虫体纤细，大小为（5～80）mm×（0.5～1.0）mm，体长平均20mm。头节呈球形，有4个吸盘和1个可自由伸缩的顶突，顶突上有1圈小钩20～30个。颈节细长，链体由100～200个节片组成，最多时可达1000个节片。所有节片均宽大于长并由前向后逐渐增大。未成熟节片短小，内部结构不清。成熟节片内有3个椭圆形睾丸，呈横线排列，储精囊较发达，在阴茎囊内的部分称内储精囊，在阴茎囊外的部分称外储精囊；卵巢呈分叶状，位于节片中央；卵黄腺在卵巢后方的腹面；子宫呈袋状，生殖孔位于节片的同一侧。妊娠节片内子宫充满虫卵并占据整个节片，其余结构基本消失（图13-19）。

2. 虫卵　呈椭圆形或圆形，大小（48～60）μm×（36～48）μm，淡淡的浅黄色，较透明，卵壳很薄，胚膜厚度不规则，两极胚膜增厚并略凸起，并由两极端各发出4～8根丝状物，弯曲地延伸在卵壳和胚膜之间，胚膜内含有1个球形六钩蚴（图13-19）。

【生活史】　微小膜壳绦虫的生活史，可在中间宿主体内发育（间接型生活史），也可不需要中间宿主而在同一宿主体内完成（直接型生活史）（图13-20）。

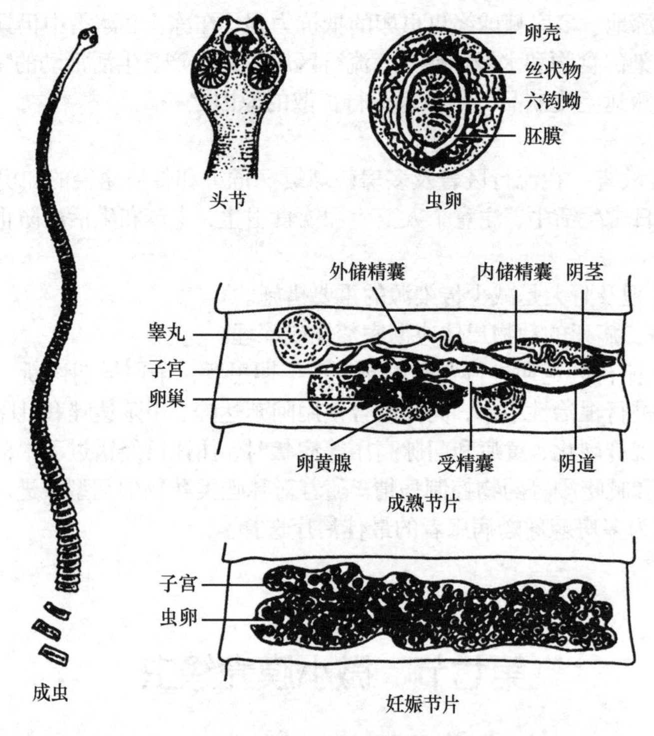

图 13-19 微小膜壳绦虫

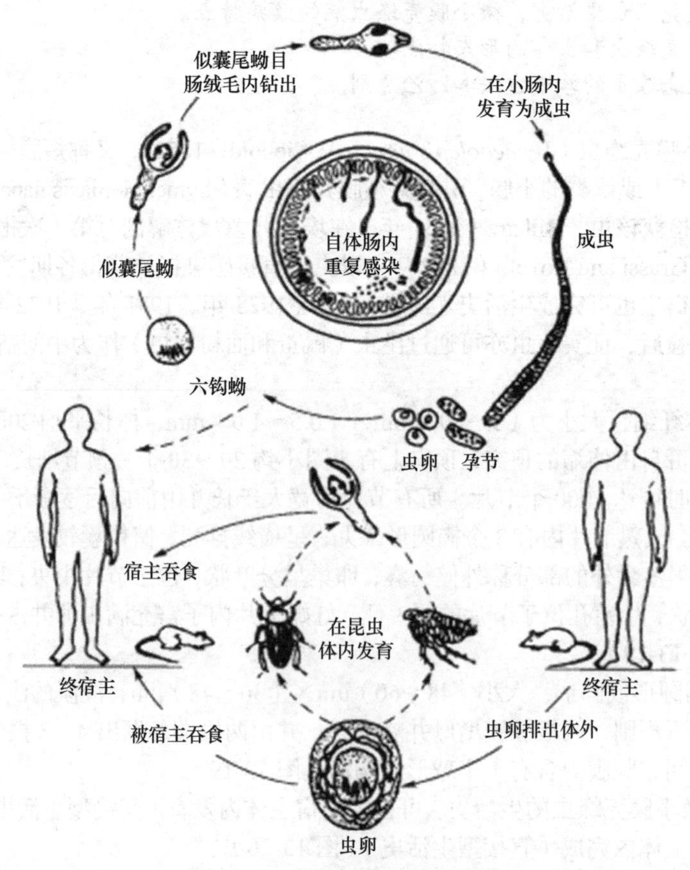

图 13-20 微小膜壳绦虫生活史

1. 直接型生活史　微小膜壳绦虫成虫寄生在人或鼠类的小肠内，脱落的妊娠节片或虫卵可随宿主粪便排出体外，若被其他宿主吞食，虫卵内的六钩蚴在其小肠孵出，然后主动钻入肠绒毛，经3～4天后发育为似囊尾蚴（cysticercoid），6～7天后似囊尾蚴穿破肠绒毛回到肠腔，并移向小肠下段，以吸盘和小钩固定在肠黏膜上，逐渐发育为成虫。从食入虫卵到发育至成虫并产卵，在人体内需2～3周，成虫寿命仅数周。

若脱落的妊娠节片在宿主肠中滞留而被消化释放出虫卵，六钩蚴亦可直接由虫卵孵出，钻入肠绒毛发育为似囊尾蚴，而后再回到肠腔发育为成虫，即在同一宿主肠道内完成其整个生活史，造成宿主体内重复感染，称自体内感染（autoinfection）。自体内感染可造成该宿主肠道内虫体数量不断增殖。国内曾报道1例患者经连续3次驱虫共排出37 982条完整成虫，显然与自体内重复感染有关。

2. 间接型生活史　已被证明，印鼠客蚤（*Xenopsylla cheopis*）、犬蚤（*Ctenocephalides canis*）、猫蚤（*C. felis*）和致痒蚤（*Pulex irritans*）等多种蚤类及面粉甲虫（*Tenebrio sp.*）、赤拟谷盗（*Tribolium* sp.）等昆虫，均可作为微小膜壳绦虫的中间宿主。这些昆虫吞食虫卵后可在其肠腔浮出六钩蚴，而后移至血腔内发育为似囊尾蚴，部分似囊尾蚴也可随蚤的发育而在蚤成虫体内寄生。人或鼠类亦因误食携带似囊尾蚴的昆虫而感染。

【致病】　致病作用主要是微小膜壳绦虫成虫头节上吸盘、小钩和体表微毛对宿主肠黏膜的机械损伤，似囊尾蚴在肠壁内发育，引起肠壁破坏及虫体分泌物的毒性作用。使肠黏膜发生充血、水肿并有细胞浸润，甚至肠黏膜坏死脱落，形成溃疡。虫体毒性分泌物可引起消化系统和神经系统的症状。轻度感染时，患者一般无明显症状；重度感染时，有的患者可出现恶心、呕吐、食欲不振、腹痛、腹泻及头痛、头晕、烦躁和失眠甚至惊厥等症状。少数患者还可出现皮肤瘙痒和荨麻疹等超敏反应症状。近年的研究发现，宿主的免疫状态对该虫的感染和发育过程影响较大。有些人体虽感染严重，但可无明显症状。有些无症状患者由于免疫细胞缺乏或大量使用免疫抑制剂治疗其他疾病时，可引起似囊尾蚴在体内异常增生和播散。回顾性调查发现，大多数重度感染者都曾有过使用免疫抑制剂的病史，因此在进行免疫抑制治疗其他疾病前应先排除该虫感染的可能性。

【诊断】　从受检者粪便中查到虫卵或孕节即可确诊。检查虫卵常用生理盐水直接涂片法，亦可用沉淀法或饱和盐水浮聚法提高其检出率。

【流行】　微小膜壳绦虫呈世界性分布，主要在热带和亚热带地区较多见。美洲、大洋洲、非洲、欧洲、亚洲及太平洋各岛屿均有报道。国内分布也很广泛，北京、天津、陕西、山西、山东、河南、江苏、湖北、辽宁、吉林、青海、广东、新疆、西藏及台湾等地曾经查到感染者，据统计10岁以下儿童感染率较高。

微小膜壳绦虫的流行主要与个人卫生习惯有关。其生活史可不需中间宿主，虫卵直接感染人体。虫卵的抵抗力较强，在粪尿中能存活较长时间，在抽水马桶内可存活8.5小时，在尿壶中可存活7.5小时；虫卵对干燥抵抗力较弱，在外界环境中不久即丧失感染性。人通过直接接触粪便或通过厕所、便盆等使虫卵再经手到口而进入人体，或者食入被虫卵污染的食物和水而引起感染。如果在儿童聚集的场所则易引起相互传播。人因偶然误食含有似囊尾蚴的昆虫而感染也是流行的原因之一。宿主自体内重复感染具有一定流行病学意义。鼠类在本病的流行上起着保虫宿主的作用。

【防治】　治愈患者并防止自身感染，驱虫药物可用吡喹酮，阿苯达唑等；槟榔、南瓜子合剂也有驱虫效果，但要注意随访，必要时需间歇性重复驱虫。并注意加强营养，提高自身免疫力。加强卫生宣传教育，养成良好的个人卫生习惯，饭前便后洗手；加强粪便管理，防止虫卵污染食物和水源；注意环境卫生，灭鼠、灭蚤等措施。

（王　丽）

第八节 缩小膜壳绦虫

【学习目的】

1. 掌握缩小膜壳绦虫生活史。
2. 熟悉缩小膜壳绦虫成虫和虫卵的形态特点，缩小膜壳绦虫病的致病特点。
3. 了解缩小膜壳绦虫的诊断方法和防治原则。

【概述】 缩小膜壳绦虫（*Hymenolepis diminuta*，Rudolphi，1819）又称长膜壳绦虫，属膜壳科、膜壳属，是鼠类常见的肠道寄生虫，偶然寄生于人体，引起缩小膜壳绦虫病（hymenolepiasis diminuta）。据记载，由 Olfters（1766 年）从南美洲的鼠体内首次检获该虫成虫；Grassi and Rovelli（1892 年）首先证明多种甲虫可作为其中间宿主；此后，Nicoll and Minchin（1911 年）在英国，Nickerson（1911 年）在美洲，Johnston（1913 年）在澳大利亚，Joyeux（1920 年）在法国及本乡玄一（1925 年）在日本等地均证实各种鼠、蚤、米虫等昆虫是其中间宿主。人体感染病例首先由 Rudolphi（1805 年）报道，后来 Palmer（1824 年）又报道 1 例 19 个月幼儿病例。Blanchard（1891 年）正式定名为 *Hymenolepis diminuta*。

【形态】 成虫与微小膜壳绦虫结构基本相似（图 13-21），两种膜壳绦虫的区别见表 13-6。

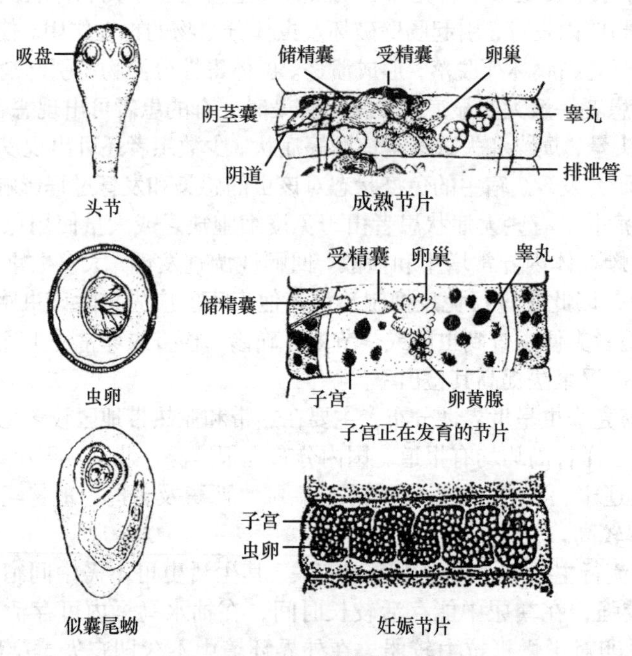

图 13-21 缩小膜壳绦虫形态

表 13-6 两种膜壳绦虫的形态学鉴别

鉴别点	微小膜壳绦虫	缩小膜壳绦虫
虫体大小	（5～80）mm×（0.5～1.0）mm	（200～600）mm×（0.3～4.0）mm
节片数	100～200 节	800～1000 节
头节	顶突发育良好，可自由伸缩，上有小钩 20～30 个	顶突发育不良，藏在头顶凹中，不易伸缩，无小钩
孕节	内含横行子宫，袋状	子宫袋状，四周向内凹陷呈瓣状
虫卵	圆形或近圆形，（48～60）μm×（36～48）μm，浅黄色，较透明，卵壳较薄，胚膜两端有 4～8 根丝状物，内含 1 个六钩蚴	椭圆形，（60～79）μm×（72～86）μm，黄褐色，卵壳较厚，胚膜两端无丝状物，内含 1 个六钩蚴

【生活史】 缩小膜壳绦虫与微小膜壳绦虫的生活史相似，但发育过程必须经过中间宿主体内发育。中间宿主包括蚤类（具带病蚤、印鼠客蚤）、甲虫、蜚蠊、倍足类和鳞翅目昆虫等20余种节肢动物。终宿主主要是鼠类，偶尔感染人或犬等。妊娠节片或虫卵随终宿主粪便排出体外，被中间宿主吞食，六钩蚴在其消化道内孵出，经肠壁穿过进入血腔，7～10天后发育为似囊尾蚴。鼠类或人吞食了含有似囊尾蚴的中间宿主，似囊尾蚴吸附在肠壁上经过12～13天发育为成虫。缩小膜壳绦虫病在人体无自体内重复感染（图13-22）。

【致病与诊断】 缩小膜壳绦虫仅偶然寄生于人体且无自体内感染，故虫数一般较少，感染者大多无明显的临床症状，少数有轻微的神经系统和消化系统症状，如头痛、失眠、磨牙、恶心、腹胀和腹痛等。偶有严重感染者可出现眩晕、贫血等症状。

诊断方法同微小膜壳绦虫。从受检者粪便中查到虫卵或孕节即可确诊。检查虫卵常用生理盐水直接涂片法，亦可用沉淀法、饱和盐水浮聚法或定量透明法（即改良加藤厚涂片法）提高其检出率。

【流行与防治】 据记载，Rudolphi（1805年）首次报道人体感染。至今全世界已报道300余例，病例散布于美洲、欧洲、亚洲、大洋洲和非洲等地。我国人体病例分布于25个省（直辖市、自治区），累计100余例，以江苏、河南最多，其次为湖北、广西等。

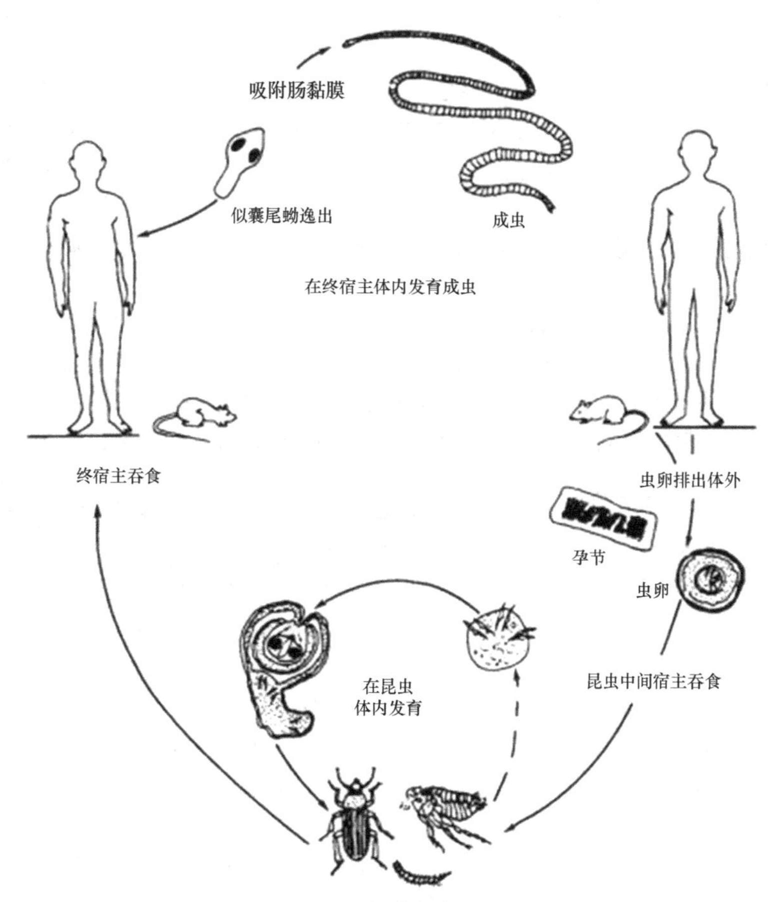

图13-22　缩小膜壳绦虫生活史

缩小膜壳绦虫是鼠类常见寄生虫。鼠的种类繁多包括各种家鼠、田鼠等，鼠粪中的虫卵容易扩散；中间宿主节肢动物种类也较多，常生活在鼠栖息活动场所，使中间宿主感染的机会增多；人主要是因误食了粮食中的昆虫而感染。缩小膜壳绦虫病的流行与其具有广泛的中间宿主有重要关系，鼠是人类感染的重要传染源和保虫宿主。

防治措施：应注意个人卫生和饮食卫生，积极消灭鼠类和生活环境中及仓库中有害节肢动物等，以切断传播途径和杜绝传染源。治疗患者与微小膜壳绦虫相同。

【阅读参考】

王勇. 2018. 医学寄生虫学. 2版. 北京：高等教育出版社.
吴忠道. 2015. 人体寄生虫学. 3版. 北京：人民卫生出版社.
殷国荣，王中全. 2018. 医学寄生虫学. 5版. 北京：科学出版社.
诸欣平，苏川. 2018. 人体寄生虫学. 9版. 北京：人民卫生出版社.
Yan-Lei Fana，Zhong-Zi Loua，Li Li，et al. 2016. Genetic diversity in *Echinococcus shiquicus* from the plateau pika（Ochotona curzoniae）in Darlag County，Qinghai，China. Infection，Genetics and Evolution，45:408-414.

（王　丽）

第九节　曼氏迭宫绦虫

【学习目的】

1. 掌握曼氏迭宫绦虫生活史特点及致病作用。
2. 形态特征、实验诊断及裂头蚴的感染方式。
3. 了解曼氏迭宫绦虫的防治原则。

【概述】 曼氏迭宫绦虫（*Spirometra mansoni*，Joyeux and Houdemer，1928），又称曼氏裂头绦虫（*Diphyllobothrium mansoni*，Cobbold，1882），或孟氏裂头绦虫。该虫的命名存在一些争议，目前国内外兽医寄生虫学相关教材和专著上也都称其为欧猬迭宫绦虫（*Spirometra erinaceieuropaei*）。该绦虫的成虫主要寄生于猫科动物的小肠，偶然寄生于人体。中绦期裂头蚴可在人体寄生，引起曼氏裂头蚴病（sparganosis mansoni），其危害远大于成虫所致疾病。

【形态】

1. 成虫 虫体乳白色，带状，体长60～100cm，宽0.5～0.6cm；头节细小，指状或梭形，大小为（1～1.5）mm×（0.4～0.8）mm，其背、腹面各有一条纵行的吸槽。颈节纤细，其后的链体约1000个节片，一般宽度大于长度，节片随其成熟而逐渐增长，虫体远端的节片长宽近相等。成熟节片与妊娠节片的结构基本相似，均具有雄性和雌性生殖器官各一套。睾丸呈小圆泡状，为320～540个，散布在节片上、中部近背面的深层实质组织中；每个睾丸发出一输出管，在节片中央汇合成输精管，然后弯曲向前并膨大成储精囊和阴茎，再通入节片前部中央腹面的圆形雄性生殖孔。卵巢为一对叶形腺体，位于节片后部，自卵巢中央发出短的输卵管，输卵管的一端连接阴道，开孔于雄性生殖孔的下缘，即雌性生殖孔；雌性生殖孔外口呈月牙形，位于雄性生殖孔的下方。输卵管的另一端与卵黄总管相连后膨大为卵模，且与子宫连接。卵模外有梅氏腺包绕。子宫位于节片中部，螺旋状紧密盘曲，呈发髻状，子宫孔开口于阴道口之后。卵黄腺呈小滤泡状。数量众多，散布于节片腹面实质的表层（图13-23，图13-24）。

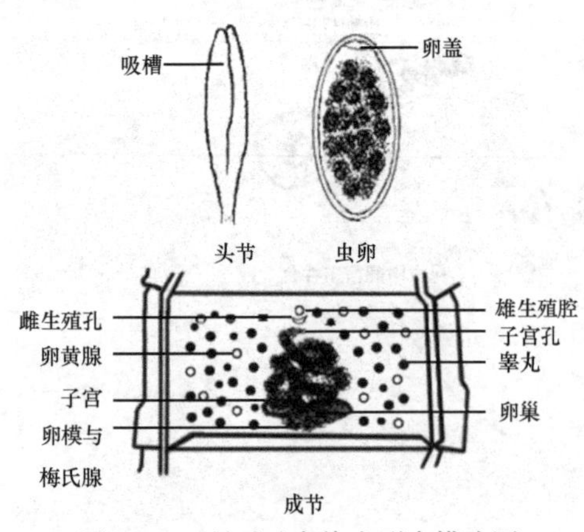

图13-23　曼氏迭宫绦虫形态模式图

2. 虫卵 虫卵呈长椭圆形或橄榄形，浅灰褐色，两端稍尖，大小为（52～76）μm×（31～44）μm，卵壳较薄，其一端有卵盖，卵内有一个卵细胞和多个卵黄细胞（图13-25）。

3. 裂头蚴 即曼氏迭宫绦虫中绦期幼虫，乳白色，长带形，大小约300mm×0.7mm，虫体不分节，但具不规则横皱褶，头端略膨大，最前端有一明显唇状凹陷，末端钝圆。

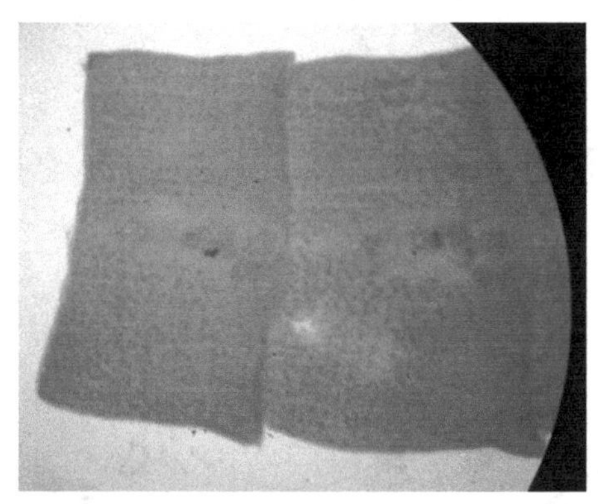

图 13-24 曼氏迭宫绦虫的成节（染色）

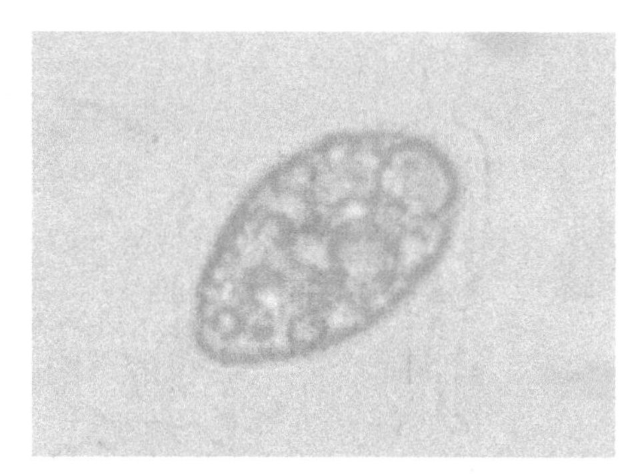

图 13-25 曼氏迭宫绦虫的虫卵

【生活史】 曼氏迭宫绦虫成虫寄生于猫、犬、虎、豹等食肉动物的小肠，人体偶有寄生。虫卵自虫体子宫孔产出，随粪便排至外界，进入水中；在水温适宜的条件下，卵细胞分裂并发育，经过 2～5 周，发育为周身被有纤毛的钩球蚴（钩毛蚴），并自卵内孵出。钩球蚴呈圆形或椭圆形，直径为 80～90μm，水中的钩球蚴通常以螺旋状、无定向的方式游动。当遇到第一中间宿主剑水蚤时，被剑水蚤吞食，在其体内脱去纤毛，穿过肠壁进入血腔，在血腔内经 3～11 天，发育为原尾蚴。

原尾蚴呈长椭圆形，大小为 260μm×（44～100）μm，前端略凹陷，后端具小尾球，内有六个小钩。含原尾蚴的剑水蚤被第二中间宿主蝌蚪吞食，失去尾球，随着蝌蚪逐渐发育为成蛙，原尾蚴随即发育成裂头蚴。裂头蚴具有很强的伸缩和移动能力，常迁移到蛙的肌肉组织中寄居，尤其在腿部肌肉最多。当受感染的蛙被猫、犬等动物捕食，蛙体内的裂头蚴即可在这些动物（终末宿主）的小肠内发育为成虫。如果受感染的蛙被蛇、鸟类或猪等动物（非正常宿主）吞食，裂头蚴不能在其肠道中发育，而是穿过肠壁，进入腹腔，并移行至身体各组织内继续存活、寄生，但不能在这些非正常宿主体内发育为成虫，这些非正常宿主即转续宿主。如果猫、犬等动物捕食含有裂头蚴的蛇、鸟类、猪等非正常宿主，裂头蚴仍可在其小肠内进一步发育为成虫。裂头蚴进入人体，偶然可发育为成虫。一般情况下，终宿主感染约 3 周后，粪便中开始出现虫卵。成虫在猫体内的寿命约 3.5 年；裂头蚴寿命较长，在人体组织内可存活 12 年。

人除偶尔有曼氏迭宫绦虫成虫寄生外，裂头蚴也可寄生人体。人如果误吞入含有原尾蚴的剑水蚤，原尾蚴可在人体内发育成裂头蚴；人若食入蛙、蛇、猪等动物体内的裂头蚴时，裂头蚴则可在人体组织或器官内寄生，引起裂头蚴病。少数情况下，进入人体的裂头蚴也可进一步发育为成虫，寄生于肠道，即引起曼氏迭宫绦虫病（图 13-26）。

【致病】 曼氏迭宫绦虫的成虫和幼虫均可寄生人体。成虫较少寄生人体，其致病作用较弱，主要表现在对消化系统的损伤；而幼虫裂头蚴寄生人体可侵犯多种组织器官，其危害程度远大于成虫。

1. 曼氏迭宫绦虫病 曼氏迭宫绦虫成虫偶然寄生于人体引起曼氏迭宫绦虫病。由于虫体的机械性刺激及代谢产物的化学性作用，致肠壁组织不同程度的损伤。虫体对人体致病力不强，常致感染者无明显临床表现或仅出现腹部不适、轻微疼痛、恶心、呕吐等较轻微的消化系统症状，或因节片排出而精神紧张。

2. 裂头蚴病 曼氏迭宫绦虫裂头蚴寄生人体，即裂头蚴病。裂头蚴保持幼虫状态，并在人体组织器官内移行。裂头蚴病较为多见，对人体危害亦较大。

裂头蚴可经消化道、皮肤、黏膜侵入人体。侵入人体后，或穿过肠壁，进入腹腔，在腹腔脏器中移行、寄生；或移行至肌肉、皮下及其他组织器官中，引起相应组织器官的损害。主要病理变化为受累部位形成嗜酸性肉芽肿囊包，致局部肿胀，甚至发生脓肿。囊包直径为 1～6cm，囊腔内可见渗出液、炎细胞浸润及盘曲的裂头蚴（1～10 余条）。

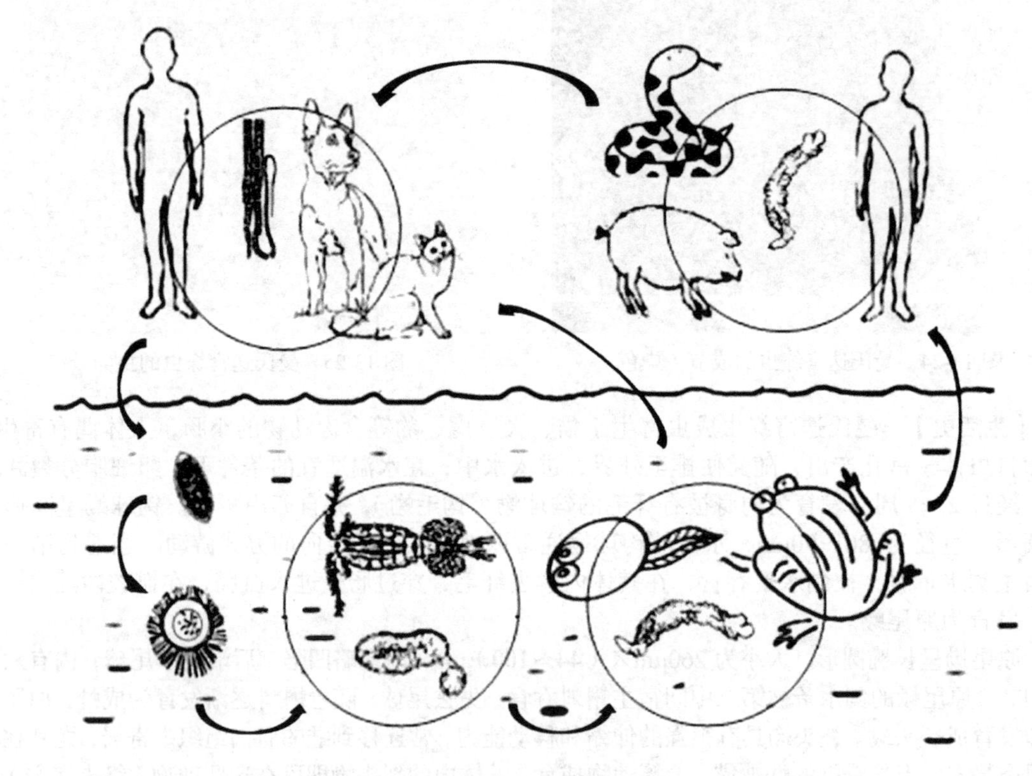

图 13-26 曼氏迭宫绦虫生活史

临床表现：裂头蚴病的临床表现因其移行和寄生部位而异。根据国内病例报道的临床资料分析，裂头蚴在人体常见的寄生部位依次为眼、四肢、躯干、皮下、口腔颌面部及内脏。

1）眼裂头蚴病：最常见，约占裂头蚴病的 45.6%，常累及眼睑或眼球。临床表现为眼睑红肿，结膜充血、畏光、流泪、奇痒或有虫爬感，有时患者伴有恶心、呕吐及发热等症状。在红肿的眼睑和结膜下，可有游动性、硬度不等的肿块或条索状物。裂头蚴侵入眼球时，可有眼球凸出或运动障碍，角膜溃疡、穿孔，虹膜睫状体炎等，最终可致患者出现视力严重减退，甚至失明。眼部肿物破溃，裂头蚴可自行逸出。临床常误诊为睑腺炎、急性葡萄膜炎、眼眶蜂窝织炎、肿瘤等，往往在手术检获虫体后才确诊。

2）皮下裂头蚴病：约占裂头蚴病的 31%，常累及躯干表浅部，如胸壁、乳房、腹壁、外生殖器及四肢皮下，以皮下包块最为常见，表现为游走性皮下结节，结节可呈圆形、柱形或不规则条索状，大小不一，直径为 0.5～5cm，局部可有瘙痒、肿胀、虫爬感等，有炎症时，可出现间歇性或持续性疼痛或触痛。因其局部占位的特点，临床常被误诊为肿瘤。

3）口腔颌面部裂头蚴病：约占裂头蚴病的 20.1%，常在口腔黏膜下或颊部皮下出现硬结或条索状包块，直径为 0.5～3.0cm，患处红肿，发痒或有虫爬感，常有“小白虫”（裂头蚴）逸出史。

4）脑裂头蚴病：约占裂头蚴病的 2.3%，临床表现极为复杂，酷似脑肿瘤，常有头痛、头晕、视物模糊、恶心、喷射状呕吐、癫痫发作等脑部占位性病变的症状，严重者可出现昏迷、肢体麻木、抽搐、瘫痪等，甚至死亡。此外，也有寄生于脊髓或椎管内的病例报道。

5）内脏裂头蚴病：罕见，仅占 1%，临床表现因裂头蚴移行、寄生部位而异。有的可经消化道侵入腹腔而出现炎症反应；有的可侵入呼吸道而咳出；还可穿过膈肌侵入胸腔并累及胸膜，出现胸腔积液；也可向下侵犯尿道和膀胱等处，引起较为严重的后果。

此外，国内外文献曾报道数例人体“增值型”裂头蚴病（proliferative type sparganosis），可广泛侵入组织并芽生生殖，此型裂头蚴病预后较差，可能与机体免疫功能被抑制有关，其发病机制尚待进一步研究。

【诊断】

1. 病原学检查

（1）曼氏迭宫绦虫成虫感染，可从粪便中检出虫卵或节片以确定诊断。

（2）曼氏裂头蚴病，可进行局部活组织检查，从病灶中检出虫体以做出诊断。询问患者病史，如是否贴敷蛙肉、蛙皮或食入未煮熟的蛙、蛇等动物肉类，对诊断有一定的参考价值。

2. 辅助诊断

（1）免疫学检查：用裂头蚴抗原进行免疫学检查可以辅助诊断。由于绦虫存在共同抗原，曾有使用猪囊尾蚴抗原检测患者血清抗裂头蚴抗体而出现阳性反应的报道。

（2）影像学检查：采用 CT、MIA 等影像技术有助于脑裂头蚴病的辅助诊断。头部 CT 可呈不规则、不均匀的低密度占位病灶；头颅 MRI 病灶以白质为主，增强后病灶区呈串珠样增强或扭曲条索样增强。

【流行】　曼氏迭宫绦虫分布很广，但成虫寄生人体的病例较少，国外仅见日本、韩国、俄罗斯等少数国家的病例报道。我国已报道的成虫感染人体病例有 20 余例，分布于上海、广东、四川、福建及台湾等省市。报道患者最小年龄 3 岁，最大年龄 58 岁。

曼氏迭宫绦虫裂头蚴病多见于东亚和东南亚各国，如日本、韩国等，欧洲、美洲、非洲和澳大利亚也有记录。在我国，已有数千例病例报道，分布于广东、吉林、福建、四川、广西、湖南、浙江、江西、江苏、贵州、云南、安徽、辽宁、湖北、河南、海南、新疆、河北、上海、北京、山东、台湾等地。感染者年龄从未满周岁到 62 岁，以 10～30 岁感染率最高（曾有初生婴儿感染的报道，推测裂头蚴可能经胎盘感染）。男性感染率高于女性（比例约为 2∶1）。

曼氏迭宫绦虫的感染与人的饮食习惯和习俗有关。

（1）感染途径：裂头蚴或原尾蚴经皮肤或黏膜侵入；误食裂头蚴或原尾蚴。

（2）感染方式：

1）局部贴敷生蛙肉：为最常见的感染方式，约占感染者半数以上。在我国某些地区，民间有“蛙肉具有清凉、败火解毒”作用等传说，当地居民常用生蛙肉、蛙皮贴敷伤口或脓肿以治疗疖疮或外伤，部位如眼、口颊、外阴等，蛙肉中的裂头蚴即可经伤口或正常皮肤、黏膜而侵入人体。自然界中，蛙类感染裂头蚴较为普遍，曾有报道，辽宁省某地自然界中野生青蛙的感染率可达 18.37%（99/539）。

2）食入生的或未煮熟的动物肉：蛙、蛇、猪或鸟类等动物肉类可作为曼氏迭宫绦虫的第二中间宿主或转续宿主，民间有吞食活蛙（蝌蚪）治疗疮疖或止痛等陋习，食入生的或未煮熟动物肉，致裂头蚴进入小肠，穿过肠壁入腹腔，然后移行至其他部位。

3）误吞感染的剑水蚤：饮用生水或者游泳时误吞河、湖塘水，原尾蚴可随剑水蚤而进入人体。

另外据报道，原尾蚴也有可能直接经皮肤或眼结膜侵入人体。

【防治】　曼氏迭宫绦虫病或裂头蚴病的防治原则，主要是加强宣传教育，移风易俗，讲究卫生，改变不良饮食习惯；不用蛙肉贴敷伤口；不食生的或未煮熟的动物肉；不饮用生水以防感染。

成虫感染可用吡喹酮、阿苯达唑等药物驱虫。中药“槟榔-南瓜子”方剂也具有良好的驱虫效果。

裂头蚴感染主要靠手术摘除，术中务必取出完整虫体，尤其要取尽头部，以防复发；也可用 40%乙醇普鲁卡因 2～4ml 局部注射以杀死虫体。

案例 13-4 **曼氏裂头蚴病**

患者，女性，22 岁，朝鲜族，长春某高校大学生，家住省内某镇。该患者于 10 年前出现下腹疼痛，当地医院诊断为“阑尾炎”，经保守治疗后，疼痛消失，包块缩小。此后 5 年，包块由右下腹逐渐移至右上腹肋下；3 年前，此包块出现于右乳房外侧，且时大时小，或伴有疼痛。在此期间多次就医，曾被诊断为“右侧副乳”“右侧胸大肌炎”，多次抗感染治疗。

临床体检：发育良好，右乳外上象限近乳头上方 4.0cm 处，触及一个 2.0cm×2.5cm 大小的包块，边界欠清，质韧，无波动，与皮肤不粘连，但活动度欠佳；表面皮肤无红肿，无橘皮样改变；深压痛阳性，余各项检查未见异常。

实验室检查：免疫学检查血清抗猪囊尾蚴抗体阳性。

治疗：次日，于局麻下行肿物切除术。术中见：肿物位于皮下脂肪及乳腺腺体内，无包膜，周围组织部分坏死，边界不清。肿物呈囊性，囊内有大量坏死组织，无脓汁，内含一乳白色、活动之虫体。

肉眼见乳白色扁平状虫体，体表具横纹，不分节，两端稍粗大，长 23.0cm，宽 0.40cm。固定后标本观察，镜下可见虫体前端呈唇状凹陷，体内含大量石灰小体。

问题：

1. 该患者感染的是什么寄生虫？
2. 你认为该患者是如何感染此寄生虫的？

解题思路

1. 从取出虫体的形态特征及包块“游走”的特点判断。

注意：由于绦虫存在共同抗原，免疫学血清抗猪囊尾蚴抗体呈阳性，切莫受其干扰。

2. 可能感染的方式：①局部贴敷生蛙肉；②食入生的或未熟的蛇、蛙等动物肉类；③误吞感染的剑水蚤。

【阅读参考】

高兴政. 2011. 医学寄生虫学. 2 版. 北京：北京大学医学出版社.
王光西. 2014. 医学寄生虫学. 北京：高等教育出版社.
杨光大，肖嘉杰，王付民，等. 2013. 我国蛙类曼氏裂头蚴病的研究概况及防控措施. 广东林业科技，29（2）:62-67.
诸欣平，苏川. 2018. 人体寄生虫学. 9 版. 北京：人民卫生出版社.

（刘 利）

第十节 阔节裂头绦虫

阔节裂头绦虫[*Diphyllobothrium latum*，Linn，1758] 成虫主要寄生于犬科肉食动物，也可寄生人体，引起阔节裂头绦虫病。

【形态】

1. 成虫 外形和结构均与曼氏迭宫绦虫相似，但虫体较长，为绦虫中最大的一种，可达 10m，最宽处 20mm，节片数多达 3000～4000 个。成虫新鲜时乳白色；头节细小，呈匙形或棍棒状，（2～3）mm×（0.7～1.0）mm，其背、腹面各有一条窄而深陷的吸槽，颈部细长。成熟节片的宽度均明显大于长度，呈宽扁的矩形。睾丸为 750～800 个，雄性生殖孔和阴道外口共同开口于节片前部腹面的生殖腔。子宫盘曲呈玫瑰花状，位于节片中央，开口于生殖腔之后。孕节长 2～4mm，宽 10～12mm，但近末段孕节长宽相近，孕节的结构与成节基本相同。

2. 虫卵 近卵圆形，浅灰褐色，大小为（55～76）μm×（41～56）μm，卵壳较厚，一端有明显的卵盖，另一端有一小棘；卵内含一个卵细胞和多个卵黄细胞。虫卵排出时，卵内胚胎已开始发育（图 13-27）。

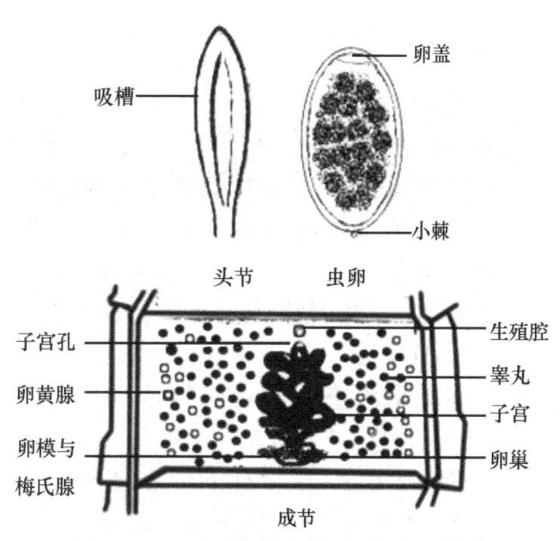

图 13-27 阔节裂头绦虫成虫和虫卵

【生活史】 阔节裂头绦虫生活史与曼氏迭宫绦虫生活史相类似，生活史过程需要两个中间宿主。第一中间宿主为淡水桡足类的剑水蚤或镖水蚤；第二中间宿主为鱼类；人及犬、猫是其终宿主。

成虫寄生于人及犬、猫、熊、狐、猪等动物的小肠内。虫卵随宿主粪便排至体外，进入水中，在适宜的条件下（水温 15～25℃），经过 7～15 天发育孵出钩球蚴；钩球蚴在水中能耐受一定的低温，并可生存数日。当钩球蚴被剑水蚤吞食后，在其血腔内经 2～3 周，发育为原尾蚴。当受感染的剑水蚤被鱼吞食，原尾蚴即穿出肠壁，从腹腔进入鱼的肌肉、卵及肝等组织内，经 1～4 周，发育为裂头蚴，裂头蚴也可随鱼卵排出。当大的肉食鱼类吞食小鱼或鱼卵后，裂头蚴可侵入大鱼的肌肉和其他组织中并继续生存。当终宿主食入含有裂头蚴的鱼类时，裂头蚴则在其肠道内经 5～6 周发育为成虫。每条成虫每日产卵可达 100 万个以上，成虫寿命为 5～13 年或更长。

终宿主除人以外，常见的有犬、猫、虎、豹、狼、熊、水獭、海象、水貂及猪等动物。

【致病】 成虫在人体肠道内寄生，通常不引起特殊的病理变化，故多数感染者并无明显的临床表现，或仅有疲倦、恶心、呕吐、腹泻或便秘、饥饿感、嗜盐等较轻微的一般消化系统症状。由于虫体过长，有时虫体扭结成团，可引起肠道或胆管阻塞，甚至肠穿孔等。另外，曾有阔节裂头蚴在人体肺脏和腹膜外寄生的报道。

阔节裂头绦虫病的合并症是恶性贫血。贫血的原因可能与虫体吸取了大量与造血功能有关的维生素 B_{12}，致宿主体内维生素 B_{12} 缺乏；或与绦虫代谢产物损害宿主的造血功能等有关。患者除具有恶性贫血的临床表现外，常出现感觉异常、运动失调、深部感觉缺失等神经紊乱现象；偶有眩晕、四肢麻木、脑膜刺激征、舞蹈样抽搐等神经系统症状，严重者甚至失去工作能力，这类患者胃分泌液中常含有内因子和游离酸，一旦驱虫后，贫血会很快好转。

【诊断】 病原学检查 从患者粪便中检获虫卵或节片即可确定诊断。

【流行与防治】 阔节裂头绦虫主要分布于欧洲、美洲和亚洲的温带和亚寒带地区，意大利北部、芬兰、瑞士、立陶宛、德国等地发病率较高。苏联的患者最多，约占全世界报道该病患者的一半以上。巴勒斯坦、日本、菲律宾等地也有报道。我国仅黑龙江、吉林、广东及台湾有数例报道。

人体感染阔节裂头绦虫的途径是经口感染，感染方式主要是误食生的或未熟的含有裂头蚴的鱼类。不同国家和民族食鱼方式不同，如喜食生鱼或生鱼片、盐腌、烟熏鱼肉或鱼卵、果汁浸鱼及烹鱼过程中品尝鱼肉等方式，均可导致人体感染。在流行区，终宿主粪便污染河流、湖泊等水源也是构成当地本病流行的重要因素。

阔节裂头绦虫病防治的关键在于健康教育，改变不良的食鱼习惯，不食生的或未煮熟的鱼。同时，加强人及犬、猫等动物的粪便管理，避免粪便污染水源。治疗患者，驱虫药物和方法基本与其他绦虫相同。

对并发恶性贫血的患者，应予补充维生素 B_{12} 治疗。

案例 13-5 **阔节裂头绦虫病**

患者，男性，52 岁，福建人。1992 年开始在美国 10 余年，常食生三文鱼和金枪鱼，以芥末为佐料。2014 年底出现易疲劳、易饥饿、偶有腹胀和腹部不适等症状。自行服用地衣芽孢杆菌胶囊治疗，次日在粪便中发现一乳白色面条样虫体，症状缓解。2～3 个月后再次出现上述症状，服上述药物后又排出虫体。先后 4 次排出白色面条样的虫体，长 1～2m。该患者于 2015 年 8 月回国，发现排出的虫体不断伸缩蠕动，送至市多家医院检查，但均未能确诊。于 2015 年 9 月 21 日转到福建省疾病预防控制中心就诊。

常规体检：未见异常。

实验室检查：囊虫病抗体 ELISA 实验阴性。嗜酸粒细胞计数 0.19×10^9/L（参考值 0～0.4×10^9/L）。

治疗：9 月 23 日进行了驱虫治疗。驱出虫体长 90 cm，最宽处 20 mm。头节细小，呈匙形，长 2.9 mm，宽 0.8 mm，其背、腹侧各有 1 条较窄而深凹的吸槽；成节和孕节宽均显著大于长，呈宽扁的矩形。生殖孔和子宫外口共同开口于节片前部腹面的生殖腔。子宫盘曲呈玫瑰花状，鉴定为阔节裂头绦虫。孕节磨碎，其内虫卵近卵圆形，长 55～72 μm，宽 41～50 μm，呈浅灰褐色，卵壳较厚，一端有明显的卵盖，另一端有一小棘；卵内有未成熟胚胎。

2 个月后随访，消化道症状消失，未再发现排出节片。

问题

简述阔节裂头绦虫防治原则。

解题思路

驱虫药物：槟榔-南瓜子法；药物驱虫：吡喹酮、阿苯达唑。

预防的关键是加强健康教育，改变不良的饮食习惯；加强对犬、猫等动物的管理，避免粪便污染水源。

【阅读参考】

高兴政. 2011. 医学寄生虫学. 2 版. 北京：北京大学医学出版社.

卢思琪. 2003. 医学寄生虫学. 北京：北京大学医学出版社.

汪世平. 2009. 医学寄生虫学. 北京：高等教育出版社.

诸欣平，苏川. 2018. 人体寄生虫学. 9 版. 北京：人民卫生出版社.

（刘 利）

第十一节 其他绦虫

【学习目的】

1. 熟悉克氏假裸头绦虫、犬复孔绦虫、西里伯瑞列绦虫成虫、幼虫及虫卵的形态特征。
2. 了解克氏假裸头绦虫、犬复孔绦虫、西里伯瑞列绦虫生活史及感染方式。

一、克氏假裸头绦虫

克氏假裸头绦虫（*Pseudanoplocephala crawfordi*，Baylis，1927）属于圆叶目、膜壳科、假裸头属。最早发现于斯里兰卡的野猪小肠内，以后在印度、中国和日本的猪体内也有发现。该虫的中间宿主是赤拟谷盗、大黄粉虫等昆虫，终宿主是猪、野猪及褐家鼠。人因误食染有似囊尾蚴的昆虫而感染，1980 年在我国陕西户县首次发现 10 例人体感染该虫病例。

【形态】

1. 成虫 外形与缩小膜壳绦虫相似。乳白色，有 2 000 多个节片。寄生于人体或猪体的虫体较大，链体为（97～167）cm×（0.31～1.01）cm；而寄生于褐家鼠的虫体较小，为（19～33）cm×（0.2～0.4）cm。头节近圆形，有 4 个吸盘和无小钩的顶突。全部节片均为宽扁形，生殖孔大多开口于虫体的同侧，偶尔开口于对侧。成节中央是呈菜花形的卵巢，其后是形状不规则的卵黄腺。睾丸 24～43 个不等，不均匀地分布在卵巢和卵黄腺的两侧，靠近生殖孔的一侧数目较少。孕节中呈袋形的子宫内充满虫卵，为 2 000～5 000 个，并占据整个节片。

2. 虫卵　近圆形，棕黄色，与缩小膜壳绦虫卵较相似，但较大，直径为 84～108μm，卵壳较厚而脆弱，表面有颗粒状突起，易破裂，内层为胚膜，胚膜与卵壳内充满胶质体；胚膜内含一个六钩蚴，六钩蚴与胚膜之间有明显的空隙（图 13-28）。

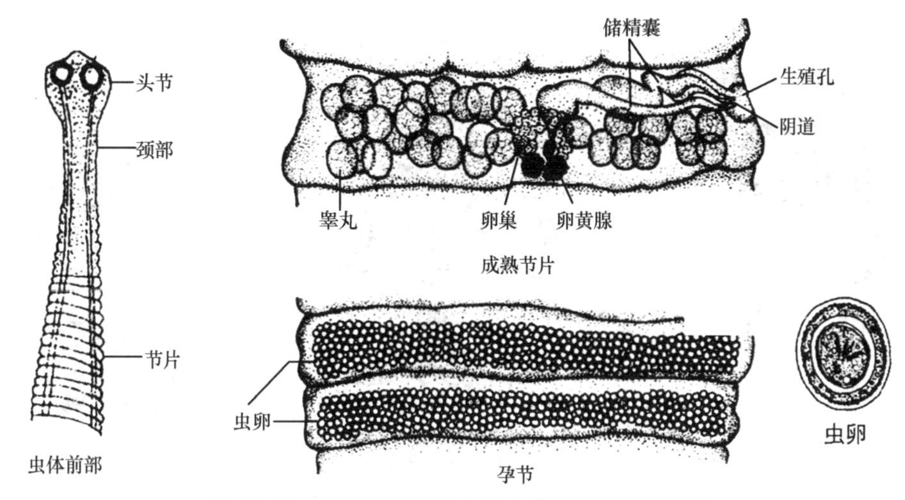

图 13-28　克氏假裸头绦虫成虫及虫卵形态模式图

【生活史】　主要寄生在猪、野猪和褐家鼠的小肠内，虫卵或孕节随猪粪便排出后，被中间宿主赤拟谷盗等昆虫吞食，在其体腔内经 27～31 天发育为似囊尾蚴，但 50 天后才具感染性。当猪食入带有似囊尾蚴的中间宿主后，在小肠内经 10 天即可发育为成虫，30 天后成虫子宫中的虫卵成熟。当赤拟谷盗在吃到猪粪中的虫卵后，可能窜入粮仓、厨房污染食物及餐具等，人不慎误食赤拟谷盗而被感染，成为该虫的终宿主。

【致病与诊断】　轻度感染的病例常无明显症状。感染虫数较多时可有腹痛、腹泻、恶心、呕吐、食欲不振、乏力、消瘦、失眠和情绪不安等症状。腹痛多为阵发性隐痛，以脐周围较明显。腹泻一般每日 3～4 次，大便中可见黏液。

诊断主要依靠从粪便中检获虫卵或孕节，该虫节片与虫卵都与缩小膜壳绦虫相近，但可根据其虫体和虫卵体积都偏大、成节中睾丸数较多的特征作出鉴别。

【分布和防治】　主要分布在亚洲（日本、印度、斯里兰卡及我国）。我国主要在上海、陕西、甘肃、福建、广东等十多省、市的猪及褐家鼠中流行，感染者年龄在 4～48 岁，感染虫数为 1～12 条。我国已报道人体感染有 20 余例。

防治原则是除注意个人卫生和饮食卫生如保持食物、餐具清洁外，应注意灭鼠和灭粮仓及厨房害虫。有效治疗药物有巴龙霉素、氯硝柳胺及甲苯咪唑等。

二、犬复孔绦虫

犬复孔绦虫（*Dipylidium caninum*，Linnaeus，1758）属于圆叶目、复孔科，是在犬和猫肠道内常见寄生虫，偶可感染人体，引起复孔绦虫病。蚤类是其中间宿主。

【形态】

1. 成虫　为中型绦虫，虫体活时为淡红色，固定后为乳白色，大小为（10～15）cm×（0.3～

0.4）cm，约有200个节片。头节近似球形，横径约0.4mm，具有4个吸盘和1个呈棒状且可伸缩的顶突，其上有30～150个刺状的小钩，常排成4圈（1～7圈），小钩数和圈数取决于虫龄和顶突受损程度。颈部细而短，近颈部的幼节较小，外形短而宽，往后节片接近方形，成节和孕节为长方形。成节有雌、雄生殖器官各2套、呈两侧对称排列，2个生殖腔孔对称地分布于节片中部两侧，睾丸100～200个，分别发出输出管、经输精管通入左右两个开口于生殖腔的储精囊。卵巢2个，位于两侧生殖腔后内侧，每个卵巢后方各有一个呈分叶状的卵黄腺。孕节子宫呈网状，内含若干个储卵囊，每个储卵囊内含20～40个虫卵。

2. 虫卵 呈球形，直径35～50μm，具2层薄的卵壳，内含1个六钩蚴（图13-29）。

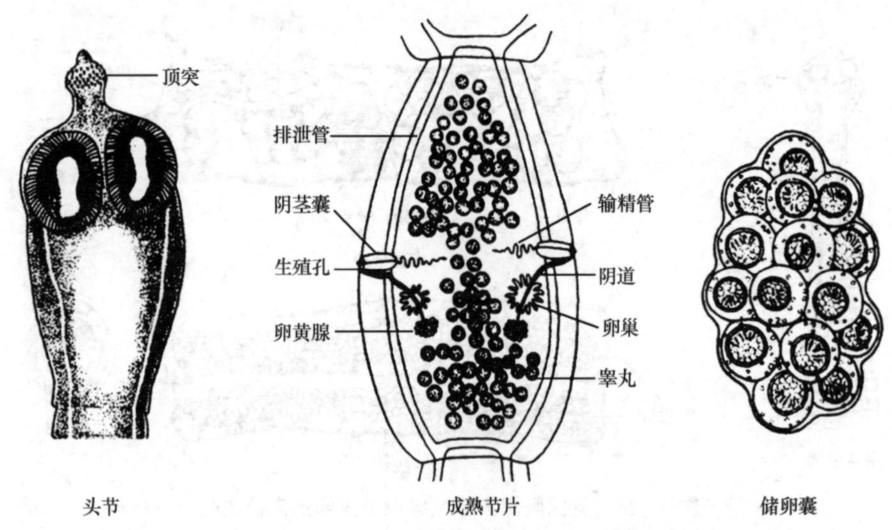

图13-29 犬复孔绦虫成虫及虫卵形态模式图

【生活史】 成虫寄生于犬、猫的小肠内，孕节单独或数节从链体脱落，主动逸出宿主肛门或随粪便排出体外，并沿地面蠕动。节片破裂后散出的虫卵被蚤类的幼虫食入，在其肠内孵出六钩蚴，六钩蚴穿过肠壁，进入血腔内发育。当蚤幼虫经蛹羽化为成虫时（30天），六钩蚴发育成似囊尾蚴。一个蚤体内的似囊尾蚴可多达56个，受染蚤活动迟缓，甚至很快死亡。当终宿主犬、猫舔毛时病蚤中的似囊尾蚴进入其消化道，并在其小肠内释出，以头节附着于小肠黏膜，经2～3周发育为成虫。人体因与猫、犬接触时误食病蚤而感染。犬栉首蚤、猫栉首蚤和致痒蚤是重要的中间宿主。

【致病与诊断】 人体感染后临床表现主要与感染的数量有关。轻度感染者无明显症状，严重感染者，尤其是儿童可有食欲不振、消化不良、腹痛、腹泻、肛周瘙痒及烦躁不安等症状，间或有腹痛、腹泻及当孕节自动从肛门逸出时引起肛门瘙痒和烦躁不安，个别病例会出现轻度贫血、嗜酸性粒细胞增高等。

询问有无与犬、猫接触史有助于诊断，主要通过检查粪便，发现虫卵或孕节即可确诊，也可采用透明胶纸法或棉签拭子法在肛周检查虫卵。

【分布和防治】 犬复孔绦虫呈世界性分布。犬和猫的感染率很高，狐和狼等也有感染。但人体感染复孔绦虫病少见，全世界至今报道仅200多例，患者多为婴幼儿，并有一家人同时受感染的报道。我国共报道数十例，分布在北京、辽宁、山西、山东、河南、河北、四川、湖南、福建、广东、广西等地。除2例为成人外，其余均为9个月至2岁的婴幼儿，这可能是儿童与犬、猫接触机会较多的缘故。

防治措施同膜壳绦虫，及时治疗患者，注意个人卫生、饮食卫生及家庭环境卫生。对家养犬、猫应定期灭蚤和驱虫，以防人体受感染。治疗首选吡喹酮，氯硝柳胺、甲苯达唑、噻嘧啶及传统的槟榔与南瓜籽驱虫也有效。

三、西里伯瑞列绦虫

西里伯瑞列绦虫（*Raillietina celebensis*，Janicki，1902）属圆叶目、凡代科、瑞列属。共有 200 多种，分布广泛。是哺乳动物和鸟类肠道中常见寄生虫，有少数种类偶尔可寄生人体。在我国人体发现的仅西里伯瑞列绦虫一种。

【形态】

1. 成虫 大小约为 32cm×0.2cm，有 185 个节片。头节钝圆，横径为 0.46mm，4 个吸盘上均缀有细小的刺，顶突缩于四周微凸的浅窝内，其上具有两排长短相间的斧形小钩，约 72 个。成节略呈方形，睾丸 48～67 个，呈椭圆形，输精管长而弯曲，接于阴茎囊。卵巢分两叶，呈蝶翅状，卵黄腺位于卵巢后方，略呈三角形，生殖孔都开口在虫体同侧。孕节外形略呈椭圆，各节连续似念珠状，孕节内有 300 多个圆形或椭圆形的储卵囊，每个储卵囊中含虫卵 1～4 个。

2. 虫卵 呈橄榄形，约 45μm×27μm，具有内膜与外膜，内含 1 个圆形的六钩蚴，其直径为 7.2～9μm（图 13-30）。

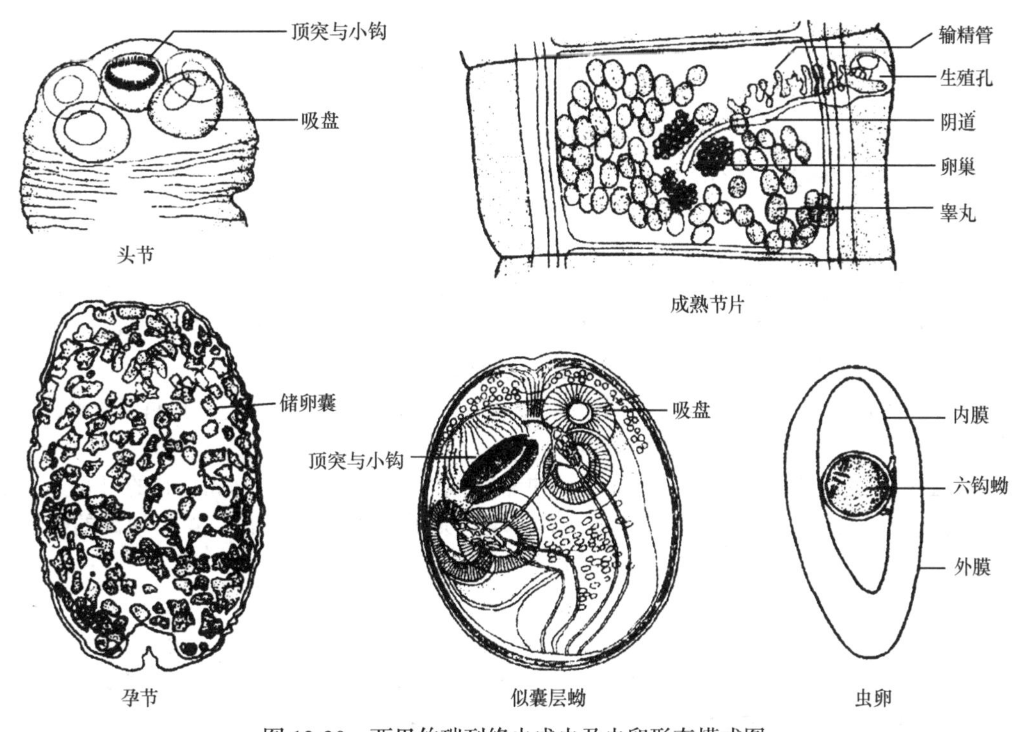

图 13-30 西里伯瑞列绦虫成虫及虫卵形态模式图

【生活史】 成虫主要寄生于黑家鼠、褐家鼠及小板齿鼠等鼠类的肠道，孕节脱落随宿主粪便排出体外。虫卵被脑踝蚁属（*Cardiocondyla*）蚂蚁食入后发育为似囊尾蚴，该属蚂蚁为其中间宿主和传播媒介。鼠因吞食带似囊尾蚴的蚂蚁而受染。人体感染也可能因误食感染的蚂蚁所致。

【致病与诊断】 感染者一般并无明显的临床症状，仅偶见腹痛、腹泻、肛门瘙痒及夜间磨牙、流涎、食欲不振或消瘦等，有的患者出现贫血、白细胞增多现象。多数患者大便中常有白色、能伸缩活动的米粒大小的孕节排出。

诊断主要通过粪检虫卵或孕节。

【分布和防治】 西里伯瑞列绦虫广泛分布于热带和亚热带。国外人体感染于东南亚，如越南、缅甸、泰国及日本、非洲和澳大利亚一些国家。我国台湾、福建、广东、广西、浙江和江苏等地共发现30余例。感染者多为7岁以下的儿童，以2～5岁为最多，最小的仅18个月。脑踝蚁属蚂蚁在热带地区很普遍，在我国南方沿海省份常见。它们常在厨房或居室内营巢，与家鼠接触机会较多，幼儿常在地面玩耍，容易误食入蚂蚁，因而受感染。

防治措施同膜壳绦虫。

四、德墨拉瑞列绦虫

德墨拉瑞列绦虫（*Raillietina demerariensis*）寄生于人、野生啮齿类和猴类。可引起人兽共患的德墨拉瑞列绦虫病。

【形态】

1. 成虫 长10～20cm，宽3mm。有5000个节片，节片宽大于长。头节具有卵圆形的吸盘4个，每个吸盘上有8～10排小钩，顶突具有两圈小钩。成节有睾丸26～46个。卵巢位于节片中央，椭圆形，有10～15个分瓣。孕节长稍大于宽，每节含200～250个储卵囊。

2. 虫卵 直径为25～30μm。分布地区为南美北部、西印度群岛、圭亚那、厄瓜多尔、古马和巴西。

五、线中殖孔绦虫

线中殖孔绦虫（*Mesocestoides lineatus*）隶属于圆叶目，中殖孔科，成虫主要寄生于食肉类哺乳动物及鸟类体内。偶见于人体。

【形态】

1. 成虫 长30～250cm，最宽处3mm头节大，顶端平而稍凹陷，具有4个长圆形的吸盘，无顶突和小钩。颈节很短。成节近方形，睾丸分布于排泄管两侧。子宫为盲管，位于节片的中央，卵巢与卵黄腺均分两叶，位于节片后部，生殖孔位于腹面正中。孕节似桶状，长4～6mm，其内有子宫和一卵圆形的副子宫器，大量虫卵形成卵团位于副子宫器内（图13-31）。

2. 虫卵 呈椭圆形，无色透明，大小为（40～60）μm×（35～43）μm，有两层薄膜，内含一个六钩蚴。

3. 四盘蚴 为感染期幼虫。虫体细长，伸缩性很强。长数毫米到9cm，有的可长达35cm。虫体前段长1.5～3mm，呈白色，不透明，具有不规则的皱纹。头节上有4个较深的吸盘。虫体后段细长。

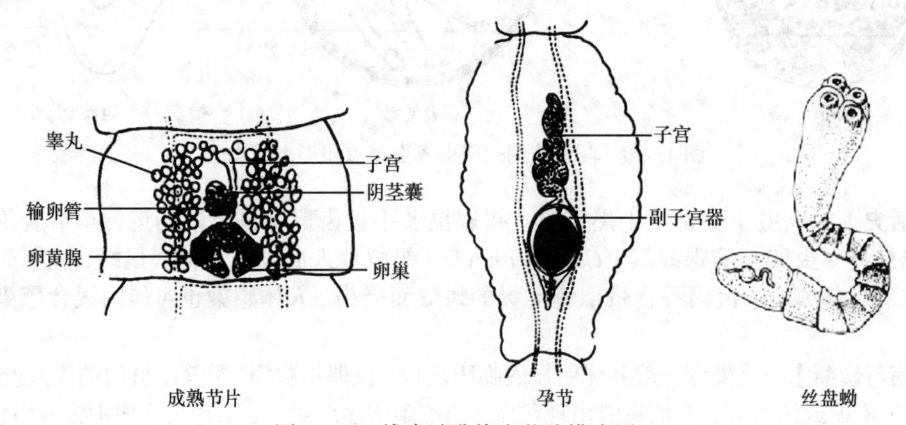

图13-31 线中殖孔绦虫节片模式图

【生活史】 尚不完全清楚。一般认为完成整个生活史至少需要3个宿主。成虫寄生于犬、狐、猫和野生动物的小肠内，孕节随粪便排出。第一中间宿主可能是粪食性昆虫或甲螨类，其食入该绦虫的虫卵后在其胃内孵出六钩蚴并继续发育。第二中间宿主如两栖类、爬行类或哺乳动物食入第一中间宿主后，幼虫在这些动物的组织器官或体腔内发育为四盘蚴。人类或其他终宿主食入含有四盘蚴的第二中间宿主肌肉或内脏后感染。四盘蚴在终宿主的小肠内发育成虫，约 2 周后即可从粪便中排出虫卵，成虫在犬体内可存活 10 年。

【致病与诊断】 人感染线中殖孔绦虫后，轻者无明显症状，主要临床表现为消化不良，轻微腹胀，腹痛，腹泻或间有便秘，营养不良，消瘦及厌食等消化道症状。有些患者患有贫血及轻微脾肿，少数患者可出现发热伴寒战。多数患者血液中嗜酸性粒细胞明显增高。婴幼儿感染可导致发育迟缓。

目前本病通过检查粪便中有无孕节来确诊，主要根据成节生殖孔中位的特点及孕节中特化的副子宫器进行鉴定。

【分布和防治】 线中殖孔绦虫呈世界性分布，但人体感染的报道比较少，有 20 余例，主要在丹麦、非洲、美国、日本、韩国、中国、苏联、印度和巴基斯坦等地。在我国，北京、长春、延吉的犬，黑龙江的犬和猫及四川的大熊猫体内查出过线中殖孔绦虫，迄今人感染报道仅 2 例。

预防本病的关键在于不食生的或未煮熟的含有四盘蚴的第二中间宿主如蛇、蛙、鸟及各种野生动物的肉或内脏。本病的治疗方法有较多，国内常用槟榔、南瓜籽煎剂，吡喹酮，甲苯达唑及仙鹤草驱绦胶囊等；国外多用米帕林、硫氯酚、磺脲磷及氯硝柳胺等。

六、司氏伯特绦虫

司氏伯特绦虫[*Bertiella studeri*，（Blanchard，1891）Stiles and Hassal，1902]属于裸头科（Anaplocephalidae），是猴和其他灵长类常见的寄生虫。人体感染罕见，主要分布在南亚、东印度群岛及菲律宾。

【形态】

1. 成虫 长 150～450mm，个别可长达 700mm，最宽处为 10mm。头节稍扁，顶突退化，有 4 个卵圆形吸盘。颈部长 0.5mm，成节宽大于长，成节长 0.75mm，宽 6mm，每节有雌、雄生殖器官各一套，每节睾丸数约 250 个。孕节子宫内充满虫卵。

2. 虫卵 为不规则圆形，大小为（45～46）μm×（49～50）μm。卵壳透明，其下有一层蛋白膜包绕梨形结构，此结构一端具有双角的突起，突起尖端可达卵壳，内含一个六钩蚴（图 13-32）。

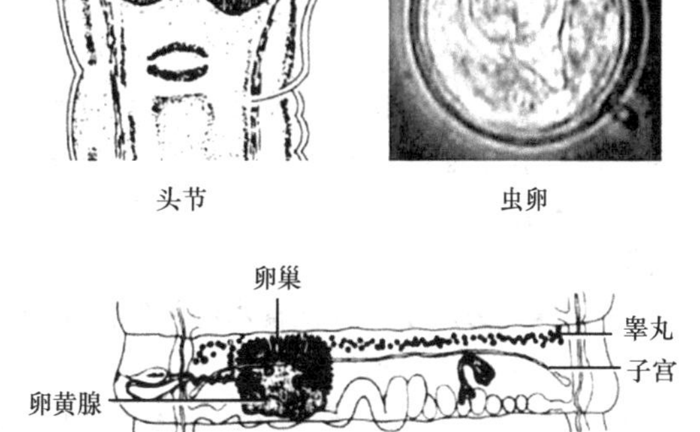

图 13-32　司氏伯特绦虫头节、孕节及虫卵

【生活史】 完成生活史通常需要 2 个宿主。成虫主要寄生于终宿主灵长类如猴、猩猩及长臂猿等动物肠道内，孕节随粪便排出体外，成虫寄生于终宿主肠内，孕节随粪便排出体外，虫卵被中间宿主螨类吞食，在其体内孵化出六钩蚴，进一步发育为似囊尾蚴，人终宿主因误食含似囊尾蚴的螨类而感染。

【致病与诊断】 成虫寄生于人肠内，可引起腹痛、间歇性腹泻、消化不良、便秘、疲乏及消瘦等症状；个别病例出现严重的周期性腹痛和呕吐，多见于儿童；有的患者无任何症状，多因发现粪便中有白色的、能伸缩的节片而就诊。

实验诊断主要依据粪便中的虫卵或孕节。

【分布和防治】 司氏伯特绦虫感染人体较少见，至今报道的有 70 多例。分布于毛里求斯、菲律宾、东非、印度尼西亚、印度、新加坡、西非的加蓬及赤道几内亚、沙特阿拉伯、泰国、也门、日本、越南等地。我国迄今仅有 1 例病例报道。

预防本病的主要在于注意个人卫生和饮食卫生，同时避免与猴及其他灵长类动物亲密接触。治疗可服用吡喹酮、米帕林，可有效驱虫。

七、水泡带绦虫

水泡带绦虫（*Taenia hydatigera*）成虫寄生于犬、猫、狼、狐狸等食肉动物肠内，其中绦期幼虫称细颈囊尾蚴（Cysticercus tenuicollis），寄生于猪、黄牛、山羊等多种家畜及野生动物的肝脏浆膜、网膜及肠系膜等处。幼虫可感染人体，引起细颈囊尾蚴病。

【形态】

1. 细颈囊尾蚴 俗称水铃铛，呈囊泡状，囊壁乳白色，泡内充满透明液体。囊泡从黄豆大小至鸡蛋大。肉眼即可见到囊壁上有一个不透明的乳白色结节，是其内陷翻转的头节和颈部所在。若使结节的内部翻转出来，即能见到一个相当细长的颈部和其游离端的头节（图 13-33）。但在组织中寄生时，由于其囊泡外通常有一层由宿主组织反应形成的厚膜包裹，故在外观上常容易与棘球蚴相混淆。

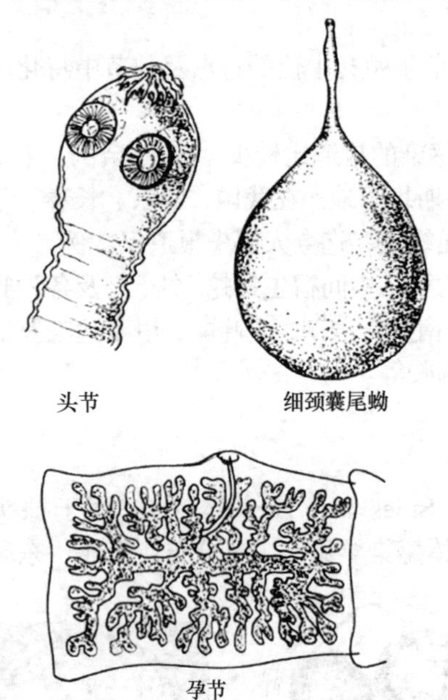

图 13-33 水泡带绦虫头节、孕节及细颈囊尾蚴

2. 成虫 是较大型的虫体，体长为 75～500cm，白色或微带黄色。链体有 250～300 个节片，头节稍宽于颈部，顶突上有 30～40 个小钩排成两圈（大钩 170～220μm，小钩 110～160μm）。成节有睾丸 600～700 个；孕节全被子宫和虫卵充满，子宫每侧有 5～10 个粗大分支，每支又有小的分支。

3. 虫卵 近似椭圆形，大小为 38～39μm，内含六钩蚴。

【生活史】 成虫寄生在食肉动物小肠内，孕节随终宿主粪便排出，虫卵污染了牧草、饲料和饮水后，被中间宿主家畜和野生动物吞食，虫卵则在消化道逸出六钩蚴，然后钻入血管，随血液到肝表面和腹腔内发育成细颈囊尾蚴。食肉动物吞食含有细颈囊尾蚴的脏器后，即可在小肠内发育为成虫。人因误食水泡带绦虫虫卵而受感染。我国贵州有一例人体感染细颈囊尾蚴报道。

【致病与诊断】 人误食水泡带绦虫虫卵后，虫卵在消化道孵出六钩蚴，然后钻入血管，随血液到腹腔内发育成细颈囊尾蚴。在我国第 1 例感染者体内，细颈囊尾蚴定居于右下腹部网膜内，患者腹部隐痛持续 2 年。在第 2 例感染者体内，细颈囊尾蚴定居于胃大弯近胃底处，患者消瘦、食欲差，伴有恶心、呕吐 2 个月。

本病诊断难度较大，可根据症状体征，辅以 X 线、超声及 CT 等影像学检查，若发现可疑病灶，应通过手术取出虫体进行鉴定方可确诊。

【分布和防治】 水泡带绦虫呈世界性分布。在我国，犬感染水泡带绦虫非常普遍。细颈囊尾蚴病在养犬多的农牧地区比较常见，猪、羊、牛、鹿等均可感染。迄今，我国仅有 2 例人感染细颈囊尾蚴的报道。

预防细颈囊尾蚴病，应积极做好以下几方面工作：

1. 加强卫生宣传教育 普及防治细颈囊尾蚴病知识，养成良好的个人卫生和饮食卫生习惯。教育牧民和儿童避免与犬、猫密切接触。加强个人防护和水源管理，杜绝虫卵污染。

2. 加强管理 严格、合理处理病畜及其内脏，严禁将猪、羊、牛等家畜的内脏等乱扔，不用未煮熟的动物内脏喂犬。

3. 严格控制传染源 捕杀牧场周围野生食肉动物，对家犬、牧犬及猫做定期检查及药物驱虫。

4. 治疗患者 对本病治疗尚无有效药物，主要以手术摘除虫体为宜。

【阅读参考】

王勇. 2015. 医学寄生虫学. 2 版. 北京：高等教育出版社.
吴观陵. 2013. 人体寄生虫学. 4 版. 北京：人民卫生出版社.
吴忠道. 2015. 人体寄生虫学. 3 版. 北京：人民卫生出版社.
夏超明. 2016. 人体寄生虫学. 北京：中国医药科技出版社.
殷国荣，王中全. 2018. 医学寄生虫学. 5 版. 北京：科学出版社.

（万巧凤）

电子资源

第十四章 线　虫

第一节 概　述

【学习目的】

1. 熟悉线虫形态特征、线虫生活史及其致病性。
2. 了解线虫分类。

线虫隶属线形动物门（Phylum Nemathelminthes），原体腔，因虫体多呈圆柱状故得名。线虫在无脊椎类动物中属于进化程度较高的一类虫体，种类繁多，据统计全世界有一万多种，广泛分布于水和土壤等自然环境中。绝大多数线虫营自生生活，少数营寄生生活的线虫可寄生于人体并引起疾病。我国常见寄生于人体的线虫有 35 种，目前流行较为常见的有蛔虫、蛲虫、鞭虫、钩虫、旋毛虫等。

【形态】 线虫的生活史中包括成虫、幼虫和虫卵三个发育阶段。成虫交配后产卵，卵经过一段时间的发育成长为幼虫，蜕皮四次左右发育为成虫。

1. 成虫 多数呈圆柱状，两侧对称，前端一般较为钝圆，向尾端逐渐变细，虫体不分节。成虫为雌雄异体，人体寄生线虫的大小因种而异，麦地那龙线虫较大可长达 1m 以上，粪类圆线虫较小者需借助显微镜才能看见，只有 1～2mm，大多数寄生线虫在 1～15cm。雌雄虫大小差异明显，通过对大体标本的对比观察，雌虫的体型一般较雄虫要大一些，大多数雄虫尾端均向腹面卷曲或弯曲具交合刺，部分雄虫尾部末端膨大呈伞状或钟状。成虫的外层为体壁，体壁与消化道之间的腔隙无体腔膜覆盖，故称为原体腔（protocoele）或假体腔（pseudocoelom），腔内充满液体，富含蛋白质、葡萄糖及多种元素。虫体内部器官浸浴其中，是虫体重要的组成部分。此外，原体腔内的液体呈封闭状态，由于流体静力学的特点，能将肌肉收缩的压力向各方传递，对虫体的运动、摄食、排泄和体态维持均具有重要作用。

（1）体壁：线虫体壁自外向内由角皮层、皮下层和纵肌层组成。

角皮层：由皮下层分泌物形成，无细胞结构。角皮层含有蛋白质、糖类及少量的类脂成分，并含有某些酶类，具有代谢活性，并具有弹性，是虫体的保护层。角皮层覆盖于虫体表面及口孔、肛孔、排泄孔、阴道等部位，并在虫体前后两端常具有角皮层形成的一些特殊结构，如唇瓣、乳突、翼、棘、嵴、环纹、交合伞、交合刺等结构。这些结构分别与感觉、运动、附着、交配等生理活动有关，同时也是鉴别虫种的重要依据。

皮下层：多由合胞体组成，其主要功能为分泌形成角皮层。皮下层含有糖原颗粒、线粒体、内质网及酯酶等。沿着虫体的背侧、腹侧及两侧面的中央，皮下层逐渐向体腔内增厚、突出形成四条皮下纵索（longitudinal hypodermal cord），包括背索、腹索和侧索。背索和腹索较小，其内有纵行的神经干；两条侧索较粗大，其内有排泄管。四条纵索将虫体的原体腔分为四个索间区（quadrant）。

纵肌层：由一层无横纹梭形肌细胞构成，肌层被纵索分为 4 个区。肌细胞由可收缩的纤维部分和不可收缩的细胞体构成。纤维部分连接皮下层，细胞体部分突入体腔。细胞体中含有各种细胞器，如细胞核、线粒体、核糖体、内质网和糖原及脂类储存小体，是能量的重要储存部位。根据肌细胞的大小和排列方式，可分为三种肌型。包括少肌型（meromyarian type），如钩虫；多肌型（polymyarian type），如蛔虫；细肌型（holomyarian type），如鞭虫（图 14-1）。三种肌型的鉴别有利于组织内虫体横切面的辨认。每个肌细胞由可收缩性的肌纤维和不可收缩性的细胞体组成，前者连接皮下层，含肌球蛋白和肌动蛋白，二者的协同作用使肌肉收缩或松弛，发生运动。

（2）消化系统：包括消化道和腺体。消化道由口孔、口腔、咽管、中肠、直肠和肛门组成。口孔在头部顶端，周围常有唇瓣围绕，如蛔虫。口腔形状大小因虫种不同而异，口腔较大的，称为口囊（buccal capsule），其中可含有齿状或矛状结构，用以虫体附着。咽管亦称为食管，呈圆柱形，下端常有膨大部分，其形状是线虫分类的依据之一。咽管腔由肌性的或腺性的两种构成，也可前端为腺性而后端为肌性的，因种而异。多数线虫咽管壁肌肉中有 3 个咽管腺，背面一个咽管腺，开口于口腔，亚腹面两个咽管腺开口于咽管腔。腺体细胞可分泌多种消化酶，包括蛋白酶（protease）、淀粉酶（amylase）、纤维素酶（cellulase）及乙酰胆碱酯酶（acetylcholinestesterase）等。咽管与肠管交接处有一个三叶形活瓣，称咽管-肠管阀（esophago-intestinal valve），以控制食物的流向。雌虫的肛门与生殖孔分开，通常位于虫体末端的腹面；雄虫的直肠末端与射精管末端汇合，形成泄殖腔，开口于体外（图 14-2）。

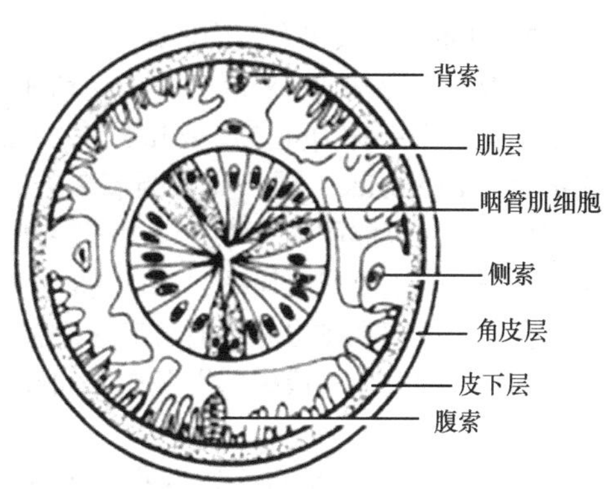

图 14-1　线虫横切面模式图

（3）生殖系统：线虫的生殖系统由生殖腺和长而弯曲的管状结构组成。雄虫的生殖系统为单管型，由睾丸、储精囊、输精管、射精管及交配附器组成。睾丸的末端与储精囊相连，通入输精管。射精管开口于泄殖腔。有些虫种在射精管处有一对腺体，能分泌黏性物质，交配后栓塞雌虫阴门。雄虫尾端多有一个或一对角质的交合刺，可自由伸缩。雌虫多有 2 套生殖系统，称为双管型，一般包括卵巢、输卵管、子宫、排卵管、阴道和阴门等部分。多数虫种在输卵管近端有一受精囊，受精囊与子宫相连。卵母细胞在受精囊内与精子结合受精。两个排卵管汇合于阴道，开口于虫体腹面的阴门。阴门的位置依虫种而异，但均在虫体腹面肛门之前。

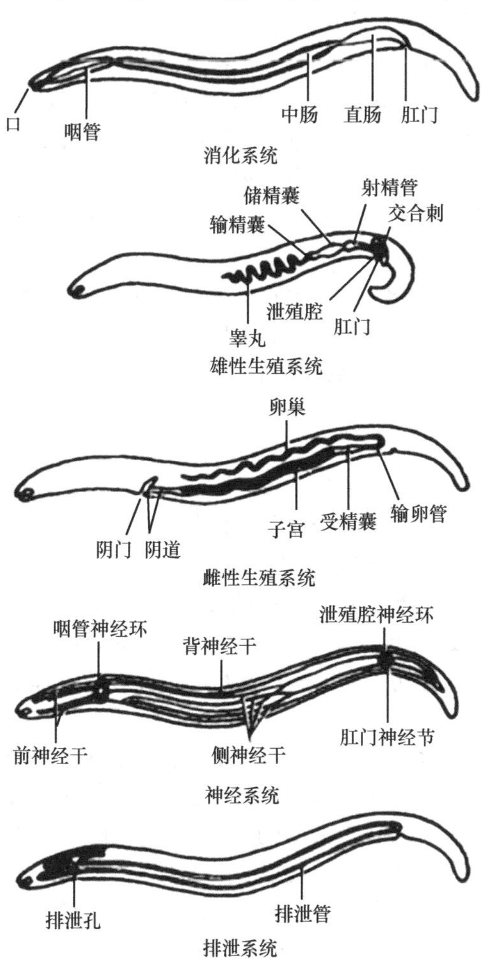

图 14-2　线虫内部结构模式图

（4）神经系统：线虫神经系统的中枢部分是咽部神经环，是神经节的联合体。向前发出 3 对神经干，支配口周感觉器官，向后发出背、腹及两侧共 3～4 对神经干，包埋于皮下层或纵索中，分别控制虫体的运动和感觉器官。线虫的感觉器官主要是位于头部和尾部的乳突、头感器和尾感器，可对机械的或化学的刺激起反应，并能调节腺体分泌。人体的寄生线虫可根据尾感器的有无来进行分类，如钩虫、蛔虫、丝虫、蛲虫、东方毛圆线虫、结膜吸吮线虫等线虫均属于有尾感器纲（Class Phasmidea），旋毛虫、鞭虫、肝毛细线虫和肾膨结线虫等线虫均属于无尾感器纲（Class Aphasmidea）。

（5）排泄系统：线虫的排泄系统有管型和线型两种。有尾感器纲的虫种为管型结构，无尾感器纲的虫种为线型。管型的基本结构是一对长排泄管，由一短横管相连，构成“H”形，“U”形或倒“U”形等，因虫种而异。在横管中央腹面有一小管，经排泄孔通向体外。有些虫种尚有一对排泄腺与横管相通，其分泌物与虫体的脱鞘有关。线型则只有一个具有大的细胞核的排泄细胞，位于肠管前段，开口在咽部神经环附近的腹面（图 14-2）。

2. 虫卵 线虫卵大多为卵圆形，无卵盖，卵壳分层，多为淡黄色、棕黄色或无色。线虫卵的卵壳主要由三层构成。外层来源于受精卵母细胞所形成的卵膜，称卵黄膜或受精膜，在光学显微镜下不易见；中层称为壳质层或几丁质（chitin）层，具有一定硬度，能抵抗机械压力；内层为脂层或蛔苷（ascaroside）层，具有调节渗透作用的功能，同时可阻止外界一些化学性物质对卵细胞的毒害作用。蛔虫卵的卵壳除了以上三层外，还外附了一层由子宫壁分泌物形成的较厚蛋白质膜，有保持水分、防止虫卵干燥死亡的功能。虫卵从人体排出时，不同虫种卵壳内卵细胞发育程度各不相同。有的线虫卵在排出体外时含有一个尚未分裂的卵细胞，如蛔虫卵；有的卵细胞正在分裂中，如钩虫卵；有的已发育成蝌蚪期胚胎，如蛲虫卵；还有的线虫在产出前已形成幼虫，如卵胎生的丝虫及旋毛虫等。

【生活史】 人体寄生线虫的生活史基本过程可分为虫卵、幼虫、成虫三个阶段。由上一阶段向下一阶段发育过渡时，虫体增长并蜕皮一次。根据线虫生活史过程中是否有中间宿主，可将线虫生活史发育类型分为两大类：

1. 直接发育型生活史 发育过程中不需要中间宿主，感染性虫卵或幼虫可直接进入人体发育，肠道线虫多属于此型，如蛔虫、钩虫、鞭虫等土源性线虫。

2. 间接发育型生活史 发育过程中需要中间宿主。幼虫需先在中间宿主体内发育为感染期幼虫后，再经皮肤或口感染人体，寄生在组织内的线虫多属于此型，如丝虫等生物源性线虫。

外界环境因素对线虫的发育有很大的影响。土源性线虫卵和幼虫需在温暖、湿润和隐蔽的外界环境中生长发育，在不适宜的温度、湿度和阳光直射的环境中，虫卵或幼虫的发育可受到影响，甚至死亡。生物源性线虫的幼虫必须在中间宿主体内发育至感染期幼虫，在此过程中，外界环境因素也可通过对中间宿主生长、发育、生殖和种群数量的影响而间接影响生物源性线虫的生长发育。

在人体寄生的线虫中，有些寄生于消化道内，通常称为消化道线虫，如蛔虫、钩虫、鞭虫及蛲虫等；有些寄生于组织中，如丝虫；有的在肠道内和组织内兼性寄生，如旋毛虫；有些虫种可出现异位寄生，如蛲虫；也有些虫种因在人体内不适宜发育，故在组织、器官内移行，引起幼虫移行症，如棘颚口线虫。

【生理】

1. 虫卵孵化与幼虫蜕皮 在适宜的温度（20～30℃）、湿度和氧分压条件下，有些线虫虫卵能在外界环境中发育成熟并孵化。孵化过程中，由于幼虫的运动及其所分泌的酶的作用，破坏了卵壳的脂层，使卵壳失去了防水能力，从而使水分渗入卵内，使卵壳破裂，幼虫逸出。

有的线虫卵则在外界发育至含蚴卵，进而发育为感染期虫卵，然后经口被人食入，在宿主肠道内胃液和胆汁的刺激下，孵化出幼虫。部分线虫的幼虫，如蛔虫、钩虫、粪类圆线虫等肠道线虫和旋毛虫等线虫的幼虫在人体发育过程中，均有组织移行现象。幼虫在组织内移行的过程导致病理变化，有不同的临床表现。

线虫幼虫发育的显著特征是蜕皮（ecdysis molt）。蜕皮时，首先在旧的角皮下逐渐形成一层新的角皮，旧角皮在幼虫分泌的蜕皮液（exsheathing fluid）的侵蚀下，逐层溶解，破裂而被蜕去。线虫幼虫的发育一般分为四期，累计蜕皮 4 次。有的线虫虫卵中孵化出来的幼虫为第一期幼虫，而有的幼虫第一次蜕皮是在虫卵内进行的，孵化出来的幼虫已经是第二期幼虫。幼虫于第 2 次蜕皮后称为感染期幼虫，第 4 次蜕皮后发育为成虫。蜕皮液可能是一种重要的变应原（allergen），可诱发宿主超敏反应的发生，如蛔蚴性肺炎、蛔蚴性哮喘等。

2. 成虫期 线虫的营养来源于它们生活的环境，由于寄生部位的不同，因此营养来源不同，但获取能量的途径主要是通过糖代谢。线虫一般均具有较完善的三羧酸循环来进行糖类的有氧代谢。可通过体壁渗透从寄生环境中获得氧，有的线虫可从宿主血液中吸取氧。当环境中缺氧时，代谢受到抑制，中间产物排出困难，能量供应不足，虫体活动与发育受阻，甚至死亡。有的线虫，如蛔虫由于长期适应宿主肠腔低氧的环境，具有较完善的糖酵解及延胡索酸还原酶系统的代谢途径，从无氧代谢中获取能量。某些驱虫药物的作用，就是阻断线虫的糖代谢，切断能源，从而导致虫体死亡。

氨基酸和蛋白质代谢在线虫生长、发育、繁殖过程中广泛存在。在线虫生长、产卵等过程中，氨基酸代谢较重要。线虫的雌虫每天产出大量的虫卵，需要大量的蛋白质，但蛋白质沉积在卵母细胞内，成为卵壳的结构成分，不是能量的主要来源。氨基酸及蛋白质代谢的主要产物是氨，它能改变细胞的 pH，影响细胞的通透性等，对虫体是有害的。氨主要通过体表扩散和肠道排出。许多线虫体内具有与氧有很高亲和力的血红蛋白，可用来储氧，以供缺氧时使用。线虫脂肪代谢是需氧的，在氧充分时，脂肪酸可氧化释放出能量，在缺氧环境中，脂肪代谢变缓或停止，游离的脂肪酸可形成三酰甘油。

【致病】　线虫感染人体因虫种的不同而引起不同的线虫病。虫体对宿主危害性的大小与感染的线虫的种类、寄生虫数量（或称虫荷，parasitic burden）、寄生部位、宿主的营养及免疫状态等因素有关。

1. 幼虫所致损害　线虫幼虫进入宿主体内并在宿主体内移行过程中造成相应的组织或器官损害。例如，钩虫的感染阶段丝状蚴侵入皮肤可导致钩蚴性皮炎的发生；蛔虫及钩虫的幼虫在人体内移行的过程中，经肺部时，由于对肺组织的穿刺样机械损伤及代谢产物引起的超敏反应可引起肺炎甚至引起哮喘的发生；旋毛虫幼虫寄生于肌肉内可导致肌炎和全身症状。一些寄生于犬、猫等哺乳动物的线虫幼虫进入人体后，由于人体是其转续宿主，无法使其发育成熟，这些幼虫在人体中可引起皮肤或内脏幼虫移行症。

2. 成虫所致损害　线虫成虫对人体的损伤机制主要包括对宿主的营养掠夺、机械性损害、化学性刺激及免疫病理反应。成虫致病可导致宿主营养不良、组织损伤、出血、炎症等病变。消化道线虫可损伤肠道黏膜，引起出血及炎症反应；丝虫感染可导致淋巴系统的损害；通常组织内寄生线虫对人体的危害远较肠道线虫严重。旋毛虫幼虫可以侵犯心肌，引起心肌炎、心包积液，致心力衰竭，甚至死亡；广州管圆线虫幼虫可以侵入神经系统引起嗜酸性粒细胞增多性脑膜脑炎或脑膜炎。

【诊断】　线虫感染的诊断主要包括临床诊断、病原诊断和辅助检查。

临床上线虫病患者即带虫者常因没有明显临床症状，未能及时发现，在病原学检查时才发现。临床对有症状的患者应结合线虫生活史询问其病史，通过对患者籍贯、职业、旅居史、生活饮食习惯的了解，根据临床表现结合病史可做出初步诊断。

病原学检查是线虫病确诊的依据。消化道线虫通过对排出虫卵、成虫进行镜检；淋巴系统寄生的丝虫可采血检查微丝蚴；寄生于泌尿系统的取尿液检查；组织中寄生的线虫应取组织活检。手术过程中对检获的虫体标本亦可进行诊断。

除临床诊断和病原学诊断外，亦可结合免疫学试验、影像学检查等辅助诊断。免疫学诊断方法对组织中寄生线虫特异性较高，对消化道线虫则不敏感，诊断效果较差。

【分类】　线虫的分类学者意见尚未统一。根据形态学和分子分类特征，人体寄生线虫属于线形动物门的有尾感器纲（Class Phasmidea）和无尾感器纲（Class Aphasmidea）。除了鞭虫目和膨结目属于无尾感器纲外，其余线虫均隶属于有尾感器纲。常见人体线虫分类与疾病的关系见表 14-1。

表 14-1　我国医学线虫的分类及感染致病

亚纲	目	科	属	种	感染阶段	传播方式	寄生部位
有尾感器亚纲 Phasmidea	小杆目 Rhabditida	类圆科 Strongyloididae	类圆线虫属 *Strongyloides*	粪类圆线虫 *S.stercoralis*	丝状蚴	皮肤钻入	小肠
		小杆科 Rhabditidae	同杆线虫属 *Rhabditella*	艾氏同杆线虫 *R.axei*	感染期幼虫	经口、泌尿道	消化、泌尿系统

续表

亚纲	目	科	属	种	感染阶段	传播方式	寄生部位
	圆线目 Strongylida	钩口科 Ancylostomatidae	钩口线虫属 *Ancylostoma*	十二指肠钩虫 *A.duodenale*	丝状蚴	皮肤钻入	小肠
				犬钩口线虫 *A.caninum*	丝状蚴	皮肤钻入	皮下组织
				锡兰钩口线虫 *A.ceylanicum*	丝状蚴	皮肤钻入	皮下组织
				巴西钩口线虫 *A.braziliense*	丝状蚴	皮肤钻入	皮下组织
			板口线虫属 *Necator*	美洲板口线虫 *N.americanus*	丝状蚴	皮肤钻入	小肠
		毛圆科 Trichostrongylidae	毛圆线虫属 *Trichostrongylus*	东方毛圆线虫 *T.orientalis*	丝状蚴	经口	小肠
		管圆科 Angiostrongylidae	管圆线虫属 *Angiostrongylus*	广州管圆线虫 *A.cantonensis*	感染期幼虫	生食螺类等	神经系统
	蛔线虫目 Ascaridida	蛔科 Ascaridae	蛔线虫属 *Ascaris*	似蚓蛔线虫 *A.lumbricoides*	感染期虫卵	经口	小肠
		弓首科 Toxocaridae	弓首线虫属 *Toxocara*	犬弓首线虫 *T.canis*	含蚴卵	经口	组织
				猫弓首线虫 *T.cati*	含蚴卵	经口	组织
		异尖科 Anisakidae	异尖线虫属 *Anisakis*	简单异尖线虫 *A.simplex*	感染期蚴	经口	胃肠壁
	尖尾目 Oxyurida	尖尾科 Oxyuridae	蛲虫属 *Enterobius*	蠕形住肠线虫 *E.vermicularis*	含蚴卵	经口	盲肠、结肠
	旋尾目 Spirurida	颚口科 Gnathostomatidae	颚口线虫属 *Gnathostoma*	棘颚口线虫 *G.spinigerum*	感染期蚴	生食淡水鱼类	胃壁
		筒线科 Gongylonematidae	筒线虫属 *Gongylonema*	美丽筒线虫 *G.pulchrom*	感染期蚴	误食昆虫	口腔、食管
		吸吮科 Thelaziidae	吸吮线虫属 *Thelazia*	结膜吸吮线虫 T.callipaeda	感染期蚴	果蝇舔舐眼分泌物	眼结膜囊
		龙线科 Drancunculidae	龙线虫属 *Drancunculus*	麦地那龙线虫 *D.medinensis*	感染期蚴	误食剑水蚤	皮下组织
	丝虫目 Filariida	盘尾科 Onchocercidae	吴策线虫属 *Wuchereria*	班氏吴策线虫 *W.bancrofti*	丝状蚴	蚊媒叮咬	淋巴系统
			布鲁线虫属 *Brugia*	马来布鲁线虫 *B.malayi*	丝状蚴	蚊媒叮咬	淋巴系统
			罗阿丝虫属 *Loa*	罗阿丝虫 *L.Loa*	丝状蚴	斑虻叮咬	皮下组织
			盘尾丝虫属 *Onchocerca*	旋盘尾丝虫 *O.volvulus*	丝状蚴	蚋叮咬	皮下、眼部
无尾感器亚纲 Aphasmidea	鞭虫目 Trichurida	毛形科 Trichinellidae	毛形线虫属 *Trichinella*	旋毛形线虫 *T.spiralis*	幼虫囊包	生食肉类	肌肉组织
		鞭虫科 Trichuridae	鞭虫属 *Trichuris*	鞭虫 *T.trichiura*	含蚴卵	经口	盲肠、结肠
		毛细科 Capillariidae	毛细线虫属 *Capillaria*	肝毛细线虫 *C.hepatica*	含蚴卵	经口	肝组织
	膨结目 Dioctophymatida	膨结科 Dioctophymatidae	*Dioctophyma*	肾膨结线虫 *D.renale*	感染期幼虫	生食蛙、鱼类	泌尿系统

（张 伟）

第二节　似蚓蛔线虫

【学习目的】

1. 掌握蛔虫成虫及虫卵的形态特征；蛔虫生活史及致病特点、病原学检测方法。
2. 了解蛔虫病的流行特征及防治措施。

【概述】 似蚓蛔线虫（*Ascaris lumbricoides*，Linnaeus，1758）又称人蛔虫，简称蛔虫，成虫寄生于小肠，可引起蛔虫病（ascariasis），是人体最常见的寄生线虫之一。蛔虫在历史上很早就被认识，我国古代医书中已有关于蛔虫的记载。蛔虫呈世界性分布，在热带、亚热带地区更为多见，是一种感染率高、并发症较多的土源性线虫。除人蛔虫外，猪蛔虫（*Ascaris suum*）、犬弓首线虫（*toxocara canis*，简称犬蛔虫）和猫弓首线虫（*toxocara cati*，简称猫蛔虫）的幼虫偶然侵入人体，可引起内脏幼虫移行症。

【形态】

1. 成虫 呈长圆柱形，形似蚯蚓，头尾两端逐渐变细，头端较尾端粗钝。活时呈淡红色，死后呈乳白色。体表有纤细的横纹，两侧缘有明显的白色侧线。口孔位于虫体顶端，有三片呈"品"字形排列的唇瓣围绕：一片在正背侧，呈宽椭圆形，较大；两片在偏腹侧，呈卵圆形，略小（图 14-3）。唇瓣内缘靠近口孔有一列锯齿形的细齿，侧缘各有一对感觉乳突。雌虫长 20～35cm，最长可达49cm，最宽处直径为 3～6mm，尾端钝直，消化道开口于尾端肛门处。生殖系统为双管型，阴门位于虫体前 1/3 处的腹面。雄虫长 15～31cm，最宽处直径为 2～4mm，尾端向腹面卷曲，消化道开口于泄殖腔。生殖系统为单管型，射精管通入泄殖腔，射精管后端背面有一对象牙状的交合刺，泄殖腔前后有许多乳突。

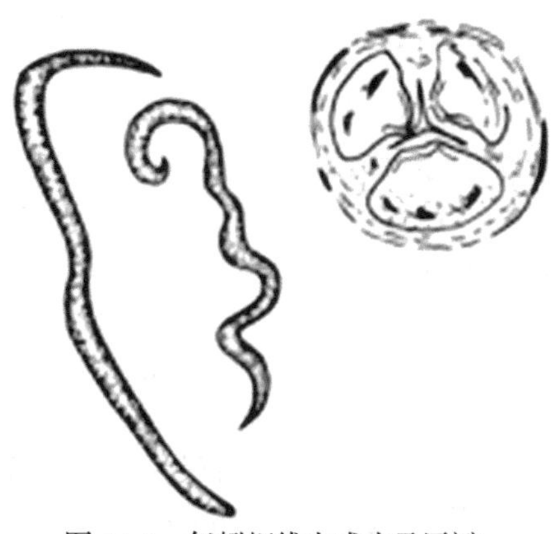

图 14-3　似蚓蛔线虫成虫及唇瓣

2. 虫卵 有受精卵和未受精卵。受精卵呈宽椭圆形，大小为（45～75）μm×（35～50）μm。卵壳厚而无色，由外向内分为受精膜、壳质层、蛔苷层三层结构，光镜下仅可见厚而均匀的壳质层，其余两层极薄，在光镜下难以区分。卵壳外常有一层凹凸不平的蛋白质膜，因被胆汁染色，使虫卵呈棕黄色。卵内含一大而圆的卵细胞，卵细胞与卵壳两端常见新月形空隙。未受精卵呈长椭圆形，大小为（88～94）μm×（39～44）μm，卵壳与蛋白质膜均较薄，无蛔苷层，卵内含许多大小不等的屈光颗粒。受精卵及未受精卵的蛋白质膜均可脱落，成为无色透明的脱蛋白质膜卵（图 14-4）。

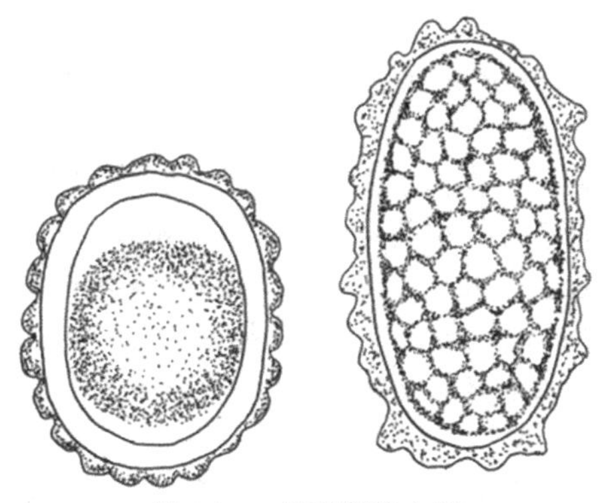

图 14-4　似蚓蛔线虫卵

【生活史】 蛔虫为土源性蠕虫，生活史不需要中间宿主，包括虫卵在外界土壤中发育，幼虫在人体内移行和发育以及成虫在小肠寄生 3 个阶段。

成虫寄生于小肠，主要在空肠，以肠腔内食糜为食。雌、雄虫交配后雌虫产卵，每条雌虫每日平均排卵量约 24 万个，卵随粪便排出体外。受精卵在荫蔽、潮湿、氧气充足和适宜温度（21～30℃）下，约经 2 周，其内的卵细胞发育成第一期幼虫，再经 1 周，卵内幼虫第 1 次蜕皮后发育为第二期幼虫，此时的虫卵为感染期卵，对宿主具有感染性。

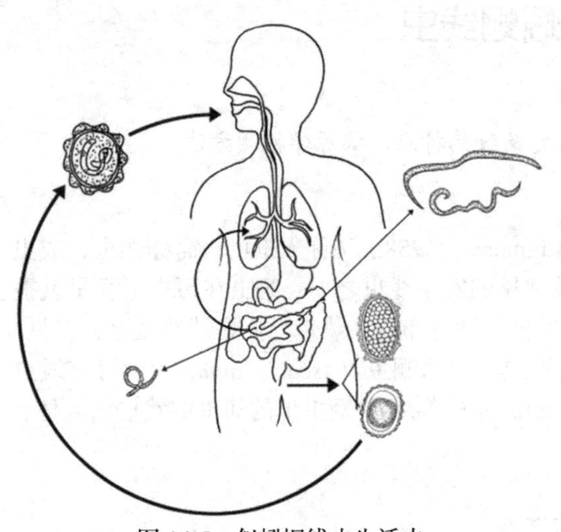

图 14-5 似蚓蛔线虫生活史

感染期卵被人误食后，在小肠内孵化，卵内幼虫可分泌孵化液（含有酯酶、壳质酶及蛋白酶），消化卵壳后逸出。孵出的幼虫侵入小肠黏膜和黏膜下层，钻入肠壁小静脉或淋巴管，经静脉入肝，再经右心到肺，穿破肺毛细血管进入肺泡，在此进行第 2 次和第 3 次蜕皮后，成为第四期幼虫。然后，再沿支气管、气管逆行至咽部，被宿主吞咽，经食管、胃到小肠，在小肠内进行第 4 次蜕皮后成为童虫，再经数周发育为成虫（图 14-5）。自感染期虫卵进入人体到雌虫开始产卵需 60～75 天。成虫寿命约为一年。宿主体内寄生的成虫数目一般为一至数十条，我国曾有一例报道尸检时检获成虫 1978 条。

【致病】 蛔虫的幼虫在人体内移行，以及成虫在小肠内寄生可导致不同的病理变化与临床表现。症状的轻重会随寄生虫体的数量多少而不同，虫数少时可能没有症状或症状不明显，虫数多时症状及病变则较为严重。

1. 幼虫致病 蛔虫的幼虫侵入肠黏膜，经肝、肺移行，蜕皮发育，并释出免疫原性物质。它对人体的损害主要为局部的机械性损害和其释出的抗原物质所引起的局部及全身的超敏反应。病变处可见出血、炎性渗出、嗜酸性粒细胞与中性粒细胞浸润，尤其以肺部组织病变最为明显，引起蛔虫性支气管肺炎、支气管哮喘和嗜酸性粒细胞增多症。临床表现主要为肺部症状伴有全身反应，患者出现体温升高、咳嗽、胸痛、胸闷、哮喘、荨麻疹，血液中嗜酸性粒细胞增高，严重者有咳黏液痰或血痰及畏寒、高热、甚至呼吸困难等临床症状。肺部听诊有干啰音、捻发音，部分患者肺部 X 线检查，可见浸润性病变，病灶常有游走现象，肺纹理增粗，有点状、絮状或片状阴影。这种单纯的肺部炎性细胞浸润及血中嗜酸性粒细胞增多的表现，亦称为肺蛔虫症。潜伏期一般为 1～9 天，在发病后 1～2 周可自愈。当感染严重时，幼虫也可侵入甲状腺、脾、脑、肾等器官，引起异位损害，也可通过胎盘，引起胎儿体内寄生。

2. 成虫致病 蛔虫对人体的致病作用主要由成虫引起，成虫的危害包括机械性损伤、夺取营养、毒素作用和并发症。

（1）损伤肠黏膜：成虫寄生在小肠，由于唇齿的机械性作用可损伤宿主的肠黏膜，主要是空肠黏膜；同时，虫体代谢产物产生的化学性刺激也可损伤局部肠黏膜，引起平滑肌的痉挛和缺血。蛔虫患者的钡餐 X 线片显示，在蛔虫附近或稍远处小肠黏膜皱襞变粗。对营养不良儿童感染者的小肠黏膜活组织检查，发现肠绒毛变短变宽、隐窝延长，驱虫治疗后恢复正常。患者常有厌食、恶心、呕吐、间歇性脐周痛等症状，有时出现腹泻，可伴有黏液和血液。这与肠黏膜损伤和肠壁炎症影响正常蠕动有关。

（2）夺取营养：由于蛔虫以人体肠腔内半消化物为食，同时损伤肠黏膜，造成食物的消化和吸收障碍，蛔虫病常可引起营养不良。有实验表明蛔虫可影响儿童对蛋白质、脂肪、糖类及维生素 A、维生素 B_2、维生素 C 的吸收。在蛔虫感染严重的地区，常伴有恶性营养不良病，营养不足及维生素缺乏导致儿童的生长发育及智力出现障碍或明显下降。蛔虫感染以后是否出现营养不良，与当地居民的食物组成成分及感染程度的轻重关系密切。

（3）超敏反应：蛔虫病患者可出现荨麻疹、皮肤瘙痒、血管神经性水肿及结膜炎等症状。这可能是由于蛔虫变应原被人体吸收后，引起 IgE 介导的 I 型超敏反应所致。感染严重者可发生抽搐、惊厥、昏迷等神经症状。

（4）并发症：成虫对人最严重的危害就是能引起并发症。蛔虫有钻孔习性，当寄生环境发生变化时，如人体发热、胃肠道病变、食入过多的辛辣食物及不适当的驱虫治疗时，常可刺激虫体活动力增强，容易钻入开口于肠壁上的各种管道，如胆道、胰管、阑尾等，可分别引起胆道蛔虫病、蛔虫性胰腺炎、蛔虫性阑尾炎及肝蛔虫病等。甚至可上窜经咽至气管、支气管，造成阻塞性窒息。也可引起尿道和生殖器官蛔虫病或其他组织器官蛔虫卵肉芽肿。

胆道蛔虫病是临床上最为常见的并发症，占常见并发症的 64%，虫体侵入部位多在胆总管。主要症状是突发性右上腹绞痛，并向右肩、背部及下腹部放射。疼痛呈间歇性加剧，伴有恶心、呕吐等。如诊治不及时，由于虫体带入胆管的细菌造成严重感染，可导致化脓性胆管炎、胆囊炎等，如深入肝部，可发生肝脓肿，脓肿向腹腔破裂，可进一步引起弥漫性腹膜炎。

蛔虫性肠梗阻也是常见的并发症之一，梗阻的原因是由于大量成虫扭结成团，堵塞肠管，或者蛔虫寄生部位肠段的正常蠕动发生障碍所致，阻塞部位多发生在回肠。临床表现为脐周或右下腹突发间歇性疼痛，并有呕吐、腹胀等，在患者腹部可触及条索状移动团块。蛔虫性肠梗阻进一步发展为绞窄性肠梗阻、肠扭转、肠套叠和肠坏死。蛔虫也可穿过肠壁而引起肠穿孔和急性腹膜炎，从而导致患者死亡，病死率可达 15%。

严重的蛔虫病并发症多见于重度感染的儿童，台湾有一名患者，男性，11 岁，经手术取出 1806 条蛔虫。

【诊断】

1. 病原学检查　从患者粪便中检出虫卵或成虫可作为确诊的主要依据。

（1）虫卵的检查：由于蛔虫产卵量大，常用的方法为直接涂片法，一张涂片的检出率为 80%，三片检出率达 95%。对直接涂片阴性者，也可采用饱和盐水浮聚法、自然沉淀法，可提高检出率。饱和盐水浮聚法对受精蛔虫卵较好，对未受精卵效果较差。必要时可改用改良加藤法，既可定性，又可定量，且操作简单、方便。

（2）成虫的检查：粪便或呕吐物中排出的蛔虫，可根据排出虫体的形态进行鉴别。仅有雄虫寄生时（占蛔虫感染的 3.4%～5.0%），粪便中查不到虫卵，而临床表现疑似蛔虫病的患者，可进行试验性驱虫。

（3）痰中检查蛔蚴：对疑为肺蛔虫症者，可从痰中检查幼虫进行诊断，但检出率较低。

2. 影像学诊断　超声检查或胃肠 X 线钡餐检查，可有特定的影像表现，可作为诊断参考。

【流行】　蛔虫呈世界性分布，尤其在温暖、潮湿和卫生条件差的地区（如非洲、亚洲和拉丁美洲），人群感染较普遍。非洲、亚洲人群蛔虫感染率约为 40%；拉丁美洲约为 32%。蛔虫感染率，农村高于城市，儿童高于成人。据估计，全世界约有 12.7 亿蛔虫感染者。2001～2004 年我国对 356 629 人进行了人体重要的寄生虫现状调查，其中蛔虫感染率为 12.72%，感染人数约为 8593 万人。

蛔虫病患者和带虫者为蛔虫感染的传染源。蛔虫分布广泛、在人群中感染率高主要有以下几个方面的原因：①生活史简单，蛔虫卵在外界环境中无需中间宿主直接发育为感染期卵。②蛔虫产卵量大，一条雌蛔虫一昼夜排出的虫卵约 24 万个。③虫卵对外界环境抵抗力强，虫卵对外界理、化等不良因素有较强的抵抗力，在荫蔽的土壤中或蔬菜上，一般可存活数月至一年，食用醋、酱油或腌菜、泡菜的盐水，也不能将虫卵杀死，由于卵壳蛔苷层的保护作用，蛔虫卵对一些化学品具有抵抗力，如 10%的硫酸、盐酸、硝酸或磷酸溶液均不能影响虫卵内幼虫的发育，而对于能溶解或透过蛔苷层的有机溶剂或气体，如氯仿、乙醚、乙醇和苯等有机溶剂，以及氨、溴甲烷和一氧化碳等气体则很敏感。虫卵发育最适宜温度为 24℃（12～36℃），−10～39℃能存活几个月，60～65℃水中 5 分钟后死亡，−20℃环境也很快死亡。相对湿度 50%以下的环境中只能生存几天。④粪便管理不严格，使用未经无害化处理的人粪施肥，或儿童随地大便是造成蛔虫卵污染土壤、蔬菜或地面的主要方式。鸡、犬、蝇类的机械性携带，也对蛔虫卵的散播起一定作用。⑤个人卫生习惯不良，人因接触被虫卵污染的泥土、蔬菜，经口吞入附在手指上的感染虫卵，或者食用被虫卵污染的生菜、泡菜和瓜果等而受到感染。国内曾有人群因生食带有感染期卵的甘薯后，在一个地区引起暴发性蛔虫性哮喘的报道。此外还与当地经济条件、生产方式、生活水平、文化水平及卫生习惯等社会因素密切相关。尤其是在生活水平低、环境卫生差和个人卫生习惯不良地区的人群中蛔虫感染率最高。

【防治】 防治蛔虫感染应采取综合措施，包括查治患者及带虫者、管理粪便和通过卫生教育来预防感染。

目前常用的驱虫药有阿苯达唑（albendazole）、甲苯达唑（mebendazole）或伊维菌素（ivermectin）。群体驱虫时间宜在感染高峰期之后的秋、冬季节。由虫体引起的急腹症等并发症，应及时抢救治疗。

管理粪便的有效方法是建立无害化粪池，通过厌氧发酵和粪水中游离氨的作用，可杀灭虫卵。开展卫生教育的重点在儿童，通过纠正不良的生活习惯和行为，防止食入蛔虫卵，减少感染机会。消灭苍蝇和蟑螂也是防止蛔虫卵污染食物和水源的重要措施。

案例 14-1 **胆道蛔虫病**

患者，女，11 岁。家住市郊农村。因上腹部绞痛、恶心、呕吐入院检查。患者 1 天前，上腹部阵发性绞痛并伴有恶心、呕吐，疼痛甚至放射到背部。5 小时前疼痛持续，而且不断加重，伴有畏寒、发热等症状。询问病史：其在自家菜园玩耍时，曾经生吃从泥土中取出的新鲜胡萝卜等蔬菜。查体：T 38.2℃，P 95 次/分钟。面色苍白有大汗。右上腹压痛。B 超显示，患者有急性胆囊炎、胆管炎且胆道内疑似有蛔虫。医生对该患者进行了胆道探查手术，从患者的胆道内取出 2 条蛔虫。随即给患者顿服左旋咪唑 150mg，1 天后从肛门排出 6 条蛔虫。诊断：胆道蛔虫病、肠蛔虫病。

问题

1. 该病的诊断依据是什么？
2. 为什么患者会发生胆道蛔虫病？
3. 感染的原因是什么？
4. 蛔虫感染最常用的诊断方法是什么？

解 题 思 路

1. 手术探查从患者的胆道内取出 2 条活的蛔虫。
2. 蛔虫成虫有钻孔的习性，当寄生环境发生变化，如发热、食入刺激性食物等原因，可使虫体钻入开口于肠腔的胆道中，引起胆道蛔虫病。
3. 食用新鲜的胡萝卜等蔬菜没有洗干净，上面附着有感染期蛔虫卵，经口感染。
4. 粪便生理盐水直接涂片法，检测蛔虫卵。

【阅读参考】

吴观陵. 2013. 人体寄生虫学. 4 版. 北京：人民卫生出版社.
詹希美. 2010. 人体寄生虫学. 2 版. 北京：人民卫生出版社.

（杨 彪）

第三节 毛首鞭形线虫

【学习目的】

1. 掌握鞭虫的生活史及致病特点、鞭虫病原学检测方法及防治原则。
2. 熟悉鞭虫成虫及虫卵的形态特征。

【概述】　毛首鞭形线虫（*Trichuris trichiura*，Linnaeus，1771）简称鞭虫（whipworm）。呈世界性分布，是人体常见的肠道寄生线虫之一，成虫寄生于人体盲肠，可引起鞭虫病（trichuriasis）。

【形态】

1. 成虫　乳白色，雌雄异体。虫体前 3/5 细长，后 2/5 较粗，因外形似马鞭，故称鞭虫。鞭虫口腔极小，具有一尖刀状口矛，活动时可从口腔伸出。咽管细长，前段为肌性，后段为腺性，占据虫体整个细长部分。咽管外由串珠状排列的杆细胞组成的杆细胞体包绕，杆细胞的分泌物可能具有消化宿主细胞的酶。虫体的后 2/5 较粗，内有肠管和生殖器官等。雌虫长 35～50mm，尾端钝圆而直，阴门位于虫体后 2/5 前方的腹面。雄虫长 30～45mm，尾端向腹面卷曲，有交合刺 1 根，具交合刺鞘。雌、雄虫生殖器官均为单管型（图 14-6）。

2. 虫卵　呈纺锤形，黄褐色，大小为（50～54）μm×（22～23）μm。卵壳较厚，由内至外分别为脂层、壳质层、卵黄膜，卵壳两端各具一透明塞状突起，称为透明栓，或称盖塞。虫卵自人体排出时，内含 1 个未分裂的卵细胞（图 14-7）。

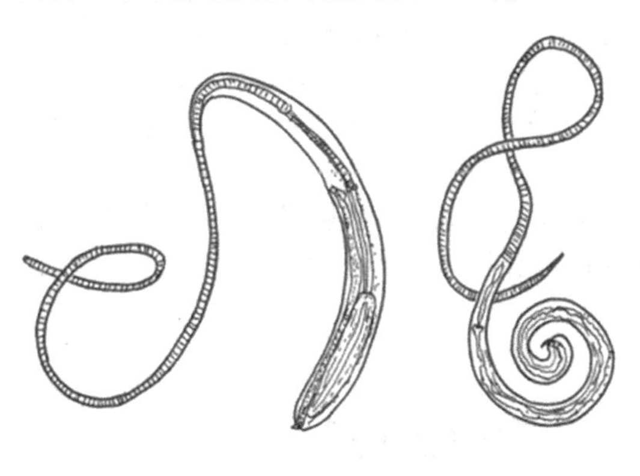

图 14-6　毛首鞭形线虫成虫

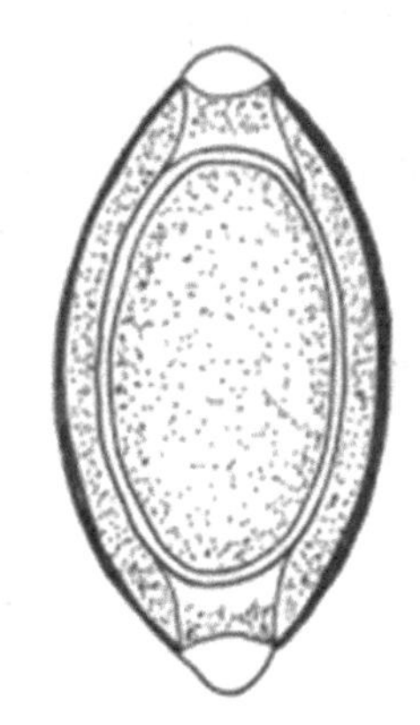

图 14-7　毛首鞭形线虫卵

【生活史】　鞭虫，为土源性线虫，生活史简单，人是唯一的宿主。成虫主要寄生在盲肠，数量多时亦可在结肠、直肠、甚至回肠下段寄生。虫体前端钻入肠壁，以血液和组织液为营养。雌、雄虫交配后，雌虫每日产卵为 5000～20 000 个，产出的虫卵随粪便排出体外。在外界土壤中，温度和湿度的条件下，经 3～5 周，发育为含幼虫的感染期卵。人食入被感染期卵污染的食物或水而经口感染。在小肠内，虫卵内幼虫活动加剧，分泌壳质酶，使盖塞降解及破坏，用其口矛刺破脂层，自卵壳一端的盖塞处逸出，从肠腺隐窝处钻入肠黏膜，摄取营养，进行发育。经 10 天左右，幼虫重新回到肠腔，移行至盲肠发育为成虫（图 14-8）。自感染期卵经口感染至成虫发育成熟并产卵，需 1～3 个月。成虫寿命一般为 3～5 年。

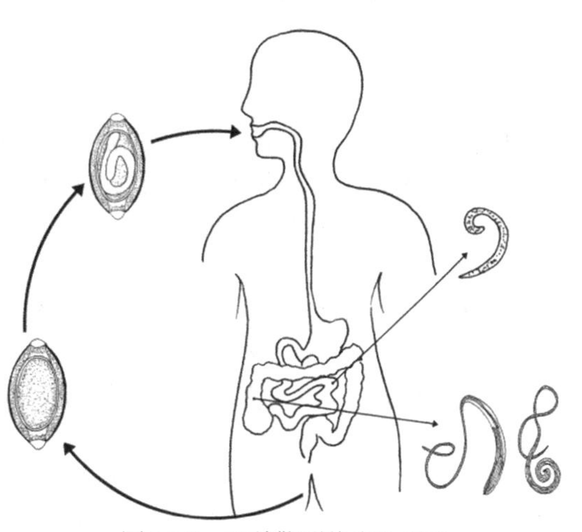

图 14-8　毛首鞭形线虫生活史

【致病】　轻度感染时，成虫寄生在盲肠和升结肠。重度感染时，可累及横结肠、降结肠、甚至直肠和回肠远端。成虫以细长的前端钻入肠黏膜、黏膜下层甚至肌层吸取组织液、血液。由于虫体的机械性损伤和分泌物的刺激，可致肠壁组织充血、水肿或出血等慢性炎症反应，也可引起细胞增生，肠壁组织增厚，形成肉芽肿病变。

轻度感染多无明显症状，只在粪便检查时发现虫卵。重度感染者有食欲不振、头晕、消瘦、腹痛、慢性腹泻及贫血症状。严重的鞭虫感染可出现并发症，引起消化道出血（大便隐血或便血）、阑尾炎、肠梗阻、肠套叠等。儿童重度感染直肠受累，可出现黏膜水肿、出血，并常因腹泻、直肠套叠而导致直肠脱垂；并能引起发育迟缓、营养不良。少数患者可出现全身症状，如荨麻疹、嗜酸性粒细胞增多、四肢水肿等，患者容易发生肠道细菌感染，从而导致病情加重。

【诊断】 粪检查获虫卵为诊断依据。采用直接涂片法、沉淀集卵法或饱和盐水浮聚法查找虫卵。因成虫产卵量少、虫卵小，容易漏检，需反复检查，提高检出率。粪便浓集法的检出率比直接涂片法高。

【流行与防治】 鞭虫的分布及流行基本与蛔虫相似，往往与蛔虫感染并存，但感染率低于蛔虫。全球分布多见于热带、亚热带地区的发展中国家，感染人数约为6.04亿。2001～2004年调查显示我国鞭虫感染率为4.63%，感染者有2 900多万人。南方高于北方，农村高于城市，儿童高于成人。

人是唯一的传染源，但也有来自猴、狐猴和猪体内检查到虫卵的报道。鞭虫卵对外界的抵抗力较强，在温暖（22～23℃）、潮湿、荫蔽和氧气充分的土壤环境中可保持感染力数月至数年，但对低温、干燥的抵抗力不及蛔虫卵强，52℃下3分钟全部死亡，-12～-9℃下大部分死亡，因此在我国，温湿的南方地区的人群感染率明显高于干燥、寒冷的北方。

鞭虫病的预防要采取综合防治措施：注意个人卫生和饮食卫生；加强粪便管理；注意保护水源和环境卫生；患者和带虫者应定期驱虫。甲苯咪唑和阿苯哒唑对治疗鞭虫感染效果较好。

（杨 彪）

第四节 蠕形住肠线虫

【学习目的】

1. 熟悉蛲虫成虫及虫卵的形态特征。
2. 掌握蛲虫的生活史、致病特点、病原学检测方法及防治措施。
3. 熟悉蛲虫病的流行病学特征。

【概述】 蠕形住肠线虫（*Enterobius vermicularis*，Linnaeus，1758）又称蛲虫（pinworm）。成虫寄生于人体肠道的回盲部，可引起蛲虫病（enterobiasis）。蛲虫分布遍及全世界，多见于儿童感染，感染率尤以幼儿园、托儿所及学龄前儿童为高。

【形态】

1. 成虫 虫体细小，呈乳白色。雌虫较大，大小为（8～13）mm×（0.3～0.5）mm，雄虫较小，大小为（2～5）mm×（0.1～0.2）mm。虫体头端两侧角皮膨大形成头翼（cephalic alae），角皮上有细横纹。口孔位于头部顶端，周围有三个小唇瓣。咽管末端膨大呈球形，称咽管球（pharyngeal bulb）。雌虫虫体中部膨大，尾端长而尖细，呈纺锤形或短线头状，生殖器官为双管型，孕虫子宫内部充满虫卵，阴门位于虫体前1/3处的腹侧，肛门位于虫体后1/3处。雄虫尾端向腹面卷曲，有尾翼及数对乳突，末端具交合刺1根，生殖器官为单管型（图14-9）。

2. 虫卵 呈不对称椭圆形，一侧较平，一侧稍凸，大小为（50～60）μm×（20～30）μm，在扫描电镜下，较凸的一侧有2条纵行的嵴，立体构型为不完全对称的长椭球型。卵壳较厚，无色透明，分为三层，由外到内为光滑的蛋白质膜、壳质层及脂层。虫卵排出时，卵内已含一卷曲的蝌蚪期胚胎，在外界与空气接触后，很快发育为感染期虫卵（图14-10）。电镜观察见虫卵的一端有一粗糙小区，孵化时幼虫由此逸出。

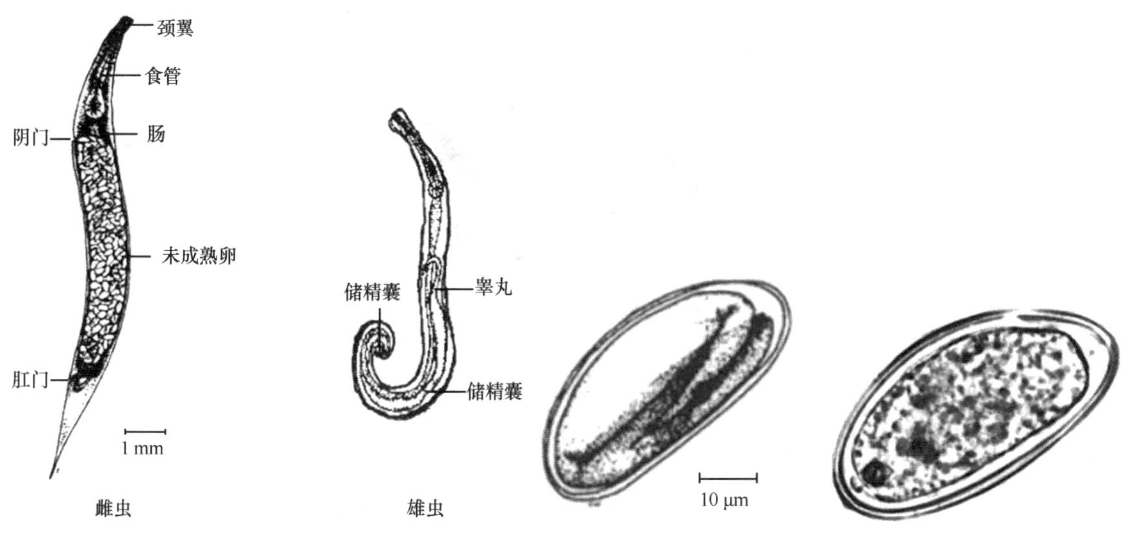

图 14-9 蠕形住肠线虫成虫

图 14-10 蠕形住肠线虫虫卵

【生活史】 成虫寄生于人体的盲肠、结肠和回肠下段。有时也可到达小肠上段，甚至胃、食管处。虫体可游离于肠腔或借助于虫体前端的头翼、唇和食管球的收缩而吸附在肠壁黏膜上。以肠内容物、组织液或血液为食。雌、雄虫交配后，雄虫很快死亡被排出体外；雌虫子宫内充满虫卵，脱离肠壁，随肠内容物移行至直肠，在肠内温度和低氧环境中，一般不排卵或仅产很少虫卵。当宿主入睡后，肛门括约肌松弛，雌虫移行至肛门外，受温度、湿度改变及空气刺激，在肛门外皱褶处产卵。雌虫产卵后多干枯死亡，少数可逆行返回肠腔，偶可移行进入女性阴道、子宫、输卵管、尿道、腹腔和盆腔等部位导致异位寄生。每条雌虫产卵量为5000～17 000个。

黏附在肛门周围皮肤上的虫卵在温度（34～36℃）、湿度（90%～100%）适宜及氧气充足的条件下，虫卵内的蝌蚪期胚胎约经6小时发育为成熟幼虫，并蜕皮1次，成为感染期虫卵。雌虫在肛周的蠕动刺激，使患儿肛门周围发痒，当用手搔痒时，感染期卵污染手指，经肛门–手–口方式形成自身感染。感染期虫卵也可散落在衣裤、被褥、玩具、食物上，经口或经空气吸入等方式使其他人感染。虫卵被吞食后，在小肠内孵出幼虫，幼虫沿小肠下行，途中蜕皮2次，行至结肠，再蜕皮1次发育为成虫（图 14-11）。吞入感染期虫卵至发育为成虫产卵需2～6周。雌虫寿命一般为2～4周，很少超过2个月，最长者可达101天。但儿童往往通过反复感染，可使蛲虫病持续若干年。

【致病】 人体蛲虫感染可因感染程度及机体状态的差异而出现不同的临床表现。

1. 机械性刺激 蛲虫雌虫在肛周爬行、产卵刺激肛门及会阴部皮肤，引起皮肤瘙痒，是蛲虫病的主要症状。搔抓时抓破皮肤，常可引起继发感染。患者常有烦躁不安、失眠、食欲减退、消瘦、夜惊、夜间磨牙等症状。婴幼儿患者常表现为夜间反复哭闹，睡不安宁。长期反复感染，会影响儿童的身心健康。

2. 损伤肠黏膜 成虫在消化道内寄生，借助头翼、口腔附着于局部肠壁黏膜上，可致肠黏膜轻度损伤，出现慢性炎症及消化功能紊乱。轻度感染时，由此产生的消化道症状一般不明显，重度感染可引起营养不良和代谢紊乱。雌虫偶尔穿入肠壁深层寄生，形成以虫体或虫卵为中心的肉芽肿。

3. 异位寄生 蛲虫虽不是组织内寄生虫，但有异位寄生现象，涉及部位相当广泛，引起相应组织器官慢性炎症反应或以虫体或虫卵为中心的肉芽肿，常被误诊为肿瘤或结核病等。

（1）蛲虫性阑尾炎：成虫寄生在回盲部，容易钻入阑尾引起炎症。蛲虫性阑尾炎的特点为腹痛部位不确定，多呈慢性过程。如早期驱虫治疗，可免于阑尾切除。

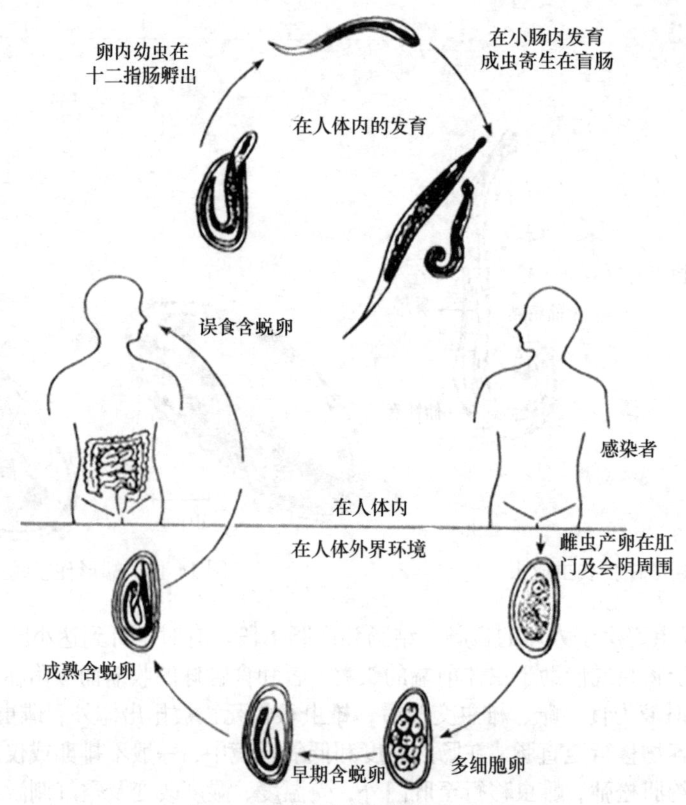

图 14-11 蠕形住肠线虫生活史

（2）蛲虫性泌尿生殖系统炎症：女性多见，雌虫经阴道、子宫颈逆行进入子宫、输卵管，可引起外阴炎、阴道炎、宫颈炎、子宫内膜炎或输卵管炎等。曾有蛲虫卵侵入子宫内膜导致不孕症甚至并发输卵管穿孔等的报道。蛲虫可经患者的生殖道进而侵入腹腔和盆腔，在这些部位形成肉芽肿损害。

蛲虫侵入尿道、膀胱可引起尿路感染，出现尿频、尿急、尿痛等症状。蛲虫寄生可致遗尿症，这可能与蛲虫夜间在肛周产卵，刺激会阴部皮肤或爬入尿道口所致。虫体偶尔也可侵入男性的尿道、前列腺。

此外，还有蛲虫感染引起肝、脾及肺部等异位损害的报道。

【诊断】 因蛲虫一般不在人体肠道内产卵，所以粪便检查虫卵的阳性率极低。根据雌虫在肛周产卵的特点，检查虫卵应在肛门周围皮肤上取材。时间最好在清晨排便前进行。常用的方法有棉签拭子法和透明胶纸法，透明胶纸法的效果较好，1 次检出率为 50%左右，3 次检出率达 90%，5 次检出率高达 99%。此外在患儿入睡 1～3 小时后，查看肛周附近有无爬出的成虫，根据虫体形态特点可作为确诊依据。

【流行】 蛲虫感染呈世界性分布，据估计全世界蛲虫感染者不低于 5 亿人，其感染率与国家或地区的发达程度无密切联系，即使在发达国家蛲虫亦较常见，如美国的蛲虫病是最常见的蠕虫病，估计感染人数为 4200 万。蛲虫感染率一般是城市高于农村，儿童高于成人。我国人群感染也较普遍，2001 年 6 月至 2004 年底，在全国进行的第二次人体重要寄生虫病现状调查结果显示，12 岁以下儿童蛲虫感染率为 10.28%。感染者一般有数十条虫体寄生，重度感染者可多达数千条。

任何年龄人群均可感染蛲虫，但以 5～7 岁幼童感染率较高，其原因与儿童不良的生活习惯及生活环境密切相关，在幼儿园、学校等集体机构中儿童接触频繁，感染机会增多，并可通过患儿传播给家庭成员，因而蛲虫感染具有儿童集体机构聚集性和家庭聚集性的分布特点。

由于蛲虫生活史简单，虫卵发育迅速，感染期卵抵抗力强等因素，构成了蛲虫病的广泛流行。人是唯一的传染源。其传播方式主要：①肛门—手—口直接感染：由于蛲虫生活史不需要中间宿主，虫体不必经过人体之外的环境发育，再加上感染期卵对外界抵抗力强，在患者指甲垢内或皮肤上可活 10 天，因而吸吮手指或用不洁的手取食，均可将虫卵带入口中，造成患者自身重复感染。②接触感染和吸入感染：手指污染虫卵后，再接触其他物品或与他人手与手接触，会造成感染在人群中扩散，是造成幼托、学校等集体环境中儿童感染率高的原因；肛门周围的虫卵，特别是雌虫破裂后所散播的大量虫卵，会污染患者的衣裤、被褥和室内家具及地面，再加上蛲虫卵比重较轻，可随尘埃在空中飞扬，在室内湿度较高的条件下，可存活 3 周左右，因而接触附着在污染物上的虫卵或吸入附在尘土上的蛲虫卵也是集体机构和家庭传播蛲虫病的重要方式。③逆行感染：有人提出蛲虫卵可在肛门附近孵化，孵出的幼虫可经肛门逆行入肠内发育为成虫并产卵，称为逆行感染。

【防治】 因为蛲虫生活史简单、易传播，但成虫寿命较短，对驱虫药物较敏感，因此蛲虫病具有难防易治的特点。根据本病传播和流行的特点，应采取主要针对传染源和切断传播途径的综合性防治措施，以防止自身重复感染和相互感染。

要加强卫生宣传教育工作，普及蛲虫病的防治知识。改善托儿所、幼儿园等儿童聚集场所的环境卫生，以减少相互感染机会。地面应定期吸尘及消毒杀卵，儿童经常接触的玩具、桌椅等，可用 0.5%碘液涂擦 5 分钟以上，或用 0.05%碘液浸泡 1 小时，即可杀死虫卵。教育儿童养成不吸吮手指，勤剪指甲，饭前、便后洗手的良好个人卫生习惯；夜间睡眠不穿开裆裤，避免用手搔抓肛门；定期烫洗衣裤、被褥，以防止自身反复感染。

对蛲虫病流行的地区，应有计划地对儿童集居地成员进行普查普治，以彻底消灭传染源。常用的治疗药物有阿苯达唑、甲苯咪唑、噻嘧啶等，婴幼儿可遵医嘱用量酌减。若将几种药物合用效果更好，并能减少副作用。用蛲虫膏或 2%白降汞软膏涂于肛周，有止痒与杀虫作用。

案例 14-2　　蛲虫病

患儿，男性，6 岁 8 个月，家住农村，据其父讲患儿 6 个月来常用手指挠肛门，夜间睡眠常有夜惊和磨牙，大便时常有白线状小虫排出，会爬动。查体：患儿消瘦，痛苦病容，肛周皮肤有红肿和陈旧性抓痕。用透明胶纸法粘贴肛周数次后，镜检查见许多蠕形住肠线虫卵。治疗：阿苯达唑（抗蠕敏片）20mg 口服，1 小时后用硫酸镁 20g 和白糖水同服，5 小时后患儿排便入痰盂内，水洗收集虫体，共计 2642 条，其中雌蛲虫 2379 条，雄蛲虫 263 条，雌、雄虫之比为 9∶1。

问题

1. 患儿被诊断为蛲虫病的病原学检查依据是什么？
2. 蛲虫病患儿的症状和体征有哪些？
3. 造成患儿严重感染的原因是什么？

解 题 思 路

1. 患儿大便时常有白线状小虫排出，会爬动。用透明胶纸法粘贴肛周数次后，镜检查见许多蠕形住肠线虫卵。

2. 患儿 6 个月来常用手指挠肛门，夜间睡眠常有夜惊和磨牙，消瘦，痛苦病容，肛周皮肤有红肿和陈旧性抓痕。

3. 由于儿童的卫生习惯较差，导致肛—手—口直接感染，造成患者自身重复感染。

【阅读参考】

罗恩杰. 2016. 病原生物学. 5 版. 北京：科学出版社.
诸欣平，苏川. 2018. 人体寄生虫学. 9 版. 北京：人民卫生出版社.

（徐 佳）

第五节 十二指肠钩口线虫和美洲板口线虫

【学习目的】

1. 掌握钩虫卵形态特征；生活史及致病特点、病原学检测方法。
2. 熟悉两种钩虫成虫特点，钩虫的流行特征及防治原则。

【概述】 钩虫（hookworm）是钩口科线虫的统称，有17属约100种，其中属于人兽共患的钩虫约9种。国内报道有7属，绝大多数寄生于猫、犬、猪、牛、羊等哺乳动物。寄生人体的钩虫主要有两种：十二指肠钩口线虫（*Ancylostoma duodenale* Dubini，1843），简称十二指肠钩虫；美洲板口线虫（*Necator americanus*，Stiles，1902），简称美洲钩虫。偶尔可寄生人体的其他钩虫有锡兰钩口线虫（*Ancylostoma ceylanicum*，Loose，1911）、犬钩口线虫（*Ancylostoma caninum*，Ercolani，1859）和马来钩口线虫（*Ancylostoma malayanum*，Alessandrini，1905）等。巴西钩口线虫（*Ancylostoma braziliense*，Gomez de Faria，1910）的幼虫也可感染人体，但一般不能发育为成虫，仅引起皮肤幼虫移行症。

钩虫的成虫寄生在小肠中，引起钩虫病（hookworm disease）。钩虫不但可损伤肠黏膜，造成消化道功能紊乱，而且以血液为食，可造成人体长期慢性失血，重度感染者会因严重贫血而影响劳动能力，甚或危及生命。钩虫呈世界性分布，尤其是热带和亚热带地区。目前全世界钩虫感染人数大约为9亿，我国的感染人数为3000多万。钩虫病曾是我国严重危害人体健康的寄生虫病之一。

【形态】

1. 成虫 呈圆柱形，虫体细长，长约1cm，活时为肉红色，死后呈灰白色。虫体前端较细，向背面仰曲，形成颈弯。雌雄异体，雌虫较雄虫略微粗长，尾端尖细，雄虫较细小，尾端角皮扩张形成交合伞（图14-12）。

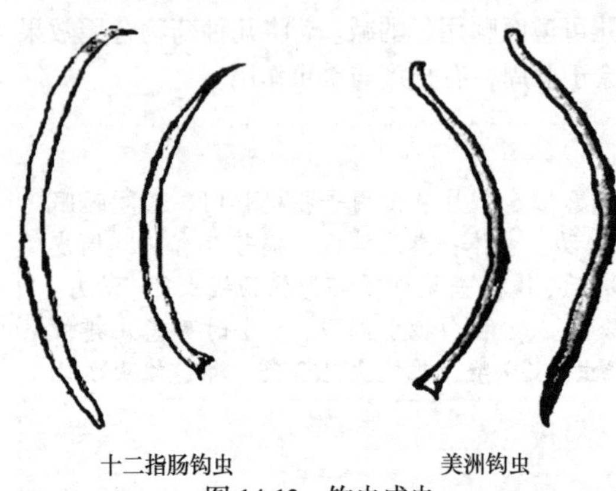

图14-12 钩虫成虫

虫体顶端有一发达的口囊，由坚韧的角质构成。口囊的上缘为腹面，下缘为背面。十二指肠钩虫的口囊呈扁卵圆形，其腹侧缘有2对钩齿，外齿一般较内齿略大；美洲钩虫的口囊近圆形，其腹侧缘有1对板齿（图14-13）。咽管长度约为体长的1/6，其后端略膨大，咽管壁肌肉发达，肌细胞交替收缩与松弛，有利于吸取血液并挤入肠道。肠管内壁有微细绒毛，有利于吸取血液并挤入肠道。

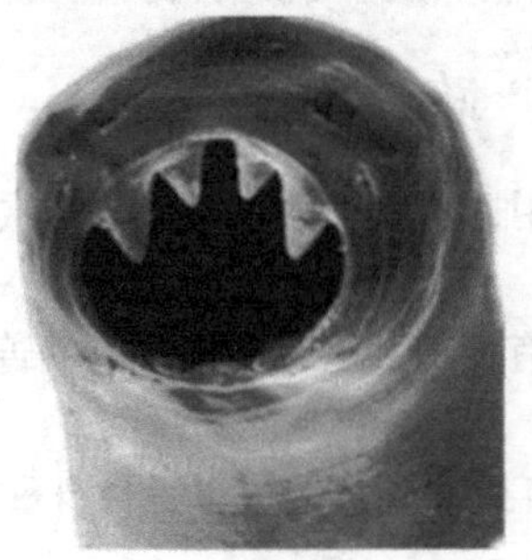
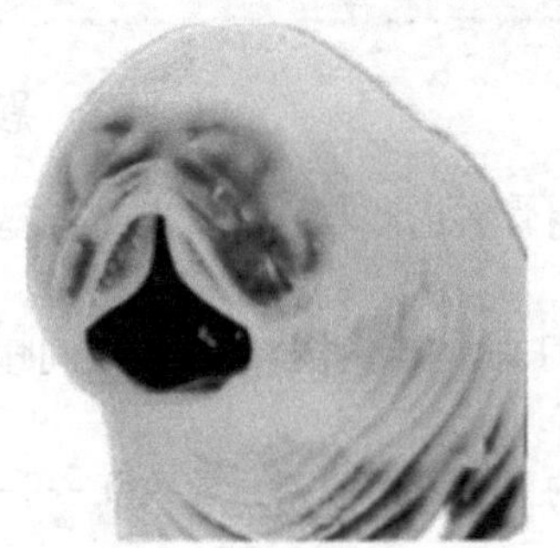

图14-13 钩虫口囊

虫体有三种单细胞腺体：①头腺1对，位于虫体两侧，开口于口囊两侧的头感器孔，头腺能合成并分泌抗凝素及乙酰胆碱酯酶，以阻止宿主肠壁伤口血液凝固。②咽腺 3 个，位于咽管壁内，其主要分泌物为乙酰胆碱酯酶、蛋白酶及胶原酶。乙酰胆碱酯酶可破坏乙酰胆碱，从而影响神经介质的传递作用，降低宿主肠壁的蠕动，有利于虫体的附着。③排泄腺 1 对，呈囊状，游离于原体腔的亚腹侧，长可达虫体中、后 1/3 交界处，腺体与排泄横管相连，开口于虫体前端腹侧的排泄孔，分泌物主要为蛋白酶，能抑制宿主血液凝固。

雄虫生殖系统为单管型，由睾丸、储精囊和射精管组成。雄虫末端角皮膨大，延伸形成膜质交合伞。交合伞由 2 个侧叶和 1 个背叶组成，其内有若干肌性指状辐肋，依其部位分别称为背辐肋、侧辐肋和腹辐肋（图 14-14）。背辐肋的分支特点是鉴定虫种的重要依据之一。交合伞内还有两根从泄殖腔伸出的细长可收缩的交合刺。雌虫末端呈圆锥形，美洲钩虫雌虫的末端具有尾刺；生殖系统为双管型，阴门开口于虫体腹面，其位置亦可作为鉴别虫种的依据。十二指肠钩虫与美洲钩虫成虫的形态鉴别要点见表 14-2。

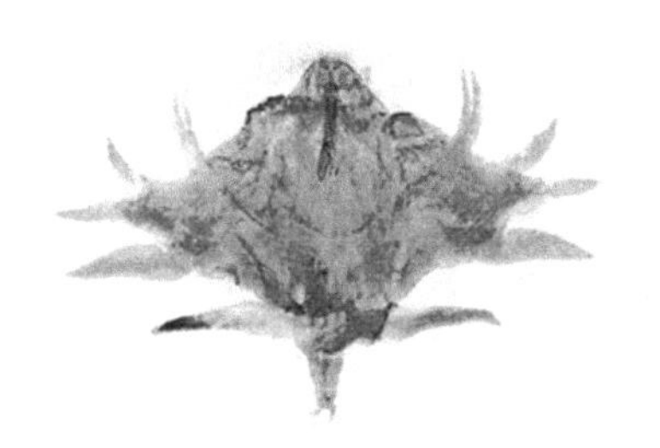

十二指肠钩虫

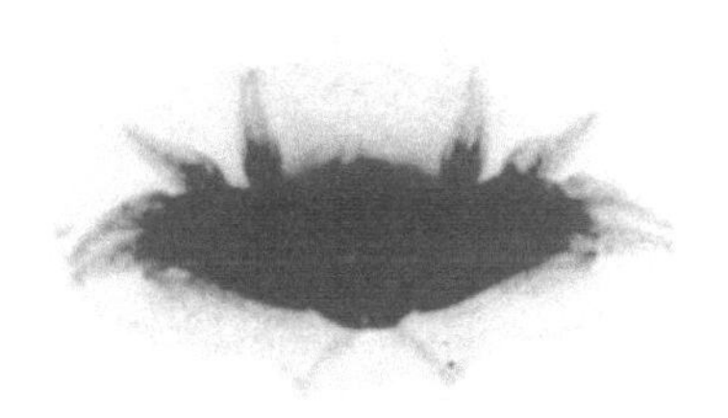

美洲钩虫

图 14-14 钩虫交合伞

表 14-2 十二指肠钩虫和美洲钩虫成虫的鉴别要点

鉴别要点	十二指肠钩虫	美洲钩虫
大小（mm）	♀（10～13）×0.6 ♂（8～11）×（0.4～0.5）	♀（9～11）×0.4 ♂（7～9）×0.3
体形	头端与尾端均向背面弯曲，呈“C”形	头端向背面弯曲，尾端向腹面弯曲，呈“S”形
口囊	腹侧前缘有 2 对钩齿	腹侧前缘 1 对板齿
交合伞形状	撑开时略呈圆形	撑开时扁圆形
背辐肋分支	远端分 2 支，每支再分 3 小支	基部分 2 支，每支再分 2 小支
交合刺	刺呈长鬃状，末端分开	一刺末端呈钩状，包于另一刺的凹槽中
阴门	体中部略后	体中部略前
尾刺	有	无

2. 幼虫 也称钩蚴（hookworm larva），分为杆状蚴（rhabditiform larva）和丝状蚴（filariform larva）。杆状蚴有两期，自卵内刚孵出的幼虫称第一期杆状蚴，为自由生活期幼虫，大小约为 0.230mm×0.017mm，体壁透明，前端钝圆，后端尖细；口腔细长，有口孔；咽管前段较粗，中段细，后段则膨大呈球状。第一期杆状蚴经蜕皮后发育为第二期杆状蚴，大小约为 0.400mm×0.029mm。再进行一次蜕皮即发育为丝状蚴，大小为（0.500～0.700）mm×0.025mm。丝状蚴体表覆有鞘膜，为第二期杆状蚴蜕皮时残留的旧角皮，对虫体有保护作用；口腔封闭，在与咽管连接处的腔壁背面和腹面各有 1 个角质矛状结构，称为口矛或咽管矛，口矛既有助于虫体的穿刺作用，其形态也有助于丝状蚴虫种的鉴定。丝状蚴的咽管细长，约为虫体的 1/5，具有感染能力，故又称为感染期蚴，当它侵入人体皮肤时鞘膜即脱落。由于两种钩虫的分布、致病力及对驱虫药物的敏感程度均有差异，因此鉴别钩蚴在钩虫流行病学、生态学及防治方面都有实际意义。两种钩虫丝状蚴的鉴别要点见表 14-3。

表 14-3 两种钩虫丝状蚴的鉴别要点

	十二指肠钩虫丝状蚴	美洲钩虫丝状蚴
外形	口矛细长，呈圆柱状，头端较粗短，尾端较钝，纺锤呈形	头端略圆，尾端较尖
鞘膜横纹	不明显	明显
口矛（咽管矛）	不明显，二矛厚度不同	明显，二矛厚度相似
肠管	管腔较窄，肠细胞颗粒丰富	管腔较宽，肠细胞颗粒少

3. 虫卵 呈椭圆形，大小为（56～76）μm×（35～40）μm。两种钩虫卵极相似，不易区别。卵壳薄，无色透明，卵内含卵细胞，卵细胞分裂快，新鲜粪便中的卵内细胞数多为 2～4 个，卵壳与细胞间有明显的空隙（图 14-15）。患者便秘或粪便放置过久，卵内细胞可分裂为桑葚期或发育为幼虫。

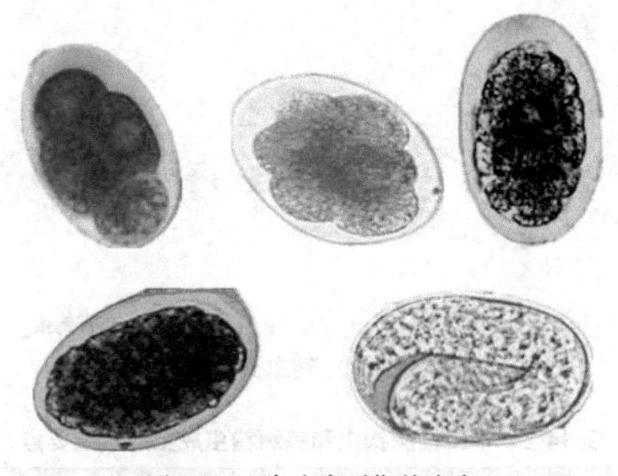

图 14-15 各发育时期钩虫卵

【生活史】 两种钩虫生活史基本相似（图 14-16）。成虫寄生于人体小肠上段，用口囊内的钩齿或板齿咬附肠黏膜，并以宿主血液、组织液及脱落的肠上皮细胞等为食。雌、雄交配后，雌虫产卵，卵随粪便排出体外。虫卵在潮湿（相对湿度 60%～80%）、温暖（25～30℃）、荫蔽、氧气充分、肥沃的土壤中，卵内细胞很快分裂，24 小时内孵出第一期杆状蚴，此期幼虫以土壤中的细菌及有机物为食，生长很快，在 48 小时内第 1 次蜕皮，发育为第二期杆状蚴。虫体继续增长，并可将摄取的食物储存于肠细胞内，再经 5～6 天，虫体口腔封闭，停止摄食，咽管变长，进行第 2 次蜕皮，发育成丝状蚴，具有感染宿主的能力，又称感染期蚴。丝状蚴主要生存于 1～6cm 深的表层土壤内，只有当其被土粒上的薄层水膜围绕时方可生存，并常呈聚集性活动，十分活跃，有时可在一小块泥土中检获上千条幼虫，因而增加了宿主严重感染的机会。丝状蚴可借助覆盖体表水膜的表面张力，沿地面植物向上移行最高可达 22cm。在适宜的土壤中，丝状蚴可存活 15 周左右。感染期蚴在土壤中存活的时间与环境条件有关，其中与温度关系尤为密切。温度过高，幼虫活动增强，营养消耗多，并由于感染期蚴口孔封闭不能进食，随着体内营养大量消耗其感染能力逐渐下降甚至死亡；但温度过低，幼虫呈僵直状态，存活时间也很难长久。感染期蚴在 45℃只能存活 50 分钟，−12～−10℃存活不超过 4 小时。干燥和阳光直射也不利于幼虫的生存。在干燥的土壤中，美洲钩虫丝状蚴只能存活 9 天，十二指肠钩虫丝状蚴只能存活 20 天，在阳光曝晒下，两种钩虫丝状蚴仅能存活 2 小时。

丝状蚴具有向湿性和向温性。当人与土壤接触时，虫体向皮肤所接触的温暖地面移行，当接触到人的皮肤并受到体温的刺激后，活动力增强，依靠机械性穿刺和咽管腺分泌的胶原酶的作用，从皮肤薄嫩处经毛囊、汗腺口或破损皮肤侵入人体，时间需 30 分钟至 1 小时。丝状蚴侵入皮肤后，在局部停留约 24 小时，然后进入小静脉或淋巴管，随血流经右心到肺，穿过肺毛细血管进入肺泡，再随支气管、气管上皮细胞的纤毛摆动向上移行至咽，随吞咽动作被咽下，经食管、胃到达小肠。幼虫在小肠内迅速发育，在感染 3～4 天后经第 3 次蜕皮形成口囊，吸附肠壁摄取营养，3～4 周后经第 4 次蜕皮发育为成虫。自丝状蚴经皮肤感染至成虫产卵一般需 5～7 周。十二指肠钩虫日平均产卵量为 10 000～30 000 个，美洲钩虫为 5000～10 000 个。成虫寿命一般为 3 年左右。也有十二指肠钩虫存活 7 年，美洲钩虫存活 15 年的报道。

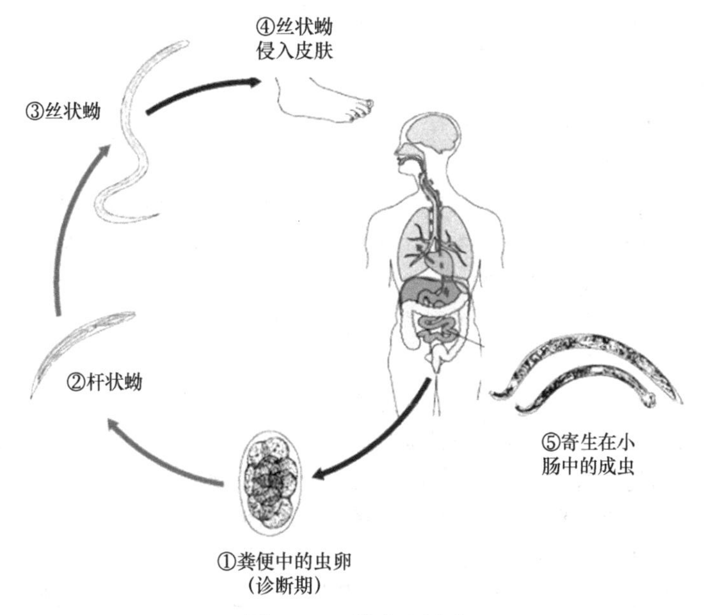

图 14-16　钩虫生活史

钩虫丝状蚴主要经皮肤感染，十二指肠丝状蚴也可经口感染。感染期蚴如被人吞食，少数未被胃酸杀死的幼虫也可直接在肠腔内发育成熟。而自口腔和食管黏膜侵入血管的幼虫仍循经皮肤感染途径到达肠腔发育为成虫。此外，国内有 25 例出生 26 天以内的新生儿发病的报道，包括 1 例出生后即发病病例。患婴就诊时粪便均查到钩虫卵，再加上患婴母亲在孕期有钩虫感染史，故可认为患婴为先天性感染，即经胎盘感染。还有在产妇乳汁中查到活动的美洲钩虫丝状蚴的报道，因此经母乳感染也有可能。

侵入人体的十二指肠钩虫幼虫在进入小肠前可滞留于某些组织中长达 253 天，暂停发育，当受到某些刺激后虫体才陆续进入小肠发育为成虫，这种现象称幼虫的迁延移行（persisting migrans），其原因目前尚不清楚。

除人体外，十二指肠钩虫偶尔可寄生于猪、狮、虎、犬、灵猫及猴等动物，美洲钩虫也可寄生于猩猩、猴及犀牛等动物。有报道用十二指肠钩虫丝状蚴感染小牛、小羊、猪、兔后在肌肉中均能查到活的幼虫。人若生食这些转续宿主的肉类也可能导致钩虫感染。

【致病】　人体感染钩虫后是否出现临床症状，除与侵入的钩蚴及寄生的成虫数量有关外，也与人体的营养状况和免疫力有密切关系。通常美洲钩虫感染数量少于 25 条，患者无临床症状，25～100 条出现轻微症状，100 条以上出现明显临床症状。两种钩虫的致病作用相似，幼虫侵入、移行及成虫在小肠内定居均可对人体造成损害，以成虫在小肠内寄生对人体的危害最严重。与美洲钩虫相比，十二指肠钩蚴引起皮炎者较多，成虫导致的贫血也较严重，同时还是引起婴儿钩虫病的主要虫种，因此，十二指肠钩虫对人的危害比美洲钩虫更大。

1. 幼虫致病　主要是丝状蚴侵入皮肤和幼虫在体内移行对宿主造成的损害。

（1）钩蚴性皮炎：丝状蚴钻入皮肤后数分钟至 1 小时内即可在宿主接触泥土部位（如手指、足趾间及手背、足背、踝部、手腕等处）出现针刺、烧灼和发痒感，继而出现充血斑点或丘疹，1～2

天内呈现出红肿、水疱，奇痒难忍，抓破后可流出黄色液体，继发细菌感染形成脓疱，最后结痂、脱皮自愈。其致病机制为Ⅰ型超敏反应。此种皮炎在钩虫流行区称为“粪毒”或“着土痒”等，在国外叫作“地痒疹”（ground itch）。本病常见于春夏之交，病程2～3周，继发感染时病程可达1～2个月。

（2）呼吸系统病变：钩蚴移行至肺时，穿破毛细血管进入肺泡，引起局部出血及炎症病变。患者出现咳嗽、血痰，常伴畏寒、发热等全身症状，严重者可出现持续干咳、哮喘及一过性肺炎。此外，外周血嗜酸性粒细胞明显增多。症状常在钩蚴感染后3～5天出现，一般持续数天或10余天，长者可达1～2个月。

2. 成虫致病 主要原因为成虫寄生于小肠引起以贫血和消化道症状为主要临床表现的钩虫病，高发区有“黄胖病”之称。

（1）消化道症状：钩虫以钩齿或板齿咬附肠黏膜，可造成散在性出血及小溃疡（大小3～5mm），有时可形成片状出血性瘀斑，其病变可至黏膜下层甚至肌层，病变部位有嗜酸性粒细胞及淋巴细胞浸润。患者早期表现为上腹部不适及隐痛，食欲亢进，但觉乏力，进而可出现消化道功能紊乱，如恶心、呕吐、腹泻等，后期常因贫血、胃酸降低而致食欲减退、便秘、体重减轻等。钩虫病引起的腹泻呈黏液样或水样便，腹痛特点是持续性、弥漫性，多位于上腹部及脐周，每天常伴有2～3次痉挛性加剧。重度感染者可引起消化道出血或偶尔大出血，粪便隐血可呈阳性，甚至可见黑便或柏油样便、血便和血水便，出血时间迁延不断而导致贫血严重。钩虫病所致消化道出血常被误诊为消化道溃疡、痢疾、食管胃底静脉曲张破裂等，应引起高度重视。

（2）贫血：是钩虫病的主要危害。钩虫以其钩齿或板齿及口囊咬附肠壁，摄取血液，使患者长期处于慢性失血状态，铁和蛋白质不断耗损。由于患者营养不良不能得到有效补充，造成血红蛋白的合成速度较红细胞新生速度慢，导致红细胞体积变小、色泽变浅，因而呈低色素小细胞性贫血。轻症患者表现为头昏、乏力、心悸等，中度表现为皮肤黏膜苍白，下肢轻度水肿，明显气急、心悸、四肢乏力、耳鸣、眼花、头昏、心率增快等，重症患者上述症状加重，并可出现贫血性心脏病症状，劳动能力丧失等，妇女则可引起停经、流产等。此类患者目前已较少见。

钩虫造成患者慢性失血的原因：①虫体吸血后血液迅速经消化道排出，形成“唧筒”样作用；②钩虫吸血时不断分泌抗凝素，致使咬附部位黏膜伤口渗血，其渗血量与虫体吸血量大致相当；③虫体有更换咬附部位的习性，致使伤口增加，原伤口在凝血前仍可继续渗出少量血液；④虫体以其钩齿或板齿咬附肠壁，损伤小血管，也可引起血液流失。应用放射性核素^{51}Cr等标记红细胞或蛋白质，测得每条钩虫每天所致失血量，美洲钩虫为0.02～0.10ml。十二指肠钩虫可能因虫体较大、口齿结构等原因，其所致失血量是美洲钩虫的6～7倍。此外，钩虫对肠黏膜的损伤影响营养物质吸收，可加重贫血程度。

（3）异嗜症（allotriophagy）：少数患者表现为喜食生米、生豆，甚至喜食泥土、碎纸、破布等异常嗜好，此种现象称为“异嗜症”。有文献报道260例钩虫感染者中有症状者136人，其中有异嗜症者3人，占2.2%（3/136）。异嗜症的原因不明，可能与铁的耗损有关，给患者补充铁剂后症状常会自行消失。

（4）婴幼儿钩虫病：多由十二指肠钩虫引起。患儿临床表现为急性便血性腹泻，大便呈黑色或柏油样，面色苍白，消化功能紊乱，发热，精神萎靡，肺部偶可闻及啰音，心尖区有明显收缩期杂音，肝脾大等。婴儿钩虫病特征：①贫血严重，80%病例的红细胞在2×10^{12}/L以下，血红蛋白低于50g/L，嗜酸性粒细胞明显增高；②患儿发育缓慢，并发症多，预后不良，可并发支气管肺炎、肠出血、心功能不全；③病死率高达3.6%～6.0%，甚至可达12%，与婴儿的血量少、肠黏膜柔嫩有关。

【诊断】

1. 病原学检查 粪便中检出虫卵，或经钩蚴培养检出幼虫是确诊钩虫病的依据。常用的方法有：

（1）直接涂片法：简便易行，适用于感染率较高的地区，但对于轻度感染者易漏诊，反复检查可提高阳性率。

（2）饱和盐水浮聚法：操作简单，是诊断钩虫感染最常用的方法，检出率较直接涂片法提高5～6倍。其原理为钩虫卵比重（1.045～1.060）较饱和盐水比重（1.20）轻，虫卵易浮聚于饱和盐水表面。在大规模普查时，可用15%或20%的盐水，其检查效果同饱和盐水法。

（3）改良加藤法：采用定量板-甘油孔雀绿玻璃纸透明计数虫卵的方法，简单易行，能定量检测感染程度，也可用于药物疗效评价及流行病学调查。值得注意的是钩虫卵的卵壳极薄，容易因透明过度而漏检，故需在制片后0.5～1小时内即行检查。此法是目前世界卫生组织推荐应用于蠕虫卵检查和虫卵计数的方法。钩虫感染分为3级，①轻度感染：每克粪便内虫卵数（EPG）1～2000；②中度感染：EPG 2001～4000；③重度感染：EPG＞4000。

（4）钩蚴培养法：检出率与饱和盐水浮聚法相似。此法在光镜下可观察幼虫形态并鉴别虫种，但需时较长，需培养5～6天，可用于流行病学调查。在钩虫流行区，患者如有咳嗽、哮喘等症状，可做痰液检查，如查出钩蚴也可作为确诊依据。

2. 免疫学检查　多用于钩虫产卵前，结合病史进行早期诊断。常用的方法有皮内试验、间接荧光抗体试验、酶联免疫吸附试验等。皮内试验敏感性高，但易出现假阳性。后两种方法特异性较低，故一般较少应用于临床。

【流行】　钩虫病是世界上分布极为广泛的寄生虫病，在欧洲、美洲、非洲、亚洲和大洋洲均有流行，全球钩虫感染人数约9亿，其分布与经济发展水平、人们的生产和生活习惯及自然因素密切相关，多见于热带和亚热带地区。在我国，除黑龙江、青海两省外，各省、自治区、直辖市均有流行。一般南方感染率高于北方，淮河及黄河一线以南广大地区的钩虫病流行较为严重，南方以美洲钩虫为主，北方以十二指肠钩虫为主，大部分地区为两种钩虫混合感染。据2001～2004年全国人体寄生虫分布调查最新统计，我国钩虫感染率为6.12%，感染人数约为3930万，海南省的感染率最高（33.18%）。虽然在大多数流行区钩虫感染率仍较高，但感染的严重程度明显降低，其中轻度感染的构成比为93.32%（EPG＜2000）。

患者和带虫者是钩虫病的传染源。虫卵随粪便排出体外，通过施肥、随地大便等方式污染土壤。人们与疫土接触而感染，如在施过新鲜粪便的蔬菜、红薯、玉米、棉花地及桑田间作套种，特别是在雨后初晴或久晴初雨后，手、足有较多的机会直接接触土壤中的钩蚴，极易受到感染。在矿井下的特殊环境中，由于温度高、湿度大、空气流通不畅、阳光不能射入及卫生条件差等，也利于钩虫病的传播。在我国婴儿钩虫病报道并非少见，其症状较成人出现早，病情较重，常因延误诊治而造成严重后果。其感染途径除经胎盘和母乳感染外，母亲在田间劳动时，将婴儿放在含有钩蚴的土壤上，或将尿布晾在被钩蚴污染的地面上且未经晾干即使用，可使婴儿感染。在我国北方农村，婴儿常可通过用沙袋代替尿布或睡沙袋、麦秸而感染。钩虫卵及钩蚴在外界的发育需要适宜的温度、湿度及土壤条件，因而感染季节各地也有所不同。在我国南部，如广东省，气候温暖、雨量充足，几乎全年均有感染机会，而大部分地区5～8月份为感染高峰，9月份下降。

【防治】　控制和阻断钩虫病的传播需采取综合性防治措施，主要包括治疗患者和带虫者（控制传染源）、加强粪便管理和无害化处理以及加强个人防护等。不随地大便，不用新鲜粪便施肥，提倡用沼气池、三坑式沉淀密封粪池或堆肥法处理粪便，杀死虫卵后使用。个人防护包括改良耕作方法，尽量减少手、足直接与泥土接触，不赤足作业等。在手足等皮肤暴露处涂抹1.5%左旋咪唑硼酸乙醇溶液或15%噻苯达唑软膏等，可显著减少感染机会。

在流行区进行普查、普治是预防钩虫病的重要环节。常用的驱虫药物有阿苯达唑和甲苯达唑。此外，三苯双脒（tribendimidine）、噻嘧啶（pyrantel）及伊维菌素（ivermectin）也有较好的驱虫效果，但噻嘧啶对美洲钩虫的效果较差。两种药物同服常可提高疗效，如复方阿苯达唑片（每片含阿苯哒唑67mg，双羟萘酸嘧啶250mg）治疗钩虫病患者具有排虫快、不良反应少而轻微等优点。贫血严重的患者需服用铁剂以纠正贫血，补充蛋白质和维生素C等以恢复体力。

钩蚴钻入皮肤24小时内大部分停留在局部皮下，此时可采用皮肤透热疗法（用53℃热水间歇浸泡患处，每次2秒，间歇8秒，持续25分钟，或用热毛巾敷于皮炎部位，持续10分钟）杀死皮下幼虫，在皮炎处涂抹左旋咪唑或15%噻苯咪唑软膏，连用2天能快速止痒消肿。

案例14-3 **十二指肠钩虫病**

某男，30岁，因腹痛、头晕、乏力、柏油样便2次，于1993年3月15日入院。查体：体温36.5℃，血压14.6/9.3kPa，神志清醒，贫血貌，两肺呼吸音清。心率90次/分，律齐，无杂音。实验室检查：白细胞4.2×10^9/L，血红蛋白75g/L，粪便镜检钩虫卵（+）/HP。胃镜检查：胃黏膜苍白，未发现溃疡及肿物，十二指肠球部有散在芝麻大出血点，小弯侧有1条钩虫，咬附肠黏膜，咬附点出血少。虫体半透明，呈淡红色，长为10mm，宽为3mm，经显微镜下鉴定为雄性十二指肠钩口线虫成虫。经服左旋咪唑片150mg，睡前顿服，3天为一疗程。间隔15天再服一疗程，并补铁剂、维生素，加强营养等支持疗法，35天后，自觉症状消失，血红蛋白120g/L，粪检阴性，治愈出院。

问题

1. 患者确诊为十二指肠钩虫病的依据是什么？
2. 患者出现贫血的原因、类型及机制是什么？
3. 钩虫病患者正确的治疗措施包括哪些？

解题思路

1. 粪便镜检钩虫卵（+），胃镜检查发现胃小弯侧有1条钩虫，咬附肠黏膜，咬附点出血少，经显微镜下鉴定为雄性十二指肠钩口线虫成虫。

2. 由于钩虫成虫以口囊附着在肠黏膜上吸血；虫体分泌抗凝素使黏膜伤口不断渗血；虫体吸血后即迅速排出，增加失血量；虫体经常更换吸血部位，虫体活动造成血管损伤而流血等原因导致慢性失血。类型：小细胞低色素型贫血。机制：由于缺铁，血红蛋白的合成速度比细胞新生速度慢，使红细胞体积变小，着色变浅，所以钩虫贫血特点呈低色素小细胞型贫血。

3. 感染24小时内可采用皮肤透热疗法，即用53℃热水间歇浸泡患处，每次2秒，间歇8秒，持续25分钟，或用热毛巾敷于皮炎部位，持续10分钟杀死皮下幼虫，在皮炎处涂抹左旋咪唑或15%噻苯咪唑软膏，连用2天能快速止痒消肿。驱虫治疗：阿苯达唑400mg/次，连服3天，或甲苯达唑100mg/次，一天2次，连服3天。此外，三苯双脒、噻嘧啶及伊维菌素也有较好的驱虫效果，但噻嘧啶对美洲钩虫的效果较差。两种药物同服常可提高疗效，如赛特斯片剂（每片含阿苯哒唑67mg，双羟萘酸嘧啶250mg）治疗钩虫病患者具有排虫快、不良反应少而轻微等优点。贫血严重的患者需服用铁剂以纠正贫血，补充蛋白质和维生素C等以恢复体力。

（徐　佳）

第六节　粪类圆线虫

【学习目的】

1. 掌握粪类圆线虫的生活史及致病特点。
2. 熟悉粪类圆线虫的形态、诊断方法、流行特点及防治原则。

粪类圆线虫[*Strongyloides stercoralis*，（Bavay，1876）Stiles and Hassall，1902]是一种既可营自生生活又可营寄生生活的兼性寄生虫。在寄生生活中，成虫主要寄生于宿主（人、犬、猫等）小肠，幼虫可侵犯肺、脑、肝、肾等脏器，引起粪类圆线虫病（strongyloidiasis）。免疫功能低下的患者可引起全身播散性感染甚至死亡，因此粪类圆线虫也被认为是一种重要的机会致病寄生虫。

【形态】

1. 自生世代 雌虫大小约 1.000mm×（0.050～0.075）mm，尾端尖细，生殖系统为双管型。成熟雌虫子宫内有呈单行排列的各发育期虫卵，阴门位于虫体腹面中部略后。雄虫大小约 0.70mm×（0.04～0.05）mm，尾端向腹面卷曲，有两根交合刺（图 14-17）。

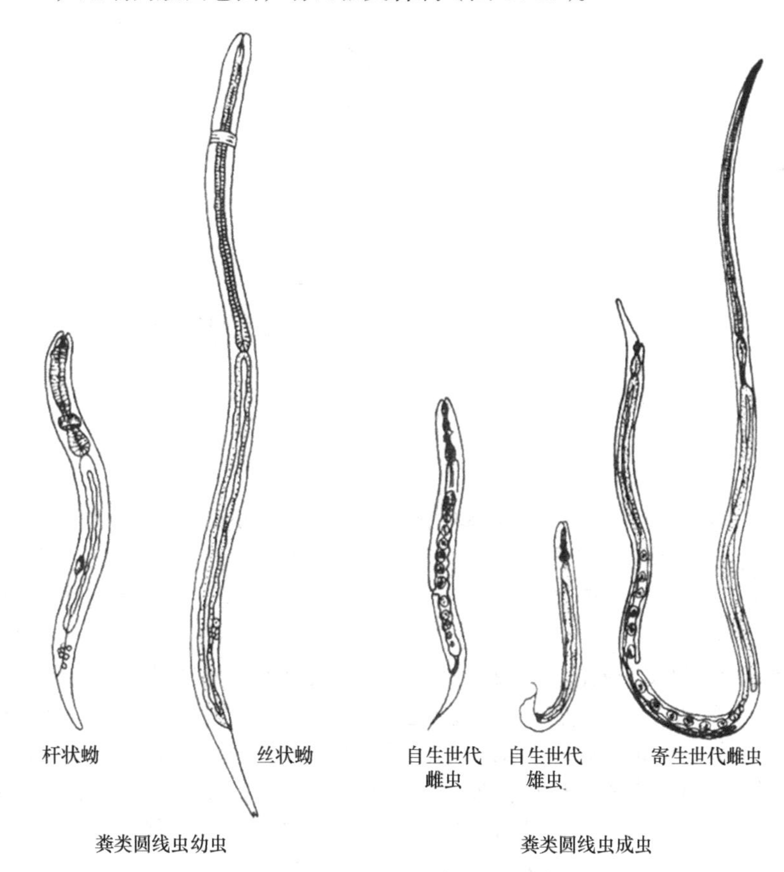

图 14-17 粪类圆线虫形态

2. 寄生世代 粪类圆线虫有成虫、虫卵、杆状蚴和丝状蚴 4 个发育阶段。雌虫成虫细长，大小为 2.20mm×（0.03～0.07）mm，尾端尖细，末端略呈锥形，虫体半透明，体表具细横纹，口腔短，咽管细长，为体长的 1/3～2/5，肛门近末端。生殖器官为双管型，子宫前后排列，各含虫卵 8～12 个，单行排列。阴门位于距尾端 1/3 处的腹面（图 14-17）。在人体内寄生世代有无雄虫一直未能明确，但在动物体内发现有寄生世代雄虫的报道。国内有学者曾在患者粪便内检获雄虫，除可见明显口囊外，其形态与自生世代的雄虫无区别。虫卵形似钩虫卵，但较小，为（50～58）μm×（30～34）μm，部分卵内含胚幼。杆状蚴头端钝圆，尾端尖细，大小（0.200～0.250）mm×0.016mm，具双球型咽管。

丝状蚴即感染期幼虫，虫体细长，长 0.6～0.7mm，咽管约为体长的 1/2，尾端分叉，生殖原基位于虫体后部（图 14-17）。粪类圆线虫的丝状蚴与钩虫和东方毛圆线虫的幼虫极为相似，应注意鉴别。

【生活史】 粪类圆线虫的生活史复杂，包括在土壤中的自生世代和在宿主体内的寄生世代（图 14-18）。

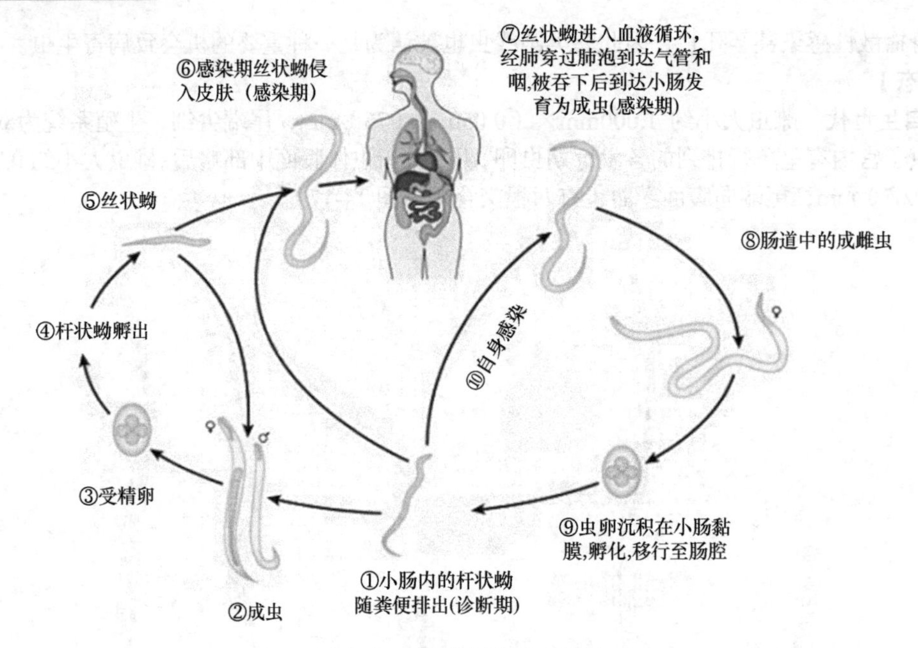

图 14-18　粪类圆线虫生活史

1. 自生世代　成虫在温暖、潮湿的土壤中产卵，数小时后虫卵孵出杆状蚴，1～2 天内经 4 次蜕皮后发育为成虫，此过程称为间接发育。当外界环境不利于虫体发育时，杆状蚴蜕皮 2 次，发育为丝状蚴。此期幼虫对宿主具有感染性，可经皮肤或黏膜侵入人体，开始寄生世代，此过程称为直接发育。

2. 寄生世代　丝状蚴侵入人体皮肤 24 小时内进入淋巴管和小静脉，经右心至肺，穿过毛细血管进入肺泡后，大部分幼虫沿支气管、气管上行至咽部，被咽下至消化道，钻入小肠黏膜，蜕皮 2 次，发育为成虫，少数幼虫偶可被黏液阻塞在支气管内，在支气管和肺部发育成熟。寄生在小肠的雌虫埋藏于肠黏膜内产卵。虫卵数小时后即可孵出杆状蚴，并从黏膜内逸出，进入肠腔，随粪便排出体外。自丝状蚴感染人体至杆状蚴排出至少需要 17 天。被排出的杆状蚴既可经 2 次蜕皮直接发育成丝状蚴感染人体，也可在外界间接发育为自生世代的成虫。

当宿主免疫力低下或便秘时，寄生于肠道中的杆状蚴可迅速发育为具有感染性的丝状蚴，引起自身感染。自身感染包括 3 种类型，①直接体内自身感染（direct endo-autoinfection）：杆状蚴孵出后不逸出肠黏膜即进入血液循环进行发育；②间接体内自身感染（indirect endo-autoinfection）：杆状蚴自肠黏膜内钻出，蜕皮 2 次成为丝状蚴，经小肠下段黏膜或结肠黏膜进入血液循环；③体外自身感染（exo-autoinfection）：丝状蚴随粪便排出后自肛周皮肤侵入。

随患者粪便排出的一般为杆状蚴，但严重腹泻患者也能随粪便排出含胚胎的虫卵。雌虫在肺部寄生时，虫卵发育为丝状蚴后可随痰液排出。有的虫体可寄生在泌尿生殖系统，患者尿中可排出杆状蚴。

【致病】　粪类圆线虫的致病性与其感染程度及人体的健康状况，特别是免疫功能状态有密切关系。在流行区，人感染粪类圆线虫后可表现出三种临床类型：第一类由于有效的免疫应答，轻度感染可被清除，可无临床症状；第二类为慢性自身感染，间歇出现胃肠症状，可长达数十年；第三类是播散性高度感染（disseminated hyperinfection），长期使用免疫抑制剂或艾滋病等免疫功能缺陷患者感染后，幼虫可侵入脑、肝、肺、肾及泌尿系统，导致弥漫性组织损伤，引起腹泻、肺炎、出血、脑膜炎及败血症等并发症，常因器官严重衰竭而死亡。故粪类圆线虫被认为是一种机会致病寄生虫。

粪类圆线虫在人体内的致病过程如下：

1. 皮肤损伤 丝状蚴侵入皮肤后，可引起小出血点、丘疹、水肿，并伴有刺痛和痒感，甚至可出现移行性线状荨麻疹，常持续数周。如有自身体外感染，病变可反复出现在肛周、腹股沟、臀部等处皮肤，因幼虫在皮肤内移行较快，故引起的荨麻疹蔓延速度也很快，可达每小时10～12cm。荨麻疹出现的部位及快速蔓延的特点是粪类圆线虫幼虫在皮肤内移行的重要诊断依据。

2. 肺部症状 丝状蚴在肺部移行时，穿破毛细血管引起肺泡出血，细支气管炎性细胞浸润，轻度感染者可表现为过敏性肺炎或哮喘，重度感染者可出现咳嗽、多痰、持续性哮喘、呼吸困难、嗜酸性粒细胞增多等症状，肺部 X 线检查可见局限性或弥漫性炎症阴影。若成虫在肺部繁殖，则病情更重，病程更长。

3. 消化道症状 成虫寄生在小肠黏膜内产卵可引起机械性刺激和毒性作用，轻度感染者表现为以黏膜充血为主的卡他性肠炎，伴有小出血点及溃疡。中度感染者表现为水肿性肠炎或溃疡性肠炎，肠壁纤维化、增厚，增厚的肠壁内可发现虫体。重度感染者可引起肠壁糜烂、消化道出血、肠穿孔等，也可累及胃和结肠。患者主要表现为持续性腹泻、黏液血便、烧灼样腹痛等症状，急性病例可出现恶臭、白色泡沫状便。严重者可出现恶心、呕吐、腹胀并伴有发热、电解质紊乱，甚至全身器官衰竭而死亡。国内有报道重症粪类圆线虫感染并发消化道大出血和死于以慢性肠梗阻为主要表现的粪类圆线虫病例。

4. 弥漫性粪类圆线虫病 丝状蚴在自身重度感染者体内可移行扩散到心、脑、肺、胰腺、卵巢、肾、淋巴结、甲状腺等处引起广泛性损伤，形成肉芽肿，导致弥漫性粪类圆线虫病发生。这种病例常出现在长期使用免疫抑制剂、细胞毒药物及患有消耗性疾病（如恶性肿瘤、白血病、结核病等）或免疫缺陷性疾病的患者中。机体免疫力低下和应用免疫抑制剂是粪类圆线虫重症感染的主要因素。由于大量幼虫在体内移行，可将肠道细菌带入血流，引起败血症，还可造成多器官的严重损害。虫体的代谢产物也可引起严重的超敏反应，如过敏性肺炎、过敏性关节炎等，导致全身衰竭危及生命。迄今为止，由重度粪类圆线虫自身感染致死的报道已有百余例。

【诊断】 粪类圆线虫病由于缺乏特征性的临床表现，常导致临床误诊。一般而言，免疫功能减退的患者如果同时出现消化道和呼吸系统症状，且用抗生素、抗病毒药物治疗无效，应考虑患有本病的可能，应做进一步检查，以明确诊断。

1. 病原学诊断 主要依靠从粪便中查获杆状蚴或丝状蚴作为确诊依据。在腹泻患者的粪便中也可检出虫卵。直接涂片法检出率低，沉淀法的检出率可达75%，贝氏分离法检出率可高达98%。观察虫体时滴加卢戈碘液，可使幼虫呈现棕黄色，且虫体的结构特征清晰，便于鉴别。由于患者有间歇性排虫现象，故病原检查应多次反复进行。重症患者的痰液、胃液、十二指肠液、尿液或脑积液、支气管灌洗液中都可检出幼虫。从胃肠黏膜组织病理切片中查见虫体也可作为确诊依据。

收集粪便时勿与土壤接触，以避免自生生活的线虫污染标本。在24小时内的新鲜粪便中同时查到杆状蚴或丝状蚴，提示该患者存在自身感染。

2. 免疫学诊断 采用鼠粪类圆线虫脱脂抗原作 ELISA 检测患者血清中的特异性抗体，阳性率可达94%以上，对轻、中度感染者具有较好的辅助诊断价值。

【流行】 粪类圆线虫主要分布于热带和亚热带地区，在温带和寒带地区呈散发感染。除少数流行区外，感染率一般较低，全球有1亿～2亿人感染。在我国作统计的26个省、自治区、直辖市内查到粪类圆线虫感染者，平均感染率为0.122%，主要流行于南部地区，以广西、海南感染率最高，个别山区20岁以上人群的感染率高达88.2%。

【防治】 人感染主要因与土壤中的丝状蚴接触所致。本虫的流行因素和防治原则与钩虫相似。加强粪便与水源管理，做好个人防护，更要避免自身感染。免疫功能低下者或使用激素类药物及免疫抑制剂前，应作粪类圆线虫常规检查，以便早期发现并及时给予杀虫治疗。此外，因该虫还寄生于犬、猫，对此类动物也应进行检查和治疗。

阿苯哒唑或伊维菌素治疗粪类圆线虫病均有较好的效果。阿苯哒唑400mg，每天2次，连用5天，治愈率可达90%以上。伊维菌素0.2mg/kg顿服，治愈率可达83%，无严重不良反应。噻苯达唑的治愈率可达 95%以上，但不良反应较多，肝、肾功能不全者慎用。噻嘧啶和左旋咪唑也有一定疗效。

（徐 佳）

第七节 旋毛形线虫

【学习目的】

1. 掌握旋毛形线虫生活史特点及感染途径；旋毛形线虫幼虫的形态特点及致病过程。
2. 了解旋毛形线虫病的病原学检查方法和预防措施。

【概述】 旋毛形线虫（*Trichinella spiralis*，Owen，1835；Railliet，1895）简称旋毛虫，其成虫和幼虫分别寄生于同一宿主的小肠和肌细胞内。人和多种哺乳动物可作为该虫的宿主，该虫寄生于人体引起旋毛虫病(trichinellosis),是一种重要的人畜共患寄生虫病。我国首次发现旋毛虫是 1881 年于厦门的猪体内，1964 年首次在西藏林芝地区发现人体感染旋毛虫病例，旋毛虫病为重要的食源性寄生虫病之一，严重感染时可致人畜死亡。

【形态】

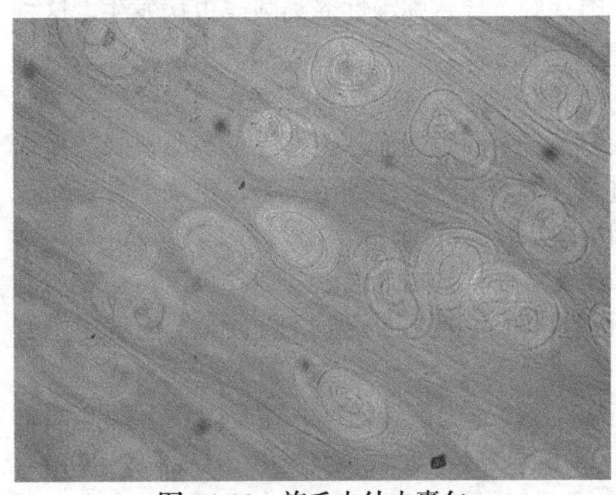

图 14-19 旋毛虫幼虫囊包

1. 成虫 呈细小线状，头端较细，尾端较粗。雄虫大小（1.40～1.60）mm×（0.04～0.05）mm，雌虫（3.00～4.00）mm×0.06mm。咽管占体长的 1/3～1/2，两性成虫的生殖器官均为单管型。雌虫子宫较长，其中段含虫卵，后段和近阴道处则充满幼虫，幼虫自阴门产出。

2. 幼虫 新生幼虫自阴门产出，大小为 124μm×6μm。幼虫在横纹肌内发育成熟，长约 1mm，具有感染性，在宿主骨骼肌内成熟的幼虫卷曲于梭形囊包中，囊包大小为（0.25～0.50）mm×（0.21～0.42）mm，1 个囊包内通常含 1～2 条幼虫，多时可达 6～7 条；囊包壁由内、外两层构成，内层厚而外层较薄，由成肌细胞退变及结缔组织增生形成（图 14-19）。

【生活史】 旋毛虫成虫寄生于宿主小肠，主要在十二指肠和空肠上段，幼虫寄生在横纹肌内形成囊包，成虫和幼虫可寄生于同一宿主体内，不需要在外界环境中发育，但完成生活史必须更换宿主。

宿主因食入含有活幼虫囊包的肉类及肉制品而感染，在消化酶的作用下，幼虫在胃中自囊包内逸出，并钻入十二指肠及空肠上段的肠黏膜中，经过一段时间发育再返回肠腔，在感染后 48 小时内，幼虫经 4 次蜕皮发育为成虫。少数虫体可侵入腹腔或肠系膜淋巴结寄生。虫体生殖系统在感染后 5 天内发育成熟，雌、雄虫交配，雄虫多数死亡，雌虫钻入肠黏膜内继续发育，于感染后 5～7 天开始产出幼虫，产幼虫期可持续 4～16 周或更长。每条雌虫一生可产幼虫 1500～2000 条，雌虫寿命一般为 1～2 个月，长者 3～4 个月（图 14-20）。

产出的幼虫大多侵入局部肠黏膜淋巴管或小静脉，随淋巴和血液循环到达全身组织，但只有到达横纹肌内的幼虫才能继续发育。适宜幼虫发育的部位多为活动频繁、血液供应丰富的膈肌、舌肌、咽喉肌、胸肌及腓肠肌等处。在感染后 1 个月左右，幼虫刺激肌细胞，其周围出现炎性细胞浸润，纤维组织增生，形成梭形囊包。囊包幼虫若无机会进入新的宿主，多在半年后钙化，少数钙化囊包内的幼虫可存活数年，最长可达 30 年。

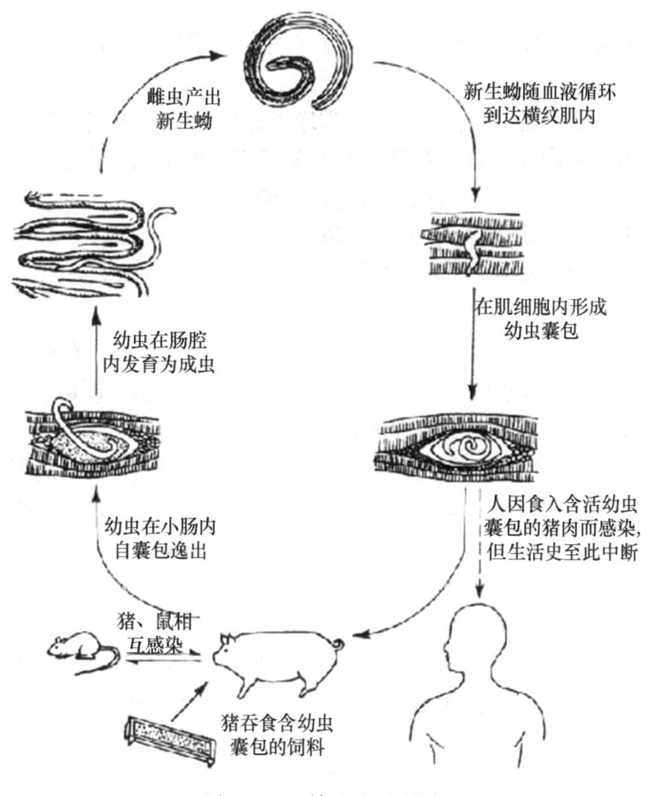

图 14-20　旋毛虫生活史

【致病】　旋毛虫的主要致病阶段是幼虫。其致病程度与食入幼虫囊包的数量、活力和侵入部位以及人体对旋毛虫的免疫力等诸多因素有关。轻度感染者无明显症状，重度感染者临床表现复杂多样，如未及时诊治，可在发病后 3～7 周内死亡。该病死亡率较高，国外为 6%～30%，国内约为 3%，暴发流行时可高达 10%。旋毛虫致病过程可分为三个时期。

1. 侵入期（肠道期，enteral phase）　指幼虫自囊包内逸出至发育为成虫的阶段，时间约为 1 周。由于成虫以肠绒毛为食和幼虫对肠壁组织的侵犯，引起肠道广泛性炎症，受累部位组织充血、水肿、出血，甚至出现浅表溃疡。患者出现恶心、呕吐、腹痛、腹泻等消化道症状，并伴有乏力、低热等全身症状。

2. 幼虫移行期（肠外期，parenteral phase）　指新生幼虫随淋巴、血液循环移行至全身各器官及侵入横纹肌内发育的阶段，时间为 2～3 周。主要病变部位在肌肉，故可称为肌型期。幼虫的机械损伤及其分泌物的毒性作用，引起所经之处的炎症反应，如全身性血管炎，患者可出现持续性发热、眼睑和面部水肿、外周血中嗜酸性粒细胞增多等症状。体温多在 38～40℃。幼虫进入横纹肌后，引起肌纤维变性、肿胀、坏死、肌间质水肿及炎性细胞浸润。患者典型临床表现为全身肌肉酸痛，出现肌肉肿胀，有硬结感，压痛与触痛明显，尤以腓肠肌、肱二头肌、肱三头肌显著，重症患者常呈强迫屈曲状，几乎呈瘫痪状态。咽喉部肌肉受累时，患者可出现咀嚼、吞咽困难和语言障碍。

幼虫移行至肺，可导致肺部局限性或广泛性出血、肺炎、支气管炎及胸膜炎等。移行至心脏，可导致心肌炎，心肌炎并发心力衰竭是本病患者死亡的主要原因之一。若累及中枢神经系统，可致非化脓性脑膜脑炎和颅内高压。感染严重患者可因心肌炎、肺炎或脑炎等而死亡。此病程一般可持续 2 周至 2 个月以上。

3. 囊包形成期（恢复期，convalescent phase）　是指移行到横纹肌的幼虫渐形成包囊的时期，也是受损肌肉细胞的修复过程，时间为 4～16 周。此时组织的急性炎症渐消退，全身症状日渐减轻，但肌痛可持续数月。

旋毛虫成虫、幼虫的分泌物、排泄物具有强抗原性，可诱导机体产生保护性免疫，对再感染有显著的抵抗力。

【诊断】 旋毛虫病的临床症状十分复杂，临床上难以及时、正确诊断。因此，在诊断过程中应注重流行病学调查和病史询问。对以发热、眼睑或面部水肿和肌痛为主要表现、曾有生食或半生食动物肉类史，尤其是多人同时发病的患者应考虑本病。

1. 病原学检查 从患者疼痛肌肉（多为腓肠肌、肱二头肌）取样，经组织压片或切片镜检囊包，由于取样局限，阳性检出率仅达 50%左右，故阴性结果不能排除本病。对患者所食剩余肉类作镜检或动物接种，也有助于确诊。

2. 免疫学检查 旋毛虫具有较强的免疫原性，因此，免疫学诊断有较大意义。检查的方法有皮内试验、环蚴沉淀试验、酶联免疫吸附试验、间接荧光抗体试验等。目前，酶联免疫吸附试验较常用，对旋毛虫病诊断的阳性检出率可达 90%以上。

3. 其他检查 外周血嗜酸性粒细胞在感染后第 2 周开始增多，3～4 周时可达到高峰，占白细胞总数的 10%～40%甚至高达 90%。此外，患者血清中肌细胞特异的酶，如肌酸磷酸激酶、乳酸脱氢酶等活性明显增高。

【流行】

1. 分布 旋毛虫病流行于世界各地，曾在欧洲、北美洲发病率高，通过严格的肉类检疫后，发病率已明显下降。目前，流行严重的地区有俄罗斯及东欧国家、墨西哥、智利、阿根廷、泰国等，现已将其列入再度肆虐的疾病。我国云南、西藏、广西、四川、河南、湖北及东北等地该病也屡有发生。

2. 流行因素 旋毛虫病是重要的人兽共患寄生虫病，主要流行于动物之间。在自然界，目前已知有 150 多种动物有自然感染，这些动物因互相残杀吞食或摄食尸肉而相互传播。在我国，感染率较高的动物有猪、野猪、犬、鼠等 10 余种。猪的感染主要因吞食了含囊包的肉屑、鼠类或污染的饲料。

人群旋毛虫病的流行与食入肉制品的方式有密切的关系。囊包抵抗力强，能耐低温，猪肉中囊包幼虫在–15℃需 20 天才死亡，而在 70℃时很快死亡，在腐肉中能存活 2～3 个月。凉拌、腌制、熏烤等烹饪方法常不能杀死幼虫，人多因生食或半生食含囊包的猪肉及肉制品感染。近年来随着人们饮食习惯的改变，已发生多起因食用羊肉、马肉、犬肉及野猪肉等引起的感染，使旋毛虫病的发病率有增高趋势，此外，切生肉的刀或砧板如污染了旋毛虫囊包，也可能成为传播因素。

【防治】 加强宣传教育，不吃生的或未熟透的肉类，做到生、熟食刀具、砧板分开，以防止感染；加强肉类检查及牲畜检疫，未检疫的肉类不准上市，焚毁有旋毛虫感染的肉类；改善养猪方法，实行圈养；捕杀鼠类，减少传染源；治疗以阿苯达唑为首选，其疗效好，不良反应小。

知识拓展 **郑州市一起旋毛虫病大暴发**

1995 年 12 月 15 日，郑州“哈尔滨饺子城”使用含有旋毛虫猪肉加工饺子，致使 212 人感染旋毛虫发病，主要因食未煮熟的猪肉馅饺子所致。感染人群以工人、干部及商业人员为主，年龄集中在 20～49 岁的青壮年，男性多于女性。在 212 例旋毛虫病患者中多数无胃肠道症状和皮疹，眼睑水肿仅见于发病早期，而主要表现为长期发热、全身乏力及嗜酸性粒细胞增多。6 例旋毛虫重复感染的患者症状较轻。分别有 7 和 10 例患者并发肾脏损害和心肌炎。212 例患者均应用阿苯哒唑治愈。预防本病的关键措施是加强肉检和改变不良的饮食习惯。

案例 14-4 **旋 毛 虫 病**

武汉某学院学生从市场购瘦猪肉 2.6kg，切成 0.5cm 厚肉块，炭火烤吃，49 人食用，先后有 19 人发病。49 人中，吃肉串 10 块以上者 10 人，均发病，吃 6～10 块者 11 人，9 人发病，吃肉串少于 6 块的 28 人未发病。

临床表现：轻型 8 例，体温 37～38.5℃，热程 1 周，腓肠肌疼痛较轻；中型 4 例，体温 38.5～39℃，热程超过 1 周，腓肠肌疼痛明显；重型 7 例，体温高于 39℃，热程超过 1 周，全身肌肉疼痛，心悸、胸闷、脉缓，5 例有烦躁、头痛、表情淡漠、嗜睡等表现。

血常规：WBC （8.7～16）$\times 10^9$/L，嗜酸性粒细胞超过 6%，最高者达 4924/mm^3。测定 19 例患者 24 小时尿肌酸的含量，15 例均有升高。4 例腓肠肌活检，1 例中找到旋毛虫囊包。ELISA 检查患者血清，19 例血清旋毛虫抗体均为阳性。

问题

1. 临床诊断为旋毛虫病的诊断依据是什么？
2. 旋毛虫病治疗的首选药物是什么？
3. 从此案例中得到哪些启示？

解题思路

1. 旋毛虫病诊断主要根据病史、临床表现、活检结果及免疫学检测结果做出。本案例确诊主要是 1 例患者肌肉活检找到旋毛虫囊包。

2. 旋毛虫病治疗以阿苯达唑为首选，其疗效好，不良反应小。

3. 临床上任何时候都不要忽视寄生虫感染可能，血常规中嗜酸性粒细胞增高可做进一步检查以排除寄生虫感染。

（张　军）

第八节　广州管圆线虫

【学习目的】

1. 掌握广州管圆线虫生活史特点。
2. 熟悉广州管圆线虫的形态特点及致病过程。
3. 了解广州管圆线虫病的确诊方法和预防措施。

【概述】　广州管圆线虫（*Angiostrongyluscantonensis*，Chen，1935；Dougherty，1946）成虫寄生于鼠类肺部血管，幼虫偶可寄生于人体引起嗜酸性粒细胞增多性脑膜脑炎或脑膜炎。本虫最早由中国学者陈心陶（1933 年，1935 年）在广东家鼠及褐家鼠体内发现，到 1946 年由 Dougherty 订正为本名。

我国有多个地区报道广州管圆线虫病病例，1997 年在浙江温州，47 人因为食用福寿螺集体出现头痛伴躯体多处游走性疼痛症状。2002 年在福建长乐市，8 名中小学生因为烘烤食用福寿螺出现发热、肢体疼痛、头痛、头晕、嗜睡、恶心和呕吐等症状。2006 年北京，160 人因食用福寿螺暴发急性剧烈头痛、躯体疼痛症状。这些病例都被诊断为广州管圆线虫病，目前在新出现的对全球具有威胁的传染病中，广州管圆线虫病就是其中的一种，2003 年国家卫生部将该病列为我国新发传染病。

【形态】　成虫细长线状，体表具微细环状横纹。头端钝圆，头顶中央有一小圆口，口周有环状的唇。雌雄异体，雄虫（11～26）mm×（0.21～0.53）mm，尾端有交合伞，双侧对称，呈肾形。雌虫（17～45）mm×（0.30～0.66）mm，子宫双管形，白色、与充满血液的肠管缠绕成红、白相见的螺旋纹，尾端有肛门。

【生活史】　成虫寄生于终宿主鼠类的肺动脉内，虫卵产出后进入肺毛细血管，孵出第一期幼虫，幼虫经肺泡、气管到咽部，转入消化道，随粪便排出鼠体外。第一期幼虫遇中间宿主，如福寿螺、玛瑙螺等螺类或蛞蝓，被动吞入或主动侵入宿主，蜕皮 2 次成为第二及第三期幼虫，第三期幼虫具有感染性，转续宿主有黑眶蟾蜍、虎皮蛙、金线蛙、鱼、虾和蟹等，因捕食中间宿主而感染。

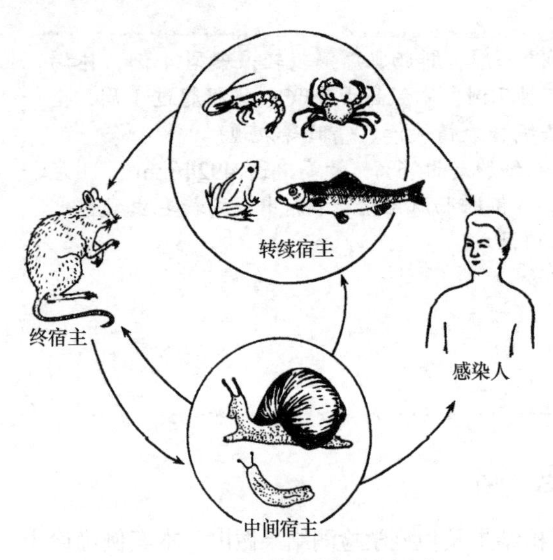

图 14-21 广州管圆线虫生活史

终宿主鼠类因吞食含有第三期幼虫的中间宿主、转续宿主或受幼虫污染的食物而感染。第三期幼虫穿过宿主肠壁进入血流，到达全身各器官，多数幼虫到达脑部，在脑组织内经过 2 次蜕皮成为第四和第五期幼虫，幼虫再经静脉系统回到肺动脉内而发育为成虫（图 14-21）。从第三期幼虫感染终宿主至其粪便中出现第一期幼虫需 6～7 周。1 条雌虫平均每天可产卵约 15 000 个。

人因生食或半生食含有第三期幼虫的中间宿主和转续宿主而感染，生吃被幼虫污染的蔬菜、瓜果或喝生水也可感染。由于人是本虫的非正常宿主，故在人体内幼虫通常滞留在中枢神经系统，仅有个别报道在患者肺内发现成虫，其过程大致与鼠体内相同。

【致病】 广州管圆线虫幼虫在人体移行，侵犯中枢神经系统，引起嗜酸性粒细胞增多性脑膜脑炎或脑膜炎。此病以脑脊液中嗜酸性粒细胞显著升高为特征。主要病理改变为充血、出血、脑组织损伤及由巨噬细胞、嗜酸性粒细胞、淋巴细胞和浆细胞所组成的肉芽肿性炎症反应。

最明显的症状为急性剧烈头痛或脑膜脑炎表现，其次为颈项强直，可伴有颈部运动疼痛、恶心、呕吐、低度或中度发热。严重病例中有出现发热伴有神经系统异常、视觉损害、眼部异常、缓慢进行性感觉中枢损害、全身酸痛，还有颅神经受损、眼外直肌瘫痪和面瘫等症状。部分患者可出现皮肤感觉异常，如麻木、疼痛、烧灼感、针刺感及痛觉过敏。少数重症患者可有持续性颅高压，甚至嗜睡、昏迷。

此外，还有鼻部、眼部或肺部广州管圆线虫病的报道。侵犯肺部出现咳嗽等症状，肺 X 线检查可见阴影。本虫偶见于眼内，可造成视力障碍，甚至失明。国内有报道 2 岁以下婴幼儿感染，症状比成人更严重，易造成误诊、误治。

【诊断】 2010 年国家卫生部颁布的《广州管圆线虫病诊断标准》，为本病提供了诊断依据。近期有生食、半生食或接触广州管圆线虫的中间宿主或转续宿主史，起病较急，以剧烈头痛为突出表现，可伴有发热、恶心、呕吐等，临床检查时有颈部抵抗的患者可考虑此病。

1. 病原学检查 从脑脊液中或眼等部位查见幼虫可确诊。

2. 血常规检查 嗜酸性粒细胞的百分比和（或）绝对值增高。

3. 脑脊液检查 脑脊液压力增高，嗜酸性粒细胞增多，分类计数超过 10%。

4. 免疫学检查 血液及脑脊液中广州管圆线虫抗体或循环抗原阳性。目前酶联免疫吸附试验或间接荧光抗体试验是临床常用于本病诊断的免疫学方法。

【流行】 广州管圆线虫病分布于热带和亚热带地区，主要流行于东南亚地区、太平洋岛屿、日本和美国，我国多数呈散在分布，目前全世界病例报道已超过 3000 例。

广州管圆线虫可寄生几十种哺乳动物，其中主要是鼠类。终宿主以褐家鼠和家鼠较普遍，鼠类是最主要的传染源，本病患者作为传染源的意义不大，人是广州管圆线虫的非正常宿主，该虫很少能在人体肺部发育为成虫，位于中枢神经系统的幼虫不能离开人体继续发育。

本虫的中间宿主和转续宿主可达 50 余种。我国广东、海南、云南、浙江、台湾和香港等地发现的中间宿主主要有褐云玛瑙螺、福寿螺。近年来，由于广州管圆线虫中间宿主褐云玛瑙螺和福寿螺的大量养殖及食用，使得广州管圆线虫的分布范围不断扩大，患者也有增多趋势，并逐渐由南向北扩散。多次导致局部暴发流行，已引起人们的广泛关注。

该病流行的地区都有生吃或半生吃水产食物的习惯，如太平洋的一些岛屿、泰国及我国沿海一带居民都有生吃或半生吃螺、虾、鱼、蟹的习惯，这些不良的饮食习惯是本病暴发的主要原因。

【防治】 预防本病应做到：不食生或半生螺类、蛙、鱼、虾等食物；不吃生菜、不喝生水，水产的瓜果、蔬菜一定要清洁后食用或熟食。因幼虫可经皮肤侵入机体，故接触螺类后应充分洗手，还应防止在加工螺类的过程中受感染。灭鼠以控制传染源对预防本病有十分重要的意义。

阿苯哒唑对本病有良好疗效，若能得到及时的诊断与治疗，则预后佳。

案例 14-5　　广州管圆线虫感染

温州某医院接收 8 例患者，6 男、2 女，30～45 岁，在同一饭店食用福寿螺 2 小时后，胃、手指关节刺痛、咽痛，全身蚁爬感，1 周后出现头痛，呈搏动性，恶心、呕吐，8 例患者因头痛难忍而住院。

问题

1. 初步考虑为哪种寄生虫感染？
2. 需要进一步做哪些检查？

解题思路

1. 本例患者初步考虑为广州管圆线虫感染。福寿螺是广州管圆线虫的中间宿主，患者可能是因食用的福寿螺中含有广州管圆线虫的幼虫而感染，广州管圆线虫病最明显的症状为急性剧烈头痛表现，其次为颈项强直，可伴有恶心、呕吐等。

此 8 例患者均因头痛住院。

2. 需要进一步做检查。

主要需要做脑脊液检查，脑脊液中查出广州管圆线虫的幼虫可确诊。

其次可做血常规和免疫学检查，血液中嗜酸性粒细胞增高，血液及脑脊液中广州管圆线虫抗体或循环抗原阳性可辅助诊断。

【阅读参考】

吴观凌. 2013. 人体寄生虫学. 4 版. 北京：人民卫生出版社.
殷国荣，王中全. 2018. 医学寄生虫学. 5 版. 北京：科学出版社.
俞守义，邹飞，陈晓光，等. 2012. 现代热带医学. 北京：军事医学科学出版社.

（张　军）

第九节　丝　虫

【学习目的】

1. 熟悉四种丝虫微丝蚴的形态特点；丝虫的生活史、丝虫的致病特点，丝虫病的病原学诊断方法。
2. 了解丝虫病的流行及防治措施。

【概述】 丝虫（filaria）是一类由吸血节肢动物传播的一类组织内寄生性线虫，因虫体细长如丝线而得名，寄生于人及其他脊椎动物，包括哺乳类、爬行类、两栖类和禽类等。寄生于人体的丝虫有 8 种，分别为：班氏吴策线虫 [*Wuchereria bancrofti*（Cobbold，1877），Seurat，1921]（班氏丝虫）、马来布鲁线虫 [*Brugia malayi*，（Brug，1927）Buckley，1958]（马来丝虫）、帝汶布鲁线虫 [*Brugia timori*，（Davie et edeson，1964）Partono et al，1977]（帝汶丝虫）、旋盘尾线虫 [*Onchocerca volvulus*，（Leukart，1893）Railliet and Henry，1910]（盘尾丝虫）、罗阿罗阿丝虫 [*Loa loa*，（Cobbold，1864）Castellani and Chalniers，1913]（罗阿丝虫）、链尾唇棘线虫 [*Dipetalonema streptocercum*，（Macfie and Corson，1922）Peeland chardone，1946]（链尾丝虫）、常现唇棘线虫 [*Dipetalonema* *perstans*,（Manson，1891）Orihel and Eberhard，1982]（常现丝虫）及奥氏曼森线虫 [*Mansonella ozzardi*,（Manson，1892）Fanst，1929]（奥氏丝虫），其中班氏丝虫流行最广，感染人数最多，危害最大。各种丝虫的传播媒介、寄生部位、主要致病性、地理分布及微丝蚴形态特点见表 14-4。

表 14-4　人体寄生丝虫的寄生部位、传播媒介、主要致病性、地理分布及微丝蚴形态特点

虫种	寄生部位	传播媒介	主要致病性	地理分布	微丝蚴形态特点
班氏丝虫	淋巴系统	蚊	淋巴结炎、淋巴管炎、象皮肿、鞘膜积液、乳糜尿	世界性，北纬 40° 到南纬 28° 之间	有鞘膜，头间隙长宽相等，体核分布均匀，无尾核
马来丝虫	淋巴系统	蚊	淋巴结炎、淋巴管炎、象皮肿	亚洲东部及东南部	有鞘膜，头间隙长：宽为 2：1，体核不均匀，有尾核
帝汶丝虫	淋巴系统	蚊	淋巴结炎、淋巴管炎、象皮肿	帝汶岛和小巽他群岛	有鞘膜，头间隙长：宽为 3：1，无尾核
盘尾丝虫	皮下组织	蚋	皮下结节、失明	非洲、中美、南美	无鞘膜，头间隙长宽相等，尾部无核处长 10～15μm
罗阿丝虫	皮下组织	斑虻	皮下肿块为主，也可至脏器损伤	中非、西非	有鞘膜，头间隙长宽相等，核分布至尾尖部
链尾丝虫	皮下组织	库蠓	常无明显致病性	中非、西非	无鞘膜，头间隙长，体核较少，尾部弯曲，有尾核
常现丝虫	腹腔、胸腔	库蠓	无明显致病性	非洲、中美、南美	无鞘膜，头间隙长宽相等，体核分布至尾端，尾钝圆
奥氏丝虫	腹腔	库蠓	无明显致病性	中美、南美	无鞘膜，头间隙长，体核较少，尾部钝圆，有尾核

班氏丝虫、马来丝虫所引起的淋巴丝虫病（lymphatic filariasis）导致全球约 4 000 万人长期或永久性致残，被 WHO 列为“第二大致残病因”。盘尾丝虫引起“河盲症”（river blindness），是流行区人群最主要的致盲原因。我国只有班氏丝虫和马来丝虫的流行，但近年来在归国人员中发现输入性盘尾丝虫病和罗阿丝虫病的病例报道。

一、班氏吴策线虫与马来布鲁线虫

班氏丝虫和马来丝虫的成虫寄生于淋巴系统，引起淋巴丝虫病，蚊是其传播媒介。其中班氏丝虫呈世界性分布，马来丝虫仅流行于亚洲。

【形态】

1. 成虫　两种丝虫成虫的外部形态和内部结构基本相似，但班氏丝虫稍大于马来丝虫。虫体乳白色，细长如丝线，体表光滑，雌虫大于雄虫。虫体头端略膨大，圆形的口位于顶端中央，外围有两圈乳突。雌虫尾端钝圆，略向腹面弯曲，其生殖器官为双管型；两卵巢从虫体后部盘曲向前并逐渐变粗，各通入一个细短的输卵管；输卵管向前通入膨大的受精囊和子宫；子宫粗大，近卵巢端含大量球形卵细胞，向前逐渐发育为卵壳薄而透明内含卷曲幼虫的虫卵，在向阴门移动的过程中卵壳伸展为鞘膜包被于幼虫体外，此幼虫称为微丝蚴（microfilaria）。雄虫尾端向腹面卷曲可达 2～3 圈，生殖器官为单管型，有一细管状睾丸，位于肠管上段，睾丸后连接输精管、储精囊、射精管，最后在虫体尾端与直肠汇合成泄殖腔，泄殖腔开口于虫体尾端的腹面，并伸出长、短交合刺各一根。

2. 微丝蚴　虫体细长，头端钝圆，尾端尖细，体外被鞘膜，无色透明。体内有许多呈圆形或椭圆形的细胞核称为体核，头端的无体核区称为头间隙，虫体前 1/5 无核区为神经环，其后为排泄孔，排泄孔后有一排泄细胞，尾端有肛孔。微丝蚴头间隙长宽比、体核分布、有无尾核因虫种而异，可用于鉴别虫种。班氏微丝蚴与马来微丝蚴主要形态区别见表 14-5、图 14-22。

3. 感染期幼虫　又名丝状蚴（filariform larva），虫体细长、运动活跃，有完整的消化道，尾端有三个乳突。班氏丝虫丝状蚴平均长 1.617mm，马来丝虫丝状蚴平均长 1.304mm。

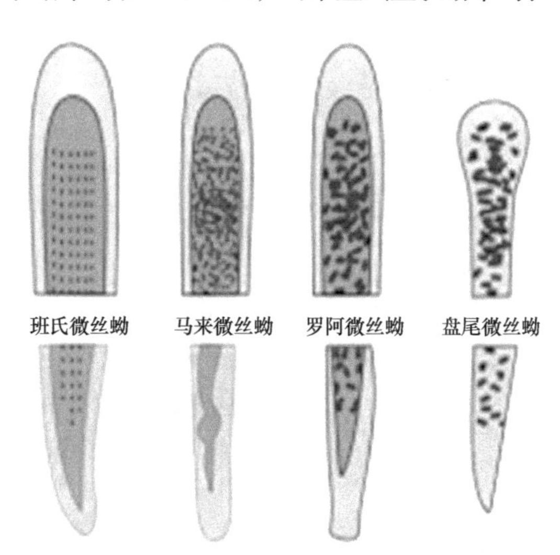

图 14-22　人体内寄生丝虫微丝蚴

表 14-5　班氏微丝蚴与马来微丝蚴形态鉴别要点

	班氏微丝蚴	马来微丝蚴
虫体大小（μm）	（244～296）×（5.3～7.0）	（177～230）×（5～6）
体态	柔和，弯曲较大	硬直，大弯中有小弯
头间隙（长：宽）	较短（1：1 或 1：2）	较长（2：1）
体核	呈圆形，大小均匀，排列疏松，相互分离，清晰可数	呈椭圆形，大小不均匀，排列紧密，相互重叠，不易分清
尾部	后 1/3 较尖细	较膨大
尾核	无	有 2 个尾核，前后排列

【生活史】　班氏丝虫和马来丝虫的生活史均须经中间宿主蚊体内的幼虫发育和终宿主人体内的成虫发育（图 14-23）。

1. 蚊体内的发育　当蚊虫叮吸血中含有微丝蚴的患者或带虫者血液时，微丝蚴随血液进入蚊胃内，经 1～7 小时脱鞘膜、穿胃壁，经血腔入胸肌。胸肌内幼虫活动逐渐减弱、缩短变粗，发育为粗短的形似腊肠的腊肠期蚴虫（第一期幼虫）。此后虫体进行第 1 次蜕皮，内部组织逐渐分化，消化道初步具备，体腔出现，为感染前期幼虫（第二期幼虫）。经第 2 次蜕皮，虫体迅速变长、变细，消化道形成，发育为感染期幼虫（第三期幼虫）。感染期幼虫离开胸肌，经血腔移行至下唇，当蚊再叮吸人血液时，丝状蚴自下唇逸出经叮吸部位或正常皮肤侵入人体。

进入蚊体内的微丝蚴多数死亡、崩解或随排泄物排出，只有少数发育为感染期幼虫。微丝蚴对蚊体也产生一定损害，甚至引起蚊死亡，且患者血液内微丝蚴密度高，感染蚊虫死亡率也增高。一般认为患者血中微丝蚴密度达到 15 条/20μl 以上时才能引起蚊虫感染，但高于 100 条/20μl 时，可致蚊死亡。幼虫在蚊体内只有发育而无增殖。微丝蚴在蚊体内发育为感染期幼虫所需时间与环境温度和湿度有关，适宜温度为 20～30℃，适宜湿度为 75%～90%。在此条件下，班氏微丝蚴需 10～14 天发育成熟，马来微丝蚴需 6～6.5 天。温度高于 35℃或低于 10℃则不利于微丝蚴在蚊体内发育。

2. 人体内的发育　当含有感染期幼虫的蚊叮吸人血时，感染期幼虫自蚊下唇逸出，经蚊吸血的皮肤伤口钻入人体。感染期幼虫进入人体后的具体移行途径，至今尚不清楚。一般认为幼虫迅速侵入叮吸部位附近淋巴管，后移行至大淋巴管、淋巴结内寄生，蜕皮2次后发育为成虫。成虫常互相缠绕，以淋巴液为食，雌、雄成虫交配后，雌虫可产出微丝蚴，微丝蚴可滞留于淋巴液内，但大多随淋巴液进入血液循环。

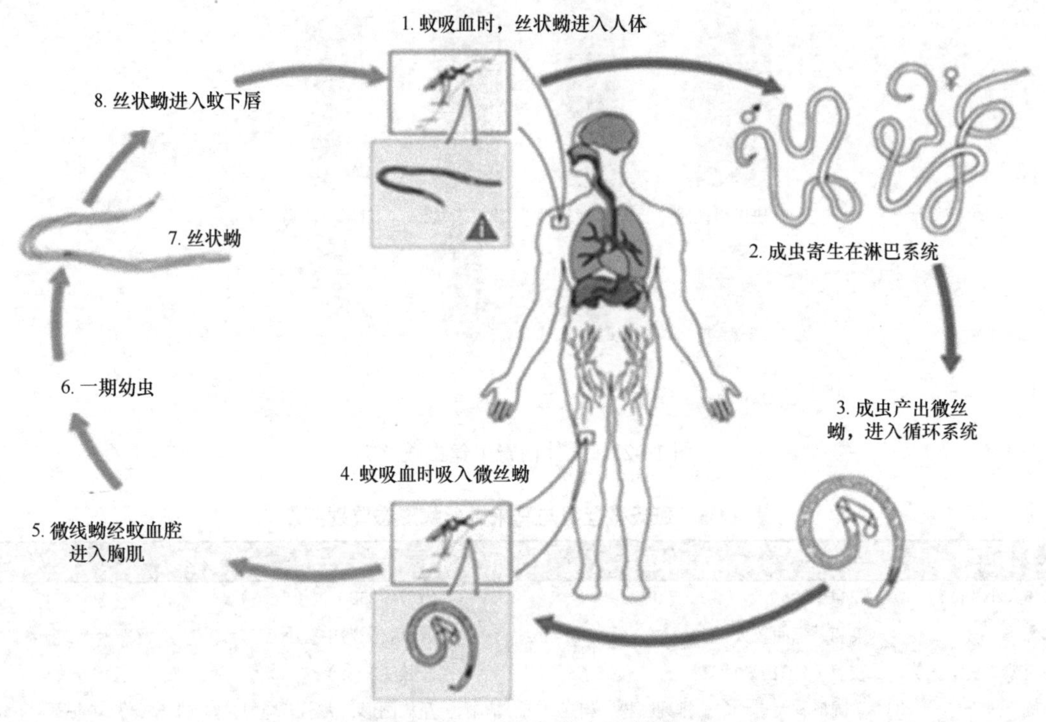

图 14-23　丝虫生活史示意图

班氏丝虫和马来丝虫微丝蚴在外周血中出现的时间具有周期性，其白天滞留在肺部毛细血管内，夜间在外周血中出现，这种微丝蚴在外周血中夜多昼少的现象称为微丝蚴的夜现周期性（nocturnal periodicity）。我国流行的班氏丝虫和马来丝虫都具有明显的夜现周期性，但这两种微丝蚴出现在外周血中的高峰时间却略有不同，班氏丝虫微丝蚴为晚上10时至次晨2时，马来丝虫微丝蚴为晚上8时至次晨4时。关于微丝蚴夜现周期性的机制，目前尚未完全阐明。有学者认为其与宿主中枢神经系统，尤其是迷走神经的兴奋和抑制有关，或与微血管舒缩有关，或与肺血氧含量有关，或与微丝蚴的自身生物学特性有关。也有学者认为这种周期性既有它自身节律，也受宿主周期性的节制。总之微丝蚴的周期性现象与多种因素有关，是丝虫与宿主长期相互影响、相互适应的结果。

两种丝虫成虫在人体的寄生部位也有差异。马来丝虫主要寄生于上肢、下肢的浅部淋巴系统，以下肢多见。班氏丝虫多寄生于上肢、下肢浅部和深部淋巴系统及泌尿生殖系统内，主要见于下肢、精索、阴囊、股股沟、腹腔、肾盂等部位。

目前尚未发现班氏丝虫的保虫宿主，故人是其唯一终宿主。马来丝虫除可寄生于人体外，还可寄生于多种脊椎动物体内。能自然感染马来丝虫的脊椎动物有长尾猴、群叶猴、黑叶猴、叶猴、家猫、野猫、狸猫、麝猫、穿山甲等。在印度尼西亚、马来西亚、菲律宾、泰国，由马来丝虫感染引起的森林动物丝虫病已成为人类重要的动物源性寄生虫病。

自丝状蚴进入人体至发育为成虫需3个月至1年的时间，成虫寿命一般为4～10年，最长可活40年。微丝蚴在人体寿命为2～3个月，长者可存活2年以上；体外4℃时可存活6周。

【致病】

在丝虫的感染过程中，成虫、感染期幼虫、微丝蚴均可引起人体的损害，以成虫为主，其次是丝状蚴。曾认为微丝蚴对人体无明显致病作用，但近年来研究发现微丝蚴可引起热带肺嗜酸性粒细胞增多症（tropical pulmonary eosinophilia）。感染丝虫后，丝虫病的发生与发展取决于感染虫种、感染程度、感染次数、寄生部位、机体免疫状态及有无继发感染等多种因素。淋巴丝虫病潜伏期多为 4～5 个月，也有 1 年甚至更长时间。病程较长，可达数年甚至数十年。按病程发展可分：

1. 微丝蚴血症（microfilaremia）　潜伏期后，血液中开始出现微丝蚴且密度逐渐升高，达到一定密度后趋于相对稳定，患者常无任何临床症状或仅有发热和淋巴系统炎症表现，而成为带虫者。如未治疗，微丝蚴血症可持续 10 年以上，甚至更长时间。

2. 急性期超敏反应和炎症反应　丝虫幼虫和成虫分泌物和代谢产物、死亡虫体及其崩解产物等均可刺激机体产生局部淋巴系统炎症和全身性超敏反应。早期病理变化为淋巴管扩张，内皮细胞肿胀、增生，引发管壁及周围组织出现以嗜酸性粒细胞为主的炎症细胞浸润，导致淋巴管壁增厚、瓣膜功能受损，管内形成淋巴栓，管腔阻塞等。浸润的细胞中含有大量嗜酸性粒细胞，而病变淋巴管或淋巴结内不一定有成虫或微丝蚴，提示急性期炎症与超敏反应有关。

患者常见的临床表现为淋巴结炎、淋巴管炎和丹毒样皮炎等。淋巴结炎可与淋巴管炎同时发生也可单独出现，好发于腹股沟或股部淋巴结，表现为淋巴结肿大、疼痛伴触痛。淋巴管炎发作时病变部位出现自上而下逆行性发展的一条红线，俗称“流火”或“红线”，上、下肢均可发生，以下肢多见。当皮肤浅表微细淋巴管受累时，局部皮肤出现弥漫性红肿，界线不清，有压痛和灼热感，形似丹毒，俗称“丹毒样皮炎”，多见于小腿内侧及内踝上方。

当班氏丝虫寄生于精索、附睾、睾丸附近淋巴管时，可致精索炎、附睾炎及睾丸炎，是班氏丝虫病的主要特征。患者常骤然发病，有畏寒、高热、单侧或双侧腹股沟或阴囊疼痛症状，并向附近器官和腹部放射。发病时精索粗厚、附睾和睾丸肿大表面有肿块。炎症消退后肿块变硬、逐渐缩小成坚韧的结节。

患者在出现局部症状的同时，常伴有畏寒、发热、头痛、关节酸痛等全身症状，称为“丝虫热”，有些患者可只有寒热而无局部症状，可能是深部淋巴管炎、淋巴结炎的表现。急性期炎症反应有周期性反复发作的特点，多在受凉、疲劳、气候炎热等机体抵抗力降低时出现。

3. 慢性期阻塞性病变　急性期病变不断发展，炎症反复发作，局部形成以变性虫体和嗜酸性粒细胞为中心，周围有纤维组织包绕，伴大量淋巴细胞、浆细胞、巨噬细胞浸润的增生性肉芽肿。增生性肉芽肿致淋巴管管腔狭窄、部分甚至完全阻塞，淋巴液回流受阻，阻塞部位远端淋巴管内压力增高，导致淋巴管曲张甚至破裂，淋巴液进入周围组织内。患者产生的临床表现因阻塞部位不同而异，常见症状：

（1）象皮肿（elephantiasis）：发病机制一般认为是由于淋巴管部分或完全阻塞，淋巴液回流不畅，长期淤积于皮下组织内，淋巴液内高蛋白成分刺激纤维组织大量增生，使局部皮肤和皮下组织增厚、变粗、变硬，形似大象皮肤，即称为象皮肿。发病初期为淋巴水肿，随急性炎症消退水肿消失。如炎症持续存在局部淋巴水肿不消退，逐渐发展为象皮肿。病变处皮肤变硬、变粗，局部血液循环障碍，皮肤毛囊、汗腺功能受损，抵抗力下降，易继发细菌感染，引发局部皮肤急性炎症或慢性溃疡，同时这些病变反过来又加重了象皮肿地发展。象皮肿是晚期丝虫病最常见的体征，好发于下肢和阴囊，上肢、阴唇、乳房也可出现。发生于生殖系统的象皮肿仅见于班氏丝虫病。象皮肿患者血中一般查不到微丝蚴（图 14-24）。

（2）睾丸鞘膜积液（hydrocele testis）：多由班氏丝虫引起。虫体在精索、睾丸附近淋巴管内寄生致淋巴管阻塞，淋巴液流入鞘膜腔内，引起睾丸鞘膜积液。鞘膜积液多为一侧，少数为双侧。轻者无明显临床症状，积液较多时，患者有下坠感。可在部分患者的鞘膜积液内查到微丝蚴。

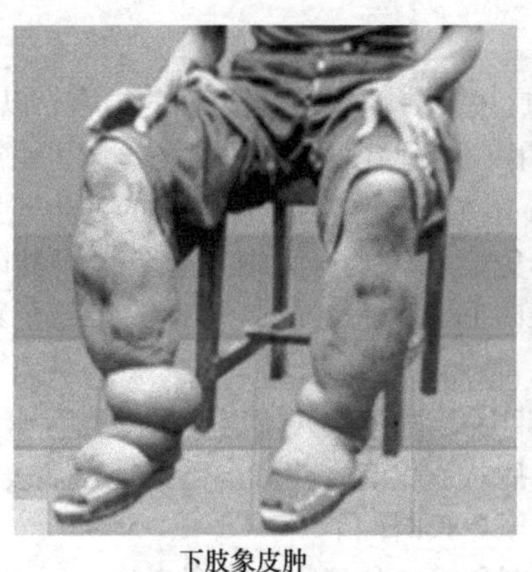
下肢象皮肿

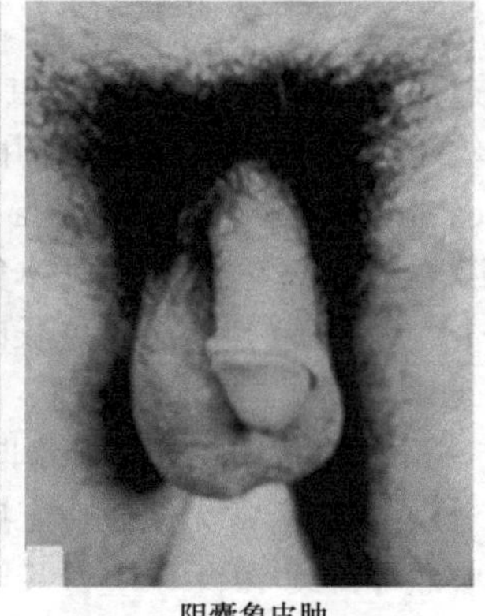
阴囊象皮肿

图 14-24 象皮肿患者

（3）乳糜尿（chyluria）：由班氏丝虫所致。因主动脉前淋巴结或肠干淋巴结受阻，致腹腔后淋巴管内压力增高，从小肠吸收的乳糜液经侧支逆流入肾脏淋巴管内，致使肾乳头黏膜薄弱部受损破裂，乳糜液经破口入肾盂，随尿排出。乳糜尿常呈间歇性反复发作，多在摄入较多脂肪或劳累后发作。发作时尿液呈乳白色，含大量蛋白及脂肪，外观呈"米汤样"，若合并出血，则出现乳糜血尿，尿呈粉红色。乳糜尿中可查见微丝蚴。

（4）隐性丝虫病：又称为热带肺嗜酸性粒细胞增多症，临床表现为夜间阵发性咳嗽、哮喘，血中嗜酸性粒细胞持续性增多及 IgE 水平升高，胸部 X 线显示中、下肺弥漫性粟粒样阴影。外周血中查不到微丝蚴，但肺或淋巴结活检可查见微丝蚴。隐性丝虫病主要由微丝蚴抗原引起的 I 型超敏反应，约 1%的丝虫病患者出现隐性丝虫病。

（5）其他病变：丝虫偶可引起女性乳房丝虫性结节、眼部丝虫病、皮下丝虫性肉芽肿、乳糜胸腔积液、丝虫性心包炎等。有些患者可在其痰液、骨髓、前列腺分泌物、阴道分泌物中查见微丝蚴。

【诊断】

1. 病原学诊断 从患者外周血、乳糜尿、体液中查见微丝蚴及淋巴结活检丝虫成虫是确诊的依据。

（1）血检微丝蚴：仍是诊断丝虫病主要的病原学诊断方法。因微丝蚴有夜现周期性，故以晚 10 时至次日凌晨 2 时采血为宜。常用的方法：

1）厚血膜法：一般取患者耳垂或指尖 3 大滴血液（约 60μl），涂成厚薄均匀的厚血膜，干后溶血、固定、染色、镜检。为提高检出率在感染度较低时，可取 6 大滴血液（约 120μl），双片法检测。标本多用姬氏或苏木素染色法染色。此法简便易行，检出率高，可鉴别虫种，是丝虫病诊断和普查中常用的方法。

2）新鲜血滴法：取 1 大滴末梢血液，加盖玻片后立即镜检，可观察活动的微丝蚴。此法简单，但用血量少，检出率不高，多用于教学和卫生宣教。

3）离心浓集法：取 1～2ml 静脉血，溶血后离心沉淀，取沉渣镜检微丝蚴。此法可提高检出率。

4）乙胺嗪白天诱出法：白天给患者口服乙胺嗪（枸橼酸乙胺嗪，2～6mg/kg），服药 15 分钟后外周血中微丝蚴密度逐渐升高，2 小时后密度开始下降，故在服药后 30～90 分钟取外周血检查微丝蚴最好。此法适用于夜间采血不方便者。

（2）体液和尿液检查微丝蚴：取患者鞘膜积液、淋巴液、乳糜尿、腹水、胸腔积液、心包积液及尿液等涂片染色或离心后沉淀涂片染色镜检并查找微丝蚴。

（3）活检淋巴结：对于淋巴结肿大的患者，可用注射器抽取淋巴结内容物或摘取肿大可疑的淋巴结做病理切片，查找成虫或微丝蚴。

2. 免疫学诊断　对于血液及体液不易查到微丝蚴的患者，可通过免疫学方法检测患者血清中丝虫抗原或抗体。包括：采用丝虫成虫或微丝蚴可溶性抗原，通过间接荧光抗体试验、酶联免疫吸附试验（ELISA）等方法检测患者血液中相应抗体；用丝虫单克隆抗体，通过双抗体夹心 ELISA 法或斑点 ELISA 法检测患者血液循环中的丝虫抗原。

3. 分子生物学诊断　近年来，DNA 探针和 PCR 技术因其良好的敏感性和较高的特异性也已用于丝虫病的诊断。

【流行】

1. 分布　班氏丝虫病呈世界性分布，但亚洲和非洲较为严重；马来丝虫病仅限于亚洲，主要分布在东南亚地区。据 2001 年 WHO 估计，全世界约有 10 亿人生活在淋巴丝虫病流行区，分布在 80 多个国家，约有 1.2 亿淋巴丝虫病患者，约 4000 万人长期或永久丧失劳动力，其中绝大多数为班氏丝虫病患者。

我国也曾是淋巴丝虫病流行最严重的国家之一。在 20 世纪 50 年代，我国约有 3.3 亿人生活在流行区，丝虫病患者约为 3099.4 万，分布在山东、安徽、河南、江苏、上海、浙江、福建、江西、湖南、湖北、四川、贵州、重庆、广东、广西、海南、台湾等地，其中山东、海南、台湾只有班氏丝虫病流行，其余省（直辖市、自治区）两种丝虫病都有流行。经过半个多世纪积极防治，我国丝虫病防治工作取得了显著成就，截至 2006 年 17 个省（直辖市、自治区）已经全面达到了基本消除淋巴丝虫病的标准，且 2007 年 5 月 9 日，经 WHO 审核认可并宣布：中国成为全球第一个消除淋巴丝虫病的国家。我国全面消除丝虫病是公共卫生领域取得的又一项重大成就，是全球消除丝虫病进程中的里程碑，也向世界证明，只要积极开展防治，危害人类健康、致残的淋巴丝虫病是可以被控制并最终消除的。

2. 流行环节

（1）传染源：血中有微丝蚴的患者和带虫者是丝虫病的传染源。马来丝虫病的传染源还包括多种动物保虫宿主。我国现场防治结果显示，传染源在流行病学上所起的作用取决于血液中微丝蚴的密度，在一定范围内血中微丝蚴密度越高，则蚊媒感染率也越高，将丝状蚴传给他人的机会越大。流行区达到基本消除丝虫病指标后，人群中残存微丝蚴血症患者血中微丝蚴密度低于 5 条/60μl 时，即使不继续防治，在几年内微丝蚴血症也会陆续转阴，在流行病学上意义不大。因此，我国应密切加强外来人口丝虫病的防治工作，防止传染源的输入。

（2）传播媒介：蚊是淋巴丝虫病的传播媒介，世界范围内报道的蚊媒有 4 属（按蚊、伊蚊、库蚊和曼蚊）30 多种。在我国可传播丝虫病的蚊有十多种，但班氏丝虫的主要传播媒介只有致倦库蚊和淡色库蚊，中华按蚊为其次要媒介；马来丝虫的传播媒介主要为中华按蚊和嗜人按蚊；东乡伊蚊是东南沿海地区两种丝虫病的传播媒介。

（3）易感人群：流行区不同性别、种族、年龄、职业的人群普遍易感。职业、生活习惯、受蚊媒叮咬机会等因素也影响感染率。

【防治】

1. 普查普治　在流行区开展普查、普治工作，及时发现患者和带虫者，减少和消灭传染源。治疗药物有乙胺嗪（diethylcarbamazine，DEC），又名海群生（hetrazan），对班氏丝虫、马来丝虫成虫及微丝蚴均有杀灭作用，对微丝蚴作用好于成虫。在流行区延长低剂量给药可以有效降低丝虫传播和病理损害，且不良反应小，如流行区全民服食 0.3%乙胺嗪药盐，食用 6 个月可使中、低度流行区微丝蚴阳性率降至 1%以下。WHO（1999 年）推荐伊维菌素和阿苯达唑联合应用可明显降低血中微丝蚴的密度，且具有降低肠道蠕虫感染的优点。呋喃嘧酮（furapyrimidone）对两种丝虫的成虫和微丝蚴都有杀灭作用，也有较好的效果。

对于急性淋巴管炎和淋巴结炎患者，抗丝虫治疗结合消炎镇痛药物，常取得较好的疗效。对于鞘膜积液患者多采用鞘膜外翻手术治疗。乳糜尿患者发作期应卧床休息，且高蛋白、低脂肪饮食有利于患者恢复。象皮肿患者抗丝虫治疗的同时结合中医中药、物理疗法可减轻患者症状。

2. 防蚊灭蚊 应结合蚊媒滋生环境，采取综合性防治措施，防蚊灭蚊。同时做好个人及居住环境防蚊措施。

3. 丝虫病基本消灭后的疫情监测 我国已经全面消除了丝虫病，为切实巩固和发展丝虫病防治的成果，疫情监测将是今后相当长一段时间内丝虫病防治的工作重点。监测的内容包括人群监测，流动人口监测，原微丝蚴血症人群监测，蚊媒监测及血清学监测。

二、旋盘尾丝虫

目前记述的盘尾属（*Onchocerca*）丝虫已有 24 种，主要寄生于有蹄类动物，仅旋盘尾丝虫（*Onchocerca volvulus*（Leuckart，1893）Railliet and Henry，1910）寄生人体，简称盘尾丝虫，引起盘尾丝虫病（Onchocerciasis），可造成患者严重的眼部损害甚至失明，且本病主要流行于有节肢动物蚋滋生的河流附近，故又称河盲症（river blindness）。

【形态】

1. 成虫 乳白色略透明、两端渐细而钝圆的丝状物。其特征为角皮层有明显横纹，外有螺旋状增厚部使横纹更加明显。雌虫长为 33.5～50.0mm，宽为 0.27～0.40mm，生殖系统为双管型，子宫内有呈卵圆形的含胚卵，至子宫末端已发育为微丝蚴，位于食管末端的阴门直接产微丝蚴。雄虫长为 19～42mm，宽为 0.13～0.21mm，生殖系统为单管型，头端尖细，尾端钝圆、并向腹面卷曲，有 2 根不等长的交合刺。

2. 微丝蚴 雌虫子宫内微丝蚴有鞘膜，产出时已脱鞘，无周期性。大小为（220～360）μm×（5～9）μm；头端间隙长宽相等，尾端尖细突然成角且无核，无核处长为 10～15μm，无核区长度长于其他寄生于人体的无鞘膜微丝蚴（图 14-22）。

【生活史】 盘尾丝虫的中间宿主为蚋类；终宿主为人，蛛猴、大猩猩可作为其保虫宿主。

成虫寄生于人体皮下组织的纤维结节内，常雌雄成对或数条扭结成团寄生。雌雄有性生殖后雌虫可产出微丝蚴，成虫寿命可长达 15 年，可产微丝蚴 9～10 年，估计一条雌虫一生可产微丝蚴数百万条。微丝蚴主要聚集在结节附近的结缔组织和淋巴管内，也可出现在眼组织或尿液内，很少出现在血液内，无明显周期性。微丝蚴在人体皮肤分布不均匀，因不同地理株而异。微丝蚴的寿命为 1～2 年。当中间宿主雌蚋叮吸患者或带虫者时，微丝蚴随组织液进入蚋的支囊内，通过蚋中肠壁、经血腔入胸肌，经 6～7 天发育并蜕皮 2 次，发育为感染期幼虫后移行至喙的下唇内。当雌蚋再叮吸人时，感染期幼虫自下唇逸出并进入人体而感染，经数月发育为成虫。

【致病】 成虫和微丝蚴对人体均有致病作用，以微丝蚴为主。

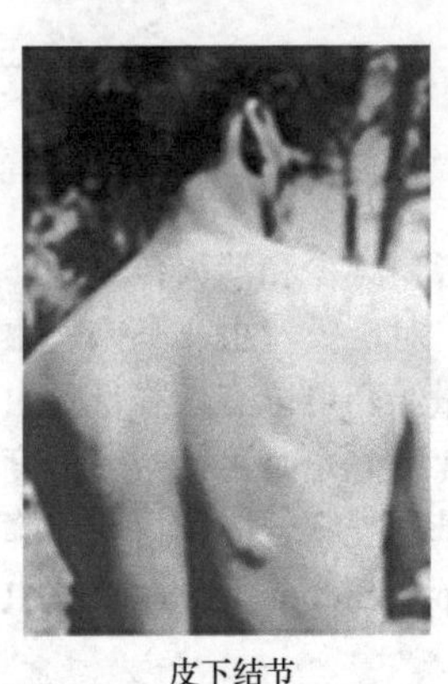

皮下结节

图 14-25 盘尾丝虫病患者

1. 成虫致病 成虫寄生于人体皮下组织，早期虫体在皮下自由活动不引起明显炎症反应，随虫体抗原引起虫体周围迟发型变态反应、纤维组织增生，形成包围虫体的纤维结节。皮下结节常在感染后一年左右出现，直径为 0.5～5.0cm，质地较硬，无压痛，数量可为一个至数百个，内含 2 条至数条成虫及许多微丝蚴。

2. 微丝蚴致病 微丝蚴可进入人体各部皮肤及皮下淋巴管内，引起各种类型的皮肤损害及淋巴系统病变；也可进入眼球引起眼部损害。

（1）皮肤损害：微丝蚴的分泌物、代谢物、死亡虫体引起皮肤各种类型的损害。可在面、颈、肩等部位出现皮疹，初期症状为奇痒，抓挠破溃可继发细菌感染，常伴色素沉着或色素消失的异常区和苔藓样病变；继之，皮肤增厚、变色，有裂口，失去弹性、皱缩、悬垂。

（2）淋巴系统病变：淋巴结肿大、变硬，但不痛，内含微丝蚴，是盘尾丝虫病典型特征。另外，亦可引起睾丸鞘膜积液、外生殖器象皮肿和股疝。

（3）眼部损害：微丝蚴从皮肤经结膜入眼角膜，也可经血液或神经鞘入眼后部，引起眼部损害，是盘尾丝虫病最严重的病损，不同虫株对眼部损伤亦有差异。活微丝蚴一般不引发炎症反应，死亡后虫体抗原引发咽部炎症反应，纤维组织增生形成瘢痕，影响视力甚至失明。眼部损害的发展一般需数年，多数患者年龄超过 40 岁。眼部损害在西非热带雨林区少见，而在草原区多发，高发区眼部受损者高达 30%～50%，5%～20%成人出现“河盲症”。

【诊断】

病原学诊断

（1）微丝蚴检查：是主要的病原学检查法。

1）皮肤检查：用皮肤活检夹取适量可能有微丝蚴出现部位的皮样（以不痛、不出血为度），置于滴加生理盐水的载玻片上，加盖玻片后镜检并查找微丝蚴。也可行肿大的皮下结节穿刺抽出液涂片查找微丝蚴。

2）眼部检查：裂隙灯或检眼镜可直接检测眼前房中的微丝蚴，或结膜活检法查找微丝蚴。检出率高于皮肤检查。

3）尿液或痰液检查：微丝蚴可出现于患者的尿液或痰液中，故可取患者尿液或痰液查找微丝蚴。乙胺嗪可使进入血液、尿液、痰液的微丝蚴数量增多，故检查前服用乙胺嗪可提高检出率。

（2）成虫检查：手术摘除的皮下结节，经胶原酶消化后可分离出成虫。因早期患者常无明显皮肤结节，至出现晚期结节时患者皮肤微丝蚴检查多已为阳性，故此法有局限性。

用多种盘尾丝虫重组抗原，检查患者血清中抗体可作为辅助诊断和患者疗效的评估方法。另外，PCR 方法和 DNA 探针在盘尾丝虫病的流行病学调查、虫体鉴别和种系研究中亦发挥很大的作用。

【流行与防治】

1. 流行 盘尾丝虫流行于中非洲、拉丁美洲、亚洲的也门和苏丹，约在 35 个国家内流行。据 WHO 2012 年报道，全球约有 9000 万人受其威胁，感染人数约为 3700 万，视力下降者约为 50 万人，致盲人数约为 27 万，是世界上第二大由感染致盲的疾病。我国于非洲回国人员中有感染此虫的病例报道。

2. 流行环节 人是本虫的主要传染源。重度感染者血内高密度的微丝蚴被蚋摄入后常引起蚋的死亡，故轻度感染者在流行病学上具有重要意义。蛛猴和大猩猩可发生自然感染，但能否作为传染源尚不清楚。盘尾丝虫的传播媒介为蚋，不同地区蚋属不同。人群对盘尾丝虫普遍易感，但有报道显示女性感染率高于男性。

3. 防治 治疗盘尾丝虫病的药物有乙胺嗪、苏拉明和伊维菌素。其中伊维菌素对其微丝蚴有显著的杀灭作用，且因其安全性、耐受性、疗效等均好于乙胺嗪，目前已广泛应用于盘尾丝虫的防治。对于皮肤有结节的患者可行手术结节摘除。眼盘尾丝虫病主要是控制好角膜炎、脉络膜视网膜炎及葡萄膜炎，炎症的有效控制可以维持和改善患者的视力。预防应杀灭和控制中间宿主蚋。

三、罗阿罗阿丝虫

罗阿罗阿丝虫 [*Loa Loa*，（Cobbold，1864）Castellani and Chalmers，1913），简称罗阿丝虫，是非洲的“眼虫”，引起罗阿丝虫病（loiasis），亦称为游走性肿块或卡拉巴丝虫性肿块（Calabar swellings）。1770 年 Mongin 从西印度群岛多米尼加一女性体内首次发现本虫。

【形态】

1. 成虫 乳白色线状，头端略细，口周围有一对侧乳突和两对亚中线乳突，均较小而无蒂。除雌、雄虫的头端和雄虫的尾端外，虫体的角皮层均有小圆顶状的角质突起。雄虫长为 30～34mm，宽为 0.35～0.43mm，尾部向腹面弯曲，有狭长的尾翼。雌虫长为 45～55mm，宽为 0.45～0.55mm，阴门开口于颈部，距前端约 2.5mm，尾长约 265μm。

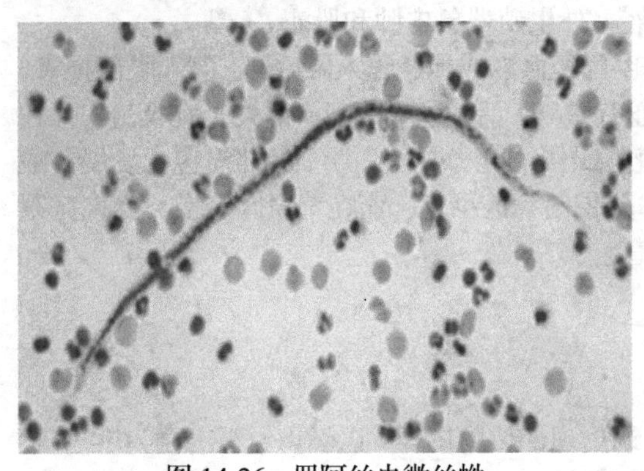

图 14-26 罗阿丝虫微丝蚴

2. 微丝蚴 长为（250～300）μm×（6.0～8.5）μm，有鞘。头间隙长宽相等，尾端钝圆而略平，体核分布至尾端，尾尖处有一个较大的核。其神经环、排泄孔、排泄细胞、G_1 细胞、肛孔距离头端的相对位置分别为 22%、32%、37%、69%和 82%。排泄孔、排泄细胞和 G_1 细胞都比较大（图 14-26）。

【生活史】 成虫寄生于人体胸、背、腋下、腹股沟、阴茎、头皮、眼等处的皮下组织内，偶尔侵入内脏，常周期性地在眼结膜下移行。雌虫在移行过程中间歇性地产微丝蚴，微丝蚴在外周血中有明显的昼现周期性。当白天吸血的雌斑虻叮吸人血时，微丝蚴入虻体内，在其中肠内脱鞘后，移行至虻腹部脂肪体和胸肌内，经 8～10 天发育并蜕皮 2 次，发育为感染期幼虫，感染期幼虫移行至虻口器内。当虻再次叮吸人血时，感染期幼虫经皮肤伤口入人体。人感染后约需 1 年发育为成虫，成虫寿命可达 15 年以上。

【致病】 罗阿丝虫的主要致病阶段为成虫。成虫在人体皮下组织内寄生，通过虫体移行和代谢产物引起组织的炎症反应，虫体在局部滞留时致患处出现剧痛的游走性皮肤肿块（卡拉巴丝虫性肿块）；肿胀可突然发病，并迅速扩散，可达鸡蛋样或鹅蛋样大小，历时 2～3 天；虫体离去后炎症消退、肿块消失。全身各个部位均可出现肿块，但以腕部和踝部多见。成虫可经皮下爬出体外，也可进入内脏器官，如胃、膀胱、肾、心脏等，导致患者出现蛋白尿、血尿、肾病综合征和肾衰竭等。成虫也可侵犯眼球前房，并可在结膜下移行或横过鼻梁，导致患者出现严重的眼结膜炎，也可引起球结膜肉芽肿、眼睑水肿和眼球突出等症状（图 14-27）。罗阿丝虫还可引起高度嗜酸性粒细胞增多症，偶可致脑膜脑炎的发生。

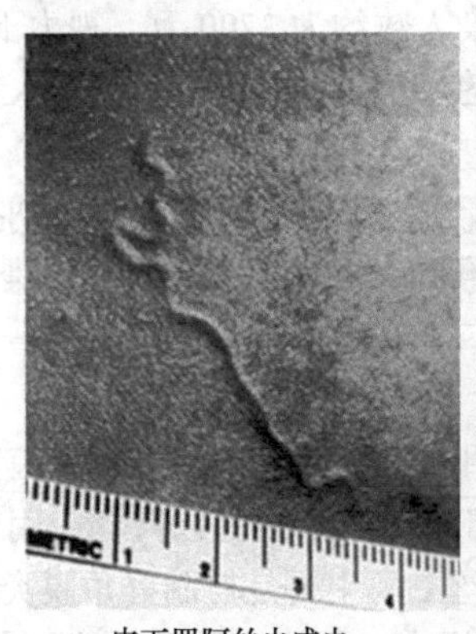

皮下罗阿丝虫成虫

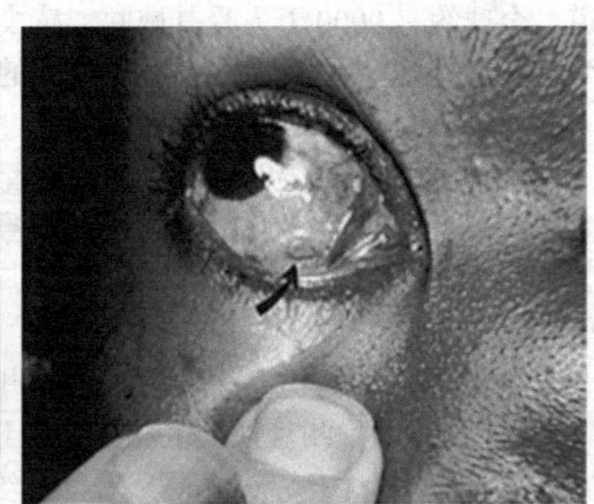

眼部罗阿丝虫成虫

图 14-27 罗阿丝虫患者

【诊断】 有在流行区生活的病史，存在游走性肿胀等主要临床症状及血中嗜酸性粒细胞增高有助于诊断。白天于患者的外周血或皮下抽出液中检出微丝蚴，或在眼结膜、眼睑、鼻梁或手术摘除的皮下游走性包块内找到成虫，都是确诊本病的依据。

采用免疫学方法检测患者血清中抗体，可用于本病的辅助诊断。在罗阿丝虫的高度流行区，95%的居民血清抗体阳性，但在微丝蚴血症患者，抗体阳性率低于 35%，可能是宿主感染后获得免疫力清除部分微丝蚴所致。

【流行与防治】 罗阿丝虫主要流行于非洲的热带雨林地区（从北纬 10° 至南纬 5° 地区），发病率较高的地区有喀麦隆、尼日利亚、安哥拉、刚果、刚果民主共和国、赞比亚、苏丹等国。估计患者有 200 万～300 万。近年来由于国际交往频繁世界各地都有本病病例发生。我国于赴非洲援外或留学人员中也屡见有本病发生。

感染的人是罗阿丝虫病唯一的传染源。自然界中多种猿类可自然感染一种与罗阿丝虫形态相似的丝虫，但已经证实为罗阿丝虫不同的生理株。静斑虻（*Chrysops silacea*）和分斑虻（*C. dimidiata*）为罗阿丝虫的传播媒介。高度流行区人群都有被感染的报道。成人感染高于儿童。因职业不同，男性感染率高于女性。

本病的防治基本同班氏丝虫。乙胺嗪对微丝蚴有显著的杀灭作用，对成虫也有一定疗效，但须大剂量长疗程；乙胺嗪还可用于流行区人群预防性服药。伊维菌素、甲苯达唑可杀灭微丝蚴，对成虫无杀灭作用。当虫体在眼结膜移行或穿过鼻梁时可通过外科手术取出虫体。皮肤涂抹趋避剂（如邻苯二甲酸二甲酯）防止斑虻叮咬可用于本病的预防。

案例 14-6　　罗阿丝虫感染

患者，男性，49 岁，发病前曾至刚果务工。自诉在刚果有被斑虻叮咬史，叮咬处出现肿胀伴皮肤瘙痒，无发热、皮疹，后自行消退。再次被叮咬后出现右上肢肿胀不退并形成包块，伴皮肤瘙痒和疼痛，遂回国就医。于当地医院按“淋巴水肿”治疗后肿胀消退，但 3 个月后又出现双上肢肿胀，以右侧为主，皮下游走性包块由腰背部转至前胸，全身皮肤黏膜无黄染、皮下出血、色素沉着。血常规：白细胞 $12.35\times10^9/L$，嗜酸性粒细胞 $6.47\times10^9/L$，嗜酸性粒细胞百分比 52.4%，中性粒细胞百分比 25.6%。寄生虫学检查：粪检寄生虫卵阴性；白天及夜间取血均未检到罗阿丝虫微丝蚴。依据症状诊断为“罗阿丝虫病”入热带病病房。入院后给予阿苯达唑和倍他米松诊断性治疗，病情减轻，6 日后复查血常规趋向正常，从而明确诊断。

问题

1. 患者被诊断为罗阿丝虫感染的确诊依据是什么？
2. 应如何预防感染罗阿丝虫病？
3. 此病会在我国引起流行吗？为什么？

解 题 思 路

1. 由本案例中的有关资料可以看出患者曾有去过流行区并被斑虻叮咬的病史，有游走性肿胀的临床症状，血中嗜酸性粒细胞增高，且经抗罗阿丝虫治疗后病情减轻，故可确诊为罗阿丝虫感染。

2. 预防感染淋巴丝虫病，应采取综合性措施：①流行区人群可群体性服用乙胺嗪预防感染；②皮肤涂抹趋避剂（如邻苯二甲酸二甲酯）防止斑虻叮咬可用于本病的预防；③可经手术取出于眼结膜或鼻梁处移行的虫体。

3. 因为我国不是罗阿丝虫病的流行区，也未发现其传播媒介，因此我国不会流行罗阿丝虫病。

【阅读参考】

周体操，孙军玲，伍伟平，等. 2016. 一例输入性罗阿丝虫病病例的调查. 疾病监测，31（9）:796-798.

（周秀芝）

第十节　其他人体寄生线虫

【学习目的】

1. 熟悉结膜吸吮线虫、东方毛圆线虫、麦地那龙线虫的致病特点及防治原则；棘颚口线虫的致病特点及病原学检测方法。

2. 了解美丽筒线虫的致病特点；异尖线虫、肾膨结线虫、艾氏小杆线虫的致病特点及病原学检测方法；兽比翼线虫致病机制及防治原则。

一、结膜吸吮线虫

【概述】 吸吮线虫（*Thelazia*）是一类主要寄生于犬、猫、兔等动物的泪管或结膜囊内的线虫，偶尔也可寄生于人眼，引起吸吮线虫病（thelaziosis），为一种人兽共患寄生虫病。吸吮线虫种类繁多，目前已经确定的至少有 30 多种。以往报道能引起人体感染的吸吮线虫有两种，即结膜吸吮线虫（*Thelazia callipaeda*）和加利福尼亚吸吮线虫（*Thelazia californiensis*）。2018 年，Bradbury 在美国发现了可引起人体感染的第三种吸吮线虫即大口吸吮线虫（*Thelazia gulosa*），也称牛眼虫（the cattle eyeworm）。其中结膜吸吮线虫（*Thelazia callipaeda* Railliet & Henry，1910）因首次在中国北京（Stuckey，1917）和福建（Trimble，1917）人体发现，且分布于亚洲居多，又称华裔吸吮线虫病或东方眼虫病。加利福尼亚吸吮线虫和大口吸吮线虫主要见于美国。

【形态】

1. 成虫 虫体细长，寄生在眼结膜囊内时为淡红色，离开人体后为白色半透明。虫体除头尾两端外，体表布满边缘锐利的横纹。头端钝圆，无唇瓣，有内环乳突 6 个，位于口孔各边外侧；外环乳突 4 对，每对乳突大小各 1 个，对称排列于亚背侧和亚腹侧。口囊发达，内壁有细密的皱纹，光镜下观察口囊为圆形，电镜下观察口囊为典型的六边形。口囊底部接咽，咽下方接食道，食道为圆柱形，其横切面呈三角形。神经环位于食道中部。虫体前部两侧各有一侧线，其上各有 1 个颈乳突。雄虫大小（4.5～17.0）mm×（0.2～0.8）mm，尾端向腹面卷曲，肛门前后共有乳突 12～14 对，其中肛前 8～10 对，个别有缺失；肛后有 4 对乳突，此为虫种鉴定的依据。雌、雄虫均有 1 对尾感器。雄虫有交合刺一对，长短各一根，形状各异，短交合刺宽且短粗，腹面有一纵向的凹槽，长交合刺细而长，从短交合刺的凹槽内伸出。雌虫大小（6.2～23.0）mm×（0.30～0.85）mm，无肛前、肛后乳突，虫体腹面尾端有肛门，食道与肠结合处的腹面有阴门。雌虫生殖系统发达，为双管型，子宫内充满大小不等的虫卵（图 14-28，图 14-29）。

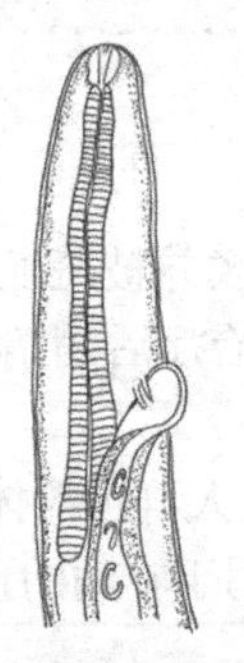

图 14-28 结膜吸吮线虫雌虫前端

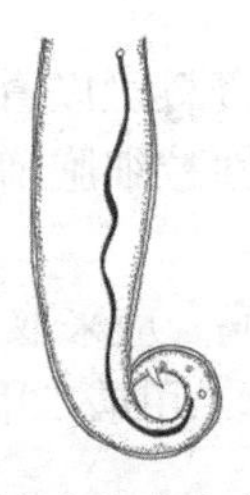

图 14-29 结膜吸吮线虫雄虫尾端

2. 虫卵 为圆形或椭圆形，无色透明，卵壳薄。含卵细胞的虫卵很小，含胚胎期和蝌蚪期卵逐渐增大，发育成熟的雌虫近阴道处的子宫内卵已发育为细长的呈盘曲状的幼虫，卵壳演变为鞘膜。雌虫生殖方式为卵胎生，产出的幼虫称为初产蚴（newborn larva），外被鞘膜，尾部连接膨大的鞘膜囊。

【生活史】 结膜吸吮线虫的终宿主为猫、犬、猪等哺乳动物，中间宿主为冈田绕眼果蝇（*Amiota okadai*，Maca，1977），人偶尔可成为本虫的终宿主。成虫寄生在终宿主的结膜囊及泪管内，在人体多侵犯单侧眼，少数患者感染累及双眼。雌虫在宿主眼部产出具有鞘膜的初产蚴，当中间宿主蝇类舔舐终宿主眼部时，幼虫则随眼部分泌物一起被蝇类食入消化道，经 24 小时后，初产蚴在果蝇中肠内脱去鞘膜，2～3 天后，幼虫离开中肠到达血腔。感染 4 天后，幼虫进入果蝇睾丸表层及雌蝇血腔膜组织内，发育为腊肠期蚴，随着虫体发育，在虫体周围形成虫囊泡。腊肠期蚴经 2 次蜕皮后发育为感染期蚴（丝状蚴），最终幼虫穿破囊壁游离于果蝇血腔，经胸、颈和头部到达果蝇的口器。当该果蝇舔舐其他宿主眼部时，感染期幼虫即可自蝇喙部逸出，进入终宿主眼部。经 15～20

天的发育，幼虫蜕皮2次发育为成虫，从感染期幼虫进入终宿主到发育为成虫需1～2个月的时间。雌雄交配后，雌虫产出幼虫，每条雌虫每日可产幼虫1～202条，雌虫寿命可达2年以上。

【致病】 当含有结膜吸吮线虫感染期蚴的冈田绕眼果蝇叮咬人眼后，症状即出现。成虫的致病机制主要是由于其体表的环纹具有锐利的游离缘，当虫体在眼部蠕动时，可刺激或划伤结膜、角膜组织；成虫虫体依靠发达的口囊吸附在结膜组织上，对组织产生机械性刺激，导致炎症的发生；虫体产生的分泌物和代谢产物形成化学刺激，也导致眼部出现炎症反应。常见的临床表现有眼部痒痛、异物感、流泪、畏光、分泌物增多、结膜充血及水肿等症状，视力一般无减退。当虫体被全部取出后，症状即可明显减轻或消失。虫体寄生于眼前房时，可有丝状物飘动感，并有眼睑水肿、发炎、房水混浊、眼压增高、瞳孔散大、视力下降等症状，甚至可造成继发性青光眼。寄生于泪小管内时，可引起泪点外翻。虫体到达球结膜或睑结膜下可致肉芽肿。婴幼儿有不敢睁眼，用手抓眼动作，家长可发现患儿眼球有细小的白色虫体爬行。成虫寄生的数目一般为1～10条，最多的报道病例达21条。

【诊断】 本病诊断首先需详细询问病史，眼部不适达40天以上患者，取其眼部分泌物，压片镜检，查到卷曲的初产蚴即可确诊；也可直接观察，提起眼皮暴露结膜囊，仔细观察结膜囊内有无活动或卷曲的虫体，若查见疑似虫体，用眼科镊子或棉签取出，若为虫体置于生理盐水中即可蠕动，放置于显微镜下进行鉴别确认；对于幼儿，可采用眼内滴入2%可卡因或1%丁卡因药水，5分钟后，虫体在药水作用下溢出眼外，用镊子取下虫体置于显微镜下检查确诊。

【流行与防治】 结膜吸吮线虫主要分布在亚洲，在印度、缅甸、菲律宾、泰国、日本、朝鲜、俄罗斯的远东地区均有病例报道。在我国除青海、西藏、宁夏、甘肃、海南及台湾以外的26个省、自治区、直辖市均有散在病例分布，其中以山东、江苏、湖北、河南、安徽的病例数较多。我国学者王增贤等已经证实冈田绕眼果蝇为我国吸吮线虫的中间宿主，该果蝇具有喜食水果且对人眼具有绕眼飞行趋向性并进而停落取食分泌物及泪液的特性，故可传播结膜吸吮线虫病。雌雄两性冈田绕眼果蝇均以生物性传播方式传播本病。该虫感染季节与果蝇出现的季节呈一致性，感染者不分年龄和性别，从3个月至88岁均有报道，农村多于城市。此种果蝇只在室外活动，幼儿在室外玩耍时易被果蝇叮眼而感染。

防治措施应从以下几方面着手：注意环境卫生，及时清除果类垃圾，消除果蝇滋生场所；加强卫生宣传教育，注意个人眼部卫生，保持面部清洁，尤其幼儿不要随意揉搓眼部；控制好家犬的感染；避免在室外睡觉等。

治疗方法简单易行，可用1%丁卡因、4%可卡因或2%普鲁卡因滴眼，虫体在药水刺激下可爬出眼部，用镊子或消毒棉签取下即可。再滴入抗菌眼药水，防止细菌感染。若虫体进入眼前房则需手术取出。治疗后应即时随访，确定虫体是否清除彻底。

（杨 彪）

二、东方毛圆线虫

【概述】 东方毛圆线虫（*Trichostrongylus orientalis* Jimbo，1914）为消化道寄生线虫，主要寄生于绵羊、骆驼、马、牛、驴等动物的胃和小肠。偶可寄生于人体，引起毛圆线虫病（trichostrongyliasis）。

【形态】

1. 成虫 无色透明，虫体纤细，横纹不明显，口腔的角皮层形成不显著口囊，咽管短小，呈圆柱形，占虫体长1/7～1/6。雄虫大小为（4.3～5.5）mm×（0.072～0.079）mm，尾端具有由左右两叶所组成的交合伞及粗短的交合刺一对，交合刺末端具有小钩。雌虫略大于雄虫，大小为（5.5～6.5）mm×0.07mm，尾端呈锥形，阴门位于虫体后1/6处，子宫内有5～16个虫卵，产卵能力弱。

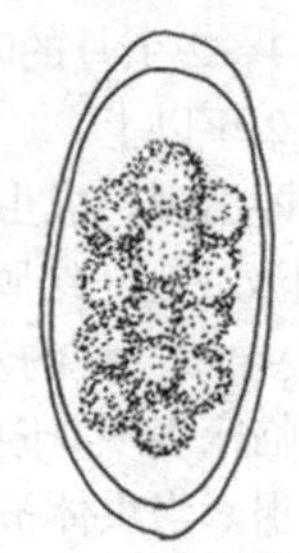
图 14-30 东方毛圆线虫卵

2. 虫卵 无色透明，呈长椭圆形，一端较尖，一端稍圆，大小为(80～100)μm×(40～47)μm，卵壳薄，卵膜与卵壳两端间的空隙较明显，新鲜粪便中的虫卵内含10～20个分裂的胚细胞。东方毛圆线虫卵与钩虫卵相似（图14-30）。

【生活史】 东方毛圆线虫生活史属于直接发育型。虫卵随粪便排出体外，在外界环境适宜的土壤中发育，孵出杆状蚴，蜕皮2次，发育为丝状蚴，即感染期幼虫。人经口误食被感染期幼虫污染的生菜或饮用含有丝状蚴的水而感染。感染期幼虫进入肠腔，进行第3次蜕皮，随后钻入肠黏膜，数日后自黏膜逸出，返回肠腔并在此进行第4次蜕皮，虫体以头端插入肠黏膜发育为成虫。丝状蚴也可经皮肤感染人体。从感染期幼虫侵入人体到雌虫发育成熟产卵，经口感染需16～36天，经皮肤感染需26～36天。

【致病】 成虫寄生于消化道引起一系列消化道症状，腹痛、腹泻、食欲消退等。重度感染者可出现贫血及由于虫体代谢产物所引起的毒性反应。血液检查提示嗜酸性粒细胞增多。本虫所引起的症状与钩虫病相似，且两者常出现混合感染现象，故不易对其所致症状与钩虫病区别。

【诊断】 本病诊断以粪便中查见虫卵为准。粪检方法常采用饱和盐水浮聚法，亦可用培养法查丝状蚴。

【流行与防治】 东方毛圆线虫呈世界性分布，主要见于农村和牧区，流行似有一定的地方性。如四川潼南县感染率达50%之高。我国现已有18个省（市、自治区）有本虫的感染，感染率最高的为海南省（0.73%），除此之外，江西、浙江、云南、青海、福建、贵州六省的感染率均超出了全国0.03%的平均感染率。

人体感染东方毛圆线虫主要是因为误食或饮用了被该虫感染阶段丝状蚴污染了的食物和水，或者是接触了丝状蚴污染的土壤。带虫者、患者和病畜是此病的传染源。防治原则与钩虫相同，治疗可选用伊维菌素等。

（杨 彪）

三、美丽筒线虫

美丽筒线虫（*Gongylonema pulchrum*，Molin，1857）也称食管蠕虫（gullet worm），寄生于牛、羊、马、驴、骡、骆驼等反刍动物和猪、猴、犬、熊、鼠等动物的口腔、食管黏膜和黏膜下层，偶可寄生于人体引起美丽筒线虫病（gongylonemiasis）。1850年后世界各地陆续有散在的病例报道，我国已有百余例本病例报道，分布于19个省（市、区），山东省最多。

【形态】

1. 成虫 乳白色，虫体细长，体表有纤细横纹。虫体前段表皮具明显纵行排列、大小不等、数目不同的花缘状表皮突，在前段排成4纵行，延至近侧翼处增为8行。口孔较小，位于虫体前端中央，呈漏斗状，其两侧各有1个三叶侧唇，两侧唇间各有间唇1个，分别位于背侧和腹侧，唇外有领环，在领环外的左右各有1个头感器。近头端两侧各有颈乳突1个，其后有分节呈波浪状的侧翼。口孔连接细长的咽管，向下为食管。食管分为肌质和腺质两段，中间连接处为排泄孔，位于虫体腹面。

雄虫大小为（21.5～62.0）mm×（0.10～0.36）mm，雌虫大小为（32～150）mm×（0.20～0.53）mm。寄生在不同宿主体内的虫体大小差异明显，寄生于反刍动物体内的虫体较大，寄生于人体中的虫体稍小，而寄生于鼠类体内的虫体则更小。雄虫尾端有明显的膜状尾翼，两侧不对称，交合刺1对，长短及形状各异。雌虫尾端呈钝锥状，不对称，略向腹面弯曲，生殖器官为双管型，子宫粗大，内部充满虫卵（图14-31）。

2. 虫卵 呈椭圆形，无色透明，卵壳较厚，表面光滑，两端钝圆，大小为(50～70)μm×(25～

42）μm，卵内含1条已发育幼虫。

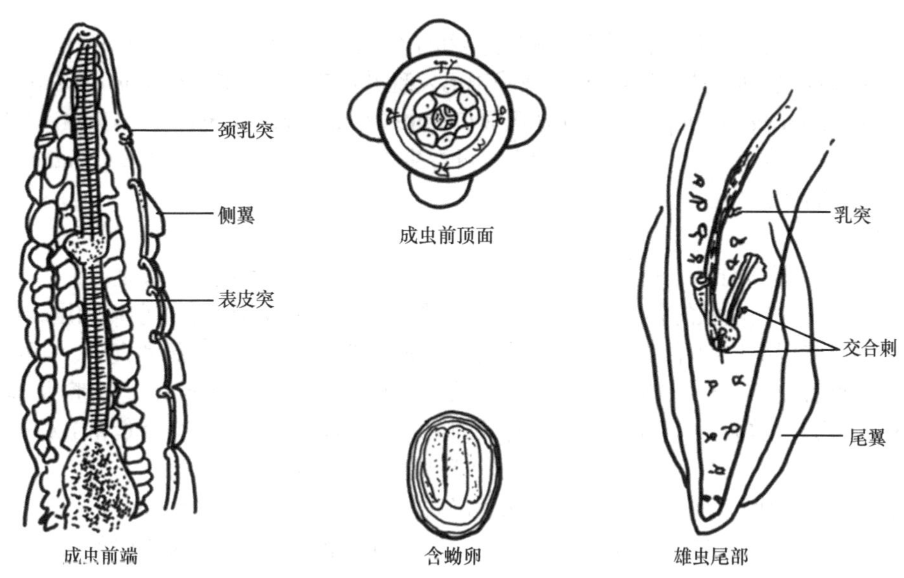

图 14-31 美丽筒线虫形态

【生活史】 美丽筒线虫成虫寄生在终宿主牛、羊、猪等动物体内，幼虫可在屎甲虫和蜚蠊（蟑螂）等多种甲虫类中间宿主体内发育繁殖。成虫寄生在终宿主的口腔、咽和食管黏膜及黏膜下层。虫体在黏膜下可自由移动，头部呈钟摆式活动划破黏膜获取食物。雌虫产出的卵从黏膜破损处进入消化道，并随粪便排出体外。如被中间宿主甲虫或蜚蠊食入，卵内幼虫在其消化道孵出，穿过肠壁进入血体腔，经2次蜕皮，发育为囊状的感染期幼虫。终宿主误食含感染期幼虫的甲虫或饮入含感染期幼虫的水而感染，幼虫脱囊而出，移行到食管和胃连接处钻入到黏膜下，经2次蜕皮后发育成熟。成虫寄生部位不固定，可自由改变位置。成虫在人体内可存活1年，最长者可达10年。

【致病】 成虫寄生在终宿主的口腔（上唇、下唇、舌下、舌下系带、颊部、牙龈、硬腭、软腭及扁桃体等处）、咽和食管等部位，在黏膜及黏膜下层自由移动，可引起寄生部位出现小白泡和乳白色线性隆起。患者可感受到虫样蠕动感、异物感或发痒，重者可出现舌颊麻木、声音嘶哑甚至吞咽困难。也可出现神经过敏、烦躁不安、噩梦、失眠等症状。外周血嗜酸性粒细胞增多，可占白细胞总数的20%，取出虫体后症状消失。

【诊断】 美丽筒线虫成虫在人体内一般不产卵，因此检查虫卵无诊断意义。根据患者口腔或食管部位有虫样蠕动感的症状可做出初步诊断。挑破有虫体移动处的黏膜取出虫体镜检做虫种鉴定是确诊本病的依据。

【流行与防治】 美丽筒线虫的宿主范围广泛，终宿主包括牛、羊、马、骡、骆驼、猪、猴、熊、犬、猫、鼠等哺乳动物，中间宿主包括屎甲虫、蜚蠊、螳螂、蝗虫、天牛、蝈蝈、豆虫等昆虫，人是其偶然宿主。我国自1955年首次报道以来已有100多个病例，呈散在性分布，除了因误食或误饮被感染性昆虫污染的食物和水之外，还与生活习惯有关。如山东、山西等地的局部地区有烤食螳螂、蝗虫、蝈蝈等甲虫的习惯，这些地方美丽筒线虫感染的病例较多。

本病的预防以宣传教育为主，注意饮食卫生，不喝生水，不吃被昆虫污染的食物。在寄生部位涂以奴夫卡因等麻醉剂使虫体易从黏膜内移出或挑破寄生部位的黏膜取出虫体是有效的治疗方法，虫体取出后局部涂以龙胆紫或用消毒液漱口，症状即可消失。

（徐 佳）

四、棘颚口线虫

颚口线虫隶属于鄂口属，成虫寄生于哺乳动物的胃、食管、肝脏和肾脏，有些种类的幼虫可寄生于人体，引起皮肤和内脏颚口线虫病。在我国已发现棘颚口线虫（*Gnathostoma spinigerum*）、刚棘颚口线虫（*Gnathostoma hispidum*）和杜氏颚口线虫（*Gnathostoma doloresi*）三种。棘颚口线虫主要寄生于猫、犬、虎等肉食动物体内，幼虫偶可寄生于人体，引起颚口线虫病（gnathostomiasis），此病为人兽共患寄生虫病。

【形态】

1. 成虫 虫体呈圆柱状，短粗，活时鲜红色，略透明。头尾稍向腹面弯曲，头部球形，有 8 圈小钩。口周有 1 对肉质状的唇，每个唇上各有 2 个乳突。颈部狭窄。虫体前端和尾端被有体棘，体棘的大小和形状因部位而异，是分类的依据之一。消化器官包括食管、肠和直肠，食管长度约占虫体的 1/2，食管两侧有 2 对颈囊，汇合开口于唇部。雄虫长为 11～25mm，泄殖腔周围有一无棘区，呈“Y”字形，尾端有 4 对小乳突和 4 对大的柄乳突，末端有膨大的交合伞和 1 对不对称的交合刺。雌虫大于雄虫，长为 25～54mm，阴门位于虫体中后部（图 14-32）。

2. 虫卵 呈椭圆形，卵壳表面粗糙，大小为（62～79）μm×（36～42）μm，一端有帽状突起，内含 1～2 个卵细胞（图 14-32）。子宫内的虫卵无色透明，落入肠腔后被染成棕黄色。

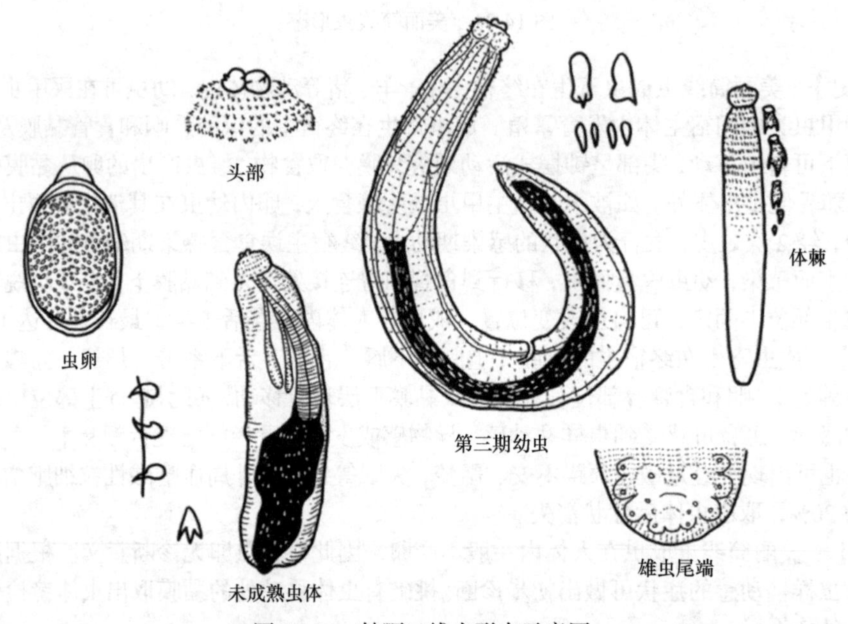

图 14-32 棘颚口线虫形态示意图

3. 第三期幼虫 呈“6”字形，长约 4mm，全身均被有体棘。头顶部有唇，头球上有 4 圈小钩，小钩的形状和数量不同，由前向后逐渐增多，可作为鉴定虫种的依据。食管包括肌性和腺性两段，食管周围前 1/4 处的 4 个颈囊呈管状，开口于头球内的气室，开口不汇合，囊内含囊液。颈囊对头球的膨胀和收缩具有重要意义（图 14-32）。

【生活史】 棘颚口线虫成虫寄生在终宿主胃壁的肿块内，有小孔和胃腔相通，成虫产出的虫卵经此孔进入消化道后随粪便排出。虫卵入水后在 27～31℃经 7 天孵出第一期幼虫，幼虫被第一中间宿主剑水蚤吞食后经 7～10 天发育为第二期幼虫，当含有幼虫的剑水蚤被第二中间宿主（泥鳅、黄鳝、乌鳢、蛙等）吞食后，大部分幼虫移行至肌肉经 30 天发育为第三期幼虫。含有第三期幼虫的鱼、蛙等被蟹、蝲蛄、蛇、龟、鸟、鸡、鼠、猪及灵长类动物等食入，幼虫不能进一步发育，此类宿主为转续宿主。当终宿主（猫、犬等动物）食入含有第三期幼虫的第二中间宿主或转续宿主后，第三期幼虫进入终宿主胃内脱囊，穿过胃肠壁到达肝脏或在肌肉和结缔组织内发育至近成熟时回到胃壁发育为成虫，并在胃壁上形成肿块。多数宿主胃壁上只有一个肿块，其内有一至数条虫体寄生。自宿主感染至粪便中可查到虫卵需100～150天。

人不是棘颚口线虫的适宜宿主，多通过生食或半生食含有第三期幼虫的鱼类或转续宿主而感染。人体内寄生的虫体仍停留在第三期幼虫阶段或仅发育为性未成熟的早期成虫阶段。幼虫在人体内可存活数年，甚至可达10年以上。

【致病】 棘颚口线虫的代谢产物及分泌物（类乙酰胆碱、透明质酸酶、蛋白水解酶等）刺激可引起幼虫移行症。幼虫在人体组织内移行，可到达全身各处，对皮肤、肌肉组织等均造成损害，根据病变部位分为皮肤型颚口线虫病和内脏型颚口线虫病。

1. 皮肤颚口线虫病 幼虫进入人体后穿过胃肠壁进入肝脏，短暂停留后可移行至全身各处肌肉或皮肤，出现呈条索状或圆形肿块。虫体在表皮和真皮之间游走时可形成隧道引起皮肤幼虫移行症，患者出现移动性肿块伴红肿、疼痛。若虫体接近体表，可出现匐形疹并伴有剧痛。

2. 内脏颚口线虫病 全身各脏器（脑、眼、肺、气管、胃肠道、子宫、阴茎、尿道等）均可发生，临床表现随寄生部位而异。幼虫进入人眼、脑的比例极高，可引起眼睑红肿、痒痛、创伤性视网膜穿孔、玻璃体积血或虹膜穿孔、嗜酸性粒细胞增多性脑脊髓炎，患者可出现视力障碍、失明甚至死亡。

【诊断】 皮肤型颚口线虫病以从病变部位取出虫体作为确诊依据，内脏型颚口线虫病及部分不能取出虫体的皮肤型颚口线虫病可采用免疫技术（皮内试验、沉淀反应、酶联免疫吸附试验、对流免疫电泳试验、间接荧光抗体试验等）辅助诊断，并询问饮食习惯，患者外周血嗜酸性粒细胞明显增多。

【流行与防治】 棘颚口线虫主要分布于亚洲，以日本和泰国感染最为严重，可能与当地人喜食生鱼的嗜好有关。本虫在我国分布广泛，是人兽共患寄生虫病的重要病原体之一。猫科、犬科动物感染严重，猫的感染率可高达40%，人体感染病例较少。人主要通过生食或半生食含有感染期幼虫的第二中间宿主或转续宿主的肉而感染，也有经皮肤或胎盘感染的报道。

本病主要通过手术取出虫体，也可用噻苯咪唑、阿苯达唑等药物杀虫。预防以加强宣传教育为主，避免生食或半生食鱼类、禽鸟类、两栖类、爬行类和哺乳类动物的肉，注意个人卫生，不喝生水，生熟砧板、餐具分开。此外，还要加强猫、犬的普查与管理。

（徐 佳）

五、麦地那龙线虫

麦地那龙线虫[*Drancunculus edinensis*,（Linnaeus，1758）Gollandant，1773]成虫寄生在人和多种哺乳动物组织内，引起麦地那龙线虫病（dracunculiasis，Guinea worm disease）。该病在世界各地分布较为广泛，特别是印度、巴基斯坦、西南亚以及非洲一些国家流行较为严重。人或动物因误食含本虫感染期幼虫的剑水蚤（cyclops）而感染。我国猫的感染报道较多，而人体感染至今仅有1例，患者为安徽阜阳农村1男童，从其左侧腹壁脓肿内检获1条雌性麦地那龙线虫成虫。

【形态】 成虫形似一根粗白线，前端钝圆，体表光滑，镜下可见细密的环纹。麦地那龙线虫雌虫体长为60～120cm，宽为0.9～2.0mm。成熟的雌虫生殖系统为双管型，卵巢、输卵管及子宫均为双套，分别向虫体前后分布。妊娠后期，子宫内充满第一期幼虫。雄虫体长为12～40mm，宽为0.4mm，末端向腹面卷曲一至数圈，有2根交合刺。第一期幼虫（杆状蚴）大小为（500～760）μm×（15～30）μm，体表具有明显的纤细环纹，细长的尾部约占虫体的1/3，门后方两侧有尾感器1对。

【生活史】 雌虫交配后在终宿主人的腹股沟或腋窝等组织内发育成熟后，幼虫在十二指肠释出，钻入肠壁，经肠系膜、体腔移行至四肢、腹部、背部等皮下组织形成肿块，头端伸向皮肤。子宫内含有大量第一期幼虫，由于雌虫体内压力增高，加上虫体成熟后其头端体壁和子宫的破裂，使子宫内的第一期幼虫大量释放，并引起宿主强烈的免疫反应，使皮肤表面逐渐出现水疱，继而皮肤破溃。破溃部位的皮肤与冷水接触后，雌虫受到刺激虫体自宿主皮肤破溃处伸出，子宫亦可从虫体前端破裂口处脱垂而出，排出大量的幼虫入水，每次产出的幼虫可达50多万条。子宫内幼虫产出后，伸出的部分崩解，其余则缩回皮下组织内。当破溃部位再次与水接触时，又重复这一产出幼虫的过程，幼虫产尽后雌虫自然死亡，伤口愈合。雄性成虫很少见到。幼虫在水中运动活跃，可存活4～7天，但经3天后其感染力下降。若被中间宿主剑水蚤吞食，在适宜温度下经12～24天，在其体内发育为感染期幼虫。含感染期幼虫的剑水蚤随饮水被人或哺乳动物误食后，经消化作用，幼虫逸出在十二指肠。约在3个半月内移行至腋窝和腹股沟部位。

【致病】 感染期幼虫进入终宿主体内进行组织移行，至发育为妊娠期产出幼虫前，虫体还不能引起周围组织的明显炎症变化，经过处或所在部位常无明显病变。本虫致病主要是成熟后的雌虫移行至皮肤时，由于虫体前端体壁组织衰退或溶解，释放的幼虫及大量代谢产物引起宿主组织强烈的超敏反应。患者可出现皮疹、红斑、瘙痒、腹泻、恶心、呕吐、呼吸困难、发热、头晕和局部水肿等症状。虫体在皮下停留大约1个月，自虫体前端破裂处逸出的幼虫可致皮肤表面丘疹，继而发展为水疱，水疱可大至数厘米。水疱内为无菌黄色液体，镜下见大量巨噬细胞、嗜酸性粒细胞、淋巴细胞及一些幼虫。水疱如果破裂，超敏反应亦随着减退，继而形成脓肿，若不并发细菌感染，脓肿逐渐好转，当雌虫被全部取出后，伤口可完全愈合。虫体如果在组织内破裂则能引起如脓疱、蜂窝织炎、脓肿、皮肤溃疡。虫体还可侵及神经系统引起截瘫，亦可引起眼、心脏及泌尿生殖系统病变。在体内深部组织内的雌虫在退化过程中常释放出大量抗原物质，可引起无菌性囊液性脓肿。雄虫交配后在皮下组织内死亡，除虫体周围引起纤维变性外，不引起其他病变。

【诊断】 麦地那龙线虫感染后潜伏期一般8～12个月，疑似病例需注意检查皮肤上的典型水疱。当水疱破溃后，用少许冷水置伤口上，取伤口表面液体涂片检查，第一期幼虫（杆状蚴）在低倍镜下运动活泼，很易查出。若自伤口检获伸出的雌虫即可确诊，此时注意与皮下寄生的裂头蚴进行鉴别。血液检查中常检出嗜酸性粒细胞增高；此外亦可借助X线辅助检查宿主体内虫体钙化的情况；通过皮内试验、IFA或ELISA等免疫学试验作为辅助诊断手段。

【流行】 麦地那龙线虫病（俗称几内亚虫病）是一种人兽共患寄生虫病，在世界上分布广泛，主要流行于非洲、印度、巴基斯坦、西南亚、南美等热带和亚热带地区。我国人体感染仅见个例报道，患者为12岁男童，其病变部位为左侧腹壁皮下。手术从肿块内取出一条麦地那龙线虫雌虫的片段，术后脓肿痊愈。本病的流行主要有两个环节：饮用含剑水蚤的生水及患者与水接触。本病的感染多在农村等经济不发达地区，年龄多在14～40岁，以5～9月份发病最多。国内外有关专著、文献提出本病的动物保虫宿主有犬、猫、马、牛、狼、狐、獾和豹等。本病20世纪曾经是严重危害人类健康，尤其是对青少年危害很大的寄生虫病。经过多年的大力防治，至2012年6月，非洲仅有南苏丹报道142例，埃塞俄比亚报道1例，防治取得了巨大成功。

【防治】 本虫感染是由于人饮用不洁生水，食入了麦地那龙线虫的中间宿主剑水蚤。预防本虫感染重点在农村，做好卫生宣教工作，不要食用沟、水塘、坑井中的生水。夏秋季节人们到池塘中游泳，剑水蚤亦可偶然进入人口中导致感染，应注意预防。

本病的治疗在发现有虫体自皮肤暴露时，让伤口每日与冷水接触一次，雌虫伸出时，使用小棒卷上虫体，每日向外卷出5cm，3周左右将虫体全部拉出。此过程操作必须小心谨慎，一旦虫体被拉断，幼虫逸出可致严重的超敏反应。若虫体在深部的肿块或脓肿内也可手术取虫治疗。治疗药物可口服甲硝唑（metronidazole）、噻苯达唑，甲苯达唑有杀虫作用，可破坏虫体组织，虫体变为片段被排出。

（张　伟）

六、异尖线虫

异尖线虫（Anisakis）是一类成虫寄生于海栖哺乳动物，中间宿主多为海洋鱼类，分布遍布全球。异尖线虫属于蛔目异尖科。人因生食海鱼而感染，可引起人体异尖线虫病（anisakiasis）。引起本病的虫种类属于5个属：即异尖线虫属、海豹线虫属、钻线虫属、对盲囊线虫属和鲔蛔线虫属。我国报道的主要是异尖线虫属的虫种。

【形态】 幼虫虫体呈无色半透明状，胃部白色，虫体呈圆柱形，似蚯蚓。体长在12.5～30.0mm，虫体两端较细，尾端较头端稍粗。

【生活史】 人是异尖线虫的非适宜宿主，但幼虫可寄生于人体消化道，亦可引起内脏幼虫移行症。成虫寄生在终宿主海豚、鲸鱼、海狮、海豹等海栖哺乳动物的胃壁上。雌虫产出大量虫卵随宿主粪便排入海水。幼虫在卵内蜕皮1次从卵中孵出的第二期幼虫在海水中被第一中间宿主磷虾等吞入并在消化道内发育，在血腔内蜕皮发育为第三期非感染性幼虫。第二中间宿主海鱼及乌贼等软体动物食入含虫第一中间宿主，非感染性幼虫在内脏或鱼肉中转化为感染性幼虫。人在生食或半生食含有感染性幼虫的海鱼时受到感染。在人体寄生的虫体均为第三期幼虫，中肠部体宽为430～550μm，无侧翼。虫体主要寄生于胃肠壁（图14-33），患者发病急骤，酷似外科急腹症，常致临床误诊。

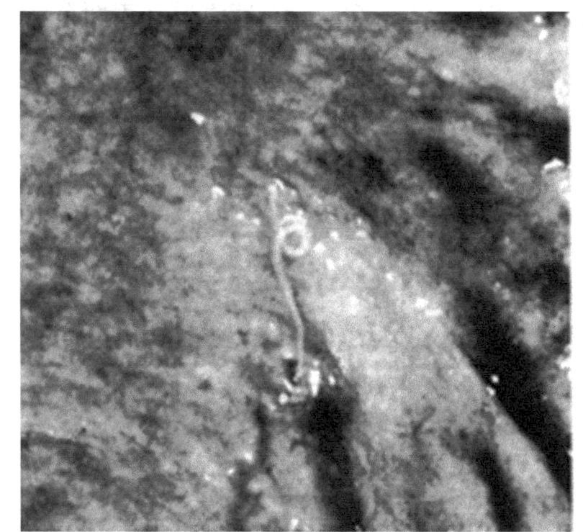
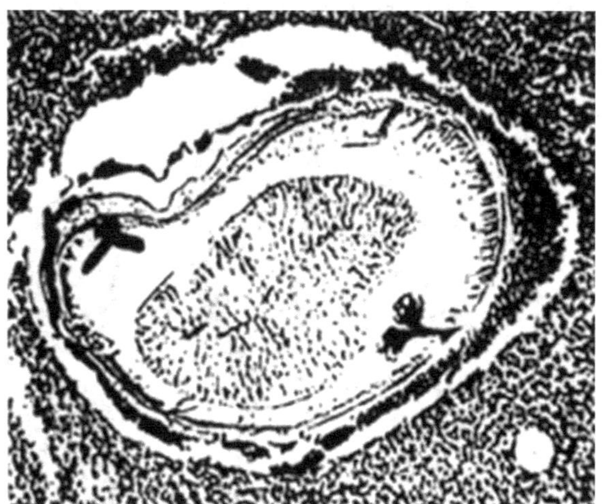

图14-33 胃壁上的异尖线虫及其横断面

【致病】 异尖线虫病患者，感染较轻者仅有胃肠不适等症状，感染严重者在进食后数小时上腹部突发剧痛伴恶心、呕吐、腹泻等症状，纤维胃镜可见胃黏膜水肿、出血、糜烂、溃疡。晚期患者可见胃壁上有肿瘤样物，病理特点是以黏膜下层为中心的伴有大量嗜酸性粒细胞浸润的脓肿或瘤样肿物，肿物内可见虫体断片、角皮或肠管等。除在胃肠外，虫体还可在腹腔、泌尿系统、皮下组织等处形成肿物。

【诊断】 患者有生食或半生食海鱼史及典型的临床症状是本病重要的临床诊断依据。确诊本病主要依据从胃内检获幼虫，虫体多在胃大弯侧发现。临床上使用X线进行辅助诊断。免疫学检查可用体外培养的幼虫分泌排泄物作抗原检测患者血清中特异性抗体是本病的重要辅助诊断方法。

【流行】 异尖线虫的分布十分广泛，日本、荷兰、朝鲜、英国、法国、德国及太平洋地区等20多个国家有本病病例报道。仅日本就报道了3万多病例。主要是因为这些国家居民日常生活中喜吃生拌海鱼片、鱼肝、鱼籽或用乌贼佐酒，由此获得感染，使本病成为一种海洋自然疫源性疾病。我国于2013年在大连报道首例异尖线虫感染人体的病例。目前，中国沿海鱼体内异尖线虫幼虫感染率相当高，加之不少地方居民有喜食生鱼的习惯，可见我国人群有感染异尖线虫病的潜在危险。

【防治】 加强对防治本病感染的宣传和教育，不生食或半生食海鱼是预防本病感染的最好方法。将海鱼在–20℃冷冻 24 小时后再解冻食用，亦可降低异尖线虫病的发生。胃肠道异尖线虫病目前尚无特效治疗药物，可用纤维胃镜检查并将虫体取出。

（张 伟）

七、肾膨结线虫

肾膨结线虫[*Dioctophyma renale*，（Goeze，1782）Stiles，1901]是一种大型寄生线虫，俗称巨肾虫（the giant kidney worm）。本虫在世界各地分布广泛，寄生于犬、水貂、狼、褐家鼠等 20 多种动物的肾脏或腹腔内，偶尔可寄生于人体的肾脏或其他部位，引起肾膨结线虫病（dioctophymiasis renale）。

【形态】 成虫（图 14-34）活时呈血红色，死亡或固定后呈灰褐色。虫体呈圆柱形，体表具有不等距的横纹，虫体两侧各有一行乳突，口孔呈圆形，位于顶端，其周围有 2 圈乳突。雄虫长 14～45cm，宽 0.4～0.8cm，尾端有钟形无肋的肉质交合伞，具交合刺 1 根；雌虫长（20～100）cm×（0.5～1.2）cm，阴门开口于虫体前食管之后的腹面中线上，肛门位于尾端；寄生在人体的虫体发育较差，雄虫大小为（9.8～10.3）cm×（0.12～0.18）cm，雌虫大小为（16～22）cm×（0.21～0.28）cm。虫卵呈椭圆形，棕黄色，大小为（60～80）μm×（39～46）μm，卵壳厚，表面有许多明显的小凹陷。

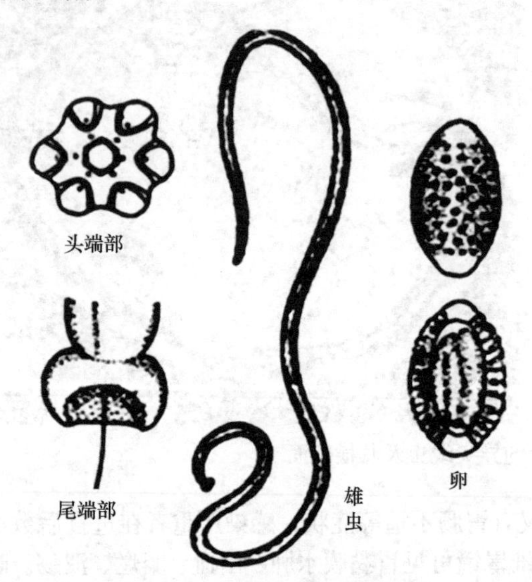

图 14-34 肾膨结线虫模式图

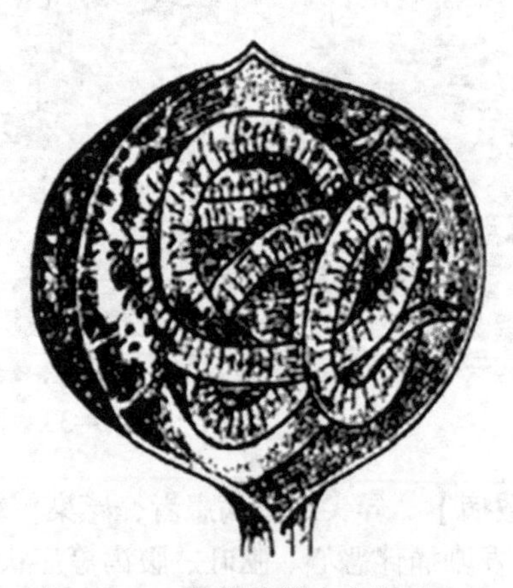
图 14-35 肾膨结线虫在肾盂内

【生活史】 成虫寄生在宿主的肾脏，虫卵经尿液排出进入水中，受精卵在寡毛类环节动物体内孵化为第一期幼虫，犬、貂等动物因吃入含有第二期肾膨结线虫幼虫的寡毛类环节动物而获得感染。人的感染一般是由于生食或半生食含该虫第三期幼虫的蛙或鱼类而引起，亦可因吞食了生水中的或水生植物上的寡毛类环节动物而获得感染。幼虫进入人体消化道后，穿过肠壁随血流移行至肾盂可发育为成虫，并产卵。虫体亦可在膀胱、卵巢、子宫、肝、腹腔等部位寄生。

【致病】 肾膨结线虫通常寄生于终宿主肾中（图 14-35），导致肾显著增大，右肾较常见。除肾外，本虫也可寄生于腹腔，偶可寄生于肝、卵巢、子宫、乳腺和膀胱。约 70%感染者的病肾在肾盂背部有骨质板形成，骨质板的边缘有透明软骨样物，大多数肾小球和肾盂黏膜乳头变性。肾盂腔中可见大量的红细胞、白细胞、脓液及虫卵块。病变后期，病肾萎缩，未感染肾因代偿而肥大。由于虫卵表面的黏稠物易凝块，加上虫体死亡后的表皮残存，可能构成形成结石的核心。患者常见的临床症状主要有腰部不适，钝痛、肾绞痛、反复血尿、尿频，可并发肾盂肾炎、肾结石、肾功能障碍等。亦可见尿中排出活的或死的，甚至残缺不全的虫体。当虫自尿道逸出时可引起尿路阻塞，亦有急性尿中毒症状。

【诊断】 临床上对于有生食或半生食鱼肉史，反复出现肾盂肾炎症状而久治不愈的患者，应考虑感染本虫的可能。对无症状仅出现有蛋白尿、血尿、脓尿而用通常方法治疗无效者也应怀疑本病。尿液残渣中检出虫卵，或发现从尿道排出虫体即可确诊。只有雄虫感染的病例则无法查出虫卵。寄生在腹腔或其他部位的虫体，只有手术探查或活检时才能发现。尿道造影、B 超或 CT 检查可能有助于诊断。

【流行与防治】 人体肾膨结线虫病病例发现不多，至今国外报道 17 例，我国共报道 14 例，最早由张森康（1981 年）在宜昌报道的人体感染 4 例，Sun（1986 年）在国外报道 1 例亦为中国人，其他 6 例分布在湖北、广东、江苏、河南、四川、宁夏。11 例患者尿中排出虫体，少者为 1 条，多者达 11 条，排出的虫体活、死和残缺不全者均有，在 1 例肾的病理切片中发现虫体和虫卵。

【防治】 加强卫生宣传教育，勿生食或食用未煮熟的鱼、蛙、生水和生菜以预防本病。本病可靠的治疗方法是手术驱虫。阿苯达唑和噻嘧啶口服，亦可有效治疗本病，但需反复多个疗程。

（张　伟）

八、艾氏小杆线虫

艾氏小杆线虫[*Rhabditis*（*Rhabditella*）*axei*，（Cobbold，1884）Dougherty，1955]亦称艾氏同小杆线虫或艾氏同杆线虫。属于营自生生活寄生虫，常出现于污水及腐败植物中，偶然情况下可侵入人体寄生在消化系统和泌尿系统内，引起艾氏小杆线虫病（rhabditelliasis axei）。自 1950 年我国学者冯兰州首次报道以来，已发现 165 例，分别从患者粪便和尿液中检出，以从粪便中检出者居多。

【形态】 艾氏小杆线虫的成虫（图 14-36）纤细，呈圆柱状，表皮光滑。虫体前端有 6 个唇片，食管呈杆状，具有前后 2 个咽管球，神经环位于两个咽管球之间。虫体尾部细长，末端尖细。雄虫长约 1.2mm。雌虫长约 1.5mm，生殖器官为双管型，子宫内含卵 4～6 个。虫卵与钩虫卵相似，但较小。卵呈长椭圆形，大小为（48～52）μm×（28～32）μm，无色透明，卵壳薄而光滑，与卵细胞之间有透明的间隙。

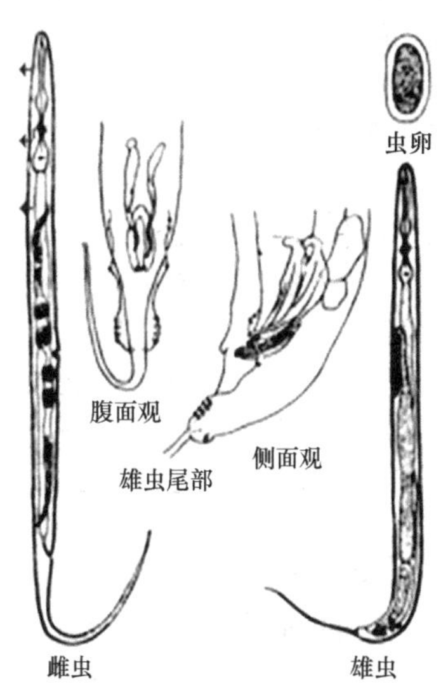

图 14-36　艾氏小杆线虫模式图

【生活史】 本虫多为营自生生活，雌、雄艾氏小杆线虫交配后产卵，卵孵化出杆状蚴。杆状蚴能摄食，常生活于腐败的有机物或污水中，经蜕皮发育为成虫。本虫在肾炎、肾病或乳糜尿患者的尿液中能生长发育，在人工胃液内（pH 1～4）成虫和幼虫 10 分钟死亡，虫卵 24 小时仍能存活。人感染艾氏小杆线虫的途径可能是幼虫经口食入后进入消化系统或经泌尿系统上行感染，游泳、下水捕鱼接触污水或误饮污水使幼虫有机会进入体内。

【致病】 艾氏小杆线虫侵入泌尿系统常引起发热、腰痛、血尿、尿频、尿急或尿痛等泌尿系统感染症状，肾实质受累时亦可出现下肢水肿和阴囊水肿、乳糜尿、蛋白尿或脓尿，尿液镜检有红、白细胞和管型。虫体侵入消化系统常引起腹痛、腹泻与便秘交替出现等症状。

【诊断】 在尿液的沉淀物或粪便中发现虫体或虫卵是确诊本病的依据。本虫卵与钩虫卵相似，易混淆，故应注意鉴别。

【流行】 本病在日本、墨西哥、以色列等国家有病例报道。我国报道的人体感染病例分布于湖北、湖南、贵州、云南、河南、广东、海南、新疆、西藏、浙江、上海、江西、福建、山东、陕西和天津等16个省、自治区、直辖市。曾在兔、犬、猴和鼠等动物粪便中检获本虫。

【防治】 注意个人卫生，避免饮用污水及腐败植物是预防艾氏小杆线虫病的关键。治疗药物可用阿苯达唑、甲苯达唑、左旋咪唑等。

（张　伟）

九、兽比翼线虫

兽比翼线虫属[*Mammomonogamus*，（Raillier，1899）Ryjikov，1948]是一类主要寄生于野生哺乳动物、家畜、家禽和鸟类的气管、咽喉、中耳等部位的小杆科（Rhabdidae）、比翼科（Syngamidae）、兽比翼线虫属线虫，其中喉兽比翼线虫（*M. laryngeus* Raillier，1899）和港归兽比翼线虫（*M. gangguiensis* sp. nov Li，1988）偶可在人体咽喉、气管、支气管等部位寄生，引起人体兽比翼线虫病（mammomonogamosis）或比翼线虫病（syngamiasis）。

【形态】 本科线虫的特征：有一根发达的壳多糖口囊，口孔前缘形成一个厚的花瓣样的几丁质唇瓣。在囊的底部有放射状排列的齿状突起，称小齿，数目与虫种有关。雌虫较雄虫明显增大，雌雄虫一旦交配，整个生命期不再分开。交合刺或有或无，有些虫种还具有导刺带。雌虫尾端呈圆锥状，末端尖细，虫卵两端或一端有卵盖，或两端无盖，卵内为多细胞期。

喉兽比翼线虫常寄生在牛的咽喉部，因此得名。雄虫活时呈鲜橙红色，长3.0～6.3mm，交合伞呈半圆形，交合刺1根。雌虫活时呈鲜血红色，体长8.7～23.5mm；前端具发达的口囊，口囊壁具粗厚角质层环，底部有8个小齿，呈辐射状排列，食管前端紧接口囊后部，向后逐渐膨大，呈棒球棍状；尾部呈圆锥形，末端尖细。

港归兽比翼线虫成虫活时，雄虫呈鲜橙红色，雌虫呈鲜血红色，雌雄虫交配呈"y"形，短细的一侧为雄虫，粗长的一侧是雌虫。角皮层薄而透亮，其体内弯曲的生殖器官和消化器官均清晰可见。成虫前端具唇瓣6片，雄虫具交合伞外边缘带，缺交合刺。两种比翼线虫虫卵均与钩虫卵相似，呈椭圆形、无色透明，大小为（75～80）μm×（45～60）μm，内含物随发育期不同而各异，可见卵细胞数个或幼胚。

【生活史】 迄今为止，喉兽比翼线虫的生活史尚未研究清楚，根据现有病例及据同类寄生虫气管比翼线虫（*Syngamus trachea*）的生物学资料分析，成虫寄生在其终宿主牛、羊、鹿等食草动物及家禽、各种鸟类的气管、喉头内。雌虫在气管和支气管产卵后，虫卵随口腔分泌物和粪便排出。在外界适宜的温度和湿度下，细胞期的卵经7～10天发育至感染阶段（含第三期幼虫的卵），并可在此环境中存活8～9个月仍具有感染力。感染期虫卵污染食物或水源，被人误食即可感染。幼虫在小肠内逸出，穿过肠壁，经血流到达肺，穿过肺泡上行至呼吸道，定居于咽喉、气管、支气管等部位发育为成虫。龟和鳖可能是其转续宿主或中间宿主，幼虫寄生在其肝胆、肌肉等部位。当人生食或半生食龟蛋及肝、胆和血时亦可获得感染。自感染至发育成熟约需70天。

【致病】 兽比翼线虫感染后致病早期，肺部可出现短暂性的浸润性肺炎症状，随后可发展为气管炎样的病变。临床表现有发热、咳嗽、哮喘及咯血，伴外周嗜酸性粒细胞增多。早期X线胸片可见短暂浸润性变化。若虫体寄生在咽喉部，可出现搔爬刺激感和阵发性干咳，用抗生素治疗效果不明显。

【诊断】 查获成虫或虫卵是确诊兽比翼线虫病的依据。有的患者可咳出带有红色条状血样物的痰（含虫体），经支气管内镜检查可发现支气管壁上附有活动性的血红色虫体或包块。从支气管镜检查后的冲洗液、痰液中亦可发现成虫及虫卵。

【流行】 本病属于人兽共患寄生虫病，国外报道的比翼线虫病已超过100例，大多来自南美及加勒比海地区。我国从1975年起，迄今已报道了13例，分布在广州、吉林和上海。其中12例为喉兽比翼线虫病，1例为港归兽比翼线虫病。在此13例患者中，3例因食入未煮熟的龟血而感染，

3 例发病前 20 天有生吃鳖的肝或胆史。

【防治】 预防本病最主要是守住经口食入这一关卡，但并不容易。我国各民族各地区都不同程度上有生食或半生食各种动物肉或肉制品的习惯；其次在日常饮食中生食蔬菜或凉拌生菜等菜品在餐桌上也多见；有些人喜欢喝生水，或者对野外自然水源未经任何消毒处理直接饮用。这些都会增加兽比翼线虫病的潜在感染率。应广泛利用传播媒体进行卫生知识拓展，加强卫生宣传提高广大人民群众的认识，自觉改变不良习惯，注意饮食和饮水卫生，不食生的蔬菜及动物制品，做好个人卫生和环境卫生，防止本病的传播。

本病治疗并不困难，临床上可用噻苯达唑、阿苯达唑、伊维菌素、甲苯达唑、氟苯达唑等多种抗蠕虫药进行治疗。可利用支气管镜取出虫体后痊愈。虫数较多时，治疗后期虫卵仍可留存气管中一段时间，虫卵死亡后，对患者造成轻微刺激，随着卵逐渐排出自然好转。

【阅读参考】

吴观陵. 2013. 人体寄生虫学. 4 版. 北京：人民卫生出版社.
殷国荣，王中全. 2019. 医学寄生虫学. 5 版. 北京：科学出版社.
俞守义，邹飞，陈晓光，等. 2012. 现代热带医学. 北京：军事医学科学出版社.

（张 伟）

第十五章　猪巨吻棘头虫

【学习目的】

1. 熟悉猪巨吻棘头虫的形态和生活史特点。
2. 了解猪巨吻棘头虫病的病原学检测方法、流行特点及防治原则。

【概述】　猪巨吻棘头虫[*Macracanthorhynchus hirudinaceus*，（Pallas，1781）Travassos，1916]属于棘头动物门(Phylum Acanthocephala)，后棘头虫纲(Class Metacathocephala)，原棘头虫目(Order Archiacanthocephala)，稀棘棘头虫科（Family Oligacanthorhynchidae），巨吻棘头虫属（*Genus Macracanthorhynchus*）。中间宿主为鞘翅目昆虫，包括多种天牛和金龟子。成虫主要寄生于猪的小肠内，偶寄生于人体，引起人体猪巨吻棘头虫病（macracanthorhynchosis）。自我国1964年首次发现报道人体猪巨吻棘头虫病病例以来，国内人体病例报道已达380余例。

【形态】　图15-1。

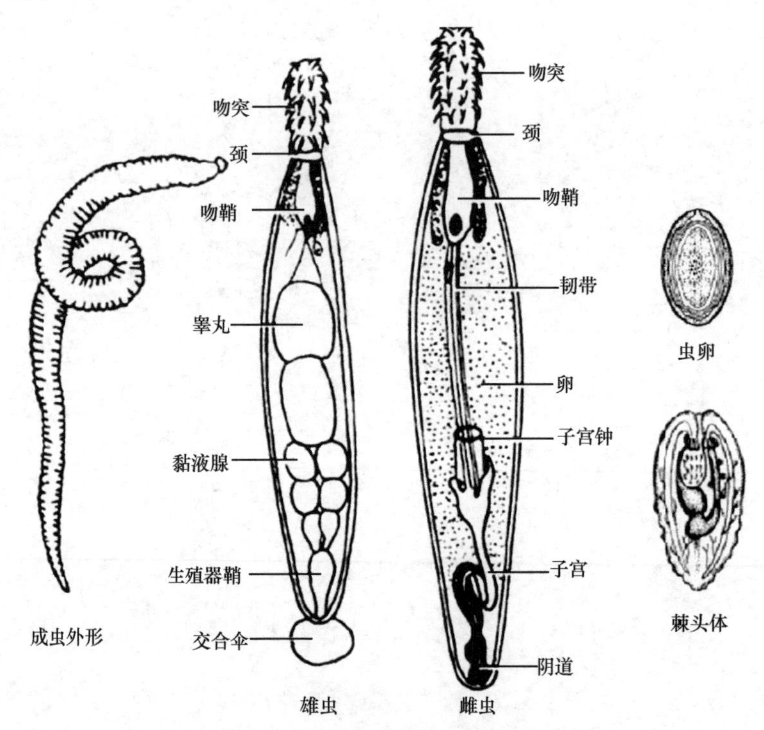

图15-1　猪巨吻棘头虫模式图

1. 成虫　呈乳白色或淡红色，体表有明显横皱纹，尤以虫体前部为甚。活体时背腹略扁，固定后为圆柱形，前端粗大，后端渐细。虫体可分为吻突、颈部和躯干三部分。吻突类球形，可伸缩，周围有5～6排尖锐透明的吻钩，起固着作用。颈部短，与其后吻鞘相连，吻突可缩至吻鞘内。口及消化道阙如。雄虫体长5～10cm，尾端有一钟形交合伞；雌虫体长20～65cm，尾端钝圆(图15-1)。

2. 虫卵　呈椭圆形，棕褐色，虫卵大小为（67～110）×（40～65）μm。卵壳厚，由三层组成：外层薄而透明；中层厚并且有凹凸不规则皱纹，一端闭合不全，呈透明状，卵壳易从此处破裂；内层薄而光滑。发育成熟的虫卵内含有一具有小钩的幼虫，称为棘头蚴（acanthor）。

【生活史】　猪巨吻棘头虫生活史过程经历多个发育阶段，包括虫卵、棘头蚴（acanthor）、棘头体（acanthella）、感染性棘头体（cystacanth）和成虫。中间宿主为一些鞘翅目昆虫。终宿主主要是猪和野猪，人偶尔可感染本虫。成虫寄生在终宿主小肠内，虫卵随粪便排出，在土壤中可存活数月至数年。当虫卵被甲虫的幼虫吞食后，卵壳破裂，棘头蚴逸出并进入甲虫血腔，在血腔中经过棘头体阶段，最后发育形成感染性棘头体，此过程需 3～5 个月。感染性棘头体在甲虫的整个变态过程中可存活 2～3 年。当猪吞食含有感染性棘头体的甲虫（幼虫、蛹或成虫）后，感染性棘头体在猪小肠内经 1～3 个月发育为成虫（图 15-2）。

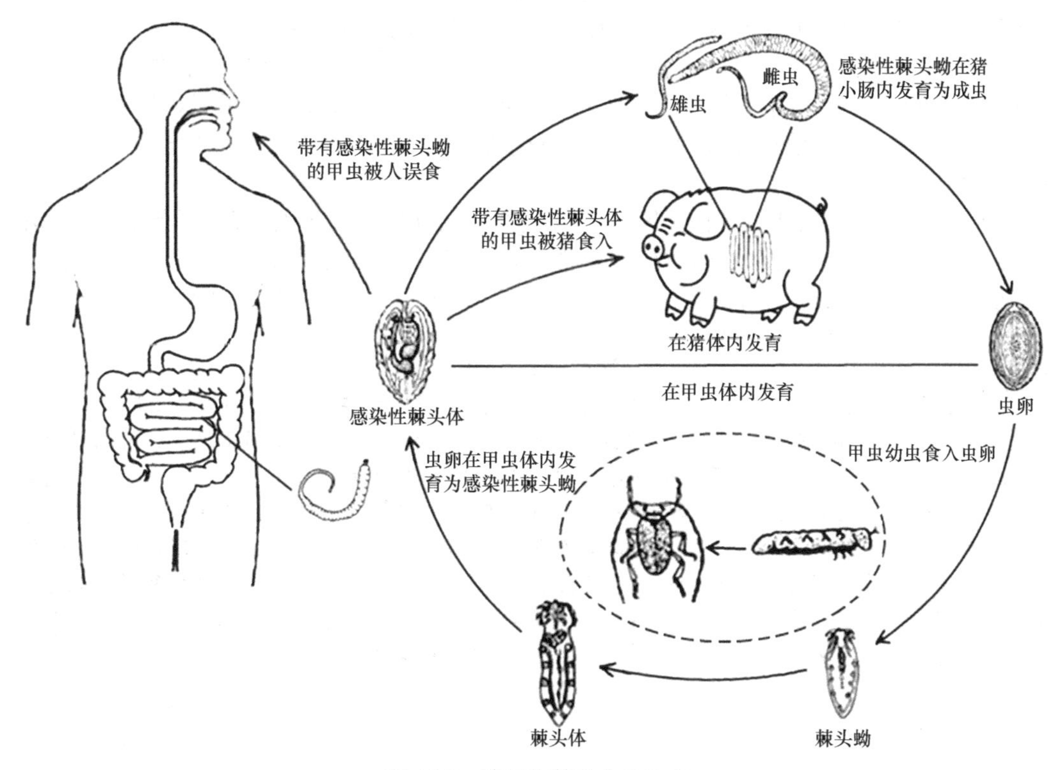

图 15-2　猪巨吻棘头虫生活史

人感染多是因为误食含有活感染期棘头体的甲虫所致。人不是本虫的适宜宿主，故猪巨吻棘头虫在人体内大多不能发育至成熟和产卵。

【致病】　猪巨吻棘头虫多寄生在人回肠的中、下段，患者肠内寄生虫体数一般为 1～3 条，最多一例达 21 条。虫体以吻突的倒钩固着于肠黏膜，加之吻腺分泌的毒素作用造成肠黏膜组织的损伤，局部组织出现充血、水肿、出血甚至坏死形成溃疡，继而出现结缔组织增生，形成棘头虫结节。结节直径为 0.7～1.0cm，质硬并突向浆膜面。由于虫体不断更换附着部位，故往往肠壁多处受累。结节可与大网膜、邻近肠管、肠系膜等粘连形成包块。有时可因肠粘连出现肠梗阻。有时虫体可引起肠壁深层受损，甚至穿破肠壁造成肠穿孔，导致局限性腹膜炎及腹腔脓肿。患者在感染早期症状不明显，多在感染后 1～3 个月发病，可有消化不良、乏力、消瘦、贫血、腹泻和黑便等表现。右下腹部常出现阵发性疼痛，在腹部明显压痛处常可扪及呈圆形或卵圆形包块。患者亦可出现恶心、呕吐、失眠、夜惊等症状和嗜酸性粒细胞增多。少数感染者可不出现任何症状和体征，自动排虫后而自愈。本病对人体主要危害是引起外科并发症，如肠穿孔、腹膜炎、腹腔脓肿、肠梗阻等。国内临床报道半数以上病例发生肠穿孔。部分肠梗阻患者可发生浆液性腹水或长期的腹胀，儿童患者可出现“大肚子”体征。

【诊断】　诊断本病首先根据流行病学史及临床表现，作诊断性驱虫。经急症手术发现虫体也是确诊依据。由于人不是本虫的适宜宿主，故在患者粪便中极少能检出虫卵。免疫诊断中，采用虫卵抗原作皮试，对诊断本病有一定价值。

【流行】 人体猪巨吻棘头虫病在国外仅有数例报道，国内到目前为止共报道380余例，分布于辽宁、吉林、山东、河北、北京、天津、河南、山西、安徽、湖北、江苏、江西、广东、海南、四川和内蒙古等16个省、市、自治区，其中在辽宁和山东的部分地区呈地方性流行。

猪是本病的主要传染源，本虫在猪群中分布较广。因本虫在人体内极少能发育成熟，故人作为本病传染源意义不大。鞘翅目昆虫在我国有9科42种可作为本虫中间宿主，其中以曲牙锯天牛、大牙锯天牛和棕色金龟子的感染率最高，成虫阶段感染率可高达62.5%。

人感染棘头虫主要与生食或半生食甲虫的习惯有密切关系。饮食棘头体污染的饮水或食物偶尔也可被传染。在流行区，人们习惯将天牛和金龟子捕获后用沸水焯过，去翅后烹炒后食用，此时因甲虫体内的棘头体常不能完全杀死而被感染。儿童常捕捉天牛和金龟子生吃或烤吃，故患者以学龄儿童和青少年为多。

【防治】 预防本病首先要把住“病从口入”这一关，加强宣传教育，尤其是要教育儿童不捕食甲虫，不饮生水。加强对猪的饲养管理，提倡圈养，对猪粪便进行无害化处理后再用于施肥。对感染者要尽早治疗，阿苯达唑和甲苯达唑有一定疗效。出现并发症者，应及时手术治疗。

案例15-1　　猪巨吻棘头虫病

患儿，男性，11岁。因腹痛频繁发作伴发热3天，突发加重1天伴恶心、呕吐收住入院。体检：贫血貌，体温38.9℃，脉搏93次/分，血压100/70mmHg。下腹部压痛、肌紧张伴反跳痛，以右下腹较重。腹部可触及多个圆形包块、听诊肠鸣音较弱。立位腹平片显示右膈下有游离气体，B超示腹腔有积液。实验室检查：RBC 4.5×10^{12}/L，Hb 95g /L，WBC 19.5×10^{9}/L，中性粒细胞82%，淋巴细胞22%，嗜酸性粒细胞7%。诊断：消化道穿孔，急性腹膜炎。治疗：行急诊开腹探查术，术中见病变小肠长约25cm，距回盲部约70cm，小肠有2处穿孔，肠系膜淋巴结广泛肿大，行修补术。在肠壁触及一蛔虫状条索，切开后见一乳白色虫体，体表可见横皱纹。经鉴定为猪巨吻棘头虫。经问诊有明确的烧食天牛病史。

（张海珠）

第四篇　医学节肢动物

第十六章　概　　论

【学习目的】

1. 熟悉医学节肢动物对人体的危害、医学节肢动物的防制方法。
2. 了解节肢动物的主要特征和主要种类。

医学节肢动物（medical arthropod）是指能直接或间接危害人类健康的节肢动物。医学节肢动物学（medical arthropodology）是研究节肢动物的形态、分类、生活史、生态、地理分布、与传病的关系及防制措施的科学。由于昆虫纲的种类在节肢动物中占绝大多数，所以医学节肢动物学也称为医学昆虫学（medical entomology），它本身是一门独立的学科，也是人体寄生虫学、流行病学和公共卫生学的重要组成部分。

第一节　医学节肢动物的主要特征

节肢动物属于无脊椎动物，是动物界中种类最多的一个门，占已知动物种类约 87%，已经描述的昆虫种类超过 150 万种、螨类超过 5 万种。多营自生生活，少数种类营寄生生活。具有的主要特征：

1. 左右对称，躯体和附肢均分节。

2. 具外骨骼的体表，由几丁质及醌单宁蛋白质（quinone tanned protein）组成，外骨骼里面附着肌肉。

3. 开放式循环系统，体腔内充满血淋巴，又称为血腔。

4. 发育过程中有蜕皮（ecdysis）和变态（metamorphosis）的现象。

第二节　医学节肢动物的主要类群

危害人类健康的节肢动物主要有五个纲的部分种类。

1. 蛛形纲（Arachnida）　体分头胸部和腹部，或头胸腹愈合形成颚体和躯体，成虫有 4 对足，无触角，无翅。主要有硬蜱、软蜱、恙螨、疥螨、蠕形螨、尘螨和粉螨，以及蜘蛛和蝎子等。

2. 昆虫纲（Insecta）　体分头、胸和腹三部分。头部有 1 对触角、1 对复眼和 1 套口器；胸部有 3 对足和 1～2 对翅，或无翅；腹部末端为外生殖器。主要有蚊、蝇、白蛉、蠓、蚋、虻、蚤、虱、臭虫、蜚蠊、锥蝽、桑毛虫、松毛虫和毒隐翅虫等。

知识拓展　　**医学节肢动物生态学**

生态学（ecology）是研究生物及其所生存环境之间相互关系的一门学科，医学节肢动物生态学是这一学科中的一个分支。生物赖以生存的环境称为生态环境。整个生命系统从微观到宏观可以分为基因、细胞、组织、器官、个体、种群、群落和生态系统几个组织层次，生态学的研究可以是在细胞层次以下的微观生态学研究，也可以是在种群层次以上的宏观生态学研究，目前以宏观生态学研究为多。

宏观生态学研究一般在个体、种群、群落及生态系统几个不同层次进行。个体是一个具体的、闭合的、有完整界线的生物体，如一个细菌、一株植物和一个动物等都是一个具体的生物个体。种群是在一定时间和空间范围内同种生物不同个体的组合，一个种群包含了许多同一生物种的不同个体。群落是指在特定时间和空间范围内不同生物种群的组合，如一个池塘内的所有生物可以构成“池塘生物群落”。生态系统是在一定空间范围内所有生物与所处的无机环境之间所形成的一个开放系统，包括了无机环境（非生物环境）及生物群落两部分。从个体、种群、群落到生态系统，是一个从低级到高级、从具体到抽象、从界线明显到界线模糊、从闭合到开放的逐步过渡过程。

1. 环境因素　实际上就是指生态环境，包括了非生物环境和生物环境。非生物环境即物理环境，包括了气候（如温度、湿度、光照、风力、雨量等）、土壤、岩石及水源等因素。生物环境包括了植被、食物及其他生物性因素（如共生或竞争生物、病原微生物、寄生虫、捕食者等）。

2. 滋生与栖息　习惯上将节肢动物非成虫期的生活行为称滋生，其生活的场所称滋生地；成虫期的生活行为称栖息，其生活的场所称栖息地。蜱螨类由于其成虫和非成虫期的生活行为大多比较相似，往往笼统地称为滋生。

3. 越冬（冬眠）季节消长和区系　节肢动物在寒冷季节生命活动处于一种相对停滞状态，称为越冬（冬眠），是一种周期性生理适应现象；节肢动物种群数量（密度）随季节变化而波动的现象称为季节消长；区系是指特定区域内某一类节肢动物的种类组成，如蚊虫区系、蚤区系、革螨区系等。

4. 食性　昆虫的食性常常随虫期而有明显的变化，并有地理变异的现象。昆虫的食性可分为单食性和多食性（杂食性）。昆虫的多食性有一定限度，通常也有其所偏好的食物，但在食物不足或缺乏的情况下例外。

3. 甲壳纲（Crustacea）　体分头胸部和腹部，有触角 2 对，步足 5 对，多水生种类，有些可作为蠕虫的中间宿主，如淡水蟹、蝲蛄是并殖吸虫的第二中间宿主，剑水蚤（cyclops）、镖水蚤（diaptomus）是阔节裂头绦虫、曼氏迭宫绦虫、棘颚口线虫及麦地那龙线虫等的中间宿主。

4. 唇足纲（Chilopoda）　体分头部和躯干体，背腹扁平。头部有 1 对细长触角，口器由 1 对大颚和两对小颚组成。躯干部每 1 体节有 1 对步足。第 1 体节步足特化成颚足，也称毒颚，如蜈蚣，颚足毒腺排出物可伤害人体。

5. 倍足纲（Diplopoda）　体分头、胸和腹三部分，体呈前后稍细的圆筒形。头部有 1 对触角，口器由 1 对大颚和一片状颚唇部组成。胸部 4 节，第 1 节无附肢，第 2～4 节各具步足 1 对。腹部多体节，每节具步足 2 对，尾端 1、2 节无足，如马陆，分泌物质可引起人的皮肤过敏。有些种类是缩小膜壳绦虫的中间宿主。

第三节　医学节肢动物对人体的危害

节肢动物对人类的危害可分为直接危害和间接危害。

1. 直接危害　节肢动物通过骚扰和吸血、寄生、螫刺毒害和引起超敏反应等方式危害人体。

（1）骚扰和吸血：蚊、蝇、白蛉、蠓、蚋、虻、蚤、臭虫、虱、蜱和螨等的活动与吸血等行为，影响人的工作和休息。例如，伊蚊在白天吸血、按蚊和库蚊在夜间吸血；臭虫的夜间吸血；蚤类的吸血骚扰；蝇类取食人眼、鼻分泌物的活动和舌蝇的吸血等行为。

（2）寄生：蝇类幼虫寄生引起蝇蛆病（myiasis），潜蚤寄生引起潜蚤病（tungiasis），疥螨寄生引起疥疮（scabies），蠕形螨寄生引起蠕形螨病（demodicidosis），粉螨、跗线螨等侵入肺、肠、尿路引起肺螨病、肠螨病和尿螨病。

（3）螫刺和毒害：有些节肢动物的毒腺、毒毛或者体液对人体有害，通过螫刺把毒液注入而毒害人体。例如，蜈蚣、蝎子、毒蜘蛛等的螫刺引起人体局部红、肿、痛，甚至出现全身症状；桑毛虫、松毛虫的毒毛毒液引起皮炎、结膜炎以及骨关节损害等；蠓、蚋、虻等叮刺人体出现红肿甚至溃烂；硬蜱叮刺导致宿主神经肌肉传导阻滞，甚至出现蜱瘫痪；毒隐翅虫（*Paederus fuscipus*）的体液接触人体皮肤可致皮炎。

（4）引起超敏反应：节肢动物的唾液、分泌物、排泄物和皮壳等异性蛋白引起人体超敏反应，如粉螨、尘螨和革螨等引起呼吸道哮喘和鼻炎等症状，以及螨性皮炎。蚊、蠓、蚤、臭虫等螫刺引起人皮肤超敏反应。

2. 间接危害 节肢动物通过体内或体表携带病原体传播疾病，危害人类健康。能够传播疾病的节肢动物称为传播媒介或病媒节肢动物或病媒昆虫。由节肢动物所传播的疾病称为虫媒病。虫媒病的种类很多，病原体包括病毒、立克次体、细菌、螺旋体、原虫和蠕虫等。我国重要的虫媒病及主要传播媒介见表16-1。

表16-1 我国重要的虫媒病和主要传播媒介

类别	病名	病原体	传播媒介
病毒病	流行性乙型脑炎	日本脑炎病毒	三带喙库蚊
	登革热	登革热病毒	埃及伊蚊、白纹伊蚊
	森林脑炎	森林脑炎病毒	全沟硬蜱
	新疆出血热	新疆出血热病毒	亚东璃眼蜱
	流行性出血热	汉坦病毒	革螨
立克次体病	流行性斑疹伤寒	普氏立克次体	人虱
	鼠型斑疹伤寒	莫氏立克次体	印鼠客蚤
	恙虫病	恙虫立克次体	地里纤恙螨、红纤恙螨
	Q热	贝氏立克次体	蜱
细菌病	鼠疫	鼠疫杆菌	印鼠客蚤、方形黄鼠蚤、长须山蚤
	野兔热	土拉伦斯菌	蜱、革螨
螺旋体病	虱媒回归热	俄拜疏螺旋体	人虱
	蜱媒回归热	波斯疏螺旋体	钝缘蜱
	莱姆病	伯氏包柔疏螺旋体	全沟硬蜱
原虫病	疟疾	疟原虫	中华按蚊、嗜人按蚊、微小按蚊、大劣按蚊
	黑热病	杜氏利什曼原虫	中华白蛉、长管白蛉、吴氏白蛉
蠕虫病	马来丝虫病	马来布鲁线虫	中华按蚊、嗜人按蚊
	班氏丝虫病	班氏吴策线虫	致倦库蚊、淡色库蚊

节肢动物传播疾病的方式可分为两类：

（1）机械性传播：节肢动物通过体表或体内机械性携带病原体到达人的食物、环境、人体表或人体内，病原体的形态和数量没有发生变化。这类病原体可以由节肢动物传播，也可以通过其他途径传播，如蝇类传播痢疾、伤寒和霍乱等。

（2）生物性传播：病原体以节肢动物为宿主，在其体内经历发育和（或）增殖的过程，达到感染阶段或具备感染力，然后传播到新宿主人体。病原体必须经历节肢动物体内的阶段才能完成生活史。例如，疟原虫和丝虫等在蚊子体内的发育或增殖然后传播；登革热病毒在伊蚊体内的增殖然后传播。根据病原体在节肢动物体内发育和（或）增殖的情况，生物性传播有以下四种形式：

1）发育式：病原体在节肢动物体内只经历了发育过程，而没有数量的增加，如丝虫的微丝蚴在蚊虫体内发育为感染性的丝状蚴，在蚊子叮咬人吸血时，蚊口器上的丝状蚴经皮肤伤口侵入人体。

2）增殖式：病原体在节肢动物体内大量增殖，达到足够的数量，而没有可见的形态变化，如病毒、立克次体、细菌和螺旋体等微生物，这些病原体必须在感染的节肢动物体内增殖到一定数量才具备传播能力，通过节肢动物的叮咬人、接触污染等途径，随唾液、基节液、分泌物和血淋巴等感染人体。

3）发育增殖式：病原体需要在节肢动物体内经历发育和增殖的过程，才能达到感染性阶段。例如，疟原虫在雌性按蚊体内的发育和增殖过程，待子孢子成熟，在按蚊叮咬人时随唾液侵入人体。

4）经卵传递式：有些病原体既可以在亲代节肢动物体内增殖和传播，也能够侵入雌虫的卵巢，进入卵子，子代节肢动物也获得病原体的感染。节肢动物不仅是病原体的传播媒介，也是病原体的储存宿主，具有重要的流行病学意义。例如，蚊虫传播的日本脑炎病毒，硬蜱传播的森林脑炎病毒、莱姆病疏螺旋体，软蜱传播的回归热疏螺旋体，恙螨幼虫传播的恙虫立克次体。

知识拓展　　**病媒节肢动物的判定**

进行虫媒病防制，必须先确定疾病的传播媒介，才能有的放矢，采取针对性的、合理的防制措施，有效阻断虫媒病的传播。正确判定传播媒介，需要获得下述四个方面的证据：

1. 生物学的证据　媒介节肢动物应该：①与人的关系密切，刺吸人血，或舐食人的食物，或作为人的食物；②数量较多，是疾病流行区的优势种或常见种类；③寿命足够长，超过病原体完成发育和增殖所需的时间。

2. 流行病学证据　媒介节肢动物的地理分布和季节消长与虫媒病的流行区域和流行季节具有相关性。

3. 自然感染的证据　在虫媒病流行区、流行季节，从采集到的节肢动物体内分离出自然感染的病原体。若是原虫和蠕虫，必须检查到感染期。

4. 实验室的证据　实验室条件下，证明病原体能够在节肢动物体内增殖或发育到感染期，并能通过节肢动物在疾病模型动物与健康动物之间传播病原体。可证实媒介节肢动物对病原体的易感性和易感程度。

这四方面证据必须同时具备，才能正确判定虫媒病的传播媒介。一种虫媒病在不同流行区，传播媒介可能相同，也可能不同；在一个地区的一种虫媒病，传播媒介可能有多种。若有多种传播媒介时，需要进一步确定主要媒介和次要媒介，必须综合上述四个方面的资料加以分析和论证。

第四节　医学节肢动物的防制

随着人类对疾病、媒介、自然生态、人类环境等知识的认识提高，医学节肢动物防制手段、方法、策略也在发生着变化。20 世纪 40 年代发现双对氯苯基三氯乙烷（DDT）的杀虫作用后，人类试图用它来消灭全球重要的疟疾媒介蚊虫，化学杀虫剂的大量使用带来节肢动物耐药和化学药物残留等自然生态问题，迫使人类思考医学节肢动物防制不能仅靠单一的防制方法和措施解决问题。因此，害虫综合防制策略成为媒介节肢动物防制的主流。

所谓综合防制，就是从媒介与生态环境和社会条件的整体观点出发，以本标兼制，制本为主，本着安全（包括对环境无害）、有效、经济和简便的原则，因地因时地对防制对象采用各种合理手段和有效方法，组成一套系统防制措施，把防制对象的种群数量降低到不足以传播疾病的水平。

这些措施包括环境的、化学的、生物的、物理的、遗传的和法规的防制方法。

1. 环境防制　优点是医学节肢动物防制的制本措施；缺点是投入大见效慢。主要通过改造、治理环境，形成不利于媒介节肢动物滋生和栖息的生存条件。具体手段包括：①环境改造，如基础卫生设施改造和修建，阴沟、阳沟和臭水沟的改造等；②环境治理，如翻盆倒罐、清除蚊滋生地，水库的水位波动，水田的间歇灌溉，水闸冲刷，生活垃圾、粪便和废弃物的无害化处理等；③改善人群居住条件，保持环境卫生，以减少或避免人与媒介和病原体三者之间的接触机会，从而减少或防止虫媒病的传播。

2. 化学防制 优点是投入小见效快、使用方便，适于大规模应用；缺点是带来生态问题，治标不治本，化学药物残留毒害，易使节肢动物产生耐药性。主要使用化学合成的杀虫剂、驱避剂及引诱剂来防制病媒节肢动物。虽然有缺点，仍然是目前综合防制的主要手段。常用的化学杀虫剂：

（1）有机氯杀虫剂：具有广谱、高效、长效、价廉、对哺乳动物低毒等优点，如 DDT、六氯环己烷（六六六）等。由于长期大量的广泛使用，造成环境污染和动植物体内的积蓄，且导致病媒节肢动物的抗药性，逐渐为其他类杀虫剂所代替。

（2）有机磷杀虫剂：多数具有广谱、高效的杀虫特点，在自然界易水解或生物降解，在动植物体内无积蓄的危险。常用的：敌百虫（trichlorphon）、辛硫磷（phoxin）、马拉硫磷（malathion）、杀螟松（sumithion）和甲嘧硫磷（虫螨磷 pirimiphos methyl）。双硫磷（abate）、倍硫磷（baytex）是良好的杀蚊幼虫剂。敌敌畏（dichlovos，DDVP）具有强烈的熏杀作用，一般用于室内熏杀成蚊。

（3）氨基甲酸酯类杀虫剂：特点是击倒快、残效长，对人、畜的毒性一般较有机磷杀虫剂低，无体内积蓄。常用种类有残杀威（sunside 或 propoxur），主要为触杀剂，并具胃毒和熏蒸作用。混灭威（landrin）的作用似残杀威，但无熏蒸作用。

（4）合成拟菊酯类杀虫剂：具有广谱、高效、击倒快，许多品种残效短，对光不稳定，毒性低，生物降解快。常用的有二氯苯醚菊酯（permethrin）、丙烯菊酯（allethrin）、胺菊酯（tetramethrin）、溴氰菊酯（decamethrin）、氯氰菊酯（cypermethrin）、顺式氯氰菊酯（alphamethrin）等。

（5）昆虫生长调节剂：通过阻碍或干扰昆虫的正常发育而使其死亡，其优点是生物活性高，有明显的选择性，只作用于一定种类的昆虫，故对人、畜安全及对天敌、益虫无害，不污染环境。有保幼激素类似物如烯虫酯（methoprene）和发育抑制剂，如敌灭灵或称灭幼脲Ⅰ号（TH6040）及苏脲Ⅰ号等。

（6）其他类：驱避剂、引诱剂，如驱蚊油（dimethyl phthalate）主要成分为邻苯二甲酸二甲酯；避蚊胺（deet）又名 DETA，主要成分为 *N*，*N*-二乙基-间-甲苯甲酰胺；对-盖烯二醇（驱蚊剂 42 号）对一般吸血节肢动物都有较好的作用。苍蝇引诱剂有顺-9-碳烯的混合物、三甲基胺等；蟑螂引诱剂有茴香醛、亚油酸、亚麻酸等。驱避剂或引诱剂本身无杀虫性能。

3. 生物防制 利用天敌生物或生物的代谢产物来防制媒介节肢动物，其特点是对人、畜安全，不污染环境。这些生物包括捕食性生物和致病性生物。捕食性生物，如养鱼可以捕食蚊幼虫。致病性生物，如苏云金杆菌（*Bacillus thuringiensis*）H-14、球形芽孢菌（*Bacillus sphaericus*）和索科线虫（*Romanomermis sp.*）都能使蚊幼虫致病而死亡。缺点是见效慢。

4. 物理防制 利用声、光、电、热和机械等物理措施，捕杀、隔离或驱离害虫。例如，纱窗、纱门可防蚊蝇进入室内，饭菜食物加盖沙罩避免蝇和蟑螂接触，挂蚊帐防蚊叮咬，用蝇拍杀蚊蝇，高温灭虱，光诱器诱捕害虫等措施。

5. 遗传防制 运用遗传物质改变或移换的手段，降低媒介节肢动物的繁殖势能，以减少种群数量。释放大数量远超过自然种群的人工绝育雄虫，与自然种群的雌虫交配，使其产下不育卵，逐渐减少自然种群。遗传防制通过大量释放不育雄性措施，使美国和墨西哥的人体感染案例大幅度减少。雌蝇一生只交配一次，所以，与不育雄性交配的雌蝇产下的未受精卵不能孵化出下一代幼虫。

6. 法规防制 国家制定法律、法规条文，防止媒介节肢动物随交通工具和物品跨国传播，对有害节肢动物进行监察和采取强制性措施，如海关的检疫措施等，新加坡制定重罚有登革热媒介埃及伊蚊滋生的家庭。

案例 16-1 **皮肤蝇蛆病**

一名25岁从巴西回国的男子，在他的前额有一个化脓病灶，患者感觉有什么东西在皮肤下移动，遂求医生诊治。医生通过手术切开病灶的表皮，在皮肤下发现一些活动的虫体。虫体标本被送到疾控中心请求协助诊断。图A是整个虫体，其前端如图B所示，其后端如图C所示，解剖此虫体前端的结构显示如图D和E。

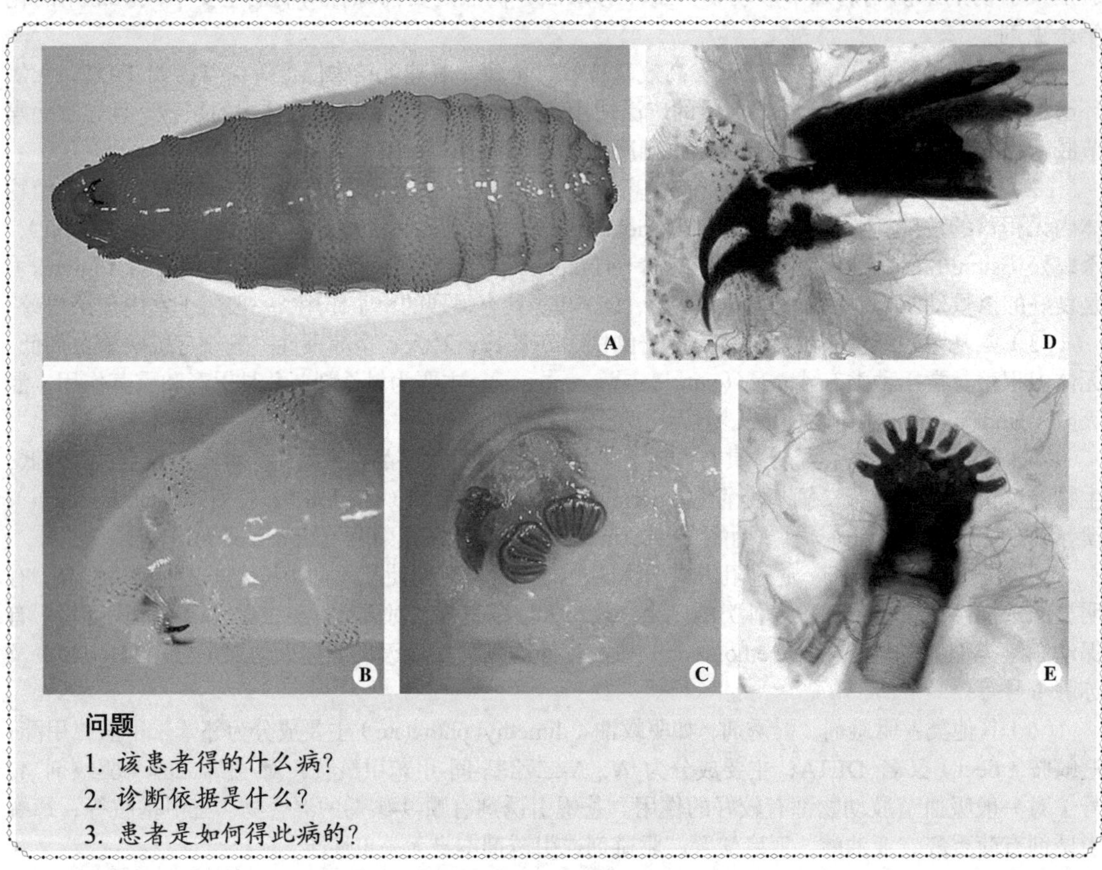

问题

1. 该患者得的什么病？
2. 诊断依据是什么？
3. 患者是如何得此病的？

解题思路

这是个皮肤蝇蛆病例，由新大陆螺旋蝇（*Cochliomyia hominovorax*）幼虫寄生所致。诊断特点：①虫体表各节有角质棘（图A）；②扇形前气门大于七叶（图B和E）；③后气门有三个气孔裂和一个不显著的气门钮（图C）；④头咽骨骼结构符合该蝇种幼虫特征（图D）。螺旋蝇主要分布于新大陆。幼虫是人类和其他哺乳动物活体的专性寄生虫。人类病例偶见于牲畜饲养地区。雌蝇在宿主伤口附近产卵，或在鼻或口腔内的黏膜上产卵。幼虫取食真皮，可造成广泛的组织损伤。组织破坏可致人的死亡。

【阅读参考】

李朝品. 2007. 医学昆虫学. 北京：人民军医出版社.
陆宝麟，吴厚永. 2003. 中国重要医学昆虫分类与鉴别. 郑州：河南科学技术出版社.
姚永政，许先典. 1982. 实用医学昆虫学. 2版. 北京：人民卫生出版社.
Heinz Mehlhorn. 2016.Encyclopedia of Parasitology. 4th ed. Berlin：Springer-Verlag.
Mike Service. 2012. Medical Entomology for Students，5th Edition. Cambridge：Cambridge University Press.

（刘明社）

第十七章　昆　虫　纲

【学习目的】

1. 熟悉各种昆虫与人类疾病的关系，各种昆虫的生活史特点。
2. 了解各种昆虫的形态特征、生态习性和防制手段。

第一节　概　　述

昆虫纲是动物界种类最多、数量最大的类群，是节肢动物门中最大的一个纲。昆虫与人类健康有非常密切的关系，因此是医学节肢动物最重要的组成部分。昆虫（insect）成虫的躯体分为头、胸和腹三部分（图 17-1）。

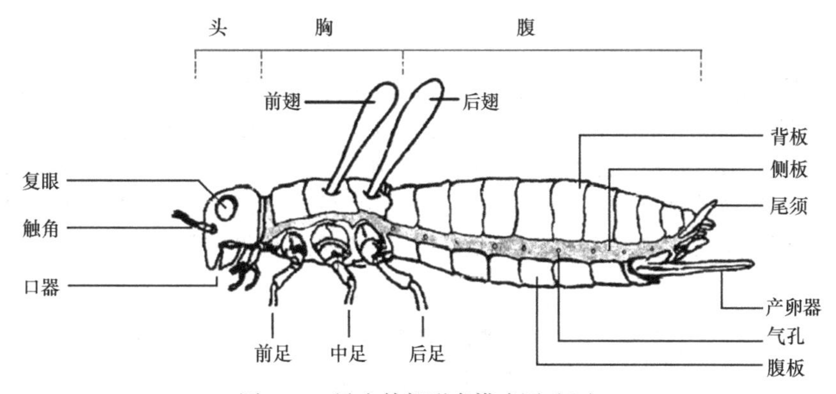

图 17-1　昆虫外部形态模式图（♀）

头部：是感觉和取食中心，有触角（antenna）1 对，起嗅觉和触觉功能，通常有复眼（compound eye）1 对。取食器官在头部的前方或腹面，称为口器（mouthparts）。

胸部：是运动中心，由三节构成，分别称为前胸（prothorax）、中胸（mesothorax）和后胸（metathorax）。每一胸节腹面各有一对足。通常有翅（wing）1～2 对，分别位于中胸和后胸的背侧，称为前翅和后翅。双翅目昆虫仅有前翅，后翅退化成棒状的平衡棒（halter），如蚊、蝇等。有些种类翅退化，如蚤、虱等。

腹部：是消化和生殖中心。有 11 个体节，末端特化为外生殖器，其形态结构是种类鉴定的重要依据。

昆虫在卵内的发育称为胚胎发育（embryonic development）。在虫卵孵化出幼虫后，经历外部形态、内部结构、生理功能、生态习性、行为和本能上的一系列变化，才能发育为成虫，这一过程称为胚后发育（postembryonic development），所经历的全部变化总和称为变态（metamorphosis）。昆虫的变态类型通常分为完全变态（complete metamorphosis）和不完全变态（incomplete metamorphosis）。发育过程中需要经历蛹（pupa）期的，称完全变态，生活史包括虫卵、幼虫（larva）、蛹（pupa）和成虫四个阶段，如蚊、蝇、白蛉及蚤等；发育过程无蛹期的，称不完全变态，生活史包括虫卵、若虫（nymph）和成虫三个阶段，若虫的形态和生活习性与成虫差别不大，性器官未发育成熟，如虱、臭虫、蜚蠊等。昆虫的胚后发育过程中，幼虫或若虫常需要多次蜕皮，两次蜕皮之间的时间称为龄期（stadium），虫态称为龄（instar）；幼虫发育为蛹的过程称为化蛹；由蛹变化为成虫的过程称为羽化（emergence）。

昆虫纲的34个目中，与医学相关的种类涉及9个目，本章对其重要的种类如蚊、蝇、白蛉、蠓、蚋、虻、蚤、虱、臭虫、蜚蠊、隐翅虫和松毛虫等分节阐述。

（刘明社）

第二节　蚊

蚊（mosquito）属于双翅目（Diptera）的蚊科（Culicidae），是最重要的医学昆虫类群。蚊种类很多且分布广泛，迄今全世界已记录蚊虫有 3 亚科（巨蚊亚科 Toxorhynchitinae，按蚊亚科 Anophelinae，库蚊亚科 Culicinae）38 属 3350 多种和亚种。我国已发现的蚊类超过 17 属 350 种，其中按蚊、库蚊、伊蚊 3 个属的蚊种超过半数。重要的传病蚊种有 9 种：中华按蚊（*Anopheles sinensis*）、嗜人按蚊（*An. anthropophagus*）、微小按蚊（*An. minimus*）、大劣按蚊（*An. dirus*）、淡色库蚊（*Culex pallens*）、致倦库蚊（*Cx. quinquefasciatus*）、三带喙库蚊（*Cx. tritaeniorhynchus*）、白纹伊蚊（*Aedes albopictus*）和埃及伊蚊（*Ae. aegypti*）等。

【形态与结构】

1. 成蚊

(1) 形态：体型较小，体长为1.6～12.6mm，分头、胸、腹三部分，体呈灰褐色、棕褐色或黑色。

头部：有复眼、触角（antenna）和触须（palp）各 1 对，成蚊的口器也称喙（proboscis），位于头前端（图 17-2，图 17-3）。触角位于复眼前方，细长、分节，第 3 节以后称鞭节（flagellum），各鞭节具轮毛。多数蚊种触角具两性特征，雌蚊轮毛短而稀，雄蚊轮毛长而密。雌蚊触角上鞭节还有另一类短毛，能感受空气中化学物质的变化，对二氧化碳和湿度尤其敏感，在寻觅吸血对象时发

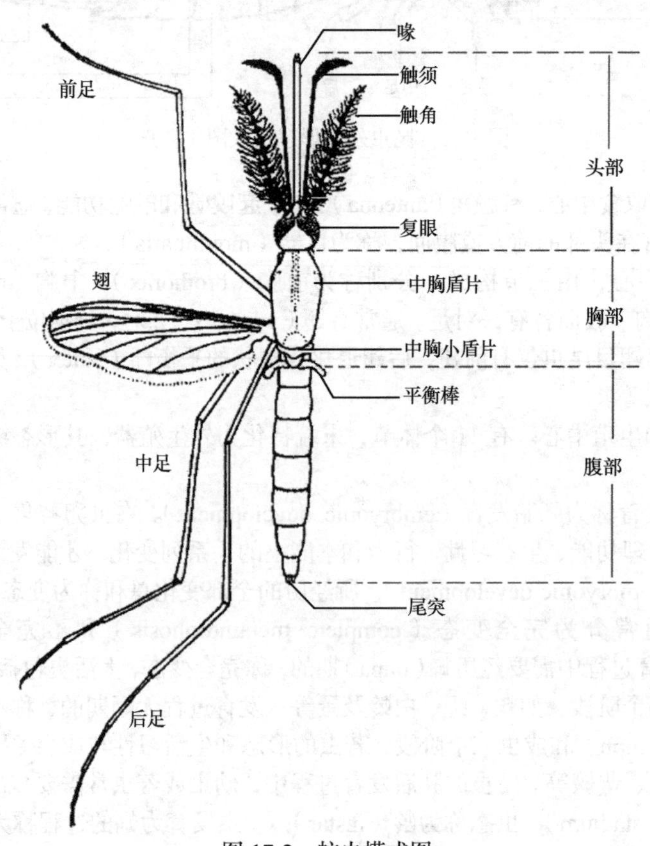

图 17-2　蚊虫模式图

挥作用。下颚须又称触须，位于下颚基部侧面。两性按蚊的触须均与喙等长，雄蚊的触须末端膨大；雌性库蚊和伊蚊的触须短于喙的一半，雄性库蚊的触须长于喙，雄性伊蚊的触须与喙等长（图 17-4）。喙为细长针状结构的刺吸式口器，有一个上唇、一根舌、一对上颚和一对下颚包在鞘状的下唇内。上唇是口针中最粗壮的一根，端部尖锐，内壁凹陷成食物管。舌是一根细长扁平的口针，中央有唾液道，开口于针端。上颚是口针中最细的二根，末端较宽，呈刀状，其内侧具细锯齿，吸血时用以切割皮肤。下颚为一对口针，端部尖锐，具有倒齿。下唇末端为 2 片唇瓣（labella）。当雌蚊吸血时，针状结构刺入皮肤，下唇向后弯曲在皮外，具有保护与支持作用（图 17-5）。雄蚊的口器退化或几乎消失，不适于吸血。

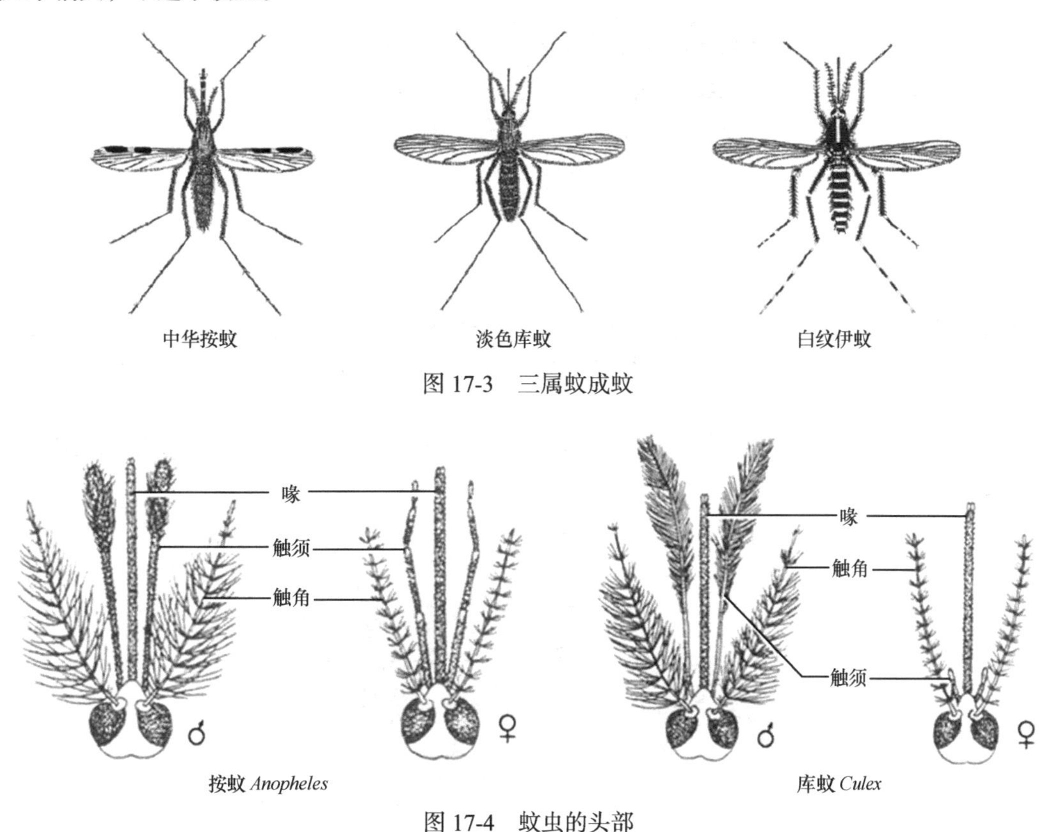

中华按蚊
淡色库蚊
白纹伊蚊

图 17-3　三属蚊成蚊

喙
触须
触角
♂
♀
按蚊 *Anopheles*
喙
触角
触须
♂
♀
库蚊 *Culex*

图 17-4　蚊虫的头部

上内唇
上颚
下颚
下唇
舌
上内唇尖端
唇瓣
喙之中突起
下唇尖端
唾液管
舌的尖端
上颚尖端
下颚尖端

图 17-5　雌蚊口器构造

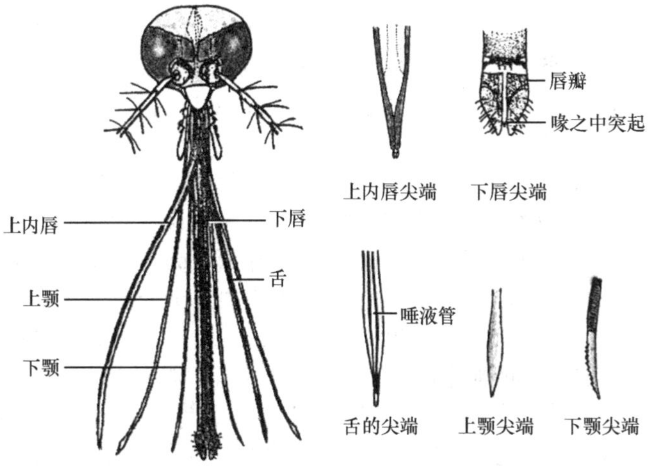

胸部：由前胸、中胸和后胸三节组成。中胸特别发达，有翅1对，后胸翅退化为平衡棒。中胸背板几乎占据全胸背，由前而后依次为盾片、小盾片及后背片（图17-6）。库蚊和伊蚊的小盾片呈3叶状，按蚊的小盾片后缘呈弧形。蚊翅膜质、窄长，其上覆有鳞片，翅面鳞片形成的麻点或斑点是蚊种分类的重要依据。翅有6条纵脉，其中2、4、5条各分两支。每胸节均具1对细长的足，足上的鳞片形成的黑白斑点和环纹是重要分类特征。中胸、后胸各有气门1 对。

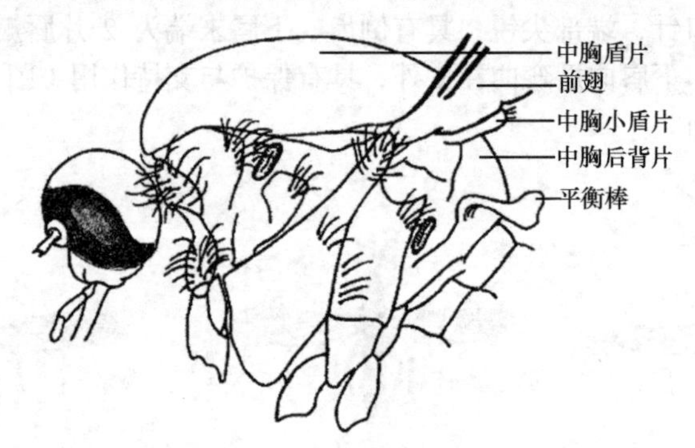

图17-6　成蚊胸部侧面

腹部：由11节组成，第2～8节明显可见，末3节特化为外生殖器；有些蚊种的腹部背面具有淡色鳞片组成的横带、纵条或斑。雌蚊腹部末端有尾须1对，雄蚊腹部末端为钳状的抱器，是鉴别蚊种的重要依据。

（2）内部结构：蚊体内有消化、排泄、呼吸、循环及生殖等系统。与疾病关系密切的主要为消化和生殖系统（图17-7）。

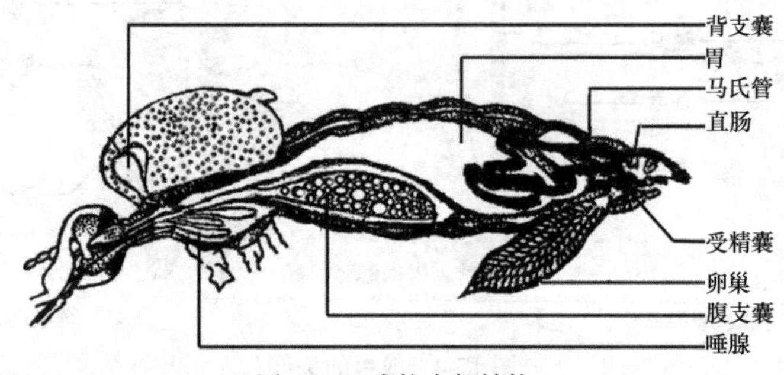

图17-7　成蚊内部结构

消化系统：由口腔、咽、食管、胃、肠和肛门等组成。胃是食物消化和吸收的主要部位。

唾腺1对位于前胸内，各分3叶，每叶以小唾腺管汇合成总唾腺管，通入舌内。唾腺分泌和储存唾液。唾液中含有多种酶，包括抗血凝素（anticoagulin）、溶血素（haemolysin）和凝集素（agglutinin）等。

生殖系统：雄蚊具睾丸1对，输精管自睾丸发出，在远端膨大为储精囊，经导管汇合形成射精管。射精管远端为阴茎，阴茎两侧有抱器。雌蚊具卵巢1对。两输卵管汇成总输卵管，继而与阴道相连。总输卵管形成前的膨大部称壶腹（ampulla）。受精囊（spermatheca）和1对副腺开口于阴道远端。阴道开口于第8、9腹节交界处的腹面。每个卵巢由几十个至200多个卵巢小管组成。每个卵巢小管生发区由2～3个发育程度不同的卵泡（follicle）组成。卵泡依次从顶端的增殖卵泡，中间的幼小卵泡，靠近输卵管的成卵卵泡逐个发育成熟。当成卵卵泡中的卵成熟排出后，幼小卵泡又发育为成卵卵泡，每排卵一次，卵巢小管上就留下1个膨大部（inflation）（图17-8）。此外，呼吸系统中的微气管在卵巢上分布，卷成细密的丝状，卵巢在妊娠后膨大，微气管也因而伸直，故可鉴别雌蚊是否经产（图17-9）。了解这些结构，有助于对蚊媒的传病和防制进行评价。

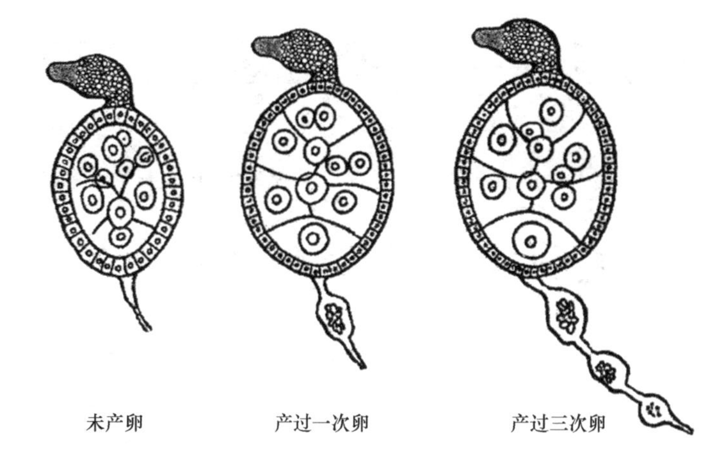

图 17-8 蚊虫卵巢小管

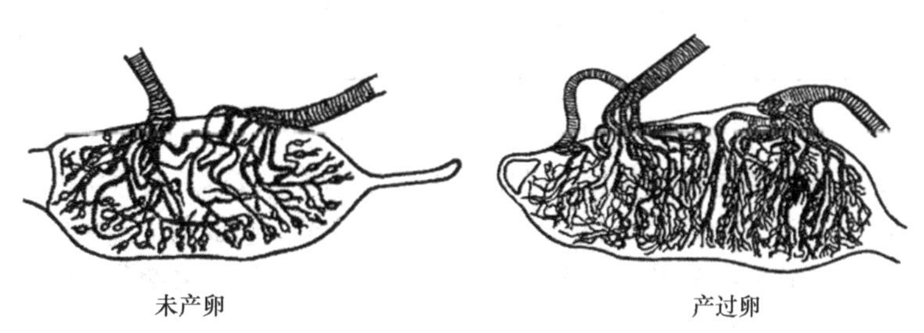

图 17-9 附于按蚊卵巢上的气管

2. 卵 较小，长不足 1mm，常见的 3 属蚊卵区别明显。按蚊卵呈舟形，两侧具浮器，产出后浮在水面。库蚊卵和伊蚊卵无浮器，库蚊卵呈圆锥形，产出后黏在一起形成卵筏，伊蚊卵常呈橄榄形，产出后单个沉在水底（表 17-1）。

表 17-1 3 属蚊生活史各期主要形态特征

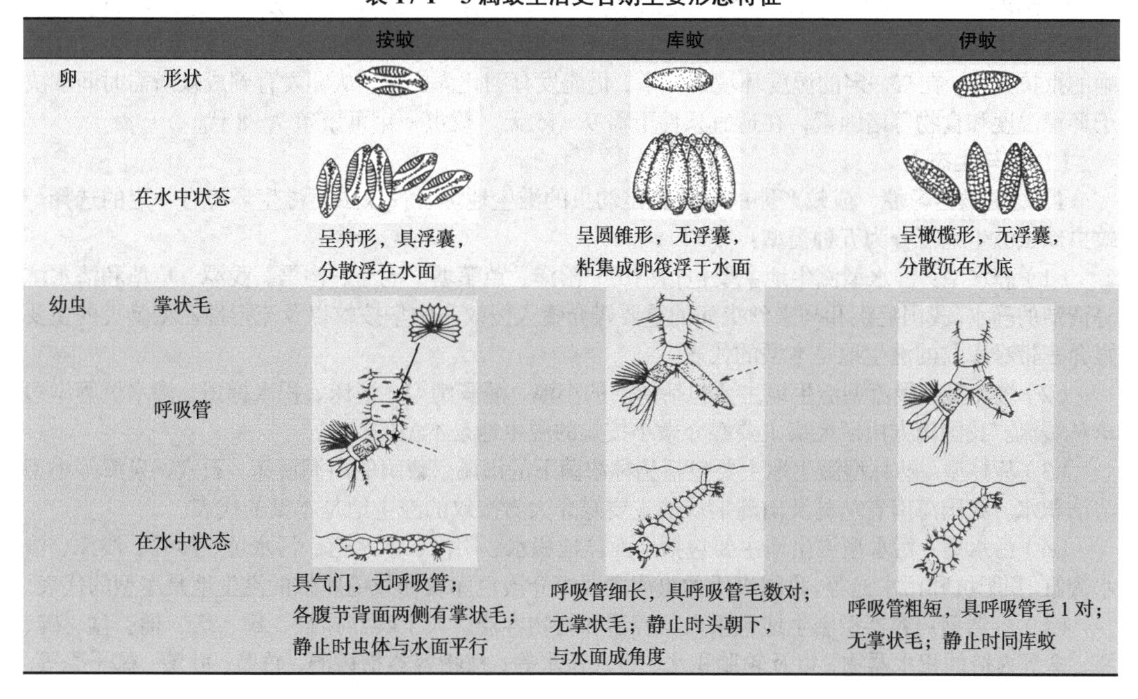

		按蚊	库蚊	伊蚊
卵	形状			
	在水中状态	呈舟形，具浮囊，分散浮在水面	呈圆锥形，无浮囊，粘集成卵筏浮于水面	呈橄榄形，无浮囊，分散沉在水底
幼虫	掌状毛			
	呼吸管			
	在水中状态	具气门，无呼吸管；各腹节背面两侧有掌状毛；静止时虫体与水面平行	呼吸管细长，具呼吸管毛数对；无掌状毛；静止时头朝下，与水面成角度	呼吸管粗短，具呼吸管毛 1 对；无掌状毛；静止时同库蚊

续表

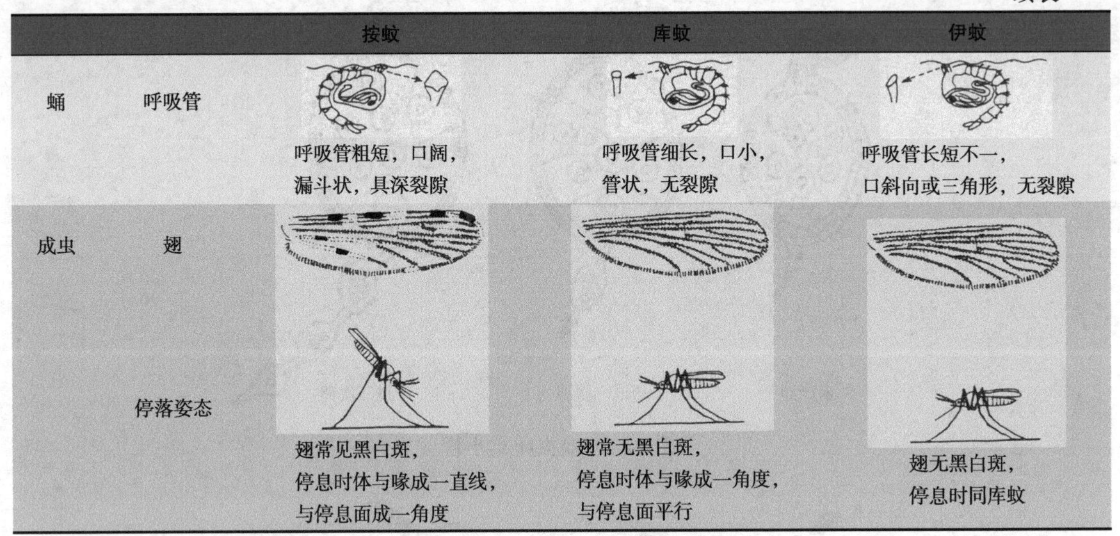

		按蚊	库蚊	伊蚊
蛹	呼吸管	呼吸管粗短，口阔，漏斗状，具深裂隙	呼吸管细长，口小，管状，无裂隙	呼吸管长短不一，口斜向或三角形，无裂隙
成虫	翅 停落姿态	翅常见黑白斑，停息时体与喙成一直线，与停息面成一角度	翅常无黑白斑，停息时体与喙成一角度，与停息面平行	翅无黑白斑，停息时同库蚊

3. 幼虫 幼虫分四龄。初孵的幼虫长约 1.5mm，第四龄幼虫体长可达一龄幼虫的 8 倍。虫体分为头、胸、腹 3 部。头部有触角、复眼、单眼各 1 对，咀嚼式口器。口器两侧有密集细毛组成的口刷，能迅速摆动以摄取水中的食物。胸部略呈方形，不分节。腹部明显窄于胸部，可见 9 节。前 7 节形状相似，在第 8 节背面有气孔器与气门或细长的呼吸管，是幼虫期分类的重要依据。按蚊具气门无呼吸管，各腹节背面两侧有掌状毛（palmate bristle），有漂浮作用；库蚊呼吸管细长，伊蚊呼吸管粗短（表 17-1）。

4. 蛹 侧面观呈逗点状，具呼吸管 1 对，位于胸背两侧，是分属的重要依据（表 17-1）。

【生活史】 蚊生活史属于完全变态类型，包括卵、幼虫、蛹和成虫四个时期。雌蚊产卵于水中，由卵发育为蛹均在水中，羽化后的成虫生活在陆地上。

成蚊羽化后，经 1～2 天即行交配、吸血和产卵。蚊卵必须在水中才能孵化，在夏天通常经 2～3 天后孵出幼虫。在 30℃气温和食物充足的条件下，幼虫期经历 5～8 天的发育，蜕皮 4 次化为蛹。四龄幼虫体表毛序恒定，具有分类学意义。蛹不食能动，常停息于水面，遇惊扰时迅即潜入水中。蛹的抵抗力强，在有一定的湿度环境条件下，仍能发育羽化为成蚊。从卵发育到成蚊所需时间取决于环境温度和食物等诸因素，在适宜条件下需 9～15 天。蚊虫一年可繁殖 7～8 代。

【生理与生态】

1. 幼虫滋生习性 成蚊产卵的地点就是幼虫的滋生地。各种蚊虫对滋生环境有一定的选择。蚊虫幼虫滋生地可分为五种类型：

（1）静水型：静水型滋生地主要包括稻田、沼泽、芦苇塘、池塘、沟渠、浅潭、草塘和清水坑等清洁的静水。我国疟疾和马来丝虫病的重要媒介嗜人按蚊和中华按蚊以及流行性乙型脑炎的主要媒介三带喙库蚊的滋生地是本型的代表。

（2）缓流型：缓流型滋生地主要包括清洁的小溪、灌溉沟渠、溪床、积水梯田、渗水坑等岸边草丛缓流。我国南方山区疟疾主要媒介微小按蚊的滋生地是本型的代表。

（3）丛林型：丛林型滋生地主要包括丛林浓荫下的山溪、蔽荫的山涧溪床、石穴、泉潭等小型清洁积水。我国海南省丛林及山麓疟疾的主要媒介大劣按蚊的滋生地是本型的代表。

（4）污水型：污水型滋生地主要包括地面洼地积水、阴沟、下水道、污水坑、沙井、浅潭、清水粪缸、积肥坑和污水池等。我国班氏丝虫病主要媒介淡色库蚊和致倦库蚊的滋生地是本型的代表。

（5）容器型：容器型滋生地包括人工容器和植物容器。人工容器指缸、罐、坛、桶、盆、碗、瓶、盒等人造的积水器物，以及轮胎积水、石穴积水等；植物容器指树洞、竹筒、叶腋、椰子壳等。

我国登革热的重要媒介埃及伊蚊和白纹伊蚊的滋生地是本型的代表。

2. 成蚊交配与活动 成蚊羽化后1～2天便可交配，多发生在未吸血前。交配主要在飞舞时进行。在黄昏或黎明，雄蚊常常几只乃至成百上千只雄蚊成群地在草地上空、屋檐下或人畜上空飞舞，雌蚊飞入舞群即与雄蚊配对，成对飞离舞群完成交配，此现象称为群舞（group dancing）。通常雌蚊一生只需交配1次。

蚊寻觅宿主吸血的行为活动能力与温度、湿度、光照及风力等环境因素有关。多数蚊种在清晨、黄昏或黑夜活动，伊蚊多在白天活动。我国嗜吸人血的按蚊，如微小按蚊、嗜人按蚊和大劣按蚊，活动高峰多在午夜前后。兼嗜人畜血的多在上半夜，如中华按蚊。

3. 吸血习性 雌蚊必须吸食人或动物的血液后卵巢才能发育，才能产卵繁殖后代。雌蚊交配后，即寻觅吸血对象，在血源缺乏时可吸食植物汁液以保持个体生存。雄蚊不吸血，只吸植物汁液及花蜜。

蚊虫选择吸血对象因蚊种而异，亦与蚊种所处的生态环境有关，但大多数蚊类兼吸人和动物血，吸血种类与接触宿主的机会有关。即使是同一蚊种，其吸血习性也会发生变化，如微小按蚊在海南岛主要吸人血，而在长江流域则偏吸牛血。大劣按蚊、嗜人按蚊、白纹伊蚊、埃及伊蚊、致倦库蚊和淡色库蚊等偏嗜人血；中华按蚊、三带喙库蚊等偏嗜家畜血。偏嗜人血的蚊可兼吸动物血，嗜吸动物血的可兼吸人血。蚊的吸血习性是判断蚊与疾病关系的重要内容。偏嗜人血的蚊，传播人类疾病的机会较多，往往是蚊媒疾病的主要媒介。因蚊兼吸人和动物的血，所以能传播人兽共患疾病，如流行性乙型脑炎和黄热病。

4. 生殖营养周期和生理龄期 成熟雌蚊营周期性吸血，从每次吸血到产卵历经时间称为生殖营养周期（gonotrophic cycle）。每个周期有寻找宿主吸血、消化血液和卵巢发育、寻找滋生地产卵三个阶段。完成一次生殖营养周期所需的时间，主要取决于血液消化和卵巢发育的速度。血液消化和卵巢发育的速度，又因蚊种及其栖息地的温度和湿度而定。正常情况下，蚊两次吸血的间隔时间与其卵巢周期性发育相一致，称为生殖营养协调（gonotrophic concordance），通常为2～3天。也有个别蚊种卵巢发育成熟需吸血两次以上，称为生殖营养不协调（gonotrophic disconcordance）。雌蚊一生有3～7次生殖营养周期，共产卵几十个至几百个不等。蚊虫经历生殖营养周期的次数是其存活时间的一个相对度量指标，称为生理龄期（physiological age）。蚊虫每排卵一次，就在卵巢小管上留下一个膨大部。因此，根据卵巢小管上膨大部的数目多少，可判断雌蚊的生理龄期。蚊虫个体的生理龄期和种群生理龄期的组成均受环境气候因子的影响，生殖营养周期的次数越多，传播疾病的机会也就越多，所以生理龄期的判断具有重要的流行病学意义。

5. 栖息习性 雌蚊吸血后即寻找较暗、潮湿、无风的场所栖息，以待血液消化，卵巢成熟。室内多栖息在蚊帐内、床下、屋角、门后、墙面和杂物等处。室外多栖息草丛、洞穴、树下和人畜房舍附近的农作物等处。蚊的栖息类型大致可分为三种类型：①家栖型：吸血后仍停留室内，待胃血消化和卵巢成熟才飞至室外寻找产卵场所，如淡色库蚊和嗜人按蚊；②半家栖型：吸血后随即或稍在室内停留后，飞至室外栖息，如中华按蚊和日月潭按蚊；③野栖型：自吸血至产卵都在野外，如大劣按蚊。该分型并非绝对，即使同一蚊种，因地区、季节或环境的不同，其栖性也会改变。例如，微小按蚊，是典型的家栖型蚊种，但在我国台湾和海南省，在无人居住的山地森林区都曾发现该蚊的生活，而在广西、贵州和云南等地却是半家栖的。蚊的栖息习性，是制定灭蚊措施的依据。

6. 季节消长和越冬 蚊虫种群的季节消长与温度、湿度和雨量等密切相关。我国气候南北差异大，不同蚊种的季节消长各异。即使是同一地区的不同蚊种，或不同地区的同一蚊种，也因蚊自身的习性和环境因素，而呈现不同的季节消长情况。例如，中华按蚊，在长江中下游一带，第一代幼虫于每年3月份初出现，成蚊密度在5月份起始上升，7月份达高峰，9月份以后下降；但在我国台湾地区却每年4月份至9月份间有两个高峰。媒介蚊虫的季节消长与所传播疾病的流行季节有关。

越冬（hibernation）是蚊对气候季节性变化而产生的一种周期性生理适应现象，表现为蚊虫自身规律性生理状态受到阻抑，进入休眠或滞育状态（dormancy，diapause）。越冬可在不同虫期进行，包括卵、幼虫或成蚊期，因蚊种而异。以成蚊越冬种类，雌蚊表现为不吸血，卵巢发育停止，脂肪体增大，隐匿于山洞、地窖、墙缝、暖房、地下室等阴暗、温暖、不大通风的地方，不食不动，新陈代谢降至最低点，至次年春暖时，蚊开始复苏，飞出吸血产卵。伊蚊大多以卵越冬，如白纹伊蚊。嗜人按蚊也可以卵越冬。在热带及亚热带地区，全年各月平均温度均达 10℃以上，蚊虫无越冬现象。蚊的越冬受外界因素，如温度、光照、内分泌调节及种的遗传特性等多种因素的影响。

【与疾病的关系】 蚊虫不仅叮刺吸血、骚扰睡眠等直接危害人类，更重要的危害是作为媒介传播多种疾病。蚊虫传播的疾病有疟疾、丝虫病、流行性乙型脑炎、登革热、黄热病等。

疟疾：以雌性按蚊作为传播媒介，在不同疟疾流行区，媒介蚊种各有差异。我国广大平原地区尤其是水稻种植区，以中华按蚊为主要传播媒介；长江流域以南地区，以嗜人按蚊为主要传播媒介；南方山区及丘陵地区，以微小按蚊为主要传播媒介；海南省热带丛林和山麓地区，以大劣按蚊为主要传播媒介；台湾以日月潭按蚊为主要媒介。

丝虫病：我国的班氏丝虫病，以淡色库蚊和致倦库蚊为主要传播媒介，中华按蚊为次要媒介；马来丝虫病以中华按蚊和嗜人按蚊作为主要传播媒介。

流行性乙型脑炎：是由日本脑炎病毒感染引起的急性脑膜脑炎。其病原体是日本脑炎病毒（Japanese Encephalitis Virus，JEV）。主要传播媒介为三带喙库蚊，白纹伊蚊也可传播。

登革热：通过携带登革病毒（Dengue viruses）的蚊虫叮咬传播给人。登革病毒不会直接从人传染给人。埃及伊蚊和白纹伊蚊是主要的传病媒介。

【防制原则】 蚊虫防制是消灭或防制蚊媒病的重要手段。防制方法包括环境治理、物理防制、化学防制及生物防制等在内的综合性防制措施。蚊虫的防制主要采取：

1. 环境治理 改变滋生环境、消除或减少滋生场所是有效种群控制措施。尤其是改造和治理幼虫滋生地。稻田型滋生地的治理，采用间歇灌溉、铲除岸边杂草和稻田养鱼；污水型滋生地的治理，通过疏通下水道、污水沟，改造和健全排水系统，填平污水池等方法。对暂时不能改造的污水池、蓄水池、消防池以及城市的一般水池，可采用投入化学杀虫剂或生物杀虫剂如苏云金杆菌（*Bacillus thuringiensis*）Bti-14 株或球形芽孢杆菌（*B. sphaericus*，Bs）制剂的方法；做好环境卫生，平洼填坑、堵塞树洞、处理竹筒、翻缸倒罐及清除废弃器皿、加强轮胎堆放的管理等措施，是治理容器型滋生地的有效方法。

2. 化学防制 灭幼虫：采用化学和生物手段灭幼虫。主要有双硫磷、倍硫磷、毒死蜱、杀螟松和辛硫磷等化学杀幼剂。生物手段包括放养食蚊鱼类和施放生物杀虫剂。可在水沟、水池、河溪放养柳条鱼，荷花缸、太平缸里及宾馆公园中的小型水池内放养观赏鱼类，在饮用水缸中放养塘角鱼、尼罗非鱼、中华斗鱼。在稻田内可放养鲤鱼、非洲鲫鱼以及在灌溉沟内放养草鱼等。生物杀虫剂常用的主要为 Bti-14 及 Bs 制剂。Bs 制剂不适用于杀灭白纹伊蚊和埃及伊蚊的幼虫。

灭成蚊：

（1）室内速杀：通常采用喷雾化学药物复合配合剂，也可用气雾喷洒室内或蚊虫栖息场所。

（2）室内滞留喷洒：是防制疟疾的主要措施之一，对家栖蚊类有明显效果。常用的滞留喷洒杀虫剂有 DDT、马拉硫磷、甲嘧硫磷和拟除虫菊酯类等。可湿性粉剂配制的水悬剂，适于喷洒吸水性强的泥墙、砖墙。其乳剂适用于木板、水泥等表面光滑的墙面。采用拟除虫菊酯处理居民蚊帐，代替 DDT 室内滞留喷洒，特别是对嗜人按蚊、微小按蚊及大劣按蚊等滋生地较难处理蚊种，效果更为明显。

（3）室外灭蚊：一般用于某些蚊媒病流行时紧急处理，如登革热或流行性乙型脑炎。进行区域性或病家室内外及其周围处理，采用超低容量喷洒灭蚊，在居民点一般用辛硫磷及马拉硫磷合剂，在村庄周围可用马拉硫磷乳油。

3. 物理防制 利用声、光、热的诱捕，电击杀等手段灭蚊；利用蚊帐、安装纱窗、纱门，戴防护纱罩等措施防止蚊虫叮咬人体。

4. 法规防制 利用法律或条例规定防止媒介蚊虫的传入、对蚊虫防制进行监督和强制性的灭蚊等。加强机场和港口的检疫，防止媒介蚊虫通过运输工具入境和扩散。

（刘明社）

第三节 蝇

蝇属双翅目环裂亚目（Cyclorrhapha），种类繁多，全世界已记录家蝇科、麻蝇科、丽蝇科的种类达 8 000 多种，我国记录的蝇种有 1 400 多种。与人类疾病密切的种多属蝇科（Muscidae）、丽蝇科（Calliphoridae）、麻蝇科（Sarcophagidae）及狂蝇科（Oestridae）。重要的机械性传播媒介蝇种有家蝇（*Musca domestica*）、大头金蝇（*Chrysomyia megacephala*）、巨尾阿丽蝇（*Aldrichina grahami*）、丝光绿蝇（*Lucilia sericata*）、棕尾别麻蝇（*Boettcherisca peregrina*）和厩螫蝇（*Stomoxys calcitrans*）等。

【形态与结构】

1. 成蝇 体长 5～10mm，呈暗灰、黑、黄褐等色，许多种类带有金属光泽，体表被有鬃毛。

（1）头部：多呈半球形。具 1 对大复眼，红黑色，雄蝇复眼接眼式，雌蝇复眼离眼式。头顶具 3 个单眼，呈三角形排列。触角 1 对位于颜面中央，分 3 节，第 3 节最长，其基部外侧有触角芒 1 根。大部分蝇类的口器为舐吸式，可伸缩折叠，以唇瓣直接舐吸食物，唇瓣腹面有对称排列的假气管，食物由此进入两唇瓣间的口腔。吸血蝇类的口器为刺吸式，能刺入人、畜皮肤吸血（图 17-10）。不食蝇类口器退化。

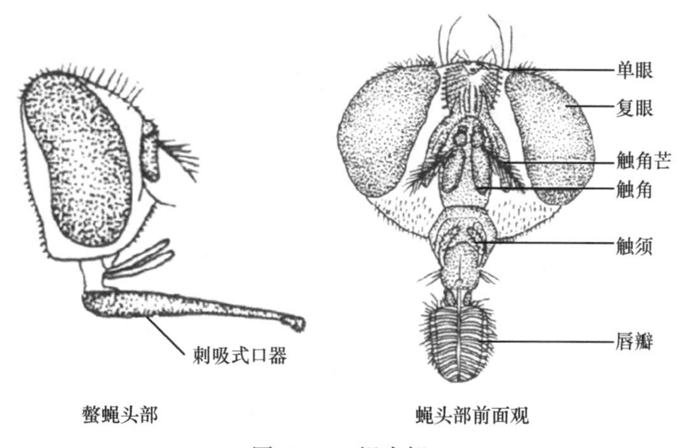

图 17-10 蝇头部

（2）胸部：前胸和后胸退化，中胸特别发达，其背板和侧板上的鬃毛和斑纹等特征是分类的依据。前翅 1 对，有 6 条纵脉，均不分支。后翅退化为平衡棒。足 3 对，密布鬃毛，末端有爪和爪垫各 1 对，爪垫发达，密布黏毛（图 17-11）。

（3）腹部：由 10 节组成。前 5 节明显可见，第 6 节后演化为外生殖器。雌蝇外生殖器常藏于腹部，产卵时伸出。雄蝇外生殖器是蝇类鉴定的重要依据。

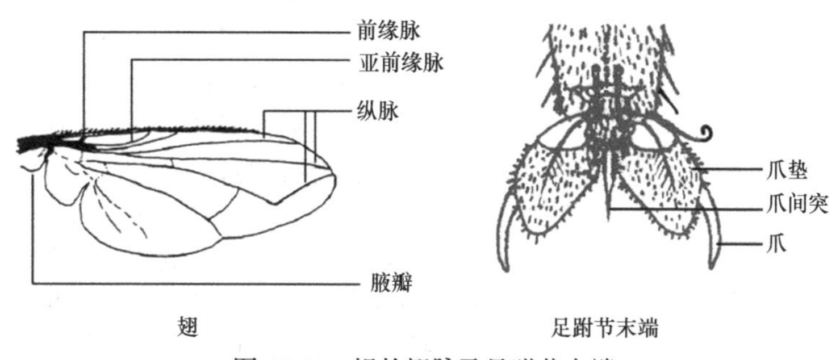

图 17-11 蝇的翅脉及足跗节末端

2. 卵 较小，长约 1mm，卵圆形或香蕉状，乳白色，常数十至数百粒堆积成块。

3. 幼虫 为无头型幼虫，俗称蛆（maggot）。呈圆柱形，前尖后钝，无足无眼，多呈乳白色，大小因虫种而异。幼虫分3龄，腹部第8节后侧有后气门1对，由气门环、气门裂和钮孔组成（表17-2），是主要的呼吸孔道。后气门的形状是幼虫分类的重要依据。

4. 蛹 蛹为围蛹，蛹壳由第三龄幼虫表皮硬化而成，多呈圆筒形，棕褐色至黑色。

常见蝇种的主要区别特征见表17-2。

表17-2 六种常见蝇种的主要特征

蝇种	舍绳	金蝇	丽蝇	绿蝇	麻蝇	螫蝇
体型	中	大	大	中	中、大	中
体色	灰褐	青绿金属光泽	灰黑	绿色金属光泽	暗灰	暗灰
口器	舐吸式	同左	同左	同左	同左	刺吸式
第四翅脉	末端弯成折角	同左	同左	同左	同左	末端弧形弯曲
胸背部	有四条等宽黑纵纹	有许多细毛无条纹	前中部有3条黑纵纹	无条纹	有3条黑纵纹	有4条不清楚的纵纹
腹背部	澄黄色，两侧尤明显		呈深蓝金属光泽		有黑白相间棋盘状斑	第2、3节各有三个黑点
幼虫后气门						

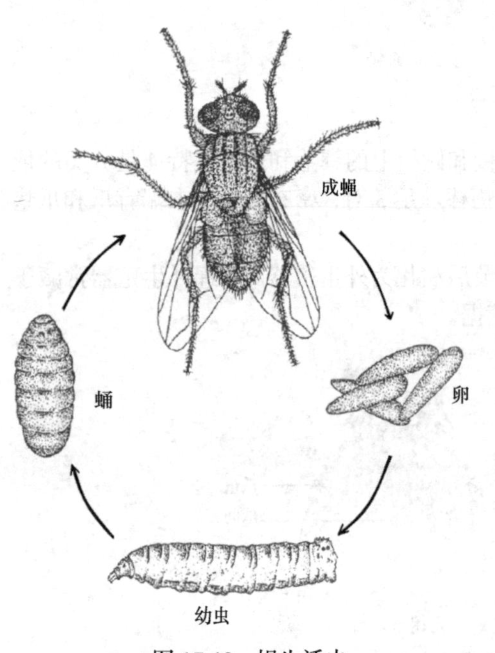

图17-12 蝇生活史

【生活史】 蝇为完全变态类型，除少数蝇类（如麻蝇）卵胎生，可直接产幼虫外，典型的蝇类生活史包括卵、幼虫、蛹和成虫4个时期（图17-12）。

成蝇自蛹羽化1～2天后进行交配，一般一生仅交配1次，有效的交配时间约需1小时，数日后雌虫产卵。在夏季，环境温度一般较高，卵产出后1天即可孵化，但超过42.8℃不能孵化。幼虫经2次蜕皮后发育为三龄幼虫。三龄幼虫约经3天发育后，停止进食，钻入干松的泥土中化蛹。夏秋季，蛹一般3～6天羽化。整个生活史所需时间在20～30天，与温度、湿度和食物等因素有关，因种而异。成蝇的寿命因种、季节和营养条件的不同而不同，寿命一般1～2个月。

【生态与生活习性】

1. 滋生地 自由生活的蝇幼虫以有机物为食，各种富含有机物之处均可成为其滋生地。根据性质不同，滋生地可分为粪便、垃圾、腐败植物质和腐败动物质等四类。不同种蝇的滋生地不同，但人类居住区内的蝇类对滋生地的要求不太严格。捕食性和杂食性的蝇种，常以捕食其他昆虫为生；营寄生生活的种类，多有其适应的宿主。

2. 食性 成蝇的食性比较复杂，大体上可分为3类：不食蝇类，其口器退化，如狂蝇（oestrus），该类蝇可引起蝇蛆病；吸血蝇类，以动物与人的血液为食，如厩螫蝇；非吸血蝇类，多数种类为杂食性，腐败的动、植物，人和动物的食物、排泄物、分泌物和脓血等均可为食。吸血蝇和非吸血蝇类是传播疾病的媒介。蝇取食频繁，有边吃、边吐、边排粪的习性，在蝇类机械性传播疾病方面具有重要意义。

3. 栖息与活动 蝇类多在白昼有亮光处活动，夜间常停落于天花板、电线或悬空的绳索上。活动受温度的影响较大，如家蝇30℃时最活跃，40℃以上和10℃以下不适宜生存。蝇善飞翔，如家蝇时速可达6～8km，一般活动范围在1～2km以内。但蝇类通常在以滋生地为中心的100～200m范围内活动。蝇类的扩散受气象、滋生物气味以及种群密度等因素的影响，有时可随车、船和飞机等交通工具扩散。

4. 季节消长 蝇类对气候有相对严格的选择性。不同蝇种除有不同的季节分布外，同一蝇种在不同地区也有不同的季节分布，在不同年份可因气候的变化而表现不同的季节分布特征。一般可将我国的蝇类分为春秋型（如巨尾阿丽蝇）、夏秋型（如大头金蝇、丝光绿蝇、尾黑麻蝇）、夏型（如厩螫绳）和秋型（如舍蝇），其中以夏秋型和秋型蝇类与夏秋季肠道传染病的流行关系最为密切。蝇类一般每年可繁殖7～8代，在我国南方可繁殖10代以上。

5. 越冬 大部分蝇类都以蛹越冬，如金蝇、丽蝇、麻蝇；少数蝇类以幼虫越冬，以成蝇越冬的蝇类不多，前者如绿蝇，后者如厩螫蝇。在不同地区，家蝇可以幼虫、蛹或成虫形态越冬。越冬的幼虫多在滋生物底层，蛹在滋生地附近的表层土壤中，成虫蛰伏于墙缝、屋角、菜窖、地下室等温暖隐蔽处。各地越冬期的长短因气温不同而有所差异。

【与疾病的关系】 某些蝇类的幼虫可直接寄生人体引起蝇蛆病；杂食性蝇类可机械性传播人类疾病，吸血蝇类可生物性传播疾病，居住区蝇类、吸血蝇类的活动骚扰人类。

1. 传播疾病 蝇类通过机械性和生物性方式传播人类疾病。

（1）机械性传病：是杂食性蝇类主要的传病方式。蝇类在人类食物上停落、舐食、呕吐及排泄等活动可将病原体传播扩散。通过蝇机械性传播的疾病：消化道疾病，如痢疾、霍乱、伤寒、脊髓灰质炎和肠道蠕虫病等；呼吸道疾病，如肺结核和肺炎；皮肤疾病，如细菌性皮炎、炭疽和破伤风；眼病，如沙眼和结膜炎等。

（2）生物性传病：吸血蝇类舌蝇（采采蝇）能传播人体锥虫病（睡眠病）。冈田绕眼果蝇（*Amiota okadai*）是我国结膜吸吮线虫的中间宿主。

2. 蝇蛆病（myiasis） 蝇类幼虫直接寄生于人体和动物的组织和器官而引起疾病。大多数为狂蝇科和皮蝇科的一些幼虫引起眼睛和皮肤的蝇蛆病。在取出幼虫后症状即可缓解并逐渐消失。常见的蝇蛆病：

（1）胃肠蝇蛆病：多由家蝇、厕蝇、腐蝇、金蝇、丽蝇等属蝇种引起。可因蝇卵或幼虫随污染的食物或饮水进入人体而致病。多数患者有消化道症状。粪便检出蝇蛆可以诊断。

（2）口、耳、鼻咽蝇蛆病：多由金蝇、绿蝇和麻蝇等属的蝇类引起。这些器官的分泌物气味招致蝇类在此产卵或产幼虫。严重时可穿透软腭与硬腭，破坏鼻中隔、咽骨，甚至引起鼻源性脑膜炎。

（3）眼蝇蛆病：多由狂蝇属的蝇类一龄幼虫引起，羊狂蝇引起的最为常见。

（4）泌尿生殖道蝇蛆病：多为麻蝇、绿蝇、金蝇、厕蝇等属的蝇类，可引起尿道炎、膀胱炎与阴道炎等。

（5）皮肤蝇蛆病：多由纹皮蝇（*Hyperderma lineatum*）和牛皮蝇（*H. bovis*）一龄幼虫所引起。症状多为移行性疼痛、出现幼虫结节或匐行疹。移行的部位可有痛胀和搔痒感。绿蝇、金蝇等属幼虫入侵皮肤伤口处也可引起伤口蝇蛆病。

【防制原则】 采取综合防制措施，因地制宜地灭蝇。

1. 环境防制 通过消除、隔离滋生物和改变滋生物的性状，控制或消除滋生场所。

2. 物理防制 采用淹杀、闷杀、堆肥等方法杀灭幼虫及蛹，通过直接拍打、电子灭蝇灯捕杀、捕蝇笼诱捕、黏蝇纸黏捕等方法杀灭成蝇。

3. 化学防制 常用的灭幼虫药物有敌百虫、马拉硫磷和倍硫磷。灭成蝇可用敌百虫糖液、敌百虫鱼杂或倍硫磷饭粒等毒饵诱杀。厕所、马厩、猪圈、禽圈、禽舍等多蝇场所，可用倍硫磷、辛硫磷、马拉硫磷或氯氰菊酯滞留喷洒。室内速杀常用敌敌畏乳剂、辛硫磷乳剂或氯菊酯乳剂喷洒。野外速杀药剂有辛硫磷或杀螟松乳油等。

4. 生物防制 利用蝇类天敌灭蝇，如用寄生蜂杀灭蝇蛹。苏云菌杆菌 H9 的外毒素可有效杀灭家蝇及丝光绿蝇的幼虫。

（刘明社）

第四节 白 蛉

白蛉（sandfly）属于双翅目、白蛉亚科（Phlebotomidae），是一类体小而多毛的吸血昆虫。全世界已知的白蛉有 600 多种，我国已有记录的约 67 种。

【形态】 成虫体小，长为 1.5～4.5mm。全身密被灰黄色细毛。头部球形，复眼 1 对大而黑；触角 1 对细长而明显；下颚须 1 对，在头下向后弯曲；刺吸式口器约与头等长，雌蛉口器发育完善，雄蛉口器发育不全。口腔内多有口甲和色板，咽内有咽甲，这些特征是白蛉分类的重要依据。胸部多毛，背面隆起呈驼背状。翅 1 对狭长而尖，翅上多长毛，停息时两翅向背面竖立，与躯体约成 45°。足细长，足上有毛。腹部 10 节，背面有长毛，第 1 节的长毛均竖立，第 2～6 节的长毛竖立或平卧，因此，将白蛉分为竖立毛、平卧毛与交杂毛三大类。腹部最后两节特化为外生殖器（图 17-13）。雄外生殖器与雌受精囊的形态在分类学上具有重要意义。

【生活史】 白蛉生活史属于完全变态类型，发育过程经历卵、幼虫、蛹和成虫 4 个时期（图 17-14）。卵很小，产于地面泥土里以及墙缝、洞穴内。在适宜条件下，6～12 天孵化。幼虫分为 4 龄，尾端第 9 腹节的几丁质板上有长的尾鬃（caudal bristle），幼虫以土壤中的有机物为食，一般经 25～30 天化蛹。幼虫蜕下的皮附于蛹尾端。蛹在适宜气温下，经 6～12 天羽化为成虫。成虫羽化后 1～2 天内即可交配。生活史发育所需的时间根据蛉种不同和环境温度、湿度以及食物情况而有差异。一般说来，21～28℃条件下从卵至成虫需 6～8 周。雄蛉寿命较短，交配后不久死亡，雌蛉可存活 20 天左右。

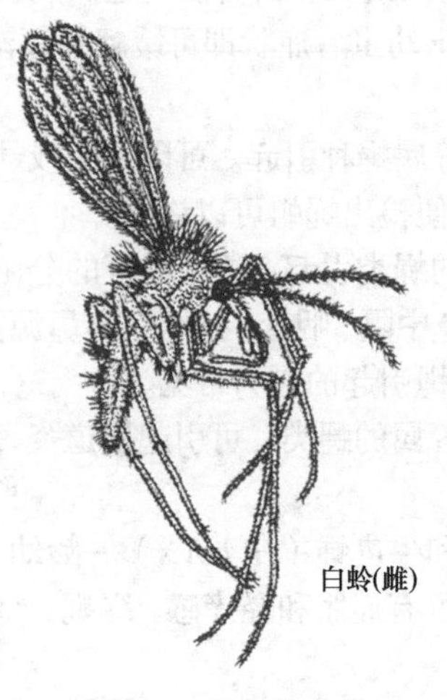

图 17-13 白蛉成虫

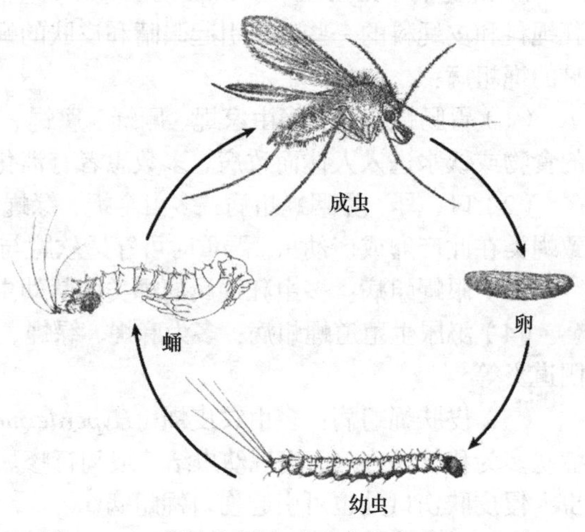

图 17-14 白蛉生活史（引自姚永政，1982）

【生态与生活习性】

1. 滋生习性 白蛉发育的早期阶段均在土壤中生活，以地表下 10～12cm 处为多见。白蛉滋生的场所有人房、畜舍、厕所、窑洞等的墙、地裂缝等处。

2. 取食习性 白蛉羽化后，雌雄成蛉多在吸血前进行交配，一生交配 1 次。雄蛉不吸血，以植物汁液为食。雌蛉吸血兼吸植物汁液。吸血对象因蛉种而异，通常竖立毛类蛉种嗜吸人及哺乳动物血，而平卧毛类蛉种嗜吸鸟类、爬行类与两栖类动物血。

3. 活动与栖息 白蛉的活动时间多在黄昏至次日清晨。白蛉飞行能力较弱，只能作跳跃式飞行。其活动范围一般在 30m 以内。中华白蛉（*Ph. chinensis*）等家栖蛉种吸血后通常栖息于室内阴暗、无风处，如屋角和墙缝。吴氏白蛉（*Ph. wui*）等野栖蛉种吸血后飞出室外，栖息于窑洞、树洞、野生动物洞穴等处。同一蛉种也可因环境不同而栖性不同，如中华白蛉在平原地带为家栖，在山区和黄土高原地带则为野栖。

4. 季节消长与越冬 每年白蛉出现 3～5 个月。在北方，中华白蛉于 5 月中旬出现，6 月中、下旬达高峰，8 月中旬消失。大多数蛉种一年繁殖 1 代。白蛉以四龄幼虫潜藏于 2.5～10.0cm 之内的地表浅土中越冬。

【与疾病的关系】 白蛉除了叮人吸血外，还能传播多种疾病。在我国已知可传播黑热病。

1. 利什曼病 黑热病：又称内脏利什曼病，病原是杜氏利什曼原虫。在我国广大流行区的主要媒介为中华白蛉（*Ph. chinensis*），新疆为长管白蛉（*Ph. Longiductus*）、吴氏白蛉（*Ph.wui*）和亚历山大白蛉（*Ph. alexandri*）。内蒙古和甘肃部分地区为吴氏白蛉。川北和陇南山区存在以中华白蛉为主要媒介的黑热病自然疫源地。

东方疖（oriental sore）：又称皮肤利什曼病，病原是热带利什曼原虫。该病流行于地中海、西南亚、中亚和拉丁美洲，主要由巴氏白蛉（*Ph. papatasii*）、司氏白蛉（*Ph. sergenti*）和中间白蛉（*Ph. intermedius*）传播。

皮肤黏膜利什曼病：病原是巴西利什曼原虫。该病流行于拉丁美洲，主要媒介是中间白蛉和巴拿马白蛉（*Ph. panamensis*）。

2. 白蛉热（pappataci fever，phlebotomus fever，sandfly fever） 病原为病毒，由白蛉经卵传递。该病流行于地中海地区至印度一带，主要由巴氏白蛉传播。

3. 巴尔通病（Bartonellosis） 又称埃爱亚热（Oroya fever）或卡利翁病（Carrion's disease），是由杆菌样巴尔通体（*Bartonella bacilliformis*）所引起的疾病。该病流行于拉丁美洲，主要由野口白蛉（*Ph. noguchii*）和疣肿白蛉（*Ph. verrucarum*）传播。

【防制原则】 我国的主要种类有中华白蛉和长管白蛉等。白蛉活动范围小，飞行能力弱，且对药物敏感。根据我国防制中华白蛉的经验，采用以药物杀灭成蛉为主，结合环境治理和做好个人防护的综合防制措施可收到明显效果。防制措施如下。

1. 在白蛉活动高峰季节之前，使用化学杀虫剂进行室内药物滞留喷洒，或熏杀。

2. 改善人房、畜舍及禽圈卫生条件，保持清洁干燥，并清除周围环境内的垃圾，清除白蛉幼虫的滋生地。

3. 安装纱门纱窗，使用蚊帐，涂擦驱避剂或用艾蒿烟熏。

（刘明社）

第五节 蠓

蠓（bitting midge）属于双翅目蠓科（Ceratopogonidae），俗称“小咬”或“墨蚊”，是种类繁多的细小昆虫。全世界蠓类已知有 5 个亚科 5 500 多种。我国已发现细蠓（*Leptoconops*）、铗蠓（*Forcipomyia*）、毛蠓（*Dasyheinae*）、蠓亚科（Ceratopogoninae）4 个亚科，38 属 1 000 余种。我国

的吸血蠓有 3 个属 413 种，其中库蠓属（*Culicoides*）305 种，分布最广，种类最多，蠛蠓属（*Lasiohelea*）66 种；细蠓属（*Leptoconops*）42 种。嗜吸恒温动物血液的蠓类具有医学意义。

【形态】

1. 成虫 体呈黑色或深褐色，体长为 1～3mm。头部有 1 对发达的复眼，刺吸式口器，触角 1 对，分 15 节，雌虫触角轮毛稀少，雄虫触角轮毛多如羽状，触角基部后方有单眼 1 对。翅上被覆有细毛和微毛形成的暗斑和淡斑，这些斑块的大小、颜色、位置等可作为分类依据。除细蠓外，蠛蠓和库蠓的翅均具有径中横脉。蠛蠓足有发达的爪间突，而库蠓和细蠓的爪间突不发达或退化（图 17-15）。

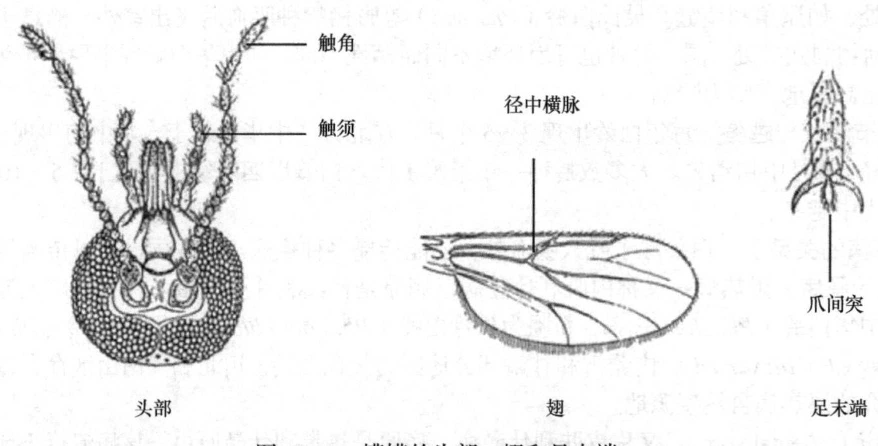

图 17-15 蠛蠓的头部、翅和足末端

2. 虫卵 呈香蕉形，长为 0.35～0.65mm。刚产出时为灰白色，表面被有胶状物，可黏附在物体上。随后渐变为褐色或黑色，透过虫卵壳可见胚胎期眼点或头毛。

3. 幼虫 似蠕虫状，长度约 0.36mm，大小因种而异。头部深褐色，咀嚼式口器，胸腹部灰白或淡黄色。分为 4 个龄期，水生或陆生。

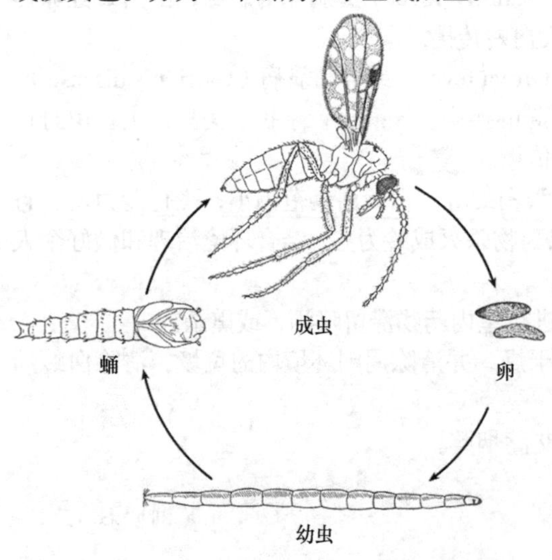

图 17-16 蠓的生活史（仿姚永政，Johansen）

4. 蛹 为裸蛹，头背部有头盖，前胸背侧有呼吸管 1 对。早期淡黄色，羽化前呈深褐或黑色，生活在水中或有积水的淤泥中。

【生活史与生态】 蠓属完全变态昆虫，吸血蠓类交配前常有群舞现象。雄蠓交配后 1～2 天死亡。雌蠓交配后需吸血卵巢才能发育，3～4 天后发育成熟并产卵于滋生地。蠓类一生产卵 2～3 次，每次产卵几粒或 100～200 粒不等，因种而异。在适宜温度条件下，虫卵约 5 天孵化。幼虫滋生在富含有机质松软潮湿的土层表面，如池塘、水沟、树洞及林中坑洼沼泽等积水处，以藻类、真菌、鞭毛虫等为食。经 22～38 天化蛹，5～7 天后羽化成虫。因种类和地区不同，1 年繁殖 1～4 代，雌蠓寿命约 1 个月（图 17-16）。

蠓凌晨、午后或傍晚活动频繁，仅雌蠓吸血，雄蠓吸食植物汁液。不同种类雌蠓吸血习性有异，有的嗜吸人血，有的嗜吸禽类或畜类血，有的则无选择性，兼吸人、畜和野生动物血。绝大多数蠓的吸血活动是在白天、黎明或黄昏进行。多栖息于树丛、竹林、杂草和洞穴等避风、避光处。蠓的飞行能力弱，一般不超过 0.5km。成蠓出现于 4～10 月份，密度高峰在 7～8 月份，以幼虫或卵形态越冬，在华南等地则终年均有活动。

知识拓展 **为了蠓类研究89岁老科学家携带遗嘱走遍整个中国**

虞以新，医学昆虫学家，主要研究一种小虫子——蠓。蠓，像蚊子一样，雌性吸血。被叮咬后，被咬部位就会红肿、痛痒，并且严重的时候会发热，引发传染病。通过显微镜下和蚊子的对比，我们第一次看清了这种微小的生物。就是这么一个肉眼难辨的小东西，让虞以新着迷了大半辈子。年近九旬的他每天还在研究这种小昆虫，六点左右就出家门，很早就到实验室工作，年复一年，几乎没有休息日。按照虞以新女儿的说法："他主要生活的目标、生活的意义都在虫子。"那么虞以新是怎么接触到这种小生物，开始他的蠓研究的呢？

原来虞以新年轻的时候，曾给著名昆虫学专家胡经甫院士当过助手。当时胡经甫告诉过虞以新，中国现有的几十种蠓，绝大多数都是由日本人发现的。虞以新痛心地回忆道："那个时候日本人对中国的侵略是到处的，所以有记录的都是日本人的，胡老先生很动情地跟我讲，他说我们中国人到哪里去了呢？为什么我们自己就没有人做呢？一定要把这个空白点填起来。"

从此，虞以新决定从零开始攻关，也是这样一个信念，让他与蠓虫结下了不解之缘。为了了解蠓的活动规律，掌握它们的分布种类，虞以新经常要深入到密林沼泽等地进行样本采集。

随着年龄越来越大，家人很担心虞老的身体，每次外出家人都尽量跟在身边。面对家人的担心，虞以新笑着告诉我们："他们总要跟着我，实际上我觉得他们不跟着我，我可能自由一点。"为了不让别人担心，虞以新有个习惯，只要是出门，一只黑色的小包从不离身，在小包里有个破旧的小本，里面夹着他早在2014年写好的遗嘱，遗嘱的内容不免让人有些动容。

遗嘱打印好，夹在小本里，放得妥妥帖帖；家人的联系方式、发生意外时的处理办法，写得面面俱到。虞以新早已把生死看得很淡，他说："我觉得这个人生不就是如此嘛，生生死死这有什么呢，我死到哪儿都不怕，我又不增加人家的负担。你附近有医学院校通知他一声，把尸体拉了去，泡在缸里面给学员们做解剖试验，就完了。"

目前，世界上发现的蠓虫有6000余种，虞教授就发现了678种，而其中500余种是他在退休后发现的。地图上这些密密麻麻的标记，都是虞老采集到过的地方。

如今，虞教授每天还坚守在实验室里，和他相处了大半辈子的老朋友安继尧教授隔几天也会到这里来，看看他，也看看虫子们，探讨些科研内容。安教授有帕金森综合征，左手总是不听使唤地颤抖，虞教授守在一旁帮帮他，两个老搭档配合依旧默契。年轻时他们两人各自选择了不同的虫子研究，为中国昆虫媒介研究填补了很多空白。他们坚守当初的誓言，在自己的岗位上钻研了大半生，做出了许多贡献，初心不忘，淡泊名利。

虞以新教授，退休前是军事医学科学院研究员、英国皇家热带病及卫生学会会员。对蠓类研究成果显著，是我国发现细蠓新种的第一人，获得全军后勤先进科技工作者称号；获军队科技进步一等奖1项，二等奖4项；国家科学技术进步二等奖1项，三等奖2项及"八五"全军后勤重大科技成果奖和光华科学一等奖各1项。又被评为"全军优秀党员"，是享受政府特殊津贴的有突出贡献的专家。他编著了《吸血双翅目昆虫调查研究集刊》（1-3卷）、《珍宝岛地区主要吸血蚊蠓生态及防治措施研究》、《边境地区蚊蠓调查及防治》、《军队血吸虫病防治手册》和《部队卫生防疫丛书》（全套12册）等著作。退休后他出版了两卷本的《中国蠓科昆虫》，是我国第一部全面论述蠓科昆虫的专著。在《中国蠓科昆虫》出版后至今又发现45个新种，还有1个新属和1个新亚属。他以及由他与合作者共同发表的论著270余篇（册），暨《中国蠓科昆虫》出版后发表的书和论文共59篇册。

七律 虞以新

重托铭记恩师愿，遂向人生考小虫。踏遍荒山抒壮志，归来奋笔伴孤灯。
艰辛历遍仍求索，学问精研再细耕。谁在军休排首站？应推耋耄老英雄。

【与疾病的关系】 蠓叮人吸血，致患处奇痒，并发红疹，甚至发生溃疡，对林区和野外作业的人危害较大。已知蠓可携带20余种与人畜有关的病毒，可作为18种人畜寄生虫的媒介。在拉丁美洲和非洲地区，库蠓能在人群中传播常现丝虫、奥氏丝虫和链尾丝虫病。我国蠓与人体疾病的关系尚不够清楚。福建、广东和台湾，曾在在自然界捕获的台湾蠛蠓（*Lasiohelea taiwana*）体内分离出乙型脑炎病毒。

【防制原则】

1. 环境防制 做好环境卫生，除杂草、填平洼地水坑，清除蠓滋生地。

2. 化学防制 对成蠓出入的人房、畜圈和幼虫滋生的沟、塘、水坑等环境用二二三、马拉硫磷或溴氰菊酯等药物进行滞留喷洒，兼灭成虫和幼虫。

3. 个人防护 在吸血蠓存在地的野外作业人员，可在暴露皮肤上涂擦驱避剂防蠓叮咬，也可燃点艾草、树枝等，以烟驱蠓，头面部可使用头网。被叮咬出现局部肿、痒时，可用 10%碱水、氨水或清凉油涂擦。

（刘明社）

第六节　蚋

蚋（black fly）属于双翅目蚋科（Simuliidae），俗称“黑蝇”。全世界已有记录的副蚋亚科（Parasimuliinae）和蚋亚科（Simuliinae）53 亚属 1 660 多种；我国已报道的，仅蚋亚科 5 属 19 亚属 226 种，具有代表性的国内常见种：班布蚋（*S. maculatum*）、毛足原蚋（*Pr. hirtipes*）、刺扰原蚋（*Pr. irritans*）、黄足纺蚋（*S. aureohirtum*）、五条蚋（*S. quinquestriatum*）和节蚋（*S. nodosum*）等。

【形态】

1. 成虫 体长 3～5mm，灰黑色或暗黄色。头部呈椭圆形，刺吸式口器。雄蚋复眼大，与胸背约等宽；雌蚋复眼离眼式。触角 9～12 节，节短而粗，有短毛。胸背面明显隆起，足短健。翅宽阔，纵脉发达。腹部 11 节，有的种类腹部背面有银色闪光斑点，末尾两节特化成外生殖器。足和外生殖器的结构特征是分类的重要依据。

2. 虫卵 略呈圆三角形，长为 0.1～0.2mm，卵壳表面光滑，薄而透明，初产卵淡黄色，逐渐变为黑褐色。通常 150～500 粒排列成鳞状或成堆，黏附于清澈水流中的岩石、水草和树枝等物上。

3. 幼虫 呈圆柱形，虫体后端膨大，中段较小。刚孵出的幼虫约 0.2mm，淡黄色，以后逐渐变为褐色，成熟幼虫长 4～15mm。头端有 1 对由放射状刚毛组成的口扇和 1 对触角，前胸腹面有 1 只具小钩的胸足，尾部有 1 个具小钩的吸盘和 1 个可缩入体内的尾鳃。

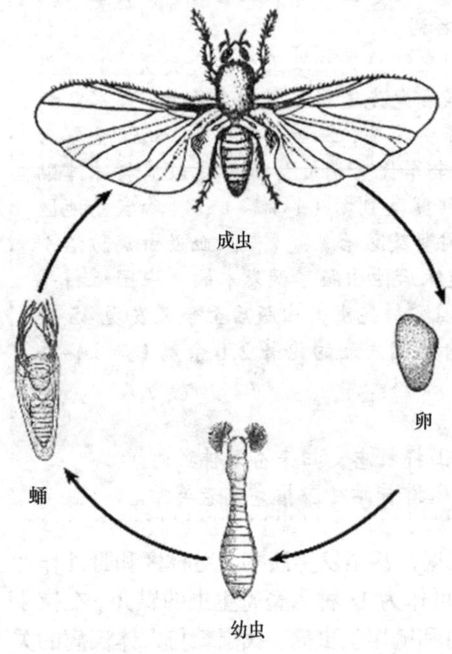

图 17-17　蚋的生活史

4. 蛹 属于半裸茧型蛹，幼虫涎腺分泌的丝织成茧，前端开口，其形状因种而异。蛹的头和胸部前端裸露在外，后端可牢固地黏附于水中石块、植物或其他附着物上。

【生活史与生态】 蚋属于完全变态类型（图 17-17）。雌蚋产卵于水中，虫卵黏附于水草、石块或沉没于水里。雌蚋一生可产卵数百个，发育期为 4～12 天或更长。幼虫喜生活在水流清澈的小溪等急流中。幼虫有 6～9 个龄期，以水中微小生物为食，借胸足和尾吸盘附着于物体上进行交替移动，3～10 周发育成熟。幼虫经多次蜕皮后结茧化蛹。蛹期约 1 周，通过气管鳃由茧的开口处伸出水中呼吸。羽化时可借助茧内气泡上升，从水中爬出，亦可借翅腋气泡或展翅上升浮出水面。

雄蚋以植物汁液为食，交配后几天即死亡。雌蚋交配后开始吸血，寿命可达 2～4 个月。雌蚋吸血无严格选择，嗜吸畜、禽血，兼吸人血。人初被蚋叮刺吸血时不觉疼痛，约 1 分钟后渐有感觉，被叮刺皮肤表面伤口可冒出一个小血珠，是被蚋叮刺的特征。蚋均为野栖，成虫栖息草丛及河边灌木丛，飞行距离达 2～10km。蚋一般出现于春、夏、秋 3 季，6～8 月份为活动高峰，以卵或幼虫形态在水下越冬。高纬度地区，蚋出现于 3～11 月份，中纬度地区（如福建）全年出现，一年可繁殖 6～7 代。

【与疾病的关系】 蚋为世界性分布，对人的危害主要是叮咬吸血。在山区、林区、草原等地蚋对人造成很大的骚扰，被刺叮处常出现局部红肿、疼痛、奇痒以及炎症，影响人的工作和休息。大量刺叮可引起皮炎，导致强烈的超敏反应，甚至继发感染，引起淋巴管、淋巴结炎及“蚋热”等。在非洲和拉丁美洲，一些种类的蚋为盘尾丝虫病和罗阿丝虫病的传播媒介。在我国蚋与人类疾病的关系尚不清楚。

【防制原则】 采用综合防制措施，以涂擦驱避剂进行个人防护，也可利用寄生物和天敌灭虫。由于蚋幼虫可以附着在各种水中物体和岩石上生活，清除滋生地和使用药物困难，可间歇阻断水流使蚋蛹和幼虫干死。

（刘明社）

第七节　虻

虻（tabanid fly）属于双翅目虻科（Tabanidae）的大、中型昆虫，俗称“牛虻”。全世界已有记录的有 4 亚科 137 属 4 500 种；我国有记录的 3 亚科 14 属 450 种。

【形态】

1. 成虻 体长为 1～3cm，体表多细毛，呈黄色、灰色、褐色或黑色，足短粗，多毛。多数种类胸、腹部有鲜艳色斑和光泽，颜色和斑纹是分类的依据。复眼大且多具金属光泽，虫体死后，复眼上金属光泽很快消失。雄虻复眼接眼式，雌虻离眼式。触角多较短，三节，第 3 节上有 3～7 个环痕，环痕数目因种而异。雄虻口器退化；雌虻口器刮舐式，可吸血（图 17-18）。翅宽，透明或具鲜艳色斑，翅脉多翅室。腹部宽扁，可见 7 节，第 8～11 节特化为外生殖器。

2. 虫卵 纺锤形，长为 1.5～2.5mm，初产卵呈黄白色，随后变黑。常叠 3～4 层成卵块，每块有数十至数百粒卵，通过胶质黏附于植物叶片或茎秆，挂在水面、湿土或岩石上。

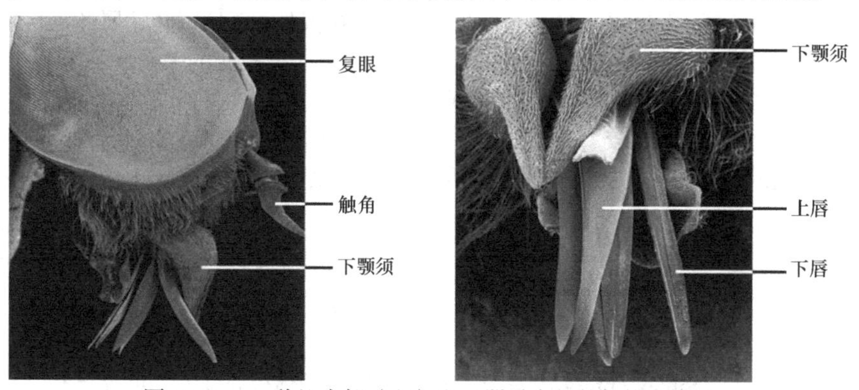

图 17-18　一种虻头部（左）和口器（右）的扫描电镜图

3. 幼虫 体细长，两端较尖，由 11 节组成。早期呈淡黄色，以后呈近黑色。第 1～7 腹节有疣状突，尾部有短呼吸管，管顶端是气门的开口。

4. 蛹 蛹为裸蛹，分头胸部和腹部，呈暗棕黄色。体表有刺和毛，中胸有 1 对气孔。腹部 1～7 节相似，各腹节均有呼吸孔，腹部末端背、侧和腹面有 3 对结节，称蛹星体（pupalaster）。

【生活史与生态】 虻属完全变态类型（图 17-19）。滋生地分三类，水生：幼虫滋生在小河、湖泊和池塘等淡水或咸水滩及河底泥沙中；半水生：水边地带、洼地、沼泽地，土壤多腐殖质，如稻田等；陆生：牧场、灌木丛、庭园、草场、森林和落叶覆盖的潮湿土壤等。

虻的飞行能力很强，时速 45～60km。雄虻的寿命仅几天，以植物汁液或花蜜为食，交配后很快死亡。雌虻可存活 2～3 个月，交配后吸血、产卵。卵粒聚集成块状，约经 1 周孵化。幼虫孵出后，在潮湿土壤或水中，以有机物，以其他生物幼体为食。发育时间较长，多需数月甚至 1 年以上。大部分种类一年一代。成熟幼虫在土中化蛹，逐渐发育移向土表，经 1～3 周羽化为成虫。每年 10 月份以后，幼虫向土层深处移动，在 22～25cm 深的土中越冬。

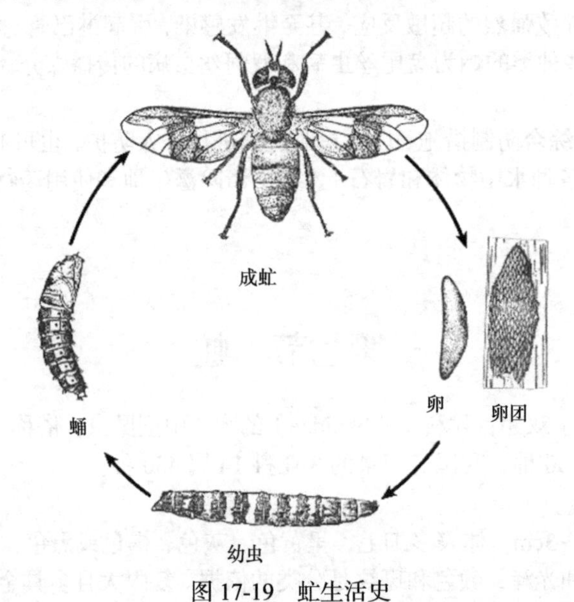

图 17-19 虻生活史

雌性成年虻主要刺吸牛、马和驴等大型家畜的血，也侵袭其他动物和人。白天活动，盛夏最活跃，6～8 月份为活动高峰。在热带和亚热带地区，不少种类吸血高峰在傍晚；寒、温带地区常在白天强日光下吸血。虻类在阴雨天一般很少活动，常栖息于河边草丛树林中。

【与疾病的关系】 虻对人的主要危害是叮咬吸血，可引起人的荨麻疹样皮炎及全身症状，叮咬局部常出现红肿、疼痛、奇痒以及炎症与继发性感染。在国外，斑虻属和虻属还可传播人类疾病，如罗阿丝虫病和土拉菌伦病（tularemia）等。在我国，虻与人类疾病的关系还不清楚。此外，虻是家畜的炭疽病、锥虫病及马传染性贫血的传播媒介，是重要的畜牧业害虫。

【防制原则】 虻的滋生地较为分散，类型多样，环境防制较困难，因此，虻的防制以防止成虫叮咬为主，药物杀虫为辅。在野外活动时，可涂擦驱避剂于裸露的皮肤。

（刘明社）

第八节 蚤

蚤（flea）属于蚤目（Siphonaptera），是哺乳动物和鸟类的体外寄生虫。世界已知 2 500 余种（亚种），我国记录有 650 余种（亚种）。重要传媒多属于蚤科（Pulicidae）、角叶蚤科（Ceratophyllidae）、多毛蚤科（Hystrichopsyllidae）和细蚤科（Leptop-syllidae）等。

【形态】 成虫两侧扁平，棕黄至深褐色，体长一般为 3mm 左右（图 17-20）。体表有向后方伸延的鬃（bristle）、刺和栉（comb）。头部略似三角形。触角分 3 节，末节膨大，藏于触角窝内。眼位于触角窝前方，其形状、大小和发育程度因种而异，有的种类完全退化。刺吸式口器。触须通常为 4 节。胸部分 3 节，每节由背板、腹板各一块及侧板 2 块构成。有的种类前胸背板后缘具有前胸栉（pronotal comb）。无翅。足长而发达，跗节分 5 节，末节有爪 1 对。腹部的前 7 节为正常腹节，每节由背板和腹板组成。雄蚤 8、9 腹节、雌蚤 7～9 腹节特化为外生殖器。第 7 节背板后缘两侧各有一组臀前鬃，其后方为臀板（pygidium）。臀板略呈圆形，为感觉器官。雌蚤腹部末端钝圆，在 7～8 腹板位置的体内有骨化较厚的受精囊。雄蚤第 9 背板和腹板分别形成上抱器和下抱器。

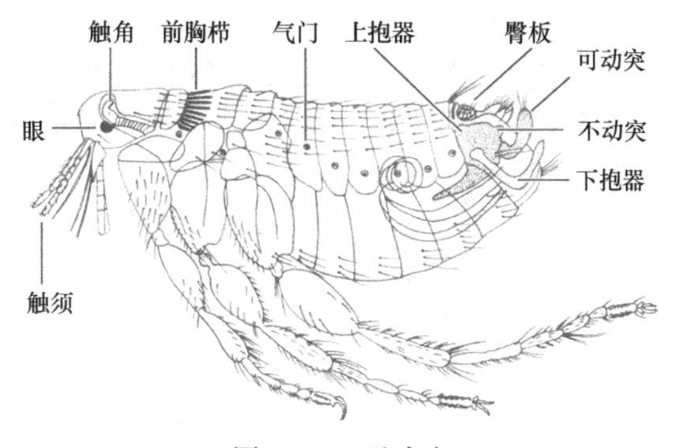

图 17-20 蚤成虫

【生活史】 蚤发育过程有卵、幼虫、蛹和成虫 4 期（图 17-21）。卵呈椭圆形，长为 0.4～2.0mm，暗黄色，表面光滑。卵在适宜的温度、湿度条件下，经 3～7 天孵出幼虫。幼虫分 3 龄，呈蛆形，体白色或淡黄色，头部有咀嚼式口器和触角 1 对。胸部 3 节。腹部分 10 节，各节生有稀疏长鬃 1～2 列，末节端部有 1 对肛柱。幼虫在阴暗潮湿的条件下，经 2～3 周发育，蜕皮 2 次，变为成熟幼虫。成熟幼虫吐丝作茧，在茧内蜕皮化蛹。茧呈黄白色，体外常沾着一些灰尘或碎屑。蛹具成虫雏形，头、胸、腹及足均已形成，并逐渐变为淡棕色。蛹期通常 1～2 周，有时可达 1 年，主要受温度和湿度影响。蛹羽化时需外界的刺激，如空气的震动，动物走近、接触压力以及温度的升高等，均可诱使成虫破茧而出。由卵发育为成虫需 3～8 周。在自然条件下，我国北方地区多数蚤种一年繁殖一代，少数繁殖两代；南方地区一年繁殖数代。成虫通常在吸血后进行交配，并在 1～2 天后产卵。雌蚤一生一般产卵数百粒，有的可达数千粒，如蠕形蚤。蚤的寿命短者为 2～3 个月，长者可达 1～2 年。

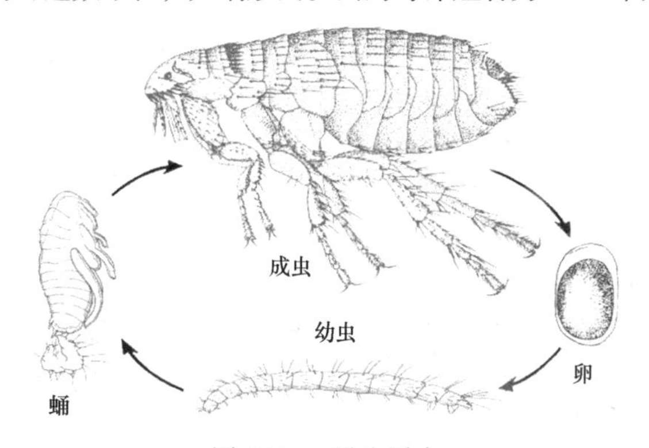

图 17-21 蚤生活史

【生态】

1. 滋生地 雌蚤通常在宿主皮毛上和窝巢中产卵。由于卵壳缺乏黏性，宿主身上的卵最终都散落到其窝巢及活动场所，这些地方即为幼虫的滋生地，如鼠洞、畜禽舍、屋角、墙缝、床下及土坑等，幼虫以尘土中宿主脱落的皮屑、成虫排出的粪便及粪便中未消化的血块等有机物为食；阴暗、温湿的周围环境是幼虫和蛹发育的适宜条件。

2. 宿主 蚤两性都吸血，通常一天需吸血数次，每次吸血为 2～10 分钟。常边吸血边排便，此与传病有关。有些种类在低温条件下耐饥能力可达 3～9 个月。蚤的宿主范围很广，包括哺乳类和鸟类，但主要是小型哺乳动物，尤以啮齿类为多。蚤善跳跃，如人蚤跳高可达 70cm，跳远可达 31cm。蚤对宿主的选择性可分：多宿主型（如人蚤）、寡宿主型（如缓慢细蚤）和单宿主型（如松鼠跗蚤）。对宿主选择性不严格的种类，在传播疾病上意义较大。蚤对宿主的寄生时间分为 3 个类型：①游离型：分为巢蚤（如人蚤）和毛蚤（如印鼠客蚤）两型。毛蚤在传播虫媒病上有重要意义。②半固定型：雌蚤吸血时间长（1～2周），如蠕形蚤。③固定型：雌蚤毕生营寄生生活，如潜蚤。

3. 季节消长与越冬 蚤类季节消长大致可分为5型：①春季型（如斧形盖蚤等）；②夏季型（如北方的人蚤等）；③秋季型（如谢氏山蚤等）；④冬季型（如南方的不等单蚤等）；⑤春秋型（如方形黄鼠蚤松江亚种等）。同一蚤种在不同分布区，季节消长可有不同。蚤类的越冬，宿主不冬眠，蚤无冬蛰现象；宿主冬眠，蚤也冬蛰或无冬蛰现象。

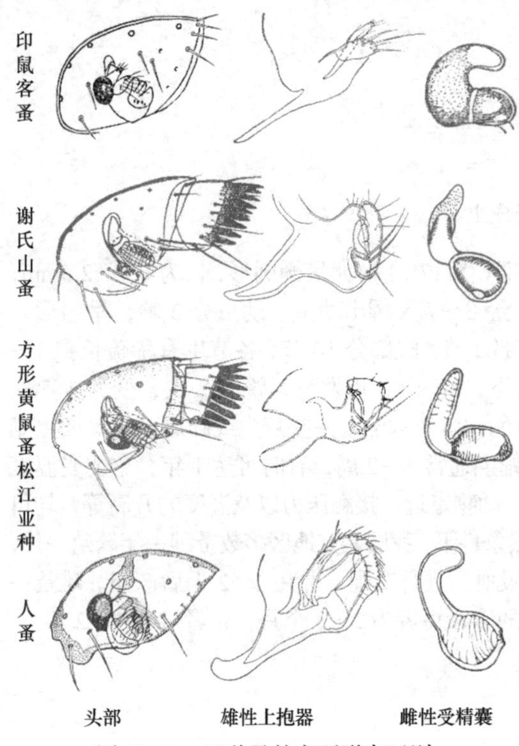

图 17-22 四种蚤的主要形态区别

【重要蚤种】

1. 印鼠客蚤（*Xenopsylla cheopis*） 眼鬃1根，位于眼的前方。雄蚤上抱器第1突短，略呈三角形，第2突窄长，呈细指形。雌蚤受精囊尾部基段微宽或等宽于头部（图17-22）。主要宿主为褐家鼠、黄胸鼠和小家鼠。在国内除宁夏、新疆、西藏无记录外，广泛分布。

2. 谢氏山蚤（*Oropsylla silantiewi*） 眼较小，眼鬃3根，前胸栉刺的长度短于其前背板的宽度。雄蚤上抱器不动突较宽短，可动突棒状，后缘呈弧形。雌蚤受精囊略呈球形，尾部末端有发达的乳突（图17-22）。主要宿主为旱獭，分布于新疆、青海、甘肃、内蒙古、西藏、四川西部和云南西北部。

3. 方形黄鼠蚤松江亚种（*Citellophilus tesquorum sungaris*） 额鬃1根，眼鬃3根，具前胸栉。雄蚤上抱器可动突略呈三角形，末端较宽，后缘有2根短刺鬃。雌蚤受精囊头部呈椭圆形，尾部呈纺锤形（图17-22）。主要宿主为黄鼠，分布于东北、内蒙古和河北。

4. 人蚤（*Pullex irritans*） 在眼下方有眼鬃1根。雄蚤上抱器突起宽大呈半圆形，围绕着2个钳状突起。雌蚤受精囊的头部圆形，尾部细长弯曲（图17-22）。宿主主要是犬、猫、猪、人、旱獭和野生食肉动物等。在国内分布广泛。

【与疾病的关系】 蚤对人的危害包括吸血、寄生和传播疾病。蚤叮咬后，局部皮肤可出现红斑或丘疹，重者可出现丘疹样荨麻疹。潜蚤（*Tunga spp*）的雌蚤可寄生于动物和人体皮下，引起潜蚤病。潜蚤寄生于人体多见于中南美洲和热带非洲，在我国山东曾报道1例由潜蚤寄生引起的人体潜蚤皮肤病。蚤传播的疾病：

1. 鼠疫（plague） 病原体是鼠疫耶尔森菌（*Yersinia pestis*）。由蚤类在啮齿动物之间传播。人类接触带菌动物或被蚤类叮咬而感染。当蚤吸入病鼠血后，该菌在蚤前胃的刺间增殖形成菌栓，造成前胃不完全栓塞或栓塞（图17-23）。当栓塞时，蚤再次吸血时血液不能到达胃内，反而携带菌回流到宿主体内，使其感染。受染蚤因饥饿，频繁吸血，使更多宿主感染。黄鼠、旱獭、长爪沙鼠和黄胸鼠等约13种为主要保虫宿主。印鼠客蚤、谢氏山蚤、黄鼠蚤和人蚤等约18种（亚种）为主要媒介。目前我国鼠疫自然疫源地分布于东北、华北、西北等地区的19个省（自治区）。鼠间鼠疫时有发生，

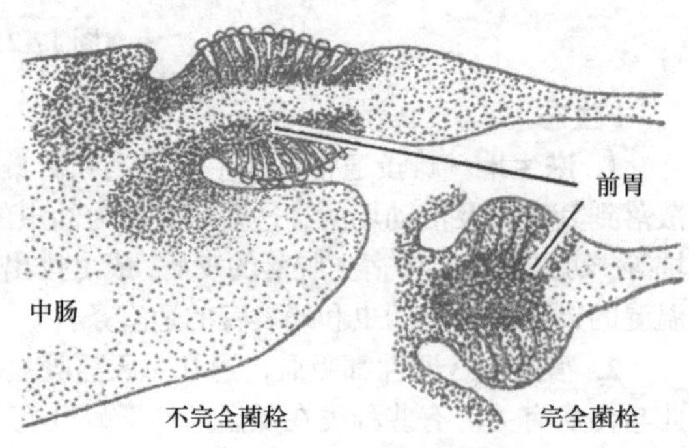

图 17-23 蚤前胃菌栓

人体感染偶有报道。

2. 地方性斑疹伤寒（endemic typhus） 又称鼠型斑疹伤寒。病原体是莫氏立克次体（*Rickettsia mooseri*）。主要在蚤类与鼠类之间传播。立克次体在蚤的中肠上皮细胞内繁殖，细胞破裂后随粪便排出。人类因蚤粪污染皮肤伤口或黏膜而感染。亦可通过干燥蚤粪尘埃经鼻、口、眼结膜进入体内而感染。立克次体在印鼠客蚤可经卵传递。在我国褐家鼠和黄胸鼠是主要保虫宿主。印鼠客蚤为重要的传播媒介，缓慢细蚤为鼠间流行的重要媒介。目前国内已基本控制该病。

3. 绦虫病 印鼠客蚤、犬栉首蚤和人蚤等可作为微小膜壳绦虫的中间宿主；具带病蚤、缓慢细蚤、犬栉首蚤、人蚤和印鼠客蚤可作为缩小膜壳绦虫的中间宿主；犬栉首蚤、猫栉首蚤、不等单蚤和人蚤等可作为犬复孔绦虫的中间宿主。

【防制原则】 堵塞鼠洞，清扫禽畜棚圈，保持室内地面、墙角光洁。定期给犬、猫药浴。用敌敌畏、溴氰菊酯、二氯苯醚菊酯、残杀威和灭幼脲等或用鸡血藤、巴豆仁及除虫菊花的乙醇提取物等药物喷洒室内及禽畜棚圈以杀灭蚤及其幼虫。在鼠疫流行时应采取紧急灭蚤措施，并加强个人防护，如穿防蚤袜、裸露皮肤涂擦避蚊胺、假荆芥等。捕杀或毒杀室内外的鼠类。

（木 兰）

第九节 虱

寄生人体的虱（louse）属虱目（Phthiraptera）、吸虱亚目（Anoplura），虱科（Pediculidae）和阴虱科（Phthiridae）中的人虱（*Pediculus humanus*）和耻阴虱（*Phthirus pubis*）。人虱又分为两个亚种，即人体虱（*Ph. humanus*）和人头虱（*P h. capitis*）。

【形态】

1. 人虱 成虫背腹扁平，体狭长，灰白色，雌虫体长为2.5～4.2mm，雄虫稍小（图17-24）。头部小略呈菱形，触角分5节，各节粗细一致。眼只具一个小眼面。口器为刺吸式，由吸喙和口针组成。口针不用时缩入头内的口针囊中。胸部3节融合，中胸背面两侧有气门1对。足粗壮，3对足大小相似，各足胫节远端内侧具1指状胫突，跗节仅1节，其末端有一弯曲的爪，爪与胫突合拢形成强有力的攫握器，能紧握宿主的毛发或衣物纤维。腹部第1、2节融合。第3～8节两侧有骨化的侧背片，每片上均有气门。雌虱腹部末端有2片瓣状尾叶，第8节腹面有一生殖腹片和1对生殖肢。雄虱腹部末端圆钝，3～7节背面各有两个小背片，腹部后端有缩于体内的阳茎。

人头虱和人体虱形态区别甚微，人头虱体略小、体色稍深、触角较粗短。

2. 耻阴虱 成虫灰白色，体型宽短似蟹。雌虱体长为1.5～2.0mm，雄性稍小。胸部宽而短。前足及爪均较细小，中、后足胫节和爪明显粗壮。腹部前宽后渐窄，气门6对，第3～5节融合，前3对气门排成斜列。第5～8腹节侧缘各具锥形侧突，上有刚毛，第8节侧突较长（图17-24）。

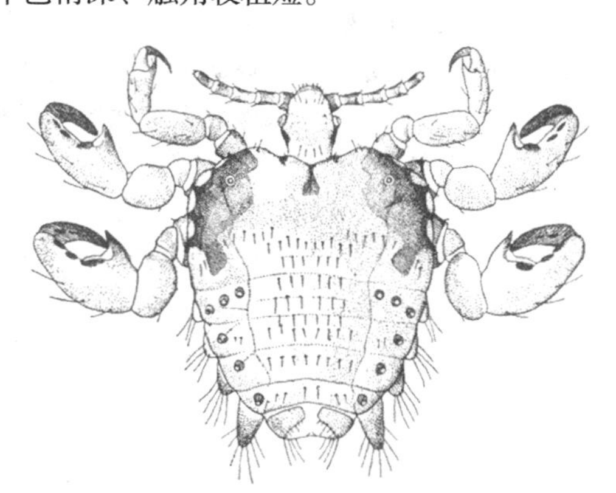

图17-24 耻阴虱

【生活史与习性】 虱发育过程有卵、若虫和成虫3期（图17-25）。卵呈椭圆形、长为0.8mm，乳白色。雌虫产卵时分泌胶液，使卵黏附在毛发或衣物纤维上。卵经7～8天孵化。若虫外形与成虫相似，体较小，尤以腹部较短。若虫分3龄，其发育时间人虱需8～9天，耻阴虱需27～34天。完成生活史人虱需16～25天，耻阴虱需34～41天。成虫羽化后12小时即可交配，1～3天内即可产卵。人虱一生平均产卵230粒，耻阴虱约30粒。人虱寿命为20～30天，耻阴虱寿命稍短。

人头虱寄生在人头上长有毛发的部分，产卵于发根。人体虱主要生活在贴身衣裤的衣缝、皱褶处，卵多产于衣服皱褶的纤维上。耻阴虱寄生于体毛较粗而稀疏之处，主要在阴部及肛周等处，也可寄生在眼睫毛上。

在自然条件下若虫和雌、雄成虫都仅嗜吸人血。每日吸血多次。每次需 3～10 分钟，常边吸血边排粪。离开宿主生存时间，在 24℃为 5 天，15℃为 10 天。虱的最适温度为 30℃，湿度为 70%。当人体发热或出汗之后，虱即爬离原来的宿主。以上习性与传播疾病有关。人虱的播散是通过人与人之间的直接或间接接触，耻阴虱的传播主要是通过性接触传播。WHO 已将耻阴虱感染列为性病之一。

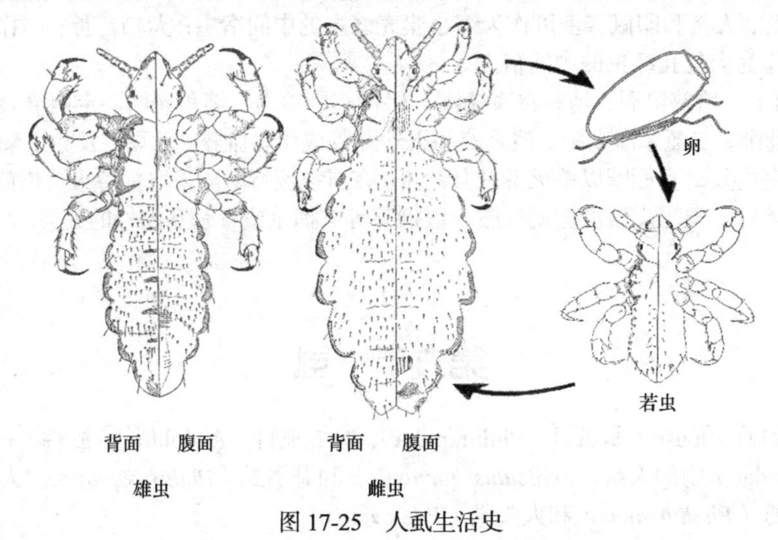

图 17-25 人虱生活史

【与疾病的关系】 虱叮咬后，局部皮肤可出现瘙痒和丘疹，搔破后可继发感染。寄生于睫毛上的耻阴虱多见于婴幼儿，引起眼睑奇痒、睑缘充血等。虱传播的疾病：

1. 流行性斑疹伤寒（epidemic typhus） 病原体为普氏立克次体（*Rickettssia prowazekii*）。人体虱为主要传播媒介，实验证明人头虱、耻阴虱亦可传播此病。立克次体仅在虱中肠上皮细胞内增殖，上皮细胞破裂，立克次体随虱的粪便排出，虱粪中的立克次体在室温中可存活 60 天以上。人因接触虱粪或压破虱体，立克次体污染皮肤伤口或黏膜而感染，亦可经呼吸感染。我国仅有少数散发病例。

2. 战壕热（trench fever） 又称五日热，病原体是五日热罗卡里马体（*Rochalimea quintaa*），仅在虱肠细胞外繁殖，不侵犯肠上皮细胞。人体感染方式与流行性斑疹伤寒相似。

3. 虱媒回归热（louse-borne relapsing fever） 又称流行性回归热，病原体是回归热疏螺旋体（*Borrelia recurrentis*）。人体虱为主要传播媒介。实验证明人头虱可传播此病。螺旋体仅在虱的血腔内繁殖。压破虱体后，虱体液中的病原体经皮肤伤口或黏膜而感染。我国已基本消灭此病，但国际上仍将其列为监测传染病。

【防制原则】 勤换洗衣服、被褥单，勤洗发等，以防生虱。衣物可蒸煮、干热、熨烫等，不耐高温的衣物可在–20℃冷冻一夜灭虱，也可用倍硫磷、二氯苯醚菊酯等喷洒、浸泡、药笔涂抹，或用环氧乙烷熏蒸。对人头虱和耻阴虱可剃去毛发，用二氯苯醚菊酯、百部酊等涂擦毛发灭虱。也可用 0.9%的多杀菌素（spinosad）治疗 4 岁以上儿童及成年人头虱感染。洁身自好，预防耻阴虱感染。

案例 17-1 **耻阴虱病**

患者，男，33 岁，已婚。阴部瘙痒 1 个月，通过洗澡及更换沐浴液均未减轻症状。查体：阴部皮肤发红，有丘疹。在阴毛上查见灰白色虫体，宽而短，形似蟹，长为 1.5～2.0mm，有足 3 对，前足细小，中、后足粗大，腹部后几节腹板侧缘生有锥形突起，突起上有刚毛。在阴毛根部可见白色的虫卵，呈椭圆形，大小约 0.8mm×0.3mm，虫卵紧紧黏附在阴毛上，其游离端有盖，上有气孔和小室。追问病史，患者为长途汽车司机，曾有不洁性行为。

问题

1. 患者体表寄生的是什么虫体？
2. 该病的主要传播途径是什么？
3. 该虫能永久性寄生于体表是什么原因？该病的防制措施是什么？

解 题 思 路

患者体表寄生的是耻阴虱，主要通过性生活感染。因足末端生有攫握器，能紧握阴毛不脱落，所以能永久性寄生于体表。防制措施为洁身自好。

（木 兰）

第十节 臭 虫

臭虫（bed bug）属半翅目（Hemiptera）、异翅亚目（Heteroptera）、臭虫科（Cimicidae），有 80 余种。其中温带臭虫（*Cimex lectularius*）和热带臭虫（*C. hemipterus*）为吸食人血的家栖种。

【形态】 成虫体背腹扁平，呈卵圆形，红褐色，体长 4～6mm，遍体生有细毛（图 17-26）。头部两侧有 1 对突出的复眼。触角能弯曲的有 4 节，末 2 节较细。口器为刺吸式，下唇分 3 节，由头部前下端发出，不吸血时向后弯折在头、胸部腹面的纵沟内，吸血时向前伸与体约成直角。前胸背板大而明显，其前缘有一凹陷，头部即嵌在凹陷内，侧缘弧形，后缘向内微凹。中胸小，其背板呈倒三角形。后胸背板被 1 对翅基遮盖。在中、后足基部间有 1 对新月形的臭腺孔。足跗节分 3 节，末端具爪 1 对。腹部宽阔，外观可见 8 节。雌虫腹部后端钝圆，末端有生殖孔（只供排卵用），第 5 节腹面后缘右侧有 1 个三角形凹陷的交合口，称柏氏器（Berlese's organ），是精子的入口。雄虫腹部后端窄而尖，端部有一镰刀形的阳茎，向左侧弯曲，储于阳茎槽中。

温带臭虫呈卵圆形，长为 5.6mm，前胸背板前缘凹陷较深，两侧缘向外延伸成翼状薄边，腹部较短胖，柏氏器管状，不明显；热带臭虫呈长椭圆形，长为 7.0mm，前胸背板前缘的凹陷较浅，两侧缘不外延，腹部较瘦长，柏氏器块状，较明显（图 17-26）。

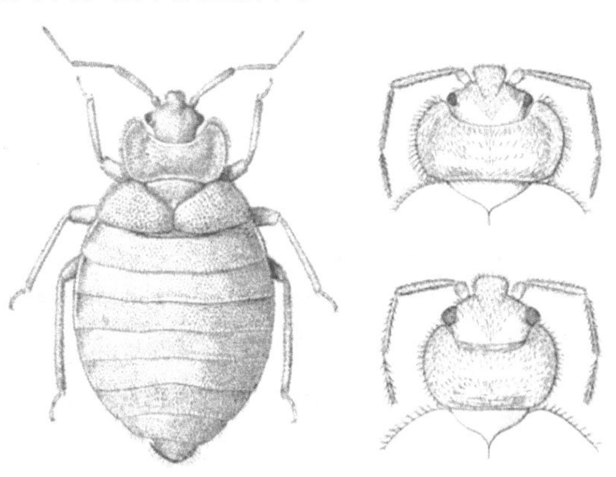
图 17-26 两种臭虫形态主要区别

【生活史与习性】 臭虫发育过程有卵、若虫和成虫 3 期（图 17-27）。卵呈黄白色，长圆形，长 0.8～1.3mm，一端有略偏的小盖，卵壳上有网状纹，常黏附在成虫活动和隐匿处，在 18～25℃时经 6～10 天孵出若虫。若虫与成虫外形相似，体较小，缺翅基。若虫分 5 龄，每龄需时约 1 周。成虫羽化后 1、2 天即可交配，雌虫吸血后经数天开始产卵。整个生活史需 6～8 周。臭虫在温带地区 1 年可繁殖 3～4 代，热带地区可达 5～6 代。成虫寿命通常 9～18 个月。

臭虫分泌聚集信息素，使其有群集现象，分泌警戒信息素，有激动和驱赶作用。臭虫主要栖息于室内墙壁、木制家具的缝隙、草垫、床席等处。亦可栖息在交通工具及公共场所的桌椅缝隙中。臭虫对宿主无严格的选择性，除人外，也可吸啮齿类、禽类和家畜的血。白天隐匿夜晚活动吸血，臭虫每分钟可爬行 1.0～2.1m。在 5℃以下不动，在 15～35℃之间，其活动随温度增高而加剧。若虫和成虫可多次吸血。成虫每次吸血需 10～15 分钟；若虫需 6～9 分钟。成虫耐饥饿力达 6、7 个月，若虫为 70 天。活动高峰多在宿主就寝后 1～2 小时和拂晓前一段时间为甚。5 月份开始活动，

8 月份最多，10 月份以后较少出现，在全年气温不低于 13℃时可常年活动。臭虫多以末龄若虫和成虫形态越冬。热带臭虫的分布最北至北纬 30°44′的热带、亚热带地区，以广东、广西、海南为主要分布区。温带臭虫的分布最南至北纬 23°23′，以长江以北地区为主。

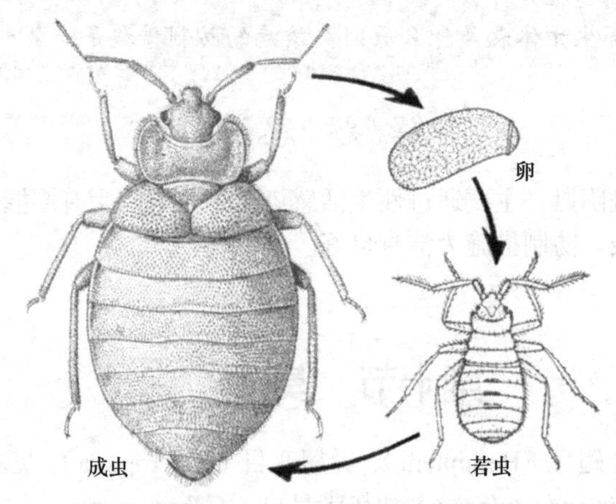

图 17-27 臭虫生活史

【与疾病的关系】 臭虫夜晚吸血骚扰，影响睡眠。叮咬后可使皮肤敏感性高的人局部皮肤出现红肿、痛痒。臭虫抗原与过敏性哮喘关系密切。在非洲，有因臭虫大量吸血引起贫血或诱发心脏病及感冒的报道。臭虫长期被疑为传播疾病的媒介。用实验方法可使臭虫感染多种病原体，并发现少数病原体有自然感染。但在自然条件下，能否传播人类疾病尚未得到确证。

【防制原则】 消除臭虫的栖息场所，如填塞床椅、家具、墙壁、地板的缝隙；可用倍硫磷、溴氰菊酯等药物杀灭臭虫，也可用氯氰菊酯滞留喷洒或右旋苯氰菊酯热烟雾杀灭臭虫，或用沸水烫杀及蒸汽喷杀。

（木　兰）

第十一节 蜚　蠊

蜚蠊（cockroach）俗称蟑螂，属网翅目（Dictyoptera）、蜚蠊亚目（Blattaria），世界已知 5 000 余种，我国记录 250 余种。室内常见的有属于姬蠊科（Phyllodromiidae）、蜚蠊科（Blattidae）、光蠊科（Epilampridae）和地鳖科（Polyphagidae）等。

【形态】 成虫呈椭圆形，背腹扁平，淡灰色、棕褐色或黑褐色，体表具油亮光泽，体长者可达 90mm，小的仅 2mm。室内常见者为 10～35mm（图 17-28）。

头部小且向下倾斜。复眼发达，有的种类退化或消失。单眼 1 对或退化。触角细长呈丝状，其节数可达 100 余节。口器为咀嚼式。触须 5 节。前胸背板宽扁，覆盖头的大部，略呈扇形，有的种类表面具有斑纹；中、后胸较小。翅 2 对，前翅革质，后翅膜质，翅脉分支甚多。有的种类翅退化或消失。翅的有无及形状大小是蜚蠊分类依据之一。足基节扁宽，几乎覆盖腹板全部，跗节分 5 节，末节具 2 爪和 1 个袋状爪间盘。腹部扁宽。最末腹节背板上着生 1 对尾须。雄虫的最末腹板后缘两侧着生 1 对腹刺，雌虫无腹刺（雌性若虫有腹刺）（图 17-29）。雌虫的第 7 腹板为分叶状构造，具有夹持卵荚的作用。

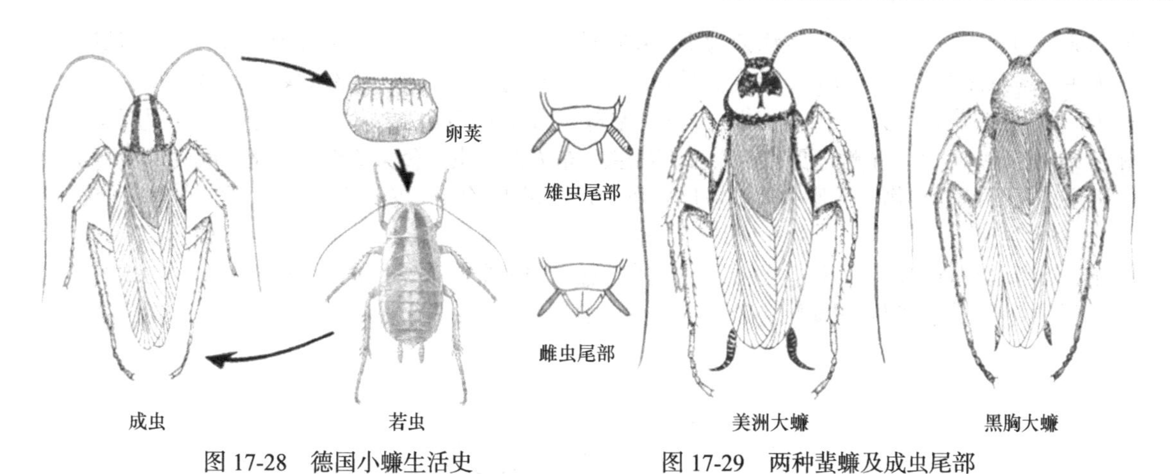

图 17-28 德国小蠊生活史

图 17-29 两种蜚蠊及成虫尾部

【生活史】 蜚蠊发育过程有卵、若虫和成虫 3 期（图 17-28）。雌虫产卵前先排泄一种物质形成坚硬、暗褐色的长约 1cm 的卵荚。卵成对垂直排列储于其内。雌虫排出卵荚后常挟持于腹部末端，再分泌黏性物质使卵荚黏附于隐蔽场所或物体上，有的种类卵荚一直附在雌虫腹部末端直至孵化（如德国小蠊）。每个卵荚含卵 16～48 粒。卵荚形态及其内含卵数因种而异。需 1～3 个月孵化。刚孵出的若虫需经一次蜕皮后才能活动。若虫无翅，生活习性与成虫相似。若虫经 7～13 次蜕皮羽化为成虫。若虫期需 30～450 天。成虫羽化后数天即可交配，约 10 天后开始产卵荚。雌虫一生可产卵荚几个至几十个。整个生活史需数月或一年以上。雌虫寿命为半年至 1 年多，雄虫稍短。生殖方式多为卵生，有些种类可孤雌生殖。

【生态】

1. 栖息与活动 大多数种类蜚蠊栖居野外，仅少数种类栖息室内。家栖种类喜栖息于室内温暖、潮湿、阴暗、隐蔽并靠近水源和食物丰富的地方，如厨房、碗柜的缝隙，垃圾以及下水道沟槽等场所。蜚蠊分泌聚集和性信息素，可引诱群栖和交配。昼伏夜出，一般从 19 时至翌晨 5 时。其活动高峰因种而异，如德国小蠊为 21 时，翌晨 2 时为次峰；美洲大蠊为 24 时和次回凌晨 1 时；而黑胸大蠊为 20 时，23 时和次回凌晨 2 时为次峰。蜚蠊爬行迅速，每分钟达 21m，通常活动范围为几十至几百米。在 24～32℃时最活跃。低于 15℃时，绝大多数不动或微动。

2. 食性 蜚蠊为杂食性昆虫，以人和动物的各种食物、排泄物、分泌物及垃圾等为食，此外还啃咬布匹、纸张、书籍、纤维板等。嗜食糖类和发酵的食物，并需经常饮水。蜚蠊吃食时边吃、边吐、边排便，该习性可传播多种疾病。蜚蠊耐饥不耐渴，如美洲大蠊雌虫，在有食无水的情况下可存活 40 天，在无食有水时可存活 90 天。在过度饥饿时，有时可见蜚蠊残食其同类及卵荚。

3. 季节消长与越冬 蜚蠊的季节消长因地而异。北方地区多在 4 月中、下旬出现，10 月开始越冬，而南方地区多在 3 月上旬出现，12 月份开始越冬。海南地区无越冬现象。在有取暖设备的房间可常年活动。蜚蠊的季节高峰多在 7～9 月份。蜚蠊的季节消长高峰多为单峰型，有的种类为双峰型。当室温低于 7.5℃时，便进入越冬状态。各期均可越冬，但以卵荚多见，成虫以雌虫为主。越冬场所与栖息场所基本一致，只是更隐蔽，更不受干扰的地方。

【常见蜚蠊种类】

1. 德国小蠊（*Blattella germanica*），体长 10～14mm，淡褐色，前胸背板上有两条直的暗黑色纵带（图 17-28）。

2. 美洲大蠊（*Periplaneta americana*），体长 28～32mm，红褐色，前胸背板淡褐色，中部有黑褐色蝶形斑，接近前缘处有“T”形淡黄色斑（图 17-29）。

3. 黑胸大蠊（*Periplaneta fuliginosa*），体长 24～30mm，棕褐色，前胸背板与体色一致，无花纹（图 17-29）。

【与疾病的关系】 蜚蠊可携带数十种病原体。从其体内分离出细菌、病毒、真菌以及寄生虫卵和原虫包囊等。细菌以肠道致病菌为主，呼吸道病菌次之，尚有其他多种致病菌；病毒以肠道病毒为主。病原体在蜚蠊体内可存活较长时间，如 Eltor 弧菌可活 6 天，耶尔森菌 10 天，鼠伤寒沙门菌 16 天，乙肝病毒 5 天，黄曲霉菌 3 个月。蜚蠊体内外可机械性携带多种病原体，通过污染食物和餐具而传播。此外，蜚蠊还可作为美丽筒线虫、东方筒线虫、念珠棘头虫和缩小膜壳绦虫等的中间宿主。蜚蠊的分泌物和粪便作为变应原，可引起过敏性哮喘、皮炎等。

【防制原则】 保持室内清洁卫生，妥善贮藏食品，及时清除垃圾，清除柜、箱、橱等缝隙内的卵荚，予以焚烧或烫杀。对于成虫，除用诱捕器或诱捕盒捕杀外，可采用溴氰菊酯、二氯苯醚菊酯、顺式氯氰菊酯等拟除虫菊酯类杀虫剂等化学药物灭杀。

（木　兰）

第十二节　毒隐翅虫

毒隐翅虫属于鞘翅目（Coleoptera）、隐翅虫科（Staphylinidae）、毒隐翅虫亚科（Paederinae）、毒隐翅虫属（*Paederus*）。该属世界已知 600 余种，我国约有 20 种，其中褐足毒隐翅虫（*P. fuscipes*）和黑足毒隐翅虫（*P. tamulus*）等常见且毒性较强。

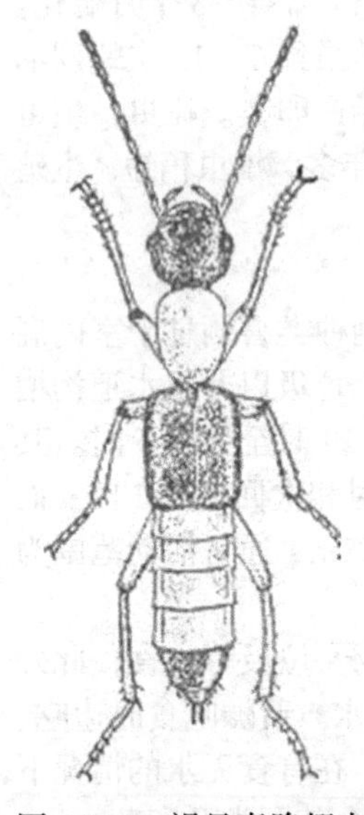

图 17-30　褐足毒隐翅虫

【形态】 以褐足毒隐翅虫为例（图 17-30）。成虫体长 6.5～7mm，红褐色，有光泽，全身被覆细毛。头部黑色，刻点粗大。复眼褐色。触角 11 节，丝状，除基部 3、4 节外，其余各节黑褐色。咀嚼式口器。触须 4 节。前胸背板比头略窄，呈长圆形，后部略窄。前翅特化为鞘翅，长方形，比前胸背板大，呈黑色，带有青蓝色金属光泽，刻点粗大。后翅膜质，静止时叠置鞘翅下。足粗短，后足股节末端及各足跗节Ⅴ黑色。腹部可见 8 节，前 2 节被鞘翅所掩盖，外露的前 4 节两侧有下陷而后隆起的镶边，其后两节黑色，末端有黑色尾须 1 对。

【生活习性】 毒隐翅虫发育过程有卵、幼虫（两龄）、蛹和成虫 4 期。多滋生在隐蔽潮湿的环境内，幼虫和成虫营捕食性生活，捕食稻田中的害虫。昼伏夜出。白天栖息于潮湿的草地或石下阴暗处。在潮湿闷热的夜晚受到灯光的引诱时常飞入室内。出现季节为 4～11 月份，其中 7～9 月份为高峰。每年繁殖 1～3 代。以成虫形态越冬。

【致病】 毒隐翅虫的血淋巴液内含有剧烈的接触性毒素，称毒隐翅虫素（pederin），该毒素是复杂的非蛋白质物质。在发育各期都含有这种毒素，具防御性功能。当虫体被压破或击碎时，毒素与皮肤接触引起毒隐翅虫皮炎（paederus dermatitis）或称线状皮炎（dermatitis linearis）。接触方式：一是直接与破碎虫体接触；二是毒液经手指携带到身体其他部位，引起炎症。主要表现为受损部位有灼热感、痒感及辣痛，严重者出现头痛、低热及附近淋巴结肿大。局部皮肤初呈红斑，稍水肿，随后发生密集小丘疹，继而可出现水疱、脓疱等。病程一般为 7～8 天。皮损以线状多见，其余依次为斑片状、混合型和点状等。好发于头面部，其次为颈部、上肢与躯干，少数可侵犯阴囊、腹部和腰部等。皮损可见表皮有轻度角化，水疱及脓疱均发生于角质层下。表皮细胞内水肿，有网状变性。真皮上部有水肿，小血管扩张，胶原纤维有水肿变性。

【流行与防制】 我国自 1959 年在四川首次报道由毒隐翅虫诱发的疾病以来，已有 13 个省、市、自治区直辖市有散发或暴发流行该病，主要分布于东、南、西部，而北部少见。好发于农村或城郊附近居民。好发季节为夏秋季，以秋季多见。

防制主要包括：清除杂草等滋生地；关好纱门纱窗，防止成虫飞入室内；切忌在皮肤上拍打压碎虫体；在虫活动高峰季节，在室内外喷洒药物杀虫。当皮肤与虫体接触后应立即清洗或涂以碱性溶液，如氨水等；皮损处涂薄荷炉甘石洗剂，或氧化锌油。在皮肤水肿和糜烂处用高锰酸钾水溶液、半边莲加藤黄酒精浸液、新鲜马齿苋捣烂湿敷等。

【阅读参考】

李朝品，高兴政. 2012. 医学寄生虫图鉴. 北京：人民卫生出版社.
李朝品. 2007. 医学昆虫学. 北京：人民军医出版社.
陈心陶. 1960. 医学寄生虫学. 北京：人民卫生出版社.
陆宝麟，吴厚永. 2003. 中国重要医学昆虫分类与鉴别. 郑州：河南科学技术出版社.
姚永政，许先典. 1982. 实用医学昆虫学. 2 版. 北京：人民卫生出版社.
Edwards F W，Oldroyd H，and Smart J. 1939. "British Blood-Sucking Flies." British Museum（Natural History）. London.
Matheson R. 1944. Handbook of the Mosquitoes of North America，Comstock Publishing Associates，Ithaca，N. Y.
Mehlhorn H. 2008. Encyclopedia of Parasitology，3rd ed. Springer，Heidelberg.
R. Idema。McMpine et al.，1981. Reproduced with permission of Minister of Public Works and Government Services，Canada.
R. M.. GORDON and M. M. J.LAVOIPIERRE，1962. Entomology for students of medicine. Oxford：Blackwell Scientific.
Snodgrass R E. 1952. A textbook of Arthropod anatomy. Comstock Pub. Assoc，Ithaca.

（木 兰）

第十八章　蛛　形　纲

【学习目的】

1. 掌握与医学有关的蜱螨与疾病的关系。
2. 熟悉蜱螨的生活史。
3. 了解常见蜱螨的形态、生态与防制等。

第一节　概　　述

蛛形纲（Arachnida）的形态特征是虫体分头胸部及腹部或头胸腹愈合为一体，成虫有足 4 对，无触角，无翅。蛛形纲至少可分为 9 个亚纲，与医学有关的有蝎亚纲（Scorpions）、蜘蛛亚纲（Araneae）和蜱螨亚纲（Acari）。其中蜱螨亚纲最为重要，其中的许多种类可传播疾病，某些种类可危害人体。

【形态】　蜱螨类属于小型节肢动物，小者体长仅 0.1mm 左右，大者可达 10mm 以上（最大不超过 30～40mm）。虫体外形呈圆形、卵圆形等不同形状。虫体由颚体（gnathosoma）与躯体（idiosoma）组成。颚体多位于躯体前端，由颚基、螯肢、口下板和须肢组成。颚体中央的下方有口下板，其背面有一对螯肢，口下板和螯肢组成刺吸式口器；须肢 1 对，位于螯肢外侧，为感觉器官。躯体呈囊状，表皮有的较柔软，有的形成不同程度的骨化板，此外，在表皮上还有各种条纹、刚毛等。躯体腹面前半部有生殖孔，后半部有肛门。腹面有足 4 对，气门有或无，其位置和数目各类群不同。

【生活史】　蜱螨类生活史可分为卵、幼虫、若虫和成虫 4 个期。幼虫有足 3 对，若虫与成虫有足 4 对。若虫与成虫形态相似，但生殖器官尚未成熟。成熟雌虫可产卵、产幼虫，有的可产若虫。蜱螨有卵生或卵胎生。生殖方式主要是两性生殖，有些种类行孤雌生殖（parthenogenesis）。

【种类及与疾病的关系】　蜱螨亚纲现已知种类大约有 5 万种（其中蜱类约 800 种），其中具有重要医学意义的种类有蜱、革螨、恙螨、疥螨、蠕形螨和尘螨等。很多种类可吸血、毒螯、叮刺、致敏或寄生，也可储存和传播病原体。

（木　兰　李国慧）

第二节　蜱

一、软　　蜱

【形态】　软蜱颚体位于躯体腹面前部，从背面看不见。颚基较小，方形，其上无孔区。口下板的逆齿小而稀疏。须肢各节均为长圆柱形，向下后方弯曲。躯体背面无骨板。体表有乳突、颗粒、皱纹或圆陷窝。气门板小，位于足基节Ⅳ的前外侧。雌雄蜱外观相似。雄蜱生殖孔为半月形，雌蜱呈横沟状。有些软蜱有肛前沟、肛后中沟及肛后横沟，分别位于肛门的前后方。足基节无距刺，跗节爪垫退化或消失。成蜱和若蜱的足Ⅰ～Ⅱ基节之间有基节腺的开口。基节液的分泌有调节血淋巴水分和电解质的作用（图 18-1）。

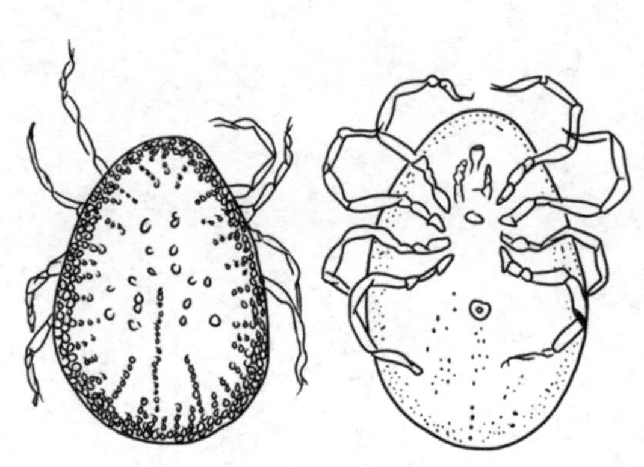

图 18-1　软蜱形态

【生活史】 软蜱生活史过程有卵、幼虫、若虫和成虫4期。在适宜条件下卵可在2～4周内孵出幼虫。幼虫饱食后经1～4周蜕变为若虫。软蜱若虫通常为3～4期或更多，因种类或生活条件而异。多数软蜱完成生活史需1个月至1年。软蜱成虫一般可活5～6年，有些种类可活十几年以至二十年以上。

【生态】 软蜱幼虫和各龄若虫均吸血1次，而成虫多次吸血，多在夜间侵袭宿主，吸血时间较短，一般数分钟到1小时，吸血量是其体重的几倍至十几倍。软蜱属于多宿主蜱，幼虫和各龄若虫寄生在不同宿主体上，而成虫需多次更换宿主吸血。软蜱多栖息于中小型兽类的洞穴、岩窟内、禽舍鸟巢、人房的缝隙等处。软蜱一生可产卵多次，一次产卵50～200粒，生产卵总数可达千粒。有些硬蜱和软蜱可进行孤雌生殖。软蜱因多在宿主的洞巢内，终年都可活动。软蜱主要在宿主动物住处越冬。越冬虫期因种类而异。

【重要蜱种】 乳突钝缘蜱（*O. papillipes*）躯体呈椭圆形，前端逐渐细窄，体缘圆钝，背面边缘有缘褶。体表颗粒状。肛后横沟较直，与肛后纵沟相交处几乎成直角（图18-4）。多宿主蜱。生活于荒漠或半荒漠地区。栖息于畜棚的墙缝中和中小型兽类的洞穴、岩窟及住房的缝隙中。寄生在狐狸、野兔、野鼠、刺猬等兽类身上，常侵袭人。分布于新疆。

【与疾病的关系】

1. 蜱媒回归热（tick-borne relapsing fever） 又称地方性回归热（endemic relapsing fever），是由钝缘蜱传播的自然疫源性螺旋体病，不规则间歇发热为其主要临床特征。我国新疆有该病流行，病原体可经卵传递。主要传播媒介是乳突钝缘蜱和特突钝缘蜱，动物传染源主要是鼠类，患者也可作为本病的传染源。病原体可以通过唾液腺或基节腺排出体外，经叮刺吸血或基节腺分泌物污染皮肤伤口传播。发病多在4～8月份，人普遍易感。

2. 其他疾病 土拉弗菌在拉哈尔钝缘蜱（*O. ldhorensis*）体内可存活200～700天，故软蜱在该病的自然疫源地参与细菌的循环和保存。软蜱还是北亚蜱媒斑疹热和Q热的传播媒介。

【防制原则】 软蜱滋生在禽舍、马厩和牛栏内的洞缝内，应定期清理和喷洒杀虫剂。进入有蜱地区应做好个人防护，如穿防护服、长袜长靴及防护帽等。皮肤外露部位可涂驱避剂，尽量避免长时间停留。

二、硬 蜱

硬蜱（hard tick）属硬蜱科，虫体分颚体和躯体两部分，躯体背面有甲壳质盾板。

【形态与结构】 硬蜱呈圆形或长圆形，体长2～10mm，饱食后可达30 mm，多呈棕黑色或米黄色。表皮革质，背面有甲壳质盾板。虫体分颚体和躯体两部分。颚体位于躯体前端，从背面可见。颚基背面形状呈矩形、三角形、六角形或梯形，因属而异。雌蜱的颚基背面有1对孔区（porose area），有感觉及分泌体液帮助产卵的功能；螯肢长杆状，末端有齿状趾。口下板腹面有纵列的逆齿。须肢分4节，第1节很短，第2、3节较长，末节短小，嵌生于第3节端部腹面的小凹陷内（图18-2）。

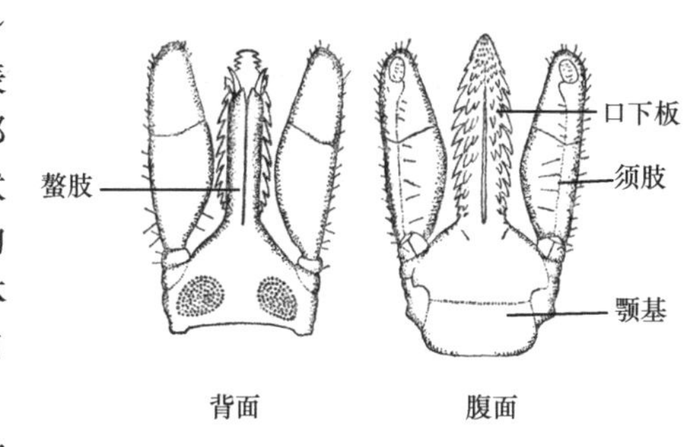

图18-2 雌全沟硬蜱颚体

蜱的躯体两侧对称。雄蜱背面的盾板覆盖着整个背面；雌蜱以及幼蜱和若蜱的盾板仅占背面的前部。有的蜱在盾板后缘具方形的缘垛（festoon）。足分基节、转节、股节、胫节、后跗节和跗节，跗节末端具爪1对及爪垫（pulvillus）1个。第1对足跗节背缘近端部具哈氏器（Haller's organ），有嗅觉功能。气门1对，位于足基节Ⅳ的后外侧，有气门板围绕，气门板宽阔。雄蜱腹面有几块骨化板，其数目因属而异。生殖孔位于腹面的前半，肛门位于躯体的后部，常有肛沟（图18-3）。

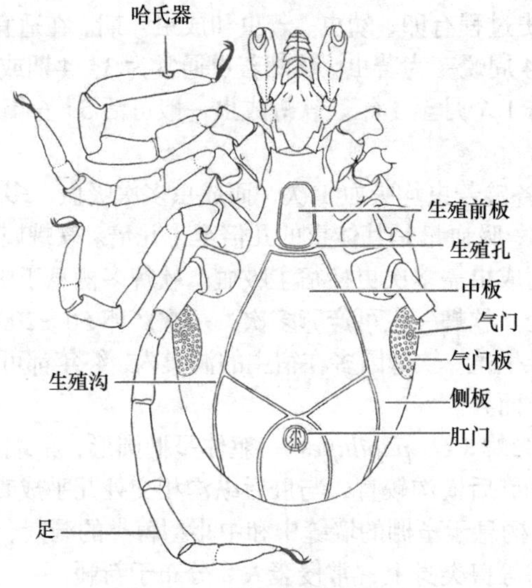

图 18-3 雄全沟硬蜱腹面

【生活史】 硬蜱生活史过程有卵、幼虫、若虫和成虫 4 期（图 18-4、图 18-5）。在适宜条件下卵可在 2～4 周内孵出幼虫。幼虫饱食后经 1～4 周蜕变为若虫。硬蜱若虫只 1 期，若虫饱食后经 1～4 周蜕变为成虫。在自然条件下，硬蜱完成生活史所需时间为 2 个月至 3 年，因蜱种而异。饥饿时硬蜱寿命为几个月至 1 年。吸血后寿命较短，雄蜱活月余，雌蜱产卵后 1～2 周内死亡。

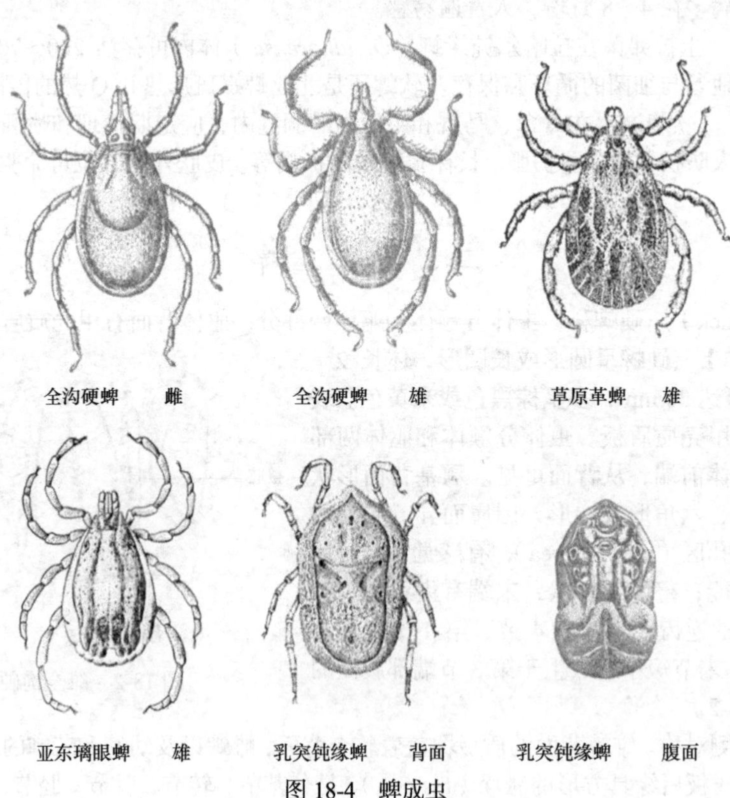

图 18-4 蜱成虫

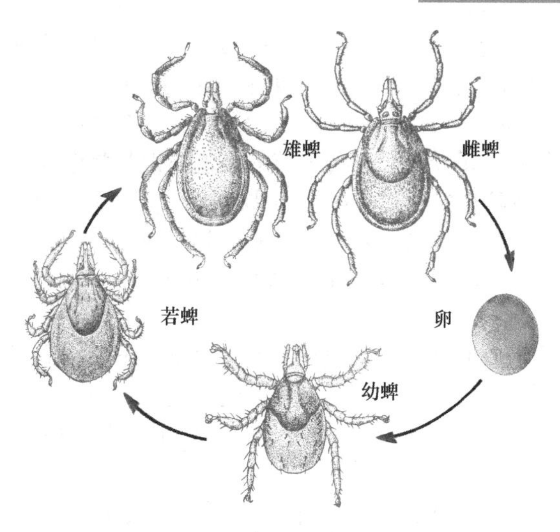

图 18-5 全沟硬蜱生活史

【生态与生理】

1. 栖息地与产卵 硬蜱栖息于森林、草原、灌木丛等处。雌蜱一生产卵一次，饱血后在 4～40 天内全部产出，一般产卵数千粒，有些可产卵 2 万粒以上。

2. 吸血习性与宿主 硬蜱的幼虫、若虫、成虫都吸血。硬蜱各活动期仅吸血 1 次，多在白天侵袭宿主，吸血时间较长，一般需要数天。吸血量很大，各发育期饱血后可胀大几倍至几十倍，雌蜱甚至可胀大 100 多倍。蜱吸血一般在皮肤较薄，不易被搔动的部位。例如，全沟硬蜱寄生在动物或人的颈部、耳后、腋窝、大腿内侧、阴部和腹股沟等处。

硬蜱完成一代生活史需要 1 个以上宿主，宿主包括爬行类、鸟类、哺乳类和两栖类，其中有些种类硬蜱侵袭人体。蜱在生活史中有更换宿主的现象，根据其更换宿主的次数可分为 3 种类型，①单宿主蜱：各活动期都寄生在同一宿主体上，雌蜱饱血后落地产卵，如微小牛蜱；②二宿主蜱：幼虫与若虫寄生于同一宿主，而成虫寄生于另一宿主，如残缘璃眼蜱；③三宿主蜱：幼虫、若虫、成虫分别寄生于 3 个宿主体上，如全沟硬蜱，草原革蜱，90%以上的硬蜱为三宿主蜱。蜱媒疾病的重要媒介大多也是三宿主蜱。

3. 寻觅宿主 蜱的嗅觉很敏锐，通过感知动物的汗臭和二氧化碳主动寻觅宿主。例如，栖息在森林地带的全沟硬蜱，成蜱寻觅宿主时，多聚集在小路两旁的草尖及灌木枝叶的顶端等候，当宿主经过并与之接触时即爬附宿主体上。

4. 季节消长与越冬 蜱在不同季节的活动，取决于其种类及自然条件，影响蜱季节消长的因素较多，如温度、湿度、土壤、植被、宿主等都可影响蜱类的季节消长及活动。在温暖地区多数蜱种在春、夏、秋季活动；在炎热地区有些种类在秋、冬、春季活动。同一种类的季节消长也因其分布的地理纬度不同而有差异。硬蜱可在土块下、动物的洞穴、宿主体表或枯枝落叶层中越冬。

【重要传病种类及其与疾病的关系】

1. 重要传病种

（1）全沟硬蜱（*Ixodes persulcatus*）：须肢为细长圆筒状，颚基的耳状突钝齿状。盾板褐色。肛沟在肛门之前呈倒“U”形，雌蜱足Ⅰ基节具 1 细长内距，末端达到基节Ⅱ前部 1/3（图 18-4）。三宿主蜱，3 年完成 1 代。以各活动期越冬。成虫寄生于大型哺乳动物，经常侵袭人；幼虫和若虫寄生于小型哺乳动物及鸟类。全沟硬蜱多见于针阔混交林带，分布于东北、华北、西北、西南等地。

（2）草原革蜱（*Dermacentor nuttalli*）：须肢宽短，颚基矩形，足Ⅰ转节的背距短钝。盾板有珐琅样斑，有眼和缘垛；雌蜱足Ⅳ基节外距末端不超出该节后缘（图 18-4）。三宿主蜱，1 年完成 1

代，以成蜱越冬。成虫寄生于大型哺乳类动物，有时侵袭人；幼虫和若虫寄生于各种啮齿动物。草原革蜱多见于半荒漠草原地带，分布于东北、华北和西北等地区。

（3）亚东璃眼蜱（*Hyalomma asiaticum kozlovi*）：须肢为长圆筒状，第2节显著伸长；体型较大，盾板红褐色，有眼和缘垛，足淡黄色，各关节的淡色环带及背缘淡色纵带较宽而明显；雄蜱盾板的颈沟较深，后中沟与后侧沟之间的刻点稠密而明显。气门板呈烟斗状（图18-4）。三宿主蜱，1年完成1代，以成蜱形态越冬。成虫主要寄生于骆驼和其他牲畜，也侵袭人，幼虫和若虫寄生于小型野生动物。亚东璃眼蜱生活于荒漠或半荒漠地区。分布于吉林、内蒙古、山西和西北地区。

2. 与疾病的关系

（1）直接危害：硬蜱在叮咬吸血时多无痛感，但是由于螯肢和口下板均刺入了宿主皮肤内，因而可造成局部的充血、水肿、急性炎症反应，也可引起继发性感染。某些蜱种在吸血过程中涎液分泌的神经毒素可导致宿主运动性纤维的传导阻滞，引起上行性肌肉麻痹，可导致呼吸衰竭而死亡，称蜱瘫痪（tick paralysis）。

（2）传播疾病：蜱的医学重要性主要在于作为传播媒介传播疾病，称为蜱媒病。传播的主要疾病：

1）森林脑炎（forest encephalitis）：又称俄罗斯春夏脑炎。病原体是森林脑炎病毒（virus of forest encephalitis）。该病分布于黑龙江、吉林、内蒙古、新疆和云南等地的林区。本病主要流行于春、夏季节，患者常为森林作业人员。许多种哺乳动物和鸟类是保虫宿主。硬蜱为传播媒介。可经变态、经卵和经精细胞传递，人、兽经感染性蜱叮刺而感染，也可通过食用染毒的羊、牛奶及未消毒的乳制品感染。传播媒介主要是全沟硬蜱，其次是嗜群血蜱、日本血蜱、森林革蜱和边缘革蜱，云南传播媒介为卵形硬蜱。

2）克里米亚-刚果出血热（Crimean-Congo hemorrhagic fever）：又称新疆出血热。病原体是克里米亚-刚果出血热病毒。该病分布于新疆。此外，在云南、青海、内蒙古、四川等省、自治区的家畜血清中也检出了抗体。患者主要是牧民。疫区牧场的家畜及塔里木兔为保虫宿主，硬蜱为传播媒介。在新疆流行区从亚东璃眼蜱多次分离出病毒，带毒率也较高。实验观察该蜱种可经变态和经卵传递病原体，该蜱种是主要传播媒介。经叮刺宿主传播本病。此外，接触患者的血液、分泌物、排泄物也可感染。

3）Q热（Q fever）：病原体是Q热立克次体（*Rickettsia burneti*）。我国有十几个省、市、自治区证实有Q热存在，在内蒙古、四川、云南、新疆及西藏等省、自治区曾发生过暴发流行。牛、羊为主要传染源。本病的主要感染途径是经呼吸道吸入病原体或经消化道感染。硬蜱和软蜱为传播媒介。在我国曾发现铃头血蜱、亚东璃眼蜱和微小牛蜱自然感染柯克斯体。人因被感染性蜱叮刺，蜱粪便、基节腺污染损伤皮肤或吸入蜱粪而感染。本病临床特点为起病急骤，有畏寒、发热、剧烈头痛、肌肉疼痛，可发生肺炎及胸膜炎等。

4）北亚蜱传斑疹伤寒（North-Asian tick-borne typhus）：病原体是西伯利亚立克次体（*Rickettsia sibirica*）。此病分布于黑龙江、内蒙古、新疆、福建、广东和海南等省、自治区。小型啮齿动物为主要保虫宿主。硬蜱和软蜱为传播媒介。已从14种蜱分离出该病原体。立克次体在媒介蜱肠细胞及其他器官组织包括唾液腺、基节腺和卵巢内繁殖，并能经变态、经卵和经精细胞传递病原体。人因被感染的蜱叮刺或蜱粪便、基节液污染皮肤伤口及吸入蜱粪而感染。草原革蜱是内蒙古和新疆地区的主要传播媒介。临床上以发热、局部淋巴结肿大及皮疹为主要特征。

5）莱姆病（Lyme disease）：病原体是伯氏疏螺旋体（*Borrelia burgdorferi*）。在国内29个省、市、自治区本病增暴发和流行过。黑线姬鼠等十余种啮齿动物及牛、羊、犬、兔等为保虫宿主，硬蜱为传播媒介。当蜱叮刺宿主血液时传播螺旋体，也可经变态和经卵传递。在北方林区全沟硬蜱为主要传播媒介。粒形硬蜱、中华硬蜱、长角血蜱等为南方的传播媒介。本病是多器官、多系统受累的炎性综合征，症状早期以慢性游走性红斑为主，中期表现神经系统及心脏异常，晚期主要是关节炎和慢性神经系统综合征。

知识链接

河南、湖北、山东、安徽等省近年相继发现并报道一些以发热伴血小板减少为主要表现的感染性疾病病例，其中少数重症患者因多脏器损害，救治无效死亡。为确定该类患者的致病原因，中国疾病预防控制中心与有关省开展了流行病学调查与病原学研究。2010 年 5 月，中国疾病预防控制中心在湖北、河南两省的部分地区启动了发热伴血小板减少综合征病例监测工作。经检测，发现两省报道的大部分病例标本中存在一种属于布尼亚病毒科的新病毒感染，并初步认定检测发现的发热伴血小板减少病例与该新病毒感染有关。

6）发热伴血小板减少综合征：俗称“蜱咬病”，病原体为发热伴血小板减少综合征布尼亚病毒（severe fever with thrombocytopenia syndrome bunya virus，SFTSV），是中国疾病预防控制中心在我国发现的新发传染病。主要通过蜱叮刺吸血传播，人传人的现象极少见，但接触急性期患者或患者尸体血液也可能被传染。近年来，在我国湖北、山东、河南、江苏、安徽和辽宁等省相继发现病例。在丘陵、森林、山地等地区生活的居民以及赴该类地区户外活动的旅游者感染风险较高。

7）人巴贝虫病（babesiasis）：病原体为巴贝虫（*Babesia*），主要寄生在牛、羊、马等哺乳动物的红细胞内，通过硬蜱叮刺吸血传播。也可感染人，我国云南和内蒙古有报道。

8）细菌性疾病：硬蜱可传播鼠疫、布鲁菌病、土拉弗菌等病。蜱尚可长期保存病原体，并能经变态或经卵传递。鼠疫耶氏菌在草原硬蜱体内可保存 509 天，并能经变态及经卵传递。土拉弗菌在边缘革蜱体内可保存 710 天，草原革蜱能经变态期传递。故蜱在这些病的自然疫源地参与病原体的循环和保存。

【防制原则】

1. 环境防制 草原地带采用牧场轮换和牧场隔离，清理禽畜圈舍，堵洞嵌缝以防蜱类滋生，捕杀啮齿动物。

2. 化学防制 蜱类栖息及越冬场所可喷洒倍硫磷、毒死蜱和溴氰菊酯等，对家畜进行定期药浴杀蜱。在林区使用烟雾剂灭蜱。杀虫剂中加入蜱的性信息素与聚集信息素可诱蜱而增强杀灭效果。

3. 个人防护 避免蜱的叮咬是降低感染的主要措施。进入有蜱地区要穿防护服，扎紧裤脚、袖口和领口。避免在蜱类栖息地，如草地、树林等环境中长时坐卧。外露部位要涂擦驱避剂（驱蚊胺、邻苯二甲酸二甲酯、前胡挥发油），或将衣服用驱避剂浸泡。离开时应相互检查，勿将蜱带出疫区。

案例 18-1　　森林脑炎

患者，男性，52 岁，农民，既往体健。以“蜱咬伤 20 天，呕吐、发热、头痛及周身酸痛、双下肢无力 2 天”于 2010 年 5 月 20 日入院。20 天前在森林地区劳动时不慎被蜱叮咬颈后部，当日自行将蜱碾死后拔出，无不适情况。近两日无明显诱因出现发热，双下肢无力症状，且不能直立，未行治疗。

入院时查体：体温 38.3℃，神志清楚、发育正常，营养中等。心、肺、腹检查未见异常。颈后部可见一直径约 1cm 圆形凹陷性溃疡伤口，已结痂。双上肢肌力 5 级，左下肢肌力 2 级，右下肢肌力 2 级，深浅感觉正常，Babinski 征阴性。入院 6 小时后患者病情加重，出现呼吸肌麻痹，给予呼吸机辅助呼吸。5 月 21 日腰穿。脑脊液检查：蛋白定性（++），森林脑炎脑脊液抗体 IgM 1∶20 阳性，IgG 1∶20 阳性。白细胞计数 540×10^6/L，中性粒细胞 5%，淋巴细胞 95%。

给予降温、抗感染、抗病毒、降颅压、改善脑血流、营养神经及保护脑细胞等综合治疗。无其他中枢神经系统感染性疾病。5 月 26 日患者死亡。

问题

1. 根据案例所述，应首先考虑诊断的是什么病？其理由是什么？
2. 引起该病的主要蜱种是什么？

解 题 思 路

1. 首先考虑是森林脑炎。理由是患者曾被蜱咬伤，且脑脊液检查：森林脑炎脑脊液抗体 IgM 1：20 阳性，无其他中枢神经系统感染性疾病。

2. 引起该病的主要蜱种为全沟硬蜱。

【阅读参考】

段义农，王中全，方强，等. 2015. 现代寄生虫病学. 2 版. 北京：人民军医出版社.
李朝品. 2006. 医学蜱螨学. 北京：人民军医出版社.
李朝品. 2007. 医学昆虫学. 北京：人民军医出版社.
吴观陵. 2013. 人体寄生虫学. 4 版. 北京：人民卫生出版社.
张思华. 2012. 蜱与蜱传疾病最新研究进展. 安徽预防医学杂志，18（1）：45-48.
诸欣平，苏川. 2018. 人体寄生虫学. 9 版. 北京：人民卫生出版社.

（木 兰 李国慧）

第三节 革 螨

革螨（gamasid mite）又称腐食螨，属于寄螨目（Parasitiformes）、中气门亚目（Mesostigmat）、革螨总科（Gamasoidea）。到 1993 年，我国的革螨共记述 21 科 78 属约 613 种。有许多种可寄生在脊椎动物体上，有的革螨可吸食人血以及引起螨性皮炎等。除直接危害外，已知有 24 种疾病与 51 种革螨有关。危害人体的种类主要有柏氏禽刺螨（Ornithonyssus bacoti）、格氏血厉螨（Haemolaelaps glasgowi）、鸡皮刺螨（Dermanyssus gallinae）和毒厉螨（Laelaps echidninus）等。

知识拓展 **"螨"的起源**

"螨"字在古汉字中出处无据可查，包括《康熙字典》中亦查无此字。与螨类有关的动物有疥虫、沙虱、螅或蜱、虫穴等，可能还有恙，1950 年前后有论文称恙虫为"小蛛"，称蜱为壁虱、扁虱，称粉螨为米蛘虫。在 20 世纪 40 年代日本侵华战争前日本出版的《日华字典》中有"[螨]……（名）牛虱。……犬身上虱子"，后该字列入停用汉字，只用假名。日文"螨"字早年的来源不详，可能从英文"mite"的音译而造出来的，1952 年国家自然科学名词审订委员会《寄生物学名词》首次出现"螨"字，是引进日本废弃的"螨"字而来。

【形态】

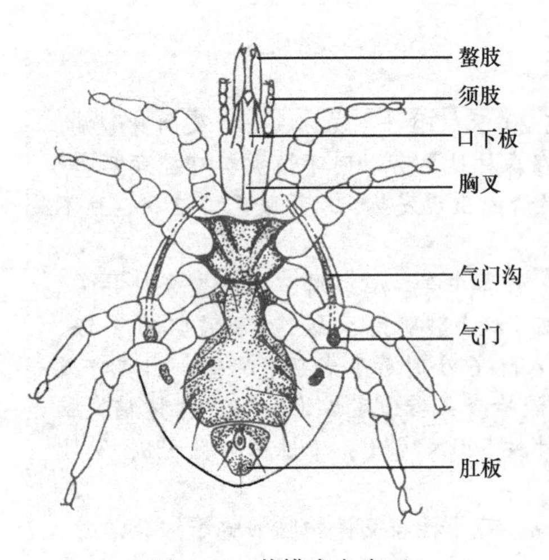

图 18-6 革螨成虫腹面

成虫 呈卵圆形或椭圆形，黄色、褐色、鲜红色或暗红色，长 0.2～0.5mm，个别可达 1.5～3.0mm，体表为膜质，具骨化的骨板。虫体分颚体和躯体两部分（图 18-6）。

颚体位于虫体前方，由颚基、螯肢及须肢组成。颚基紧连躯体，鄂基背壁向前延伸部分称为鄂盖，其前缘形状是分类的依据。螯肢由螯杆和螯钳（chela）组成，螯钳分定趾（fixed digit）和动趾（moveable digit）。雄螨的螯钳演变为导精趾（spermatophoral process），是交配的构造。寄生种类的螯肢呈剪刀状或针状，自生生活种类的螯肢呈钳状。须肢呈长棒状，因基部与颚基愈合故仅见 5 节。

躯体一般呈宽卵圆形或椭圆形，背面明显隆起，具背板，大多 1 块，少数种类 2 块。背板上的刚毛数目和排列的毛序因种而异。躯体腹面靠近颚体后缘的正中有一个叉形的胸叉（tritosternum）。雌螨腹面有几块骨板，由前而后分别为胸板（sternal plate）、生殖板（genital plate）、腹板（ventral plate）及肛板（anal plate），有些虫种的生殖板和腹板可愈合为生殖腹板。雄螨腹面的骨板常愈合为一块全腹板（holoventral plate）。雌虫的生殖孔呈横缝隙状，位于胸板之后，被生殖板遮盖；雄虫的生殖孔位于胸板前缘，呈漏斗状。气门1对呈圆孔状，位于第3、4对足基节间的外侧，有向前延伸成管状的气门沟，气门沟延伸的长短有分类意义。足4对，分6节，足Ⅰ跗节背面亚末端有一个跗感器，司感觉。

【生活史】 革螨的生活史分为卵、幼虫、第一若虫、第二若虫和成虫五个时期。革螨有卵生、卵胎生或孤雌生殖。卵呈椭圆形，乳白色、浅灰色或淡黄色，大小为0.10～0.35mm，一般在1～2天孵出幼虫。幼虫无色或浅色，具3对足，无气门，不摄食，在24小时内即可蜕皮为第一若虫。第一若虫体淡黄色，具4对足，长为0.29～0.32mm，气门沟较短。口器发达能吸血，雌性吸血2次，雄性吸血1次，经2～6天化为第二若虫。一般革螨的第二若虫形态构造和成虫相似，但体色较浅，无生殖孔和生殖板，经1～2天蜕皮为成虫。雌雄螨在性成熟后24小时内即进行交配，交配时雄虫用导精趾将精囊置于雌螨生殖孔内而受精。在适宜条件下，可在1～2周内完成生活史。

【生态习性】

1. 生态类型 革螨可分为五种生态类型。①自生生活型：常滋生在枯木、腐烂的落叶堆下、土壤里、禽畜粪堆和仓库贮品中。②牧场型：栖息于宿主栖息的牧场旷野，宿主广泛。③巢穴寄生型：栖息于巢穴、室内、洞穴，整个发育和繁殖过程均在宿主巢穴中进行，只有吸血时才与宿主接触，其宿主广泛，吸血量较多，耐饥力较强（可达数月），如禽刺螨属、血革螨属、皮刺螨属等。④体表寄生型：寄生在宿主体表，也称毛栖型。大部分时间寄生在宿主体表，较少离开宿主，对宿主有选择性，吸血量较少，耐饥力较差（仅为数周），如厉螨属、赫刺螨属等。⑤腔道寄生型：寄生于宿主鼻腔、呼吸道、肺部、外耳道等，选择宿主严格，如肺刺螨属等。

2. 食性 革螨基本上分为营自生生活和营寄生生活两个类型。营自生生活的革螨为掠食和腐食螨，主要捕食小昆虫或取食动物性废物和有机物质。寄生生活的革螨以刺吸宿主的血液和组织液为食，可分为专性吸血和兼性吸血两类，①专性吸血类：只以宿主血液为食，如鸡皮刺螨、柏氏禽刺螨等，此类吸血量大，1次吸血可超其原体重10多倍；②兼性吸血类：既可刺吸血液，又能食游离血，也可捕食小节肢动物或取食动物性废物和有机物质，如格氏血厉螨、茅舍血厉螨等。

3. 活动与季节消长 革螨的活动受温度、湿度和光线等影响，如柏氏禽刺螨适宜于25～30℃、毒厉螨适宜于23～35℃。多数革螨喜潮湿环境，但鸡皮刺螨在相对湿度为20%时最活跃。有的种类在光亮条件下较活跃，而另一些种类则避光，如鸡皮刺螨白天躲藏在缝隙内，而在夜间侵袭宿主。多数革螨昼夜均可吸血。

大多数革螨整年都活动，但有明显的季节性繁衍。其季节消长取决于宿主活动的季节变化以及宿主巢穴内微小气候条件及宿主居留在巢穴中的久暂等因素。一般密度在9月份以后逐渐增高，10～11月份出现高峰，入冬后渐降，春夏季最少。例如，柏氏禽刺螨和鸡皮刺螨在夏秋季大量繁殖；耶氏厉螨、格氏血厉螨和上海犹厉螨是秋冬季繁殖。

【重要种类】

1. 柏氏禽刺螨（*Ornithonyssus bacoti*） 中型螨种，呈卵圆形，前尖后宽。雌虫背板狭长，在第2对足水平处最宽，以后逐渐狭窄，末端稍尖，背面表皮密生长刚毛，其长度与背板的刚毛约等长。生殖板狭长，后端尖细，肛板亦狭长呈菱形。螯肢呈剪状。本虫为巢栖型，寄生于褐家鼠、小家鼠等啮齿类，可侵袭人，分布世界各大洲。

2. 鸡皮刺螨（*Dermanyssus gallinae*） 中型偏大螨种，呈卵圆形，色灰白或红色。雌虫背板前宽后窄，末端平直，胸板宽度大于长度，拱形，生殖板末端钝圆，肛板呈圆三角形，螯肢刺针状或鞭状，属巢栖型，寄生于家禽和鸟类，常自禽窝中爬至人体叮刺，分布于世界各大洲，我国多数省份都有存在。

3. 格氏血厉螨（*Haemolaelaps glasgowi*） 中型螨种，色淡黄，呈椭圆形，大小0.7mm。胸板宽大于长，前缘直后缘凹，生殖腹板短，有一对刚毛，肛板为三角形，螯肢发达。属巢栖型，寄生于鼠类、鸟体表或巢穴中，也能叮吸人血。国外分布于欧洲、美洲、亚洲、非洲，国内主要分布于东北、华北、西南、华南等地区。

4. 毒厉螨（*Laelaps echidninus*） 大型螨种，虫体宽呈卵圆形，棕黄色，体长1.0～1.4mm，螯肢钳状，有齿，钳齿毛细短，盾板为圆形，胸板长宽相等似正方形，生殖腹板后端膨大，后缘凹，为烧瓶状。毒厉螨属毛栖型，常寄生于家鼠、野鼠，也可侵袭人，呈世界性分布，国内分布广泛。

【与疾病的关系】

1. 直接危害 革螨叮咬人体可造成局部皮肤损害及过敏反应，引起革螨性皮炎（gamasidosis）。患者四肢、颈部及腰部等处皮肤出现红斑、丘疹，中央有针尖大的蜇刺痕迹，奇痒，严重者可出现丘疹样荨麻疹，合并感染时可出现脓包，以上症状一般由柏氏禽刺螨、鸡皮刺螨、囊禽刺满叮咬人吸血或组织液引起。少数体内寄生革螨偶尔可侵入人体引起各种螨病，如肺螨病是由肺刺螨属（Pneumonyssus）的革螨寄生肺部引起。

2. 传播疾病

（1）肾综合征出血热（hemorrhagic fever with renal syndrome，HFRS）：又称流行性出血热（epidemic hemorrhagic fever，EHF），是一种自然疫源性疾病，我国学者已证实柏氏禽刺螨、格氏血厉螨、厩真厉螨均有自然感染，病原体为汉坦病毒（Hanta virus，HV），经革螨叮刺传播，并可经卵传递。家鼠、褐家鼠和黑线姬鼠是储存宿主，病原体可随鼠类排泄物（如粪便、尿液、唾液等）排出体外，经呼吸道、消化道及接触传播，也可通过革螨叮咬传播。人群普遍易感，但多发于青壮年，潜伏期8～40天，全年均可发病。该病在我国26个省（自治区、直辖市）流行，山东是重疫区，河南、山西曾有过暴发流行。

（2）立克次体痘（rickettsialpox）：又称疱疹性立克次体病（Vesicular rickettsiosis）。病原体是螨立克次体（*Rickettsia akari*），鼠类是该病的主要传染源，由血红异皮螨（*Allodermanyssus sanguineus*）叮刺吸血传播。该病主要流行于美国东北部，近年来我国也有发现。

（3）Q热（Q fever）：在Q热自然疫源地从数种革螨中多次分离出Q热立克次体。格氏血厉螨、毒厉螨、柏氏禽刺螨和鸡皮刺螨等可经卵传递病原体。我国有10多个省流行。

（4）森林脑炎：已知有10余种革螨自然带病毒。鸡皮刺螨和柏氏禽刺螨能实验感染动物并能经卵传递。

（5）地方性斑疹伤寒（endemic typhus）：病原体为莫氏立克次体，柏氏禽刺螨和毒厉螨可作为传播媒介，经卵传递病原体。

（6）细菌性疾病：从柏氏禽刺螨、格氏血厉螨等数种革螨分离出兔热杆菌、鼠疫杆菌，并均可实验感染动物和经卵传递。

【防制原则】

1. 环境防制与灭鼠 改造可滋生革螨的场所，保持室内清洁卫生，清除鼠穴、清理鸡窝、鸽巢。定期暴晒被褥是灭螨的有效方法。传病的革螨大多是寄生于鼠体或栖息鼠穴中的种类，故有组织、有计划灭鼠是防制革螨的重要措施。灭鼠方法主要有投放化学毒饵毒鼠和机械捕鼠。

2. 化学防制 有机磷杀虫剂杀螨效果较佳，是高效廉价的首选杀螨药。定期地面喷洒药物，动物饲养房内用敌敌畏熏蒸灭螨效果良好。鼠穴灭螨，一般可用敌敌畏或磷化铝等熏蒸。

3. 个人防护 从事可能接触革螨的工作的人员，如捕鼠、做动物实验、水利工程的民工，应睡高铺，穿“五紧”服，身体裸露部位应涂抹驱避剂，如避蚊胺（DETA）和邻苯二甲酸二甲酯（DMP）等，也可将布带浸泡驱避剂系于手腕、踝关节可防止革螨侵袭。

案例18-2　　柏氏禽刺螨致皮炎

一对夫妇均为患者，男60岁，女58岁，2004年10月3日就诊。男女患者自诉8月份以来身体经常被虫子叮咬出现红疙瘩，疙瘩主要成片分布于腰部，疼痛奇痒，可持续5～6天，10天完全消退。观察两位患者体表，在腰部、腘窝、脚踝等处有红色丘疹，腰部及腘窝处丘疹呈片状。2天前，两位患者均在身上被咬处逮住针尖大小虫体。肉眼观察虫体，针尖大小，棕褐色，呈卵圆形，一端色深，另端色浅。显微镜下观察，虫体呈长卵圆形，背腹扁平，体表有许多刚毛，虫体大小为（0.60～0.65）mm×（0.29～0.36）mm，分颚体和躯体两部分，躯体上有 4 对足等特点，鉴定为柏氏禽刺螨。患者身上红疙瘩为柏氏禽刺螨叮咬所致皮炎。询问病史，患者发现近期家中有老鼠活动痕迹，并找到 2 个鼠洞。建议患者回家清除鼠窝，后随访患者，家中堵住鼠洞并喷洒灭虫剂以后患者没有再被虫咬过。

问题

1. 革螨性皮炎有哪些症状?
2. 家中出现老鼠与患者的皮炎有什么关系?
3. 如何防止革螨的侵袭?

解 题 思 路

革螨性皮炎（gamasidosis）的症状：患者四肢、颈部及腰部等处皮肤出现红斑、丘疹，中央有针尖大的螯刺痕迹，奇痒，严重者可出现丘疹样荨麻疹，合并感染时可出现脓包。

传病的革螨大多是寄生于鼠体或栖息鼠穴中的种类，柏氏禽刺螨寄生于褐家鼠、小家鼠等啮齿类，可侵袭人。因此，老鼠的出现与患者的皮炎有关。

可采用环境防制与灭鼠、杀虫剂杀螨、个人防护等综合性措施来防止革螨的侵袭。

（王新彩）

第四节 恙 螨

恙螨（chigger mite）又名沙螨（sand mite），属于真螨目（Acariformes）、恙螨科（Trombiculidae）。全世界已知有 3000 多种及亚种，其中约有 50 种侵袭人体。恙螨的成虫和若虫是自生生活，只有幼虫可寄生于家畜、人和其他野生动物的体表，吸取动物或人的血液、组织液、淋巴液，从而引起恙螨性皮炎或传播恙螨病。我国现已知 400 多种及亚种，危害人体的主要种类有地里纤恙螨（*Leptotrombidium deliense*）和小盾纤恙螨（*L. scutellare*）等。

【形态】 恙螨分类以幼虫为主。幼虫一般呈椭圆形或卵圆形，体色橘红、淡黄或乳白色。初孵出时体长约 0.2mm，饱食后可达 0.5～1.0mm，甚至会更长。虫体分颚体和躯体两部分，颚体位于躯体前端，由螯肢及须肢各一对组成。螯肢位于颚体中部须肢之间，分基节和端节，基节呈三角形，端节角质化呈刀形常具齿，动趾变为螯肢爪。须肢在颚体两侧呈圆锥形，分 5 节，末端有爪称为须肢爪。颚基在腹面向前延伸，其外侧形成 1 对螯盔（galea）。躯体背面前部有盾板（scutum），又称背板，是分类的重要依据，盾板呈梯形、长方形、五角形或舌形，是体背的强角质部分，盾板上通常有 5 根羽状刚毛，中部有 2 个圆形的感器基（sensillary base），其上着生有具感觉功能的感器（sensillum），感器分棍棒状和鞭丝状两型。多数种类盾板的两侧有眼 2 对，常位于眼板上，少数种类无眼或 1 对眼。盾板后方的躯体上有成行排列的背毛，其排列的行数和数目等因种类而异。气门有或无，位于颚基与第 1 对足基节之间。足 3 对，有 6 或 7 节，足上多羽状毛（图 18-7）。

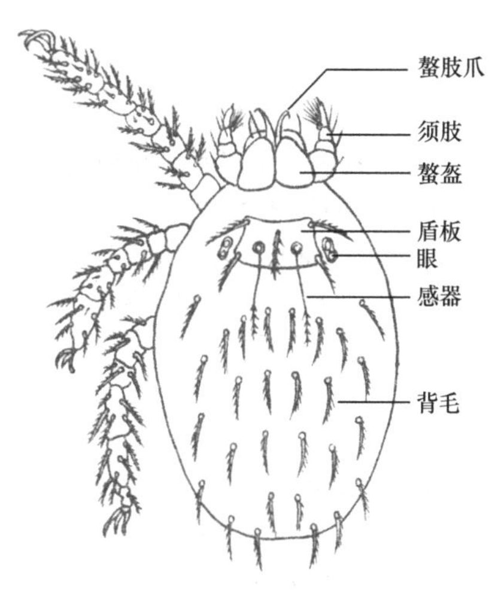

图 18-7 地里纤恙螨幼虫

恙螨成虫个体大，红色，多刚毛，须肢爪基部有爪状或手指状刚毛 3 对，在生殖孔旁有 3 个生殖吸盘。

【生活史】 恙螨的生活史分为卵、前幼虫、幼虫、若蛹、若虫、成蛹和成虫 7 期（图 18-8）。

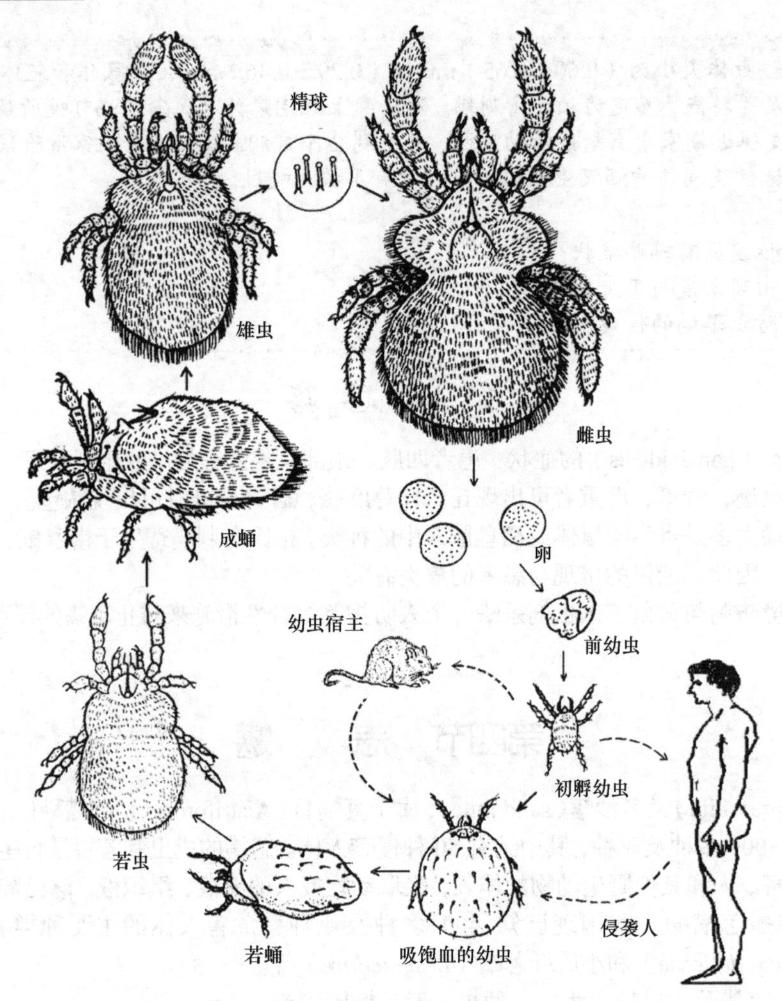

图 18-8 地里纤恙螨生活史

恙螨雌虫产卵于地表的泥土缝隙中，卵呈球形淡黄色，直径约 0.2mm。卵期为 2～8 天，在适宜条件下孵出一个包有薄膜的前幼虫（prelarva）。再经 7～14 天幼虫破膜而出，遇宿主即攀附寄生，在宿主皮薄湿润处叮咬，经 3～5 天饱食后坠落地面缝隙中，经 1～11 天静止不动形成若蛹（nymphochrysalis）期，经 10～16 天若虫发育成熟从蛹背逸出，若虫形态与成虫相似。若虫在适宜条件下经 10～35 天发育又进入静止的成蛹（imagochrysalis）期，成蛹经 7～15 天发育为成虫。雌、雄虫性成熟后，雄虫于 2～7 天内开始产精胞，以细丝粘于地表，雌螨通过生殖吸盘摄取精胞并在体内受精，经 18～25 天开始产卵，一生产卵 100～200 个。恙螨生活史较长，小盾纤恙螨完成 1 代生活史需 9 个月，每年只能完成 1 代。地里纤恙螨完成 1 代生活史约需 3 个月，每年完成 1～2 代。

【生态习性】

1. 滋生与活动习性 恙螨除幼虫必须寄生外，其他时期都在地表浅层生活。主要滋生于荫蔽、潮湿、多鼠等场所。以江河沿岸、溪边、山谷、森林边缘及荒芜田园、灌木丛生的地方为最多。亦可见于村庄附近的农作物区、花园、菜园、瓦砾堆等处。恙螨幼虫多在滋生地附近静伏不动等候和寻觅宿主，对宿主的信息敏感，尤其是人、鼠等呼出的 CO_2 对幼虫有吸引作用，人、鼠进入小盾纤恙螨滋生地时，在几分钟内幼虫就从隐蔽处爬到人、鼠体表。自然界中恙螨幼虫活动范围很小，呈点状分布，分布范围一般不超过 1～2m，故将螨的滋生活动地带称为螨岛（mite island）。幼虫主要随宿主的携带而扩散。恙螨在水中也能生活很久，因此洪水及河水泛滥等可促使恙螨扩散。

2. 宿主选择与取食习性 成虫和若虫主要以土壤中的小节肢动物和昆虫卵为食。恙螨幼虫的宿主范围很广，包括哺乳类、鸟类及无脊椎动物等，但主要是鼠类，有些种类可侵袭人。恙螨幼虫在人体主要寄生于腰部、腋下、腹股沟、外生殖器、乳房等处。幼虫叮刺宿主时，先用螯肢爪刺割皮肤使其固着在皮肤上，然后分泌唾液（内含抗凝血剂和多种溶酶），使宿主的皮下组织溶解后吸入，由于皮下组织的液化、变性和消失，在皮下组织内逐渐形成一条管道通向恙螨的口部，随刺吸时间的增加而延长成为一根“吸管”，称为茎口（stylostome），被分解的组织液、血液和淋巴液等通过茎口进入幼虫消化道。幼虫在体表持续吸食，一般不更换部位或转换宿主。

3. 季节消长和越冬 恙螨的繁殖和活动受温、湿度和雨量的影响。根据恙螨季节消长规律，大致可分为三型，①夏季型：每年夏季出现 1 次高峰；②春秋型：有春秋 2 个季节高峰，多数恙螨属此型；③秋冬型：出现在 10 月份以后至次年 2 月份，以冬季为高峰；春、夏、秋型以若虫和成虫在土壤中越冬，秋冬型无越冬现象。

4. 分布 恙螨分布于世界各地，温暖潮湿的地区恙螨种类和数量较多。东南亚是世界上恙螨最集中的地区，且恙螨种类繁多。我国 30 多个省份有分布，以东南沿海至西南边境省区为最多，尤其是云南至广东。

【重要种类及分布】

1. 地里纤恙螨（*Leptotrombidium deliense*） 为中型偏小的螨种。幼虫躯体呈卵圆形，活体橘红色，眼为红色明显，体毛较少。盾板上 5 根羽状刚毛，感器丝状，是我国恙虫病的主要媒介。宿主为啮齿动物及其他哺乳类、鸟类等，以黄毛鼠、褐家鼠、黄胸鼠、社鼠、黑线姬鼠为主要宿主，也寄生于人，该螨在我国分布很广，以广东和福建分布最广。

2. 小盾纤恙螨（*L. scutellare*） 体型中等，橘红色，眼红色明显，盾板较大，后侧毛与感器基在同一水平线上，感器丝状。是秋冬型恙虫病的主要传播媒介之一。动物宿主种类较多，包括鼠、犬、猫、羊、鼬、猴、鸟等，以黄毛鼠、黑线姬鼠、社鼠为主要宿主。我国分布于除西北、西藏外的省区，以东北和华北为主。

【与疾病的关系】

1. 恙螨皮炎（trombidosis） 恙螨幼虫叮刺皮肤时，分泌的唾液能溶解宿主皮肤组织造成局部凝固性坏死，产生炎症性损害，称为恙螨皮炎（trombidosis）。被叮刺处初觉皮肤剧痒难忍，出现红色丘疹，继而形成水疱、出血和坏死，晚期形成黑色焦痂，焦痂脱落后形成浅表溃疡。

2. 恙虫病（Scrub typhus） 恙虫病是由恙虫立克次体（*R. tsutsugamushi*）或东方立克次体（*R. orientalis*）感染引起的急性自然疫源性疾病。该病曾一度在我国东南沿海猖獗流行，至今时有发生，有的地区还有暴发流行。该病是亚洲、澳大利亚及其他太平洋地区重要的虫媒病之一。我国主要传病种类为地里纤恙螨，属夏秋型，在台湾还有红纤恙螨。已证实江苏北部的恙虫病为小盾纤恙螨所传播，属秋冬型，鼠类是主要的传染源和保虫宿主。恙螨幼虫叮刺保虫宿主时，将病原体吸入体内，并经卵传递到下一代幼虫，然后再通过叮刺传给新宿主，人被感染立克次体的恙螨幼虫叮咬而感染。临床症状以高热、头痛、寒战、全身酸痛为主，被叮咬处形成焦痂或溃疡。我国恙虫病疫源地分布广泛，华东、华南和西南诸省几乎都有病例报道，近年来山东、山西也有局部的流行，流行主要是在夏秋季节。

3. 肾综合征出血热（hemorrhagic feverwithrenalsyndrome，HFRS） 又称流行性出血热（epidemic hemorrhagic fever），病原体为汉坦病毒（*Hanta virus*，HV）。在我国以黑线姬鼠为主要保虫宿主的疫区，小盾纤恙螨是优势螨种，该螨的季节消长与发病一致。已经证实该螨有自然感染，并可经卵传递和叮刺传播。

【防治原则】

1. 药物杀螨 在人、鼠经常活动场所及恙螨滋生地，定期喷洒倍硫磷、溴氰菊酯、氯氰菊酯、残杀威等杀虫剂杀螨。

2. 消除螨虫滋生地 做好环境卫生，填平坑洼，定期铲除杂草与灌木丛，堵塞鼠洞及灭鼠，采用机械、焚烧或除草剂等方法清除螨岛。

3. 加强个人防护 避免在疫区溪沟边草地上坐、卧休息。野外作业人员注意着装的袖口、裤腿要扎紧，上衣要扎入裤腰内，裸露皮肤可涂抹邻苯二甲酸二甲丁酯等驱避剂，或将衣服用驱避剂浸泡。工作后应及时洗澡、换衣以减少被叮咬可能。

知识拓展 **典故：“别来无恙？”**

《风俗通》曰：“恙，毒虫也，喜伤人。古人草居露宿，故相劳问，必曰无恙。”

战国时期的《易传》一书如此解释“无恙”：“上古之世，草居露宿。恙，噬人虫也，善食人心，故俗相劳问者云无恙，非为病也。”按照《易传》的说法，“恙”是一种在草丛中聚居的虫子，这种虫子的特点是“善食人心”，简直像食人虫，而不是一种疾病。

《易传》的说法过于耸人听闻。从医学上来说，“恙”其实就是恙虫，又称恙螨，可引起恙螨皮炎，传播疾病。恙虫病就是感染后的恙螨幼虫叮咬人体引起的一种急性传染病，临床特征为起病急骤、持续高热、皮疹、皮肤受刺叮处有焦痂和溃疡、局部或全身浅表淋巴结肿大等。恙螨寄生的地方通常是杂草丛生的野外环境，上古时期卫生条件差，人们露宿野外，因此常常会患上恙虫病。

恙虫病既然是一种急性传染病，古人见面的时候，生怕传染给自己，于是先互相问一句“别来无恙？”——朋友，您身上到底有没有恙虫啊？如果有的话可得说实话，千万别传染给我啊！久而久之，“别来无恙”失去了最原始的含义，由生怕被传染的担心变成了一句透着亲热和关切的问候语。

（王新彩）

第五节 疥 螨

疥螨（itch mite）属真螨目、疥螨科（Sarcoptidae），是一种永久性体表寄生螨。寄生在人和哺乳动物的皮肤表皮层内，引起皮疹、剧烈而顽固的皮肤瘙痒，即疥疮（scabies）。已记载 28 个种和亚种，寄生于人体的为人疥螨（Sarcoptes scabiei scabiei）。

【形态】 雌螨成虫大小为（0.3～0.5）mm×（0.25～0.40）mm；雄螨成虫大小为（0.2～0.3）mm×（0.15～0.20）mm。体近圆形或椭圆形，背面隆起，乳白色或半透明。颚体短小，位于前端。螯肢呈钳状，尖端有小齿，适于啮食宿主皮肤角质层组织；须肢分 3 节，无眼和气门。躯体呈囊状，背面隆起，腹面较平，体背面有波状横纹和成列的鳞片状皮棘、成对的粗刺和刚毛。背部前端有盾板，腹面光滑，仅有少数刚毛。4 对足短粗，呈圆锥形，前两对足与后两对足之间的距离较远，雌、雄螨前 2 对足的末端均有具长柄的吸垫（ambulacra），为感觉灵敏部分；后 2 对足雌虫均为长刚毛，而雄虫的第 4 对足末端具吸垫。雌螨的产卵孔位于后 2 对足之前的中央，呈横裂缝状；雄螨的外生殖器位于第 4 对足之间略后处，肛门位于躯体后缘正中（图 18-9）。

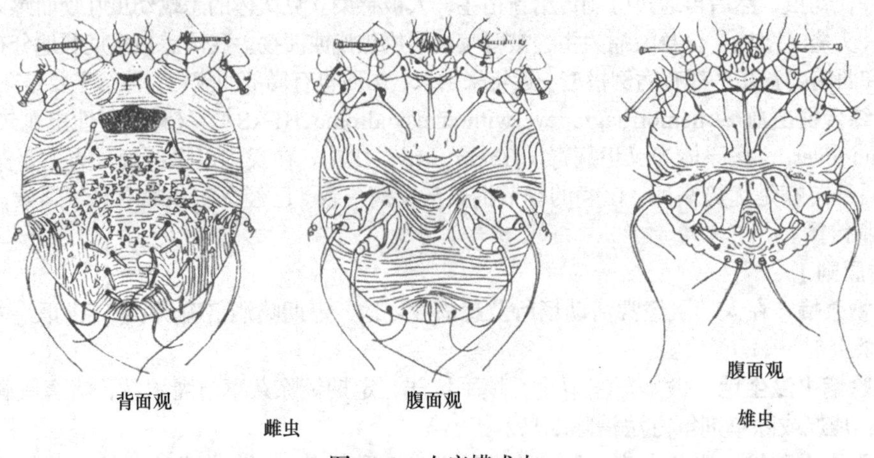

图 18-9 人疥螨成虫

若虫似成螨，但体型小且生殖器官尚未显现。幼虫大小为（0.12～0.16）mm×（0.10～0.15）mm，形似成螨，但只有3对足，前2对足具有吸垫，后1对足具有长鬃，生殖器官未发育。疥螨卵呈长椭圆形，淡黄色，壳薄，大小为180μm×80μm，初产的卵未发育，后期的卵可见其中的幼虫。

【生活史与习性】 疥螨生活史包括卵、幼虫、前若虫、后若虫和成虫5个阶段。全部生活史在宿主皮肤角质层的“隧道”内完成，从卵发育到成螨一般需要10～14天。疥螨寄生于宿主表皮，以螯肢和前足跗节末端的爪在宿主皮下开凿隧道，长度可达10～30mm，与人身体平行迂曲。雌螨产卵于“隧道”内，3～7天内孵化为幼虫，幼虫期3～4天，在定居的“隧道”内蜕皮发育为若虫。雄性若虫只有一期，经过蜕皮发育为雄螨，雌性前若虫2～3天后蜕皮为后若虫。雄性成螨夜间游离于宿主皮肤表面寻找雌性后若虫进行交配，雄虫在交配后不久即死亡，雌性后若虫在交配后20～30分钟内钻入宿主皮内，蜕皮为雌性，2～3天后即在隧道内产卵。每次产卵2～3个，一生共可产40～50个卵。雌性寿命一般在2个月左右，疥螨在表皮层内以角质层组织和渗出的淋巴液为食。

疥螨常寄生于人体皮肤薄嫩之处，常见于指间、手腕、肘窝、腋窝、腰部、腹股沟、会阴部、下腹部、阴囊、阴茎、乳房等处，偶尔也可在面部和头皮，尤其是耳后皱褶皮肤处；儿童皮肤嫩薄，全身均可被侵犯，尤以足部最多。疥螨挖掘宿主皮肤角质层的部位，一般选择在两条以上皮纹沟交叉的柔嫩皱褶处。钻皮动作开始时是颚体向下，躯体上翘，颚体左右摆动，并以螯肢和前跗爪挖掘，逐渐形成一条与皮肤平行的蜿蜒隧道，“隧道”每隔一段距离有小纵向通道通至表皮。雌螨每天能挖0.5～5.0mm，一般不会深入到角质层的下面。交配受精后的雌螨最为活跃，每分钟可爬行2.5cm，此时最易感染新的人群，引起传播。“隧道”是疥螨在宿主体表的寄居场所，也是疥螨特有的皮损形态表现之一（图18-10）。

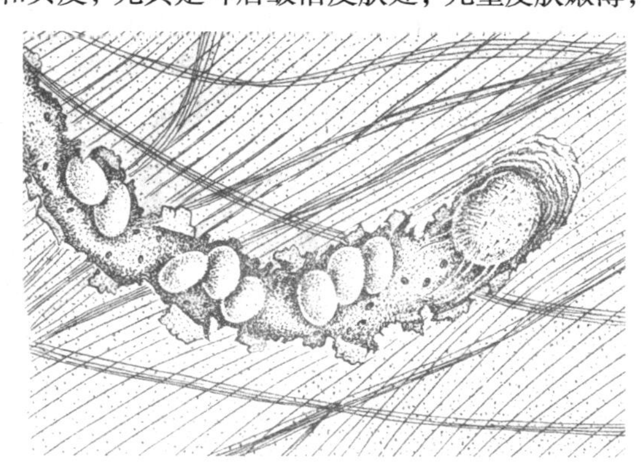

图18-10 皮内隧道中的雌疥螨及卵

【致病】 疥螨对人体的危害是其直接寄生皮肤导致疥疮（scabies），寄生部位的皮损为小丘疹、小疱及隧道，丘疹淡红色，针头大小，可稀疏分布，中间皮肤正常，亦可密集成群，但不融合，隧道的盲端常有虫体隐藏。剧烈瘙痒是疥疮最突出的症状，引起瘙痒的原因是雌螨挖掘隧道时的机械性刺激及其产生的排泄物、分泌物及死亡虫体的崩解物的作用引起的过敏反应。白天瘙痒较轻，夜晚加剧，睡后更甚，可能是由于疥螨夜间在温暖的被褥内活动较强或由于晚上啮食更甚所致，故可影响睡眠。病变多从手指间皮肤开始，随后可蔓延至手腕屈侧、腋前缘、乳晕、脐周、阴部或大腿内侧等好发部位。因剧痒而搔抓，可引起继发性感染，发生脓疮、毛囊炎或疖肿。少数患者发生痂型疥疮，皮损表现为红斑、过度角化、结痂和角化赘疣。

【诊断】 根据接触史及临床症状可做出诊断。若能找到疥螨，则可确诊。检查疥螨的方法可用消毒针尖挑破隧道的尽端，取出疥螨镜检，或用消毒的矿物油滴于皮肤患处，再用刀片轻刮局部，将刮取物镜检。也有学者采用解剖镜直接检查皮损部位，查找隧道和其盲端的疥螨轮廓后，即用手术刀尖端挑出疥螨，即可确诊。

【流行与防治】 疥疮分布广泛，遍及世界各地。疥疮流行呈周期性，以15～20年为一周期，一般认为与人群免疫力下降有关。疥螨感染多见于卫生条件较差的家庭及学校等集体住宿的人群中，秋冬季感染率高。其感染方式主要是通过直接接触，如与患者握手、同床睡眠等，特别是在夜间睡眠时，疥螨在宿主皮肤上爬行和交配，传播机会更多。疥螨离开宿主后还可以生存3～

10天，并仍可产卵和孵化，因此也可通过患者的被服、鞋袜、手套等间接传播。公共浴室的更衣间是非常重要的传播场所。寄生在哺乳动物体（如犬、猫）上的疥螨，偶然也可感染人体，但症状较轻。

预防措施主要是注意个人卫生及加强卫生宣教。避免与患者接触及使用患者的衣服被褥，患者的衣服需煮沸或蒸汽消毒处理。患者应及时治疗，治疗疥疮的常用药物有10%硫磺软膏（儿童5%硫磺）、3%水杨酸软膏、1% γ-666乳剂或软膏、10%～25%苯甲酸苄酯洗剂或乳剂、扑灭司林霜外用、40%硫代硫酸钠溶液和4%稀盐酸溶液，先涂前者2次，待干后再涂后者2次，每日早晚各1次，连用3～4天。10%克罗米通乳剂或搽剂每日早、晚各涂1次，连用3天。凡上述外用药物治疗后，应观察2周，如无新皮损出现，方可认为痊愈。愈后无新发皮疹仍有痒者，可外涂复方炉甘石洗剂。

（王新彩）

第六节　蠕 形 螨

蠕形螨（follicle mite）俗称毛囊虫，在分类上属于真螨目（Acariforms），蠕形螨科（Demodicidae），蠕形螨属（*Democfex*）。蠕形螨是永久性寄生螨，目前已知的约140个种和亚种，最常见的有38种。寄生于人体的主要有毛囊蠕形螨（*D. folliculorum*）和皮脂蠕形螨（*D. brevis*），引起毛囊炎和脂溢性皮炎等疾病。

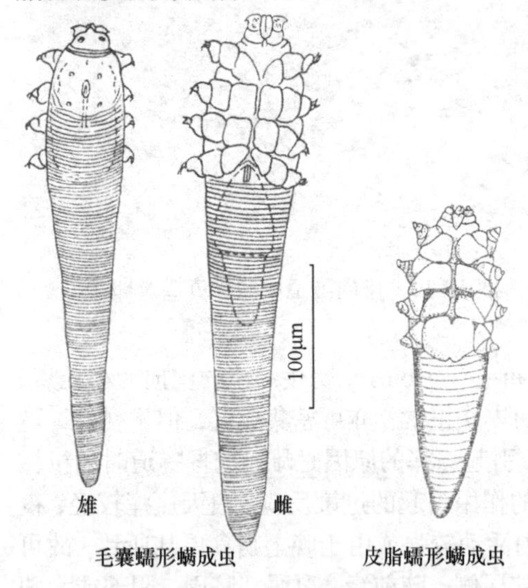

图18-11　蠕形螨成虫

【形态】　寄生于人体的蠕形螨形态基本相同，成虫体呈细长蠕虫状乳白色，体壁半透明，体表具有明显的环形皮纹。虫体分颚体和躯体，躯体又分足体和末体。颚体宽度大于长度，略呈梯形，具螯肢1对呈刺针状，背面中央为锥状突起的针鞘（stylophore）。两侧须肢1对分3节，第1节粗大，2、3节较细，第3节端部腹面有5个倒生的刺形须爪（Pahlpal claw or seta），可弯曲活动。口下板前伸向上包卷与针鞘组成喙。足体约占虫体1/4，近圆柱形，为足所在部位，腹面具足4对，幼虫只有3对足。雄性阴茎位于足体背面第2对足之间，雌性阴门位于腹面第4对足基节板之间的后方，为一纵裂状开口。末体如指状，雄虫末体内无肛道，长度占体长的2/3以上。有些种类雌虫在末体内有一细长肛道，肛门开口于虫体腹面（图18-11）。

1. 毛囊蠕形螨　成虫体细长，雌虫略大于雄虫。雄虫平均大小为279.7μm×45.0μm，雌虫为294.0μm×52.0μm，末体呈指状，末端钝圆，占虫体长度的2/3以上。雌虫有1个肛道，雄虫无。

2. 皮脂蠕形螨　成虫短粗，雌虫大于雄虫。雄虫平均大小为148.1μm×46.0μm，雌虫为203.2μm×50.0μm，末体后端尖细呈锥状，长度占体长1/2。雌、雄虫均无肛道。

【生活史与习性】　人体蠕形螨的生活史基本相同，可分卵、幼虫、前若虫、若虫和成虫5个时期。毛囊蠕形螨的雌虫产卵于毛囊内。发育成熟的卵呈小蘑菇状，无色半透明，大小约104.7μm×41.8μm，2～3天后孵出幼虫，幼虫体细长，有足3对，亦在毛囊内发育，经1～2天蜕皮发育为前若虫（protonymph）。前若虫有3对足，颚体似幼虫，能取食。约经3天蜕皮发育为若虫（nymph），若虫有4对足，形态似成虫，但生殖器官尚未发育成熟，不食不动，经2～3天发育为成虫。雌雄成虫可间隔取食，约经5天发育成熟，于毛囊口交配后雌螨即进入毛囊或皮脂腺内产卵，雄螨则在交配后死亡。完成1代生活史约需3周，雌螨寿命为4个月以上。皮脂蠕形螨与毛囊蠕形螨生活史相似，但卵呈椭圆形，平均大小60μm×34μm。

人体蠕形螨是一种专性寄生虫，对宿主有严格的选择性。生活史各期的发育均须在人体上进行。毛囊蠕形螨寄生于毛囊，以其颚体朝向毛囊底部，各足紧靠毛囊上皮；一个毛囊内常有3～6只虫体，多时可达18只。成虫和若虫多分布于毛囊和皮脂腺上端，卵、幼虫及少数成虫则在毛囊皮脂腺管内及皮脂腺内。皮脂蠕形螨常单个寄生于皮脂腺或毛囊中，寄生于皮脂腺的皮脂蠕形螨颚体全朝向腺体基底。蠕形螨寄生于人体的部位主要是鼻、鼻沟、额、头皮、颊、颏部、外耳道和眼睑，还可寄生于颈、肩背、胸、乳头、大阴唇、阴茎、阴囊及肛周等处。人体蠕形螨主要以毛囊上皮细胞、皮脂腺分泌物、角质蛋白和细胞代谢物为食，因此，皮脂腺、毛囊发达、分泌旺盛的人为蠕形螨提供了一个适宜的生活环境。

人体蠕形螨对温度较敏感，发育的最适宜温度为37℃，其活动力可随温度上升而增强。当宿主体温升高时，毛囊及毛囊口扩张，皮脂腺内容物变稀，利于虫体爬出及在体表爬行，爬出者多为雌螨。蠕形螨属于负趋光性，多在夜间爬出，在皮肤表面求偶。

人体蠕形螨对温湿度、酸性环境和某些药物等均具有一定的抵抗力。在5℃时成虫可存活约1周；在干燥空气中可存活1～2天；在23～27℃条件下55%的虫体能存活2天以上。两种蠕形螨对碱性环境的耐受力均弱于酸性环境，皮脂蠕形螨更明显。75%乙醇和3%甲酚皂溶液15分钟可杀死蠕形螨，日常生活用的肥皂不能将其杀死。

【致病与诊断】 蠕形螨可吞食上皮细胞，引起毛囊扩张及上皮变性。寄生数量较多时可引起角化不全或角化过度，真皮层毛细血管增生扩张及皮脂腺分泌阻塞等病变。虫体蜕皮及代谢物可引起变态反应，虫体的进出活动携带其他病原生物进入毛囊或皮脂腺可致继发感染。蠕形螨具低度致病性，绝大多数感染者无自觉症状，表现为无症状带虫者或仅有轻微痒感或烧灼感。临床表现与患者的免疫状态、营养状况、寄生的虫种以及感染度等因素有关，并发细菌感染可加重病症，重者可引起蠕形螨病。临床上常见的症状有患处皮肤轻度潮红和异常油腻，继而出现弥漫性潮红、充血、继发性红斑湿疹或散在的针尖至粟粒大小不等的红色痤疮状丘疹、脓疮、结痂及脱屑、皮脂异常渗出、毛囊口扩大，表面粗糙，皮肤有瘙痒感及烧灼感等。

此外，调查证明酒渣鼻、痤疮、脂溢性皮炎、毛囊炎和睑缘炎等皮肤病患者的蠕形螨感染率及感染度均显著高于健康人及一般皮肤病患者，表明这些症状可能与蠕形螨的感染有关。

镜检到蠕形螨即可确诊。常用的检查方法：①透明胶纸粘贴法：用透明胶纸于晚上睡前清洁皮肤后粘贴于面部的额、鼻、鼻沟、颧及颏部等处，至次晨取下贴于载玻片上镜检。此法简便易行，无痛苦，值得在普查中推广应用。②挤压涂片法：通常采用痤疮压迫器刮取，或用弯镊子、沾水笔尖后端、曲别针等器材刮取受检部位皮肤，或用手挤压，将刮出或挤出的皮脂分泌物置于载玻片上，直接或加1滴甘油或石蜡油、花生油等，涂开后加盖片镜检。

【流行与防治】 人体蠕形螨呈世界性分布，国内外人群感染率分别为0.8%～86.6%和27%～100%。男性感染率高于女性，感染年龄从4～12个月大的婴儿至90岁老人，各年龄组均可感染，男女均以40～60岁的人感染率最高。感染以毛囊蠕形螨多见，皮脂蠕形螨次之，部分患者感染两种蠕形螨。蠕形螨患者及感染者为传染源，是通过直接或间接接触而传播的，据报道共用毛巾的家庭感染率可达81.7%。蠕形螨对外界环境抵抗力较强，对酸碱度的适应范围也较大，日常生活中使用的肥皂、化妆品等对螨虫都不具杀伤作用。加强卫生宣传教育，注意个人卫生，避免与患者直接接触及合用毛巾、衣被等生活用品；不用公共盥洗器具，严格消毒美容、按摩等公共场所的用具等可预防感染。

目前治疗药物：口服甲硝唑及复合维生素B，同时外用肤螨灵、10%硫磺软膏、8%甲硝唑霜、20%苯甲酸苄脂乳剂、二氯苯醚菊酯霜剂等，会有较好疗效。

知识拓展 **蠕形螨病诊断条件与治疗**

1. 临床诊断　必须同时具备以下3个条件才可确定诊断。

（1）有皮肤损害。

（2）病灶部位检出高虫荷的蠕形螨：标准为≥5个螨虫/cm^2或5个螨虫/毛囊，但存在一定的局限性。

（3）杀螨治疗有效，症状缓解或痊愈。

2. 治疗　蠕形螨病的治疗目前尚缺乏特效药。

常用药物有口服伊维菌素、甲硝唑、泼尼松龙、维生素B_6或复合维生素B、百部、丁香和花椒煎剂，外用肤螨灵、硫磺软膏、5%茶树油、1%六六六霜、甲硝唑霜、苯甲酸苄酯乳剂、二氯苯醚菊酯霜剂和邻苯二甲酸二丁酯，文献报道均有一定疗效。

（王新彩）

第七节　粉　螨

粉螨（flour mite）属于真螨目、粉螨亚目（Acaridida）、粉螨总科（Acaroidea）。由于粉螨亚目螨类很小，仅0.5mm左右，大小恰如散落的面粉粒，并因其经常在粮食仓库和面粉厂中大量出现，故俗称粉螨。粉螨滋生在贮藏食品和其他储藏物中，如面粉、五谷、干果、蘑菇、草药、干肉等。有些粉螨与人接触可引起螨性皮炎或皮疹；有些能侵入人体引起人体内螨病；有些则是强烈的过敏原可引起过敏性疾病。与人体健康有关的主要种是粉螨科的粗脚粉螨（*Acarus siro*）和腐酪食螨（*Tyrophagus putrescentiae*）。

【形态】　粉螨成虫呈卵圆形或椭圆形，大小多为0.12～0.50mm，虫体分为颚体（gnathosoma）和躯体（idiosoma）两部分。粉螨没有气门，用皮肤呼吸，因此表皮柔软并覆有呈乳白色的薄膜。颚体由关节膜与躯体相连，所以活动自如。螯肢是两侧扁平的，动趾与定趾呈剪刀状。须肢显著，但较小。躯体常为卵圆形，可有不明显的分节或分节痕迹，由围颈沟分成前半体和后半体。体前端背面有一块盾板。雌、雄虫生殖孔均位于躯体腹面，雄虫有阳茎、肛吸盘和跗吸盘，雌虫无肛吸盘，肛门为纵裂状。成虫有足4对，前后半体各2对（图18-12）。

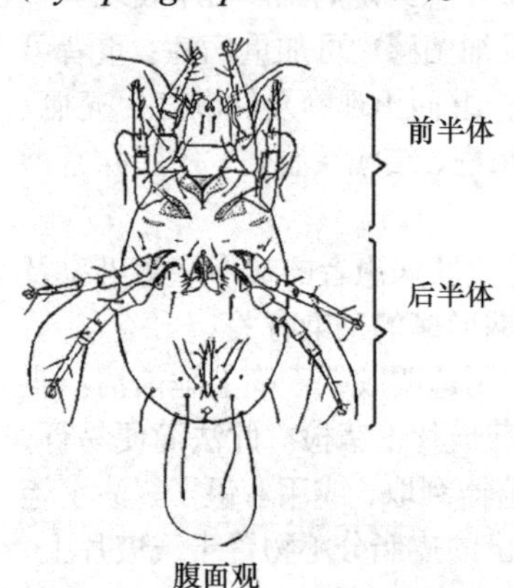

图18-12　粗脚粉螨

【生活史和习性】　粉螨的生活史分为卵、幼虫、第一若虫、第三若虫及成虫五个阶段，第一若虫和第三若虫之间可以有一个第二若虫期，是在环境不利时形成的静止不动阶段，称为休眠体（hypopus），有利于其传播，有的种类第二若虫完全消失。大多数营自生生活的粉螨是卵生的，从卵孵化出幼虫，有3对足，经过一段活动时期，便开始进入约24小时的静息期，然后蜕皮为第一若虫；再经24小时静息期蜕皮为第三若虫，有4对足，与成虫相似；经约24小时静息期蜕皮成为成虫。

粉螨怕光、畏热，喜欢滋生于阴暗、温暖、潮湿且有粮食、食物的场所。粉螨的滋生场所多样，贮藏的粮食、农副产品、中药材、棉花以及人们的居住房舍、灰尘等，均是粉螨理想的栖息场所。粉螨在自然界适应性强，食性也广，主要以植物或动物的有机残屑为食，但以贮藏物中的储粮、干果、毛皮等为主，尚具有兼食性，意即植食性、腐食或菌食性。既可自由生活，又能在动物和人体表寄生。最适生活温度为25℃左右，相对湿度为80%左右。粉螨借助鸟类、鼠类、蝙蝠和昆虫等小动物，从自然环境的穴巢进入人为条件的仓库里。粉螨可随商品的流通，从一个地方传播到另一个地方，从一个国家传播到另一个国家。

【与疾病的关系】 粉螨类能引起螨性皮炎、肺螨症、肠螨症、尿螨症等，其代谢产物可作为致敏原致人过敏反应。

1. 螨性皮炎（acarodermatitis）**及粉螨过敏**（mite hypersensitivity） 人体暴露部位接触粉螨，被叮咬（粉螨唾液中含有毒素）或接触有毒排泄物，接触处出现丘疹、红斑，搔抓后变为疱疹，继发细菌感染成为脓疱。患者表现为皮肤发痒或持续性奇痒，夜间更甚。可引起皮炎的常见螨种有粗脚粉螨、腐酪食螨、甜果螨、家食甜螨和纳氏皱皮螨等。粉螨的分泌物、排泄物及皮屑等可作为过敏原，能引起人过敏性哮喘、过敏性鼻炎、过敏性皮炎等。患者均能出现相应的螨抗原皮肤试验阳性、血清总 IgE 和螨特异性 IgE 水平升高及嗜酸性粒细胞增多等。引起过敏的常见螨种有粗脚粉螨、腐酪食螨、甜果螨、家食甜螨、椭圆食粉螨、热带无爪螨、纳氏皱皮螨等。

2. 肺螨病（pulmonary acariasis） 粉螨经由呼吸道侵入人体呼吸系统引起的一种疾病。粉螨体小而轻，可随飞扬的尘埃被吸入肺内。患者咳嗽、胸痛、消瘦，表现为慢性支气管炎症状。痰中可检出活螨及其虫卵，检出的常见螨种有粗脚粉螨、腐酪食螨、纳氏皱皮螨、椭圆食粉螨等。本病患者大多数是接触中草药的人员和粮仓工作人员。

3. 肠螨病（intestinal acariasis） 某些粉螨随其污染的食品被人吞食后，寄生在肠腔或肠壁，引起一系列以胃肠道症状为特征的消化系统疾病，表现为腹痛、腹泻、脓血便、肛门烧灼感、消瘦、乏力、精神不振等。粪检中常见螨种有粗脚粉螨、腐酪食螨、甜果螨、家食甜螨、长食酪螨、河野脂螨、隐秘食甜螨和害嗜鳞螨等。

4. 泌尿系螨病（urinary acariasis） 少数粉螨可侵入并寄生在泌尿系统而引起疾病。患者可出现尿路刺激症状，尿频、多尿、血尿等。尿液中可检出螨虫，主要是粉螨和跗线螨，包括粗脚粉螨、长食酪螨、粉尘螨、家食甜螨、谷跗线螨等。

【实验诊断】 对粉螨病的诊断应从流行病学、病原学、临床学以及免疫学等方面进行综合分析。从患者的痰液、尿液及粪便中检获螨体或卵即可确诊。

【流行与防治】 粉螨呈世界性分布，我国感染率也较高。其感染率与职业有密切关系，调查结果表明，在粮站、粮库、面粉厂、中药厂、药材库、中药店、毛纺厂、烟厂等职业人群中感染率较高，其他职业人员感染率较低。调查还发现感染率和患病率随着工龄的延长而增高。

防治原则主要是保持居室、仓库通风良好，降低湿度，保证食品或粮食等干燥，减少室内螨类的滋生。亦可使用杀螨剂，如虫螨磷、倍硫磷、杀螟松、尼帕净等灭螨。粉螨皮炎可使用 10%硫磺软膏、萘酚硫磺软膏或止痒剂，体内螨病应对症治疗，可使用氯喹、甲硝唑等药物，或用螨浸液脱敏治疗。同时注意避免误食粉螨污染的食品。对于容易接触粉螨的人员要注意个人劳动保护，比如戴防护口罩等。

案例 18-3　　婴儿尿液中发现粉螨

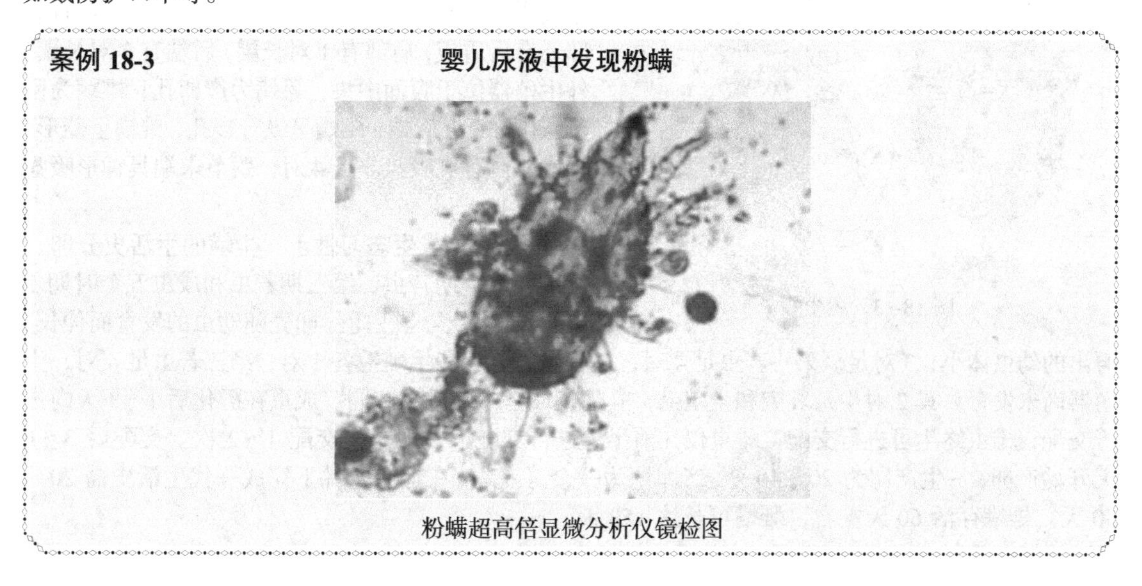

粉螨超高倍显微分析仪镜检图

患儿，女性，10 个月大。因父母发现其外阴红肿，哭闹不止而就医。取尿实验室检查，可查见红白细胞，尿液普通光学显微镜离心镜检：白细胞、红细胞均阳性，发现疑似螨虫的寄生虫。要求患儿父母清洗患儿阴部，排除污染后次日清晨留取中段尿及时送检。送检尿液离心镜检，有红、白细胞，发现疑似螨虫寄生虫，经超高倍显微镜镜检鉴定为粉螨。见上图，临床诊断为尿螨症，使用伊维菌素进行治疗。20 天后复查尿液，仍有红、白细胞及粉螨。询问患儿父母有关患儿接触物品及饮食情况等，得知患儿正在使用一批距生产日期较长超市打折处理的婴儿纸尿裤。医生要求立刻更换患儿纸尿裤，并配合治疗。15 天后，尿液检查红、白细胞及粉螨均为阴性。

问题

1. 婴儿得了什么病?
2. 分析婴儿是如何患上尿螨症的。

解题思路

婴儿得了尿螨症。

更换纸尿裤后尿螨症消失，之前的尿螨症可能是因为使用了打折处理的婴儿纸尿裤，因纸尿裤放置时间太长而滋生了粉螨，患儿使用时粉螨通过尿道进入泌尿系统引起尿螨症。

（王新彩）

第八节 尘 螨

尘螨（dustmite）属于真螨目、粉螨亚目（Acaridida）、麦食螨科（Pyrogiyphidae）、尘螨亚科（Dermatophagoidinae）、尘螨属（*Dermatophagoides*）。普遍存在于人类居住场所和工作环境中。尘螨及其代谢产物是强烈的过敏原，可以引起尘螨性哮喘、过敏性鼻炎、尘螨特异性皮炎等。与人类疾病有关的主要有屋尘螨（*Dermatophagoides pteronyssinus*）、粉尘螨（*D. farinae*）及埋内欧尘螨（*Euroglyphus maynei*）。

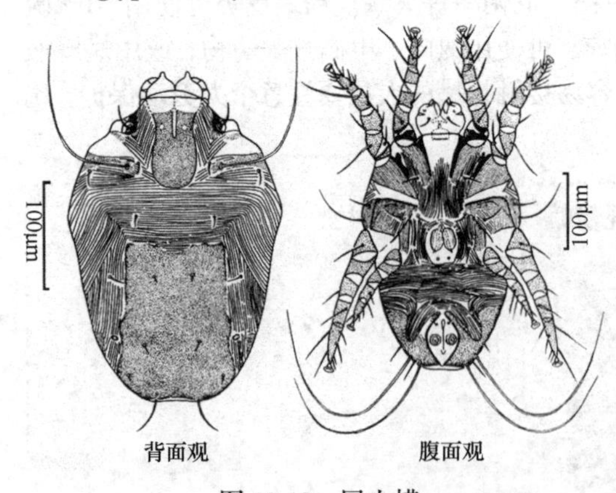

图 18-13 屋尘螨

【形态】 成虫体呈椭圆形，白色至淡黄色，足色深，饱食后为半透明。体长为 0.17～0.50mm。体表具肋状皮纹和少量刚毛。颚体位于虫体前端，螯肢钳状。躯体背面前端有狭长盾板，雄虫体背后部还有后盾板，肩部有 1 对长鬃，后端有 2 对长鬃。外生殖器位于腹面中央，雌螨为产卵孔，雄螨为阳茎。肛门靠近后端，雌螨呈纵行裂孔，雄螨呈菱形，雄螨肛侧有肛吸盘。足 4 对，跗节末端具钟形吸盘（图 18-13）。

【生活史与生态习性】 尘螨的生活史分卵、幼虫、第一期若虫、第三期若虫和成虫五个时期。虫卵长椭圆形，乳白色。卵壳随幼虫的发育而伸长，孵出的幼虫体小，3 对足。第一若虫足 4 对，仅有生殖乳突和生殖毛各 1 对；第三若虫足 4 对，生殖器尚未发育，具 2 对生殖乳突和生殖毛，其他特征基本与成虫相同。成虫在孵化后 1～3 天内进行交配，雄虫终生可进行交配，雌虫仅在前半生进行交配，一般半生交配 1～2 次。交配后 3～4 天开始产卵，一生产卵为 20～40 个，产卵期为一个月左右，在适宜条件下完成一代生活史需 20～30 天。雄螨存活 60 天左右，雌螨可长达 150 天。

尘螨分布广泛，大多营自生生活。屋尘螨主要滋生于卧室的枕头、被褥、毛毯、地毯、沙发坐垫、羽绒服、旧棉衣、毛衣等处。粉尘螨还可在面粉厂、棉纺厂及中药仓库、食品仓库等的地面大量滋生。尘螨以面粉、棉籽饼、动物皮屑、真菌孢子、花粉等粉末性物质为食，为负趋光性。尘螨的散布主要通过携带完成。尘螨生长发育需要的温度在 10～32℃，最适温度为（25±2）℃。湿度是尘螨发育和繁殖的重要条件，最适宜的微环境相对湿度为 80%左右，10℃以下停止活动和发育，相对湿度低于 33%可导致尘螨成虫死亡。尘螨一般在春秋季大量繁殖，秋后数量下降。由于各地的气温不同，同一地区各年的平均气温亦有差异，因而尘螨的季节消长亦各不相同。

【与疾病的关系】　尘螨及其代谢产物是强烈的过敏原，可引起尘螨过敏性疾病，患者常有家族过敏史或个人过敏史。

1. 尘螨过敏性哮喘　属外源性的哮喘，在哮喘发病原因中居首位。哮喘患者往往在幼年时期有婴儿湿疹史或兼有慢性支气管炎史。呈突发性反复发作（发作时间多为睡后或晨起）。起病突然，开始时常有干咳或连续打喷嚏等前驱症状，随后出现胸闷气急，吐泡沫黏痰，不能平卧，呼气性呼吸困难，发哮鸣音，严重时因缺氧而致口唇、面、指端发绀。发作时症状较重而持续时间较短，并可突然消失。多为常年性发病，但春秋季较好发且症状较重。

2. 尘螨过敏性鼻炎　过敏性鼻炎分常年性和季节性，常年性的与尘螨有关，而季节性的与花粉有关。尘螨性过敏性鼻炎的发病机制与过敏性哮喘有相似的免疫功能异常和超敏反应过程，为 IgE 所介导的 I 型超敏反应，并与过敏史及过敏体质有关。一旦接触过敏原即可突然发作，连续打喷嚏不止、流清鼻涕、鼻塞是过敏性鼻炎的三大主要症状。急性期眼部有畏光流泪，咳嗽，有时还伴有全身发热等类似感冒症状。检查时鼻腔黏膜苍白肿胀，鼻涕中有大量嗜酸性粒细胞。过敏性鼻炎患者发生哮喘的危险是健康人的 2～3 倍。

3. 尘螨性皮炎　多见于婴儿，表现为面部湿疹。成人表现为四肢屈面、肘窝和腘窝等处湿疹或苔藓样变，是多年不愈的慢性皮炎，严重时累及面部，甚至扩展至全身。与家庭卫生条件、温湿度、季节及家族遗传史有关。

【诊断】　可通过详细询问病史（如过敏史、发病季节、典型症状及生活在潮湿多尘的环境等）和免疫学方法诊断。常用的免疫诊断方法有皮内试验、皮肤挑刺试验、鼻黏膜诱发试验，放射过敏原固相试验（radio allegro sorbent test，RAST）及酶联免疫吸附试验等，其中，皮肤挑刺试验易为患者所接受。患者血中 IgE、白介素 5、干扰素水平高。对患者生活和工作环境中尘螨的调查对确定特异过敏原有重要意义。

【流行与防治】　尘螨呈世界性分布，国内分布也极为广泛。尘螨性过敏发病因素很多，通常与地区、职业、接触和遗传等因素有关，多发生在从事中草药及粮食加工人员，主要通过粮食、衣物、家具散播。

防制原则主要是注意保持环境卫生，经常清除室内尘埃，勤换洗衣被床单，勤晒被褥床垫；卧室及仓库要保持少尘、通风、干燥。亦可使用杀螨剂，如林丹、尼帕净和虫螨磷等。

防治患者主要包括少量多次注射尘螨抗原的脱敏疗法和用抗过敏药物对症治疗。用粉尘螨变应原治疗过敏性鼻炎、哮喘和皮炎均有良好效果。近年来，分子克隆技术表达的重组螨性变应原用于哮喘治疗具有一定的疗效。

知识拓展　　**警惕朝夕相伴的“潜伏者”——尘螨**

今天，笔者将为大家揭开您身边“潜伏者”的神秘面纱。它潜伏在我们最温馨、最私密的空间——卧室里。它的个头非常小，大约只有一粒米的百分之一这么大，您猜出来它是谁了吗？对了，它就是尘螨。有句话叫“三月不晒被，百万螨虫陪您睡”，请问昨天您睡得还舒坦吗？

大约 1g 的床尘里面就含有 2 万只尘螨、20 万粒粪小球和尘螨唾液，这些就是过敏原。当过敏原大量进入人体时会有怎样的危害呢？《琅琊榜》中的过敏患者梅长苏说：喘不过气，浑身发红，非得灌下药才会好，这就是过敏性哮喘的典型症状。有一位阿姨有一段时间晚上睡觉的时候经常感到胸闷、憋气，还有两次因为喉头水肿被送到急诊室抢救，经过治疗症状仍反复发生，最后她来到了北京协和医院。一位大夫问："您现在用的什么枕头？"患者说："我的荞麦皮枕头已经用了快20年了。"大夫说："那您把这个枕头送给我吧"患者就把这个枕头送给了大夫，从此以后她的哮喘和喉头水肿再也没有发生过。这位医生就是北京协和医院的尹佳教授，而这位患者是一位重度尘螨过敏者，她发病的元凶就是这个多年未清洗的荞麦皮枕头，里面的尘螨早已"堆积如山"了。

如果这只是一个个例，那么，下面的症状离您并不遥远。人体在不同的年龄阶段都可能会出现免疫平衡失调，导致过敏的发生。儿童哮喘、过敏性鼻炎、湿疹，都可能是尘螨惹的祸。全球调查显示，患有过敏性鼻炎的人口为16亿多人，相当于每十人当中就有一位。虽然有专家为我们的健康保驾护航，但我们每个人也应该打响自己的健康保卫战。首先我们要知道，60℃以上的高温，零下20℃以下的低温，尘螨是不能生存的。尘螨怕什么？请看这四个关键词：高温、冷冻、干燥、通风。您记住了吗？那接下来就让我们进入"除螨大PK"第一个问题：玩具和小件较厚的物品如何除螨？A. 烫洗加暴晒 B. 冷冻加洗涤 C. 防螨罩。您的答案是A吗？恭喜您，答错了，因为这样的物品里尘螨潜伏较深，因此零下20℃冷冻24小时比暴晒更有效果。第二个问题：尘螨最爱的荞麦皮枕芯与枕套如何除螨？正确答案是A。应该将荞麦皮倒出，用55℃以上的热水浸烫10分钟以上，暴晒6小时，除了以上两个大招，还有两个防螨小窍门：一是新床垫不要捅破那一层塑料包装；二是洁净枕芯装上一个防螨枕套，都能够有效阻止"潜伏者"的入侵。

祝大家告别浪漫"螨"屋，除"螨"行动起来。

【阅读参考】

高兴政. 2007. 医学寄生虫学. 北京：北京大学医学出版社.
李雍龙. 2013. 人体寄生虫学. 6版. 北京：人民卫生出版社.
殷国荣，王中全. 2018. 医学寄生虫学. 4版. 北京：科学出版社.

（王新彩）

附录一　与各组织器官系统疾病有关寄生虫感染

附表 1-1　可引起消化系统组织器官疾病的寄生虫感染

	寄生虫虫种	感染途径	主要寄生部位	相关症状体征/临床类型
原虫	蓝氏贾第鞭毛虫（*Giardia lamblia*）	包囊污染食物或水源，经粪—口途径感染	小肠上段，偶尔可侵入胆道或胆囊	腹泻为主要症状；可出现胆道系统炎症相关症状体征
	溶组织内阿米巴（*Entamoeba histolytica*）	包囊污染食物或水源，经粪—口途径感染	回盲部、结肠、肝脏等	急性期有腹痛（右下腹为甚）、腹泻、腥臭果酱样大便等；慢性期有腹痛、腹泻、黏液脓血便或腹泻便秘交替出现等。阿米巴肝脓肿表现为肝大、肝区疼痛，巧克力样脓液为重要特征
	隐孢子虫（*Cryptosporidium*）	卵囊污染食物或水源，经粪—口途径感染	肠上皮细胞内	水样腹泻为主（多见于儿童和 HIV 感染者）
	刚地弓形虫（*Toxoplasma Gondii*）	卵囊污染食物或水源，经粪—口途径感染；通过生食或半生食含有包囊或假包囊的动物肉类感染；经胎盘垂直传播等	各种有核细胞	胃肠道症状、肝大等
	克氏锥虫（*Trypanoma cruzi*）	锥蝽叮咬吸血，循环后期锥鞭毛体经锥蝽粪便污染伤口或黏膜侵入感染；经输血、母乳、胎盘或食入被传染性锥蝽粪便污染的食物也可感染	组织细胞内	急性期可有肝大；慢性期食管和结肠扩张较为常见
	肠道微孢子虫属（*Enterocytozoon*）	感染性孢子污染食物或水源，经粪—口途径感染	空肠及十二指肠上皮细胞	水样腹泻为主（多见于HIV感染者）
	结肠小袋纤毛虫（*balantidium coli*）	包囊污染食物或水源，经粪—口途径感染	盲肠、直肠、结肠	慢性型主要为周期性腹泻；急性型多呈痢疾样症状
	疟原虫（*Plasmodium*）	含有子孢子的雌性按蚊叮咬吸血感染	红细胞内	肝大；胃肠型疟疾（恶性疟原虫）
	杜氏利什曼原虫（*Leishmania donovani*）	含有前鞭毛体的雌性白蛉叮咬吸血感染	单核吞噬细胞系统	肝脏肿大
	人芽囊原虫（*Blastocystis hominis*）	可能通过包囊污染的食物或水源经粪—口途径感染	回盲部	一般胃肠道症状，可反复出现
	贝氏等孢球虫（*Isospora belli*）	卵囊污染食物或水源，经粪—口途径感染	肠上皮细胞内	持续数月至数年的腹泻症状为主
吸虫	日本血吸虫（*Schistosoma japonicum*）	接触疫水，尾蚴侵入皮肤感染	门脉-肠系膜静脉系统；肠壁、肝脏（卵）	腹痛、腹泻、黏液脓血便、肝大等
	曼氏血吸虫（*S.mansoni*）	接触疫水，侵入皮肤感染	门脉-肠系膜静脉系统；肠壁、肝（卵）	腹痛、腹泻、黏液脓血便、肝大等
	埃及血吸虫（*S.haematobium*）	接触疫水，尾蚴侵入皮肤感染	膀胱、骨盆静脉丛；膀胱、生殖器官（卵）	急性期可有轻度肝大
	华支睾吸虫（*Clonorchis sinensis*）	生食或半生食带有华支睾吸虫囊蚴的淡水鱼虾感染	肝胆管内	可分为肝炎型、消化不良型、胆囊胆管炎型等
	布氏姜片吸虫（*Fasciolopsis buski*）	生食或半生食带有姜片吸虫囊蚴的水生植物感染	小肠内	胃肠道症状等

续表

	寄生虫虫种	感染途径	主要寄生部位	相关症状体征/临床类型
	卫氏并殖吸虫（*Paragonimus westermani*）	生食或半生食带有卫氏并殖吸虫囊蚴淡水蟹、蝲蛄等感染	肺（成虫）、多种器官组织（童虫）	腹型并殖吸虫病
	斯氏狸殖吸虫（*P. Skrjabini*）	生食或半生食带有斯氏狸殖吸虫囊蚴淡水蟹、蝲蛄等感染	包括肺在内的多种器官组织（童虫）	腹型并殖吸虫病
	肝片形吸虫（*Fasciola hepatica*）	生食或半生食带有肝片形吸虫囊蚴的水生植物感染	肝胆管内	急性期胃肠道症状；慢性期胆管炎、胆道阻塞症状
	异形吸虫（*Heterophyid trematodes*）	生食或半生食带有异形吸虫囊蚴的鱼、蛙感染	肠道或肠壁组织中；偶可侵入脑、脊髓、肝、脾、肺、心等	胃肠道症状；侵入肝脏时可有肝大
	棘口吸虫（*Echinochasmus*）	生食或半生食带有棘口形吸虫囊蚴的鱼、蛙或螺类、水生植物感染	小肠	胃肠道症状
绦虫	链状带绦虫（*Taenia solium*）	生食或半生食米猪肉感染	小肠	胃肠道症状；可有白色虫体节片排出
	肥胖带绦虫（*T.saginata*）	生食或半生食带有囊尾蚴的牛肉感染	小肠	胃肠道症状、排出白色虫体节片；偶有回盲部剧痛、肠梗阻等
	亚洲牛带绦虫（*T.saginata asiatica*）	生食或半生食带有囊尾蚴的猪、牛、羊等动物肝脏感染	小肠	同肥胖带绦虫
	细粒棘球绦虫（*Echinococcus granulosus*）	虫卵污染食物或水源，经粪—口途径感染	肝脏、肺脏、腹腔、脑、心脏、脾脏、骨骼等	肝区疼痛、肝大等。压迫胆管可有阻塞性黄疸相关临床表现
	多房棘球绦虫（*E. multilocularis*）	虫卵污染食物或水源，经粪—口途径感染	原发于肝脏，可侵及肺、脑等部位	肝功能损伤症状为主，肝功能衰竭、黄疸、消化道出血等胃肠道症状，有“虫癌”之称
	微小膜壳绦虫（*Hymenolepis nana*）	虫卵污染食物或水源，经粪—口途径感染；孕节破裂，自体感染虫卵；误食含有似囊尾蚴的中间宿主昆虫感染	小肠	胃肠道症状
	缩小膜壳绦虫（*H. diminuta*）	误食含有似囊尾蚴的某些昆虫感染	小肠	胃肠道症状，多较轻微
	曼氏迭宫绦虫（*Spirometra mansoni*）	生食或半生食带有裂头蚴的蛙、蛇等感染；局部生贴蛙肉裂头蚴经皮肤黏膜侵入；误食带有原尾蚴的剑水蚤感染	小肠（成虫）；脑、肝、肺、腹腔等（裂头蚴）	胃肠道症状（成虫寄生引起）；侵及肝脏可有肝大（裂头蚴寄生引起）
	阔节裂头绦虫（*Diphyllobothrium latum*）	生食或半生食带有裂头蚴的鱼肉	小肠	胃肠道症状；胆道、肠道阻塞或肠穿孔；维生素 B_{12} 缺乏症状
	克氏假裸头绦虫（*Pseudanoplocephala crawfordi*）	误食含有似囊尾蚴的某些鞘翅目昆虫感染	小肠	胃肠道症状
	犬复孔绦虫（*Dipylidium caninum*）	误食含有似囊尾蚴的蚤类感染	小肠	消化不良、食欲亢进、胃肠道症状、肛门瘙痒等
	西里伯瑞列绦虫（*Raillietina celebensis*）	可能误食含有似囊尾蚴的蚂蚁感染	小肠	胃肠道症状；肛门瘙痒、排出白色虫体节片等
	线中殖孔绦虫（*Mesocestoides lineatu*）*s*	生食或半生食含有四盘蚴的动物肉类或内脏感染	小肠	胃肠道症状；排出白色虫体节片
	司氏伯特绦虫（*Bertiella stude*）	误食含有似囊尾蚴的螨类感染	小肠	胃肠道症状；排出白色虫体节片

续表

	寄生虫虫种	感染途径	主要寄生部位	相关症状体征/临床类型
线虫	似蚓蛔线虫（*Ascaris lumbricoides*）	感染期虫卵污染食物或水源，经粪—口途径感染	小肠	胃肠道症状、胆道蛔虫病、肠梗阻、肠穿孔、蛔虫性阑尾炎等；蛔虫成虫侵入肝脏可引起肝损伤、继发细菌感染等
	美洲板口线虫（*Necator americanus*）	接触丝状蚴污染的土壤或旱地作物时，丝状蚴经皮肤感染	小肠	胃肠道症状，可有胃肠道出血表现
	十二指肠钩口线虫（*Ancylostoma duodenale*）	接触污染土壤，丝状蚴经皮肤感染；食入污染有丝状蚴的蔬菜也可感染	小肠	胃肠道症状，消化道出血表现等
	蠕形住肠线虫（*Enterobius vermicularis*）	感染期虫卵污染食物或水源，经粪—口途径感染；经肛门—手—口途径自体重复感染；幼虫或成虫经逆行途径感染	回盲部	肛门瘙痒和炎症为主要症状；少数患者可有胃肠道症状
	毛首鞭形线虫（*Trichuris trichiura*）	感染期虫卵污染食物或水源，经粪—口途径感染	盲肠；重度感染可见于结肠、直肠、回肠下段	胃肠道症状；直肠脱垂也较常见；侵入阑尾可引起急性阑尾炎
	旋毛形线虫（*Trichinella spiralis*）	生食或半生食含有旋毛虫囊包的动物肉类感染	小肠（成虫）；横纹肌（幼虫）	早期可出现胃肠道症状
	粪类圆线虫（*Strongyloides stercoralis*）	土壤中丝状蚴经皮肤侵入人体；肠道中发育成丝状蚴，侵入肠黏膜后播散，引起体内自身感染或经肛周皮肤侵入致体外自身而感染	小肠（成虫）；各组织器官（丝状蚴）	胃肠道症状；重者可出现溃疡性结肠炎、肠穿孔、麻痹性肠梗阻、消化道大出血等
	广州管圆线虫（*Angiostrongylus cantonensis*）	生食或半生食含有广州管圆线虫感染期幼虫的螺肉或蛞蝓等感染	脑等多种组织器官	侵犯消化系统可有胃肠道症状；可有肝大
	东方毛圆线虫（*Trichostrongylus*）	生食污染有丝状蚴的蔬菜或含吮草叶而经口感染	小肠	胃肠道症状
	美丽筒线虫（*Gongylonema pulchrum*）	误食含有囊状感染期幼虫的昆虫感染	口腔、咽和食管黏膜或黏膜下层	口腔内虫样蠕动感、异物感或发痒，也可有麻木感、刺痛感、肿胀感等
	棘颚口线虫（*Gnathostoma spinigerum*）	生食或半生食含有感染期幼虫的淡水鱼类中间宿主或蛙、蛇、猪、鸡等转续宿主感染	皮肤、内脏器官等	侵入消化系统时可引起相应的症状
	异尖线虫（*anisakis*）	生食或半生食含有幼虫的海鱼感染	胃肠壁	急性期可有恶心呕吐、剧烈腹痛等胃肠道症状；慢性期以胃或肠道嗜酸性肉芽肿为特征；可并发肠梗阻肠穿孔和腹膜炎等
	艾氏小杆线虫（*Rhabditis axei*）	可能是在污水中游泳、捕捞水产品而接触污水或误饮污水时，幼虫经口进入消化道或经泌尿道上行而致感染	消化系统；肾脏	常引起腹痛、腹泻，但亦可无明显的症状和体征
	猪巨吻棘头虫（*Macracanthorhynchus Hirudinaceus*）	通过误食含有活感染期棘头体的甲虫而感染	人回肠的中、下段为主	多在感染后1～3个月发病，可有消化不良、乏力、消瘦、贫血、腹泻和黑便等表现。右下腹部常出现阵发性疼痛，在腹部明显压痛处常可扪及圆形或卵圆形包块。外科并发症较常见，如肠穿孔、腹膜炎、腹腔脓肿、肠梗阻等
	医学节肢动物粉螨类（*Acaridae*）	粉螨随其污染的食物经口感染；粉螨也可被人吸入咽下而致感染	可侵入皮肤、呼吸道、消化道、泌尿道等部位	常有腹痛、腹泻症状；可有里急后重、黏液脓血便等。粪便检查可见粉螨、虫卵或螨碎片

附表 1-2 可引起呼吸系统疾病的寄生虫感染

	寄生虫虫种	感染途径	主要寄生部位	相关症状体征/临床类型
原虫	溶组织内阿米巴（*Entamoeba histolytica*）	食入包囊污染的食物或水源而感染	回盲部、结肠、肝脏、肺脏等	阿米巴肺脓肿表现，巧克力样痰液为重要特征；可有胸膜炎相关症状体征
	刚地弓形虫（*Toxoplasma Gondi*）*i*	食入包囊污染的食物或水源感染；生食或半生食含有包囊或假包囊动物肉类感染；经胎盘垂直传播等	各种有核细胞	弓形虫肺炎相关症状；急、慢性胸膜炎相关症状体征
	恶性疟原虫（*Plasmodium falciparum*）	含子孢子雌性按蚊叮咬吸血而感染	红细胞内	以咳嗽、咯痰较为常见；严重者可出现肺水肿相关症状体征
	杜氏利什曼原虫（*Leishmania donovani*）	含前鞭毛体雌性白蛉叮咬吸血致感染	单核吞噬细胞系统	低龄儿童患者可出现咳嗽，呼吸急促，肺部中、细湿啰音等
	蠊缨滴虫（*Hypermastigote*）	可能是蠊缨滴虫随蟑螂的粪便及呕吐物排泄而污染食物或空气，人食入或吸入致感染		可出现咳嗽、咳痰、胸闷、气急或哮喘并发间质性肺炎等症状，严重时可发生呼吸衰竭
	贝氏等孢球虫（*Isospora belli*）	通过卵囊污染的食物或水源感染，经粪—口途径感染	肠上皮细胞内	HIV 患者肠外感染时可出现进行性呼吸困难
吸虫	日本血吸虫（*Schistosoma japonicum*）	接触疫水时，日本血吸虫尾蚴侵入人体皮肤致感染	门脉-肠系膜静脉系统（成虫）；肠壁、肝（卵）	急性期咳嗽相当多见，可有胸痛，血痰、肺部干湿啰音等；慢性期可出现慢性肺源性心脏病相关症状体征
	曼氏血吸虫（*S.mansoni*）	接触疫水时，曼氏血吸虫尾蚴侵入人体皮肤致感染	门脉-肠系膜静脉系统（成虫）；肠壁、肝（卵）	同日本血吸虫
	埃及血吸虫（*S.haematobium*）	接触疫水时，埃及血吸虫尾蚴侵入人体皮肤致感染	膀胱、骨盆静脉丛	同日本血吸虫
	卫氏并殖吸虫（*Paragonimus westermani*）	生食或半生食带有卫氏并殖吸虫囊蚴淡水蟹、蝲蛄等感染	肺（成虫）、多种器官组织（童虫）	以咳嗽、血痰、胸痛最常见。典型的痰呈果酱样黏血痰，如伴肺部坏死组织则呈烂桃样血痰；可有渗出性胸腔积液或胸膜肥厚等改变
	斯氏并殖吸虫（*P. Skrjabini*）	生食或半生食带有斯氏狸殖吸虫囊蚴淡水蟹、蝲蛄等感染	包括肺在内的多种器官组织（童虫）	同卫氏并殖吸虫
	异形吸虫（*Heterophyid trematodes*）	生食或半生食带有异形吸虫囊蚴的鱼、蛙感染	肠道或肠壁组织中	虫卵沉积肺脏时，可有咳嗽、胸痛、血痰及肺部干、湿啰音等
绦虫	细粒棘球绦虫（*Echinococcus granulosus*）	食入虫卵污染的食物或水源致感染	肝脏、肺脏、腹腔、脑、心脏、脾脏、骨骼等	常有干咳、呼吸困难、咯血等症状；可有大量液体或粉皮样囊壁咳出；有时可发生严重液气胸
	多房棘球绦虫（*E. multilocularis*）	食入虫卵污染的食物或水源致感染	原发于肝脏，可侵及肺、脑等部位	继发于肝泡球蚴病，可有咳嗽、咯血、气胸等
	曼氏迭宫绦虫（*Spirometra mansoni*）	生食或半生食带有裂头蚴的蛙、蛇等致感染；局部生贴蛙肉裂头皮肤黏膜侵入致感染；误食带有原尾蚴的剑水蚤致感染	小肠（成虫）；脑、肝、肺、腹腔等（裂头蚴）	肺裂头蚴病少见。可有咳嗽、血痰、胸痛等症状
线虫	似蚓蛔线虫（*Ascaris lumbricoides*）	食入感染期虫卵污染的食物或水源致感染	小肠	咳嗽、哮喘、痰中带血丝等症状，重者可有胸痛、呼吸困难和发绀等
	美洲板口线虫（*Necator americanus*）	接触丝状蚴污染的土壤或旱地作物时，丝状蚴经皮肤致感染	小肠	咳嗽、哮喘、痰中带血丝等症状，重者可有胸痛、呼吸困难和发绀等
	十二指肠钩口线虫（*Ancylostoma duodenale*）	接触污染土壤，丝状蚴经皮肤致感染；食入污染有丝状蚴的蔬菜也可致感染	小肠	同美洲板口线虫

续表

	寄生虫虫种	感染途径	主要寄生部位	相关症状体征/临床类型
	蛲形住肠线虫（*Enterobius vermicularis*）	食入感染期虫卵污染的食物或饮水致感染；自体重复感染；幼虫或成虫经逆行途径致感染	回盲部	虫卵吸入停留在肺部时可有咳嗽、咯痰等；成虫偶可侵入肺部形成肿块
	旋毛形线虫（*Trichinella spiralis*）	生食或半生食含有旋毛虫囊包的动物肉类致感染	小肠（成虫）；横纹肌（幼虫）	可有肺炎、支气管炎、胸膜炎或胸腔积液等相关症状和体征
	粪类圆线虫（*Strongyloides stercoralis*）	土壤中丝状蚴经皮肤侵入人体；肠道中发育成丝状蚴，侵入肠黏膜后播散，引起体内自身感染或经肛周皮肤侵入致体外自身感染	小肠（成虫）；各组织器官（丝状蚴）	咳嗽、咯痰、哮喘、呼吸困难等；严重者甚至可出现肺功能衰竭；可有胸膜炎相关症状和体征
	班氏吴策线虫（*Wuchereria bancrofti*）	经含有感染期幼虫的雌蚊叮咬吸血致感染	淋巴系统	部分感染者可表现为热带肺嗜酸性粒细胞增多症，表现为夜间发作性哮喘或咳嗽等
	马来布鲁线虫（*Brugia malayi*）	经含有感染期幼虫的雌蚊叮咬吸血致感染	淋巴系统	同班氏吴策线虫
	广州管圆线虫（*Angiostrongylus cantonensis*）	生食或半生食含有广州管圆线虫感染期幼虫的螺肉或蛞蝓等致感染	脑等多种组织器官	可出现咳嗽、咯痰、哮喘等症状，多呈一过性
	棘颚口线虫（*Gnathostoma spinigerum*）	生食或半生食含有感染期幼虫的鱼类中间宿主或蛙、蛇、猪、鸡等转续宿主致感染	皮肤、内脏器官等	幼虫侵入肺部时可出现咳嗽、咯痰、哮喘等症状
	节肢动物尘螨（*Dust mite*）	尘螨变应原（分泌物、排泄物、死亡虫体崩解物等）通过吸入进入呼吸道	呼吸系统	尘螨性哮喘、过敏性鼻炎等相关症状体征
	粉螨（*Acaridae*）	粉螨变应原吸入或虫体经吸入呼吸道后感染		粉螨性哮喘、过敏性鼻炎等相关症状体征；肺螨症（咳嗽、咯痰、咯血、胸闷、哮喘等）

附表 1-3　可引起血液循环系统疾病的寄生虫感染

	寄生虫虫种	感染途径	主要寄生部位	相关症状体征/临床类型
原虫	溶组织内阿米巴（*Entamoeba histolytica*）	包囊污染食物或水源，经粪—口途径感染	回盲部、结肠、肝脏等	心包炎、心脏压塞等相关症状体征（多继发于左叶阿米巴肝脓肿）
	刚地弓形虫（*Toxoplasma Gondii*）	卵囊污染食物或水源，经粪—口途径感染；通过生食或半生食含有包囊或假包囊的动物肉类致感染；经胎盘垂直传播等	各种有核细胞	心肌炎、心包炎等相关症状体征
	克氏锥虫（*Trypanoma cruzi*）	锥蝽叮咬吸血，循环后期锥鞭毛体经锥蝽粪便污染伤口或黏膜侵入感染；经输血、母乳、胎盘或食入被传染性锥蝽粪便污染的食物也可致感染	组织细胞内	急性期可有心肌炎与心内膜炎；慢性期在感染多年以后出现症状，表现为心律失常相关症状体征，进一步可逐渐发展至心肌肥大或心力衰竭
吸虫	日本血吸虫（*Schistosoma japonicum*）	接触疫水，尾蚴侵入皮肤感染	门脉-肠系膜静脉系统	可出现心肌炎、心包炎、心内膜纤维化等相关症状和体征
	斯氏并殖吸虫（*Paragonimus krjabini*）	生食或半生食带有斯氏狸殖吸虫囊蚴淡水蟹、蝲蛄等感染	肺（成虫）、多种器官组织（童虫）	可出现缩窄性心包炎、心包积液等相关症状和体征
绦虫	链状带绦虫（*Taenia solium*）	生食或半生食米猪肉感染；虫卵污染食物或水源，经粪—口途径感染	小肠（成虫） 皮肤、脑、眼、肌肉等组织器官内（囊尾蚴）	心脏囊尾蚴病可有心悸、胸闷痛、心前区不适、心律失常等症状体征
	细粒棘球绦虫（*Echinococcus granulosus*）	虫卵污染食物或水源，经粪—口途径感染	肝脏；肺脏、腹腔、脑、心脏、脾脏、骨骼等	影像学检查，心肌上可见囊性病变

续表

	寄生虫虫种	感染途径	主要寄生部位	相关症状体征/临床类型
	多房棘球绦虫（*E. multilocularis*）	虫卵污染食物或水源，经粪—口途径感染	原发于肝脏，可侵及肺、脑等部位	影像学检查心肌呈囊性病变
线虫	美洲板口线虫（*Necator americanus*）	接触丝状蚴污染的土壤或旱地作物时，丝状蚴经皮肤致感染	小肠	贫血性心脏病相关症状和体征
	十二指肠钩口线虫（*Ancylostoma duodenale*）	接触污染土壤，丝状蚴经皮肤感染；食入污染有丝状蚴的蔬菜也可致感染	小肠	贫血性心脏病相关症状和体征
	旋毛形线虫（*Trichinella spiralis*）	生食或半生食含有旋毛虫囊包的动物肉类感染	小肠（成虫）；横纹肌（幼虫）	心肌炎相关症状体征，可有心律失常、心尖部收缩期杂音、心包摩擦音或心包积液、心力衰竭等
	粪类圆线虫（*Strongyloides stercoralis*）	土壤中丝状蚴经皮肤侵入人体；肠道中发育成丝状蚴，侵入肠黏膜后播散，引起体内自身感染或经肛周皮肤侵入致体外自身感染	小肠（成虫）；各组织器官（丝状蚴）	弥漫性粪类圆线虫病患者可有心肌炎、心包炎相关症状和体征
	班氏吴策线虫 *Wuchereria bancrofti*	经含有感染期幼虫的雌蚊叮咬吸血而感染	淋巴系统	心包炎、心包积液等相关症状体征

附表 1-4　可引起中枢神经系统疾病的寄生虫感染

	寄生虫虫种	感染途径	主要寄生部位	相关症状体征/临床类型
原虫	溶组织内阿米巴（*Entamoeba histolytica*）	包囊污染食物或水源，经粪—口途径感染	回盲部、结肠、肝脏、肺、脑等	头痛、意识障碍、脑膜刺激征；颅内压增高症状；脑部定位征
	福氏耐格里阿米巴（*Naegleria foweri*）	人接触污染水体，滋养体自人鼻腔侵入，增殖后沿嗅神经上行，穿过筛状板进入颅内	脑	剧烈头痛、高热、喷射性呕吐；全身性或局限性癫痫发作；明显的脑膜刺激症状；谵妄、瘫痪及昏迷等。死亡率极高
	棘阿米巴（*Acanthamoeba Spp*）	接触污染有滋养体的水或空气时，阿米巴通过损伤的皮肤黏膜、眼角膜或呼吸道侵入	眼角膜、脑、皮肤等	多起病缓慢，可有头痛、脑膜刺激征、脑部定位征、癫痫、精神障碍等
	刚地弓形虫（*Toxoplasma Gondii*）	卵囊污染食物或水源，经粪—口途径感染；通过生食或半生食含有包囊或假包囊的动物肉类致感染；经胎盘垂直传播等	各种有核细胞	先天性弓形虫病：脑积水、大脑钙化灶、视网膜脉络膜炎和精神、运动障碍。获得性弓形虫病：脑炎或脑膜脑炎相关症状体征；癫痫、精神障碍等 急性期可出现脑膜脑炎相关症状和体征，儿童多见
	克氏锥虫（*Trypanoma cruzi*）	锥蝽叮咬吸血，循环后期锥鞭毛体经锥蝽粪便污染伤口或黏膜侵入后致感染；经输血、母乳、胎盘或食入被传染性锥蝽粪便污染的食物也可感染	组织细胞内	急性期少数患者可出现脑膜脑炎相关症状体征。慢性期累及心脏的患者可有附壁血栓形成，继发肺、脑等器官栓塞
	布氏冈比亚锥虫（*Trypanosoma brucei gambiense*）	通过含循环后期锥鞭毛体的采采蝇叮咬吸血感染	血液、淋巴液、脑脊液	潜伏期长，数月至数年。持续性头痛、性格和举止改变等各种精神症状；反应迟钝，嗜睡、昏睡、昏迷、癫痫样抽搐等；舞蹈病样动作与共济失调多见于儿童
	布氏罗得西亚锥虫（*T.b.rhodesiense*）	通过含循环后期锥鞭毛体的采采蝇叮咬吸血感染	血液、淋巴液、脑脊液	潜伏期短，数日至数周。症状与布氏冈比亚锥虫病类似，病情进展较冈比亚锥虫更为迅速
	恶性疟原虫（*Plasmodium falciparum*）	含有子孢子的雌性按蚊叮咬吸血感染	红细胞内	脑型疟疾可有剧烈头痛、谵妄、高热、惊厥、昏睡或昏迷等，可伴有颅内高压症状；常见癫痫发作；脑部定位征

续表

	寄生虫虫种	感染途径	主要寄生部位	相关症状体征/临床类型
吸虫	日本血吸虫（*Schistosoma japonicum*）	接触疫水，尾蚴侵入皮肤致感染	门脉-肠系膜静脉系统；肠壁、肝（卵）	虫卵异位损害所致。可分为癫痫型、急性脑炎型、脊髓炎型和脑瘤型
	曼氏血吸虫（*S.mansoni*）	接触疫水，尾蚴侵入皮肤致感染	门脉-肠系膜静脉系统；肠壁、肝（卵）	与日本血吸虫卵脑异位损害相似症状体征
	埃及血吸虫（*S.haematobium*）	接触疫水，尾蚴侵入皮肤致感染	膀胱、骨盆静脉丛；膀胱、生殖器官（卵）	与日本血吸虫卵脑异位损害相似症状体征
	卫氏并殖吸虫（*Paragonimus westermani*）	生食或半生食带有卫氏并殖吸虫的囊蚴淡水蟹、蝲蛄等致感染	肺（成虫）、多种器官组织（童虫）	脑膜脑炎相关症状体征；颅内压增高症状；脑部定位征；头痛、精神症状、癫痫等
	斯氏狸殖吸虫（*P. Skrjabini*）	生食或半生食带有斯氏狸殖吸虫囊蚴淡水蟹、蝲蛄等致感染	包括肺在内的多种器官组织（童虫）	脑膜脑炎相关症状体征；颅内压增高症状；脑部定位征；头痛、精神症状、癫痫等；
	异形吸虫（*Heterophyid trematodes*）	生食或半生食带有异形吸虫囊蚴的鱼、蛙致感染	肠道或肠壁组织中；偶可侵入脑、脊髓、肝、脾、肺、心等	面部抽搐、语言不利、肢端麻木等脑部受损相关临床症状
绦虫	链状带绦虫（*Taenia solium*）	生食或半生食米猪肉致感染；虫卵污染食物或水源，经粪—口途径感染	小肠（成虫）；皮肤、脑、眼、肌肉等组织器官内（囊尾蚴）	脑囊虫病可分为癫痫型、颅内压增高型、脑膜炎型、精神障碍型、混合型
	细粒棘球绦虫（*Echinococcus granulosus*）	虫卵污染食物或水源，经粪—口途径感染	肝脏、肺脏、腹腔、脑、心脏、脾脏、骨骼等	主要的临床特点是颅内压增高和癫痫发作。头痛、呕吐、癫痫等，脑部定位征
	多房棘球绦虫（*E. multilocularis*）	虫卵污染食物或水源，经粪—口途径感染	原发于肝脏，可侵及肺、脑等部位	主要临床症状为局限性癫痫或偏瘫，但视病变部位而异。脑型患者均伴有明显肝与肺的泡型包虫病
	曼氏迭宫绦虫（*Spirometra mansoni*）	生食或半生食带有裂头蚴的蛙、蛇等致感染；局部生贴蛙肉裂头蚴经皮肤黏膜侵入；误食带有原尾蚴的剑水蚤致感染	小肠（成虫）；脑、肝、肺、腹腔等（裂头蚴）	最常见的症状依次是癫痫、运动障碍和精神异常。常有阵发性头痛，伴喷射状呕吐等，严重时可出现昏迷
	阔节裂头绦虫（*Diphyllobothrium latum*）	生食或半生食带有裂头蚴的鱼肉致感染	小肠	常出现感觉异常、运动失调、深部感觉缺失等神经紊乱现象，可能与维生素 B_{12} 缺乏有关
	微小膜壳绦虫（*Hymenolepis nana*）	误食含有似囊尾蚴的某些鞘翅目昆虫致感染	小肠	神经精神症状常见。主要有头痛、头晕、烦躁和失眠，甚至惊厥等
	缩小膜壳绦虫（*H. diminuta*）	虫卵污染食物或水源，经粪—口途径感染；孕节破裂，自体感染虫卵；误食含有似囊尾蚴的中间宿主昆虫致感染	小肠	头痛、失眠等神经症状。严重者可出现眩晕、精神痴呆等
	克氏假裸头绦虫（*Pseudanoplocephala crawfordi*）	误食含有似囊尾蚴的某些昆虫致感染	小肠	可有失眠、情绪不安等神经精神症状
线虫	旋毛形线虫（*Trichinella spiralis*）	生食或半生食含有旋毛虫囊包的动物肉类致感染	小肠（成虫）；横纹肌（幼虫）	脑膜脑炎相关症状和体征。严重者可出现抽搐和昏迷等
	广州管圆线虫（*Angiostrongylus cantonensis*）	生食或半生食含有广州管圆线虫感染期幼虫的螺肉或蛞蝓等致感染	脑等多种组织器官	表现为嗜酸性粒细胞增多性脑膜脑炎或脑脊髓膜炎。颈项强直、剧烈头痛、躯体疼痛头痛和（或）游移性躯干四肢肌肉痛、皮肤痛等。痛觉异常或痛觉过敏等为其特点

续表

	寄生虫虫种	感染途径	主要寄生部位	相关症状体征/临床类型
	粪类圆线虫（*Strongyloides stercoralis*）	土壤中丝状蚴经皮肤侵入人体；在肠道中发育成丝状蚴，侵入肠黏膜后播散，引起体内自身感染或经肛周皮肤侵入致体外自身感染	小肠（成虫）；各组织器官（丝状蚴）	偶可侵入脑或脊髓，主要表现为嗜酸性粒细胞增多性脑膜脑炎相关症状和体征（见于弥漫性粪类圆线虫病）
	棘颚口线虫（*Gnathostoma spinigerum*）	生食或半生食含有感染期幼虫的淡水鱼类中间宿主或蛙、蛇、猪、鸡等转续宿主致感染	皮肤、内脏器官等	偶可侵入脑或脊髓，主要表现为嗜酸性粒细胞增多性脑膜脑炎相关症状和体征
	似蚓蛔线虫（*Ascaris lumbricoides*）	感染期虫卵污染食物或水源，经粪—口途径感染	小肠	偶可侵入脑部，导致脑损伤

注：有些硬蜱在叮刺吸血过程中唾液可分泌神经毒素，导致宿主运动性纤维的传导障碍，引起上行性肌肉麻痹现象，最初出现食欲不振和声音消失，随即出现步态不稳、上行性软瘫、过度流涎、眼部刺激、瞳孔不对称及呕吐等可导致呼吸衰竭而死亡，称为蜱瘫痪（tick paralysis）。

附表 1-5 可引起泌尿生殖系统疾病的寄生虫感染

	寄生虫虫种	感染途径	主要寄生部位	相关症状体征/临床类型
原虫	阴道毛滴虫（*Trichomonas vaginalis*）	滋养体主要经性传播途径传播，亦可通过公共浴池、游泳池、坐式马桶等间接传播	阴道；尿道；前列腺等	滴虫性阴道炎、尿道炎、膀胱炎、前列腺炎等泌尿生殖道感染相关症状和体征
	溶组织内阿米巴（*Entamoeba histolytica*）	包囊污染食物或水源，经粪—口途径感染	回盲部、结肠、肝脏、肺、脑等	阿米巴尿道炎、阿米巴膀胱炎、阿米巴肾脓肿等
	刚地弓形虫（*Toxoplasma Gondii*）	卵囊污染食物或水源，经粪—口途径感染；通过生食或半生食含有包囊或假包囊的动物肉类感染；经胎盘垂直传播等	各种有核细胞	血尿、蛋白尿、肾区疼痛、叩击痛等肾脏损伤表现
	克氏锥虫（*Trypanoma cruzi*）	锥蝽叮咬吸血，循环后期锥鞭毛体经锥蝽粪便污染伤口或黏膜侵入感染；经输血、母乳、胎盘或食入被传染性锥蝽粪便污染的食物也可感染	组织细胞内	泌尿系受累时可出现局部疼痛、排尿困难、尿潴留等
	布氏冈比亚锥虫（*Trypanosoma brucei gambiense*）	通过含循环后期锥鞭毛体的采采蝇叮咬吸血感染	血液	因肾脏免疫病理性损伤引起蛋白尿、水肿等
	布氏罗得西亚锥虫（*T.b.rhodesiense*）	通过含循环后期锥鞭毛体的采采蝇叮咬吸血感染	血液	因肾脏免疫病理性损伤引起蛋白尿、水肿等
	恶性疟原虫（*Plasmodium falciparum*）	含有子孢子的雌性按蚊叮咬吸血感染	红细胞内	急性肾功能损伤症状，蛋白尿、血尿、血红蛋白尿等，通常不伴有高血压及水肿
	三日疟原虫（*P.malariae*）	含有子孢子的雌性按蚊叮咬吸血感染	红细胞内	肾病综合征相关临床表现和体征，全身水肿、蛋白尿、高血压，可导致肾衰竭
	杜氏利什曼原虫（*Leishmania donovani*）	含有前鞭毛体的雌性白蛉叮咬吸血感染	单核吞噬细胞系统	因肾脏免疫病理性损伤引起轻度蛋白尿、血尿
吸虫	埃及血吸虫（*Schistosoma haematobium*）	接触疫水，尾蚴侵入皮肤感染	膀胱、骨盆静脉丛；膀胱、生殖器官（卵）	早期症状为无痛性终末血尿，逐渐出现尿频、尿急等症状，继而可出现排尿困难。如并发尿路阻塞、肾盂积水，继发细菌感染，最后可引起肾衰竭。本病可能诱发癌变。男性患者可有前列腺炎、阴茎包皮象皮肿等。女性患者卵巢、输卵管等也可受累

续表

	寄生虫虫种	感染途径	主要寄生部位	相关症状体征/临床类型
	日本血吸虫（*S. japonicum*）	接触疫水，侵入皮肤致感染	门脉-肠系膜静脉系统；肠壁、肝脏（卵）	因肾脏免疫病理性损伤引起，以无症状性蛋白尿最常见
	曼氏血吸虫（*S.mansoni*）	接触疫水，尾蚴侵入皮肤致感染	门脉-肠系膜静脉系统；肠壁、肝（卵）	因肾脏免疫病理性损伤引起，以无症状性蛋白尿最常见
绦虫	细粒棘球绦虫（*Echinococcus granulosus*）	虫卵污染食物或水源，经粪—口途径感染	肝脏最常见；肺脏、腹腔、脑、心脏、脾脏、肾、骨骼等	常为单侧。主要为表面光滑、界线清楚的无痛性肾区肿块，可伴有腰痛、血尿及脓尿。可出现急性肾绞痛、尿频、尿急、尿痛等症状。膀胱包虫主要表现为尿频、尿痛、尿急、尿混浊并排出粉皮样含子囊及内层碎屑的尿液
	曼氏迭宫绦虫	生食或半生食带有裂头蚴的蛙、蛇等感染；局部生贴蛙肉裂头蚴经皮肤黏膜侵入；误食带有原尾蚴的剑水蚤感染 生食或半生食带有裂头蚴的鱼肉	小肠（成虫）；脑、肝、肺、腹腔等（裂头蚴）	裂头蚴可侵及肾脏、膀胱、尿道，引起局部损伤症状。病理特点为嗜酸性肉芽肿囊包
线虫	班氏吴策线虫（*Wuchereria bancrofti*）	经含有感染期幼虫的雌蚊叮咬吸血感染	淋巴系统	急性期有时可有睾丸及附睾肿大、精索结节状肿块等，常有疼痛和压痛，一般3～5天内消退，不久又复发。慢性期可有乳糜尿或乳糜血尿，可有肾绞痛；阴囊象皮肿；睾丸鞘膜积液等
	蠕形住肠线虫（*Enterobius vermicularis*）	感染期虫卵污染食物或水源，经粪—口途径感染；经肛门—手—口途径自体重复感染；幼虫或成虫经逆行途径感染	回盲部	蛲虫的异位寄生可引起阴道炎、尿道炎、输卵管炎、子宫内膜炎等
	肾膨节线虫（*Dioctophyma renale*）	采食含有第三期蚴的中间宿主蚯蚓或吞食含第三期蚴转续宿主鱼类感染	肾脏为主；亦可寄生在膀胱、卵巢、子宫、肝脏、腹腔等部位	主要有腰痛、肾绞痛、反复血尿、尿频，可并发肾盂肾炎、肾结石、肾功能障碍等
	艾氏小杆线虫（*Rhabditis axei*）	可能是在污水中游泳、捕捞水产品而接触污水或误饮污水时，幼虫经口进入消化道或经泌尿道上行感染	消化系统；肾脏	腰痛、血尿、尿频、尿急或尿痛等泌尿系统感染症状，肾实质受损时可出现下肢水肿和阴囊水肿、乳糜尿、蛋白尿、脓尿、低比重尿和氮质血症
	医学节肢动物家庭螨类（粉螨类、跗线螨类）（*Acaridae*, *Tarsonemidae*）	一般认为以尿路逆行感染为主；也可能在侵入其他组织器官后经血淋巴途径侵入泌尿道	可侵入皮肤、呼吸道、消化道、泌尿道等部位	尿急、尿频、尿痛等刺激症状；可有夜间遗尿；尿检可有蛋白尿、血尿、脓尿等；尿中可见出螨虫或虫卵

附表 1-6 可引起感觉器官（皮肤、眼、耳、鼻）疾病的寄生虫感染

	寄生虫名称	感染途径	相关组织器官	相关症状体征/临床类型
原虫	溶组织内阿米巴（*Entamoeba histolytica*）	包囊污染食物或水源，经粪—口途径感染	皮肤	皮肤阿米巴病有时可形成局部脓肿或表现为局部溃疡坏死、咖啡样分泌物、无痛肉芽肿性溃疡形成等
	棘阿米巴（*Acanthamoeba Spp*）	接触污染有棘阿米巴的水或空气时，虫体通过损伤的皮肤黏膜、眼角膜或呼吸道侵入；也可通过佩戴角膜接触镜感染	眼	棘阿米巴角膜炎患者常有异物感、视物模糊、流泪、羞明等症状，并常伴有与体证不符的剧烈疼痛

续表

	寄生虫名称	感染途径	相关组织器官	相关症状体征/临床类型
原虫	刚地弓形虫（*Toxoplasma Gondii*）	卵囊污染食物或水源，经粪—口途径感染；通过生食或半生食含有包囊或假包囊的动物肉类致感染；经胎盘垂直传播等	眼	先天性感染可有小眼球、无眼、白内障、脉络膜视网膜炎等。获得性感染以脉络膜视网膜炎较为常见
	蓝氏贾第鞭毛虫（*Giardia lamblia*）	包囊污染食物或水源，经粪—口途径致感染	眼	脉络膜视网膜炎、虹膜睫状体炎、视网膜出血、视网膜动脉炎、葡萄膜炎等，可能与变态反应有关
	杜氏利什曼原虫（*Leishmania donovani*）	经含前鞭毛体的雌性白蛉叮咬吸血致感染	皮肤	皮肤利什曼病：皮损多为无痛性结节，大小不等，也可表现为色素减退斑、浅色斑或溃疡溃烂；或呈丘疹状皮损。常见于面部及颈部
	热带利什曼原虫（*L. tropica*）	经含前鞭毛体的雌性白蛉叮咬吸血致感染	皮肤	最初被叮咬处皮肤出现棕色或正常肤色丘疹，数月后溃破，脓汁少，常发生在面部或上、下肢。病程长
	硕大利什曼原虫（*L.major*）	经含前鞭毛体雌性白蛉叮咬吸血致感染	皮肤	最初被叮咬处丘疹较大，鲜红色，1～3 周溃破，有浓汁流出，愈合快。多见于下肢
	墨西哥利什曼原虫（*Leishmania mexicana*）	经含前鞭毛体雌性白蛉叮咬吸血致感染	皮肤	皮肤病变最初常为结节状，然后破溃。感染部位在耳轮时，皮肤损伤变为持续性，临床表现为单一、自限性的皮肤丘疹、结节或无痛性溃疡，皮损常见于面部和耳部。可造成耳软骨破坏
	巴西利什曼原虫（*Leishmania braziliensis*）	经含前鞭毛体雌性白蛉叮咬吸血致感染	皮肤、鼻咽部黏膜	潜伏期短，开始为无痛性结节，奇痒，溃破后形成圆形边缘明显的浅表溃疡。部分患者可有鼻咽部黏膜病变，严重者鼻中隔破坏，形成局部畸形，甚至可损伤喉和软骨
	克氏锥虫（*Trypanoma cruzi*）	锥蝽叮咬吸血，循环后期锥鞭毛体经锥蝽粪便污染伤口或黏膜侵入感染；经输血、母乳、胎盘或食入被传染性锥蝽粪便污染的食物也可致感染	皮肤、眼	侵入部位可形成红斑和硬结，一般可持续存在数周。若侵入部位在结膜，则可见单侧眼睑肿胀，非凹陷性，同时可见同侧睑结膜炎与耳前淋巴结炎，是本病早期的特征性表现
	布氏冈比亚锥虫（*Trypanosoma brucei gambiense*）	通过含循环后期锥鞭毛体的采采蝇叮咬吸血致感染	皮肤	局部皮肤红肿，伴疼痛及压痛，质地较硬（锥虫性“下疳”），初为结节，以后形成硬结，约 3 周后可消退
	布氏罗得西亚锥虫（*T.b.rhodesiense*）	通过含循环后期锥鞭毛体的采采蝇叮咬吸血致感染	皮肤	同布氏冈比亚锥虫
吸虫	血吸虫（*Schistosoma*）	接触疫水，尾蚴侵入皮肤致感染	皮肤	尾蚴性皮炎：接触疫水后数分钟或数小时内局部即发生剧痒，继而出现红斑和较硬韧的丘疹，周围有明显的红晕；严重者，丘疹扩大融合成风团块，甚至形成水疱。随后症状逐渐消退，脱痂
	卫氏并殖吸虫及斯氏狸殖吸虫（*Paragonimus westermani & P. Skrjabini*）	生食或半生食带有卫氏或斯氏并殖吸虫囊蚴的淡水蟹、蝲蛄感染	皮肤、眼	主要表现为游走型皮肤下包块或结节。常见于腹部、胸部、腰背部。一般大小在 1～3cm，边缘不清，皮肤表面正常。包块间有时可扪及条索状纤维块。侵及眼部时眼睑可出现结节样囊肿，结节大小不一，软硬不尽相同，有压痛；侵及眼眶时可出现眼球突出、眼睑肿胀和球结膜水肿，可伴有视盘水肿、视神经萎缩

续表

	寄生虫名称	感染途径	相关组织器官	相关症状体征/临床类型
绦虫	链状带绦虫（*Taenia solium*）	虫卵污染食物或水源，经粪—口途径感染；也可通过自体内或自体外途径感染虫卵致感染	皮肤、眼	皮肤囊尾蚴病主要表现为皮下结节，可有黄豆至核桃大小或更大，圆形或卵圆形，表面光滑紧张而有弹性，与皮肤无粘连，无自觉症状，多见于躯干、四肢，可分批出现。眼囊尾蚴病多为单眼感染，最常寄生的部位在玻璃体和视网膜下。位于视网膜下者可引起视力减退，亦常为视网膜剥离的原因之一；位于玻璃体者可自觉眼前有黑影飘动。囊尾蚴死亡后可导致葡萄膜炎、视网膜脉络膜炎等，甚至失明
	曼氏迭宫绦虫（*Spirometra mansoni*）	生食或半生食带有裂头蚴的蛙、蛇等致感染；局部生贴蛙肉裂头蚴经皮肤黏膜侵入；误食带有原尾蚴的剑水蚤致感染；生食或半生食带有裂头蚴的鱼肉致感染	皮肤、眼	常累及躯干表浅部及四肢皮下，表现为游走性皮下结节，可呈圆形、柱形或不规则条索状，大小不一，直径长0.5～5.0cm，局部可有瘙痒、虫爬感等；若有炎症时可出现间歇性或持续性疼痛或触痛。眼部病变多累及单侧眼睑或眼球，表现为眼睑红肿、结膜充血，畏光、流泪、微疼、奇痒或有虫爬感等。在红肿的眼睑和结膜下，可有移动性、硬度不等的肿块或条索状物。裂头蚴侵入眼球时，可发生眼球凸出，眼球运动障碍；严重者出现角膜溃疡，甚至并发白内障失明
	细粒棘球绦虫和多房棘球绦虫（*Echinococcus granulosus* & *E. multilocularis*）	虫卵污染食物或水源，经粪—口途径感染	眼、皮肤	棘球蚴可寄生于眼睑、结膜、玻璃体、视网膜与眼眶。眼眶包虫病可发生于眼眶任何部位，其症状与一般眼眶肿瘤相似。有的包虫囊体积大，充满整个眼眶，并可腐蚀眶壁，侵犯到颅腔。也可压迫视神经而产生视盘水肿，视网膜出血或视神经萎缩。寄生于眼内时，可导致失明。可有荨麻疹、皮肤瘙痒、血管神经性水肿等过敏症状。寄生于皮下时主要表现为皮下结节和肿块，数目1～2个，肿块柔软，有波动感
线虫	似蚓蛔线虫（*Ascaris lumbricoides*）	感染期虫卵污染食物或水源，经粪—口途径感染	皮肤、耳	可有荨麻疹、皮肤瘙痒、血管神经性水肿、结膜炎等；中耳蛔虫症：耳痛，虫体穿破鼓膜，自外耳道钻出，常伴有继发细菌感染可引起急慢性中耳炎。
	美洲板口线虫及十二指肠钩口线虫（*Necator americanus* & *Ancylostoma duodenale*）	接触丝状蚴污染的土壤或旱地作物时，丝状蚴经皮肤致感染	皮肤	钩蚴性皮炎：瘙痒、水肿、红斑，继而形成丘疹、水疱，以足趾间、足底、手背及指间最常见。具有自限性
	粪类圆线虫（*Strongyloides stercoralis*）	土壤中丝状蚴经皮肤侵入人体；肠道中发育成丝状蚴，侵入肠黏膜后播散，引起体内自身感染或经肛周皮肤侵入致体外自身感染	皮肤	表现为小出血点、丘疹，并伴有刺痛或痒感，搔破后易引起继发性感染。此外，还可出现移行性线状荨麻疹，蔓延较快。病变常可反复出现在肛周、腹股沟、臀部等处皮肤。
	蠕形住肠线虫（*Enterobius vermicularis*）	感染期虫卵污染食物或水源，经粪—口途径感染；经肛门—手—口途径自体重复感染；幼虫或成虫经逆行途径感染	皮肤	肛门瘙痒和炎症为主要症状

续表

	寄生虫名称	感染途径	相关组织器官	相关症状体征/临床类型
线虫	结膜吸吮线虫（*Thelazia callipaeda*）	蝇类舔吸带虫动物的眼部后，再舔吸人眼而构成传播	眼	多侵犯一侧眼。可有眼部异物感、痒感、刺痛、流泪、畏光、分泌物增多、疼痛等，一般无视力障碍。婴幼儿不敢睁眼，有手抓眼的动作。有时可发现眼球有白色细小的虫体爬行。重感染者可发生结膜充血，形成小溃疡面，角膜混浊、眼睑外翻等。寄生在眼前房时，可有丝状阴影移动感、睫状体充血、房水混浊、眼压升高、瞳孔扩大、视力下降等。如泪小管受损，可出现泪点外翻
	棘颚口线虫（*Gnathostoma spinigerum*）	生食或半生食含有感染期幼虫的淡水鱼类中间宿主或蛙、蛇、猪、鸡等转续宿主致感染	皮肤、眼	匐行疹或间歇出现的皮下游走性包块，局部皮肤表面稍红，有时有灼热感和水肿，可有痒感，疼痛不明显。有时也可形成脓肿，或有以脓肿为中心的硬结节。有时虫体会自动从皮肤脓肿逸出。肿块蚕豆至鸡蛋大小，可发生在额、面、枕、胸、腹、手臂等多部位。侵及眼部可引起外眼病变与眼内病变。前者表现为眼眶周围炎，出现眼痛、流泪、畏光、眼球周围红肿等。后者则表现为虹膜炎、前房或玻璃体积血、视网膜剥离等，严重者可致失明
	异尖线虫（*anisakis*）	生食或半生食含有幼虫的海鱼致感染	皮肤	皮下肿块
	班氏吴策线虫和马来布鲁线虫（*Wuchereria bancrofti* & *Brugia malayi*）	经含有感染期幼虫的雌蚊叮咬吸血致感染	皮肤	急性期主要表现为淋巴管炎及淋巴结炎，局部呈红线，由近端向远延伸。淋巴结肿大、疼痛并有压痛。可有丹毒样皮炎表现。慢性期主要以淋巴水肿和象皮肿为特征
	旋盘尾线虫（*Onchocerca volvulus*）	经含有感染期幼虫的雌蚋叮咬吸血致感染	皮肤、眼	苔藓样皮炎、皮下结节为主要表现。眼部病变进展较缓慢，大多数患者的年龄超过40岁。可导致角膜混浊，亦可表现为虹膜、睫状体、视网膜及脉络膜炎症或视力下降，严重者可致失明
	罗阿罗阿线虫（*Loa loa*）	经含有感染期幼虫的雌性斑虻叮咬吸血致感染	皮肤、眼	游走性肿块或肿胀，肿块可自行消失。最常发生在腕部和踝部，皮肤瘙痒和蚁走感症状。可间歇发生，间歇期长短不定。眼部刺激症状明显，奇痒，可出现局部充血、水肿、畏光、流泪、疼痛等症状。持续数日，可自行消退。可有眼球突出症状
	麦地那龙线虫（*Dracunculus medinensis*）	经饮水误吞含有感染期幼虫的剑水蚤而感染	皮肤	皮肤出现条索状硬结和肿块；可有丘疹、水疱、脓疱、蜂窝织炎、脓肿、溃疡等症状；或有荨麻疹、血管性水肿出现；有时虫体可从皮肤表面伸出
节肢动物	蠕形螨（*follicle mite*）	通过直接或间接接触方式致感染	毛囊或皮脂腺	好发于成人面部，其中以鼻部、额部及颊部为明显。皮损类似于脂溢性皮炎、酒糟鼻、痤疮、色素沉着、花斑癣样。可有瘙痒、刺痛、潮红、油腻、斑丘疹等症状和体征。也可引起外耳朵蠕形螨瘙痒症

续表

	寄生虫名称	感染途径	相关组织器官	相关症状体征/临床类型
节肢动物	人疥螨（*sarcoptes scabiei*）	人疥螨通过直接接触（包括性接触）而传染，也可通过病人使用过的衣物而间接传染	皮肤角质层	疥疮：好发于皮肤较薄且柔软部位。皮损为针尖大小丘疱疹和疱疹，常伴夜间剧痒。指缝处常可见疥螨掘出的隧道。继发性变化有抓痕、湿疹样变和脓疱等。男性患者可在阴囊、阴茎等处出现绿豆至黄豆大炎性硬结节。低龄儿童的皮损表现为多形性，可类似丘疹性荨麻疹、湿疹等，常累及头面部、掌跖
	革螨类、粉螨类、恙螨类、尘螨类（*gamasid mite*，*Acaridae*，*chigger mite*，*dust mite*）	接触皮肤叮咬吸血或接触有毒排泄物或螨虫	皮肤、鼻	螨性皮炎：风团样丘疹、虫咬痕迹、剧烈瘙痒等。严重时可遍及全身，可有全身症状，继发感染时可有淋巴管炎和淋巴结肿大。一些恙螨叮咬人体1～2天后，被叮咬部位出现焦痂，有特征性。尘螨也可引起过敏性鼻炎等
	松毛虫（*Dendrolimus*）	接触松毛虫毒毛或被其毒毛污染物毛刺刺入皮肤	皮肤	接触松毛虫毒素后局部疼痛、刺痒，出现丘疹、斑丘疹或风团，数小时至数天可见结节红斑、水疱、皮下小结或皮下血肿。还可表现有骨关节型松毛虫病相关症状体征
	桑毛虫及茶毛虫等（*Porthesia xanthocampa Dyer & Euproctis pseudoconspersa Strand*）	接触桑毛虫或茶毛虫毒毛或被其毒毛污染物、毛刺进入皮肤	皮肤	局部皮肤剧痒，随即出现绿豆至黄豆大小鲜红色红斑或斑丘疹、丘疱疹，中央可见一深红色或黑色似针尖小点。少数表现为风团
	毒隐翅虫（*Paederus fuscipes*）	皮肤接触隐翅虫；虫体毒液经手带到身体其他部位	皮肤	搔抓或拍死压碎隐翅虫后，在接触部位出现点、片状、条索状红斑，伴灼热感、痒感及疼痛感。随后红斑上出现密集的丘疹、水疱，后发展为脓疱或呈灰褐色坏死
	其他（蜂、蜈蚣、蝎、毒蜘蛛、毒蚁等）	螫刺释放毒素	皮肤	除局部皮损表现外，往往疼痛剧烈，皮肤坏死，全身中毒反应也较常见。有些节肢动物可释放神经毒素或内脏毒素，可致死亡

（张海珠）

附录二　医学寄生虫学外文专业词汇及解释

第八章　阿米巴 Chapter 8 Amoeba

1. Amoebic colitis（阿米巴结肠炎）: Amoebic colitis is caused by *E. histolytica* pathologically manifested as the lesion of the surface of the mucosal epithelium.

2. Amoebic dysentery(阿米巴痢疾): Amoebic dysentery is an acute intestinal amoebiasis caused by *E. histolytica*. The mucosal ulceration may penetrate deeper into the intestinal tissue, causing vast areas of tissue to be destroyed and forming classic flash-like ulcers.

3. Amoebic liver abscess(阿米巴性肝脓肿): Amebic liver abscess, also known as liver amebiasis, refers to the trophozoites of *E. histolytica* via the portal vein reaching to the liver, causing liver cell necrosis, melting and becoming abscess, which are the most complications of amoebic dysentery.

4. Amoeboma（阿米巴肿）: A chronic granulomatous lesion caused by *E. histolytica* infection, known as an amoeboma, developing most frequently in the cecal or rectosigmoid region.

5. Charcot-Leyden crystal（夏科-雷登晶体）: A kind of double pointed, hexagonal, needlelike, which is often seen in faces of patients with amoebiasis.

6. Chromatoid body（拟染色体）: Chromatoid body is composed of crystalline ribonucleic acid (RNA) and present as rod-shaped, often seen in the clear areas in the cytoplasm of amoebic cysts. It is so named because it is stained with hematoxylin like the chromatin of the nucleus.

7. Ectoplasm(外质): It is the clear glasslike outer layer of amoebic trophozoites, flowing out to form the pseudopodium.

8. Endoplasm（内质）: Endoplasm is the part of cytoplasma of protozoon, which is not close to the cell membrane, containing various kinds of organelles, such as endoplasmic reticulum, chromatophore, food vacuola, contractile vacuole, Golgi apparatus and mitochondria, etc.

9. Excystation(脱囊): It means that the release of trophozoites from the cyst in the ileocecal region of the intestine. The young trophozoites multiply rapidly and become established in the cecum.

10. Encystation（成囊）: The process of cyst formation of Amoebic trophozoite. The trophozoite stage of *E. histolytica* differentiates into a thick-walled cyst for transmission from one host to another.

11. Entamoeba histolytica（溶组织内阿米巴）: *E. histolytica* is a kind of anaerobic protists, belonging to the genus Entamoeba. It infects humans and primates. *E. histolytica* principally inhabits the large intestine, where the trophozoites, or active forms, live in the intestinal lumen and on occasion may invade the mucosal crypts, where they feed on red blood cells and form ulcers.

12. Extra-intestinal amoebiasis（肠外阿米巴病）: When the trophozoites of *E. histolytica* in the mucosal tissue are carried by blood flow (hepatic portal system) to the liver, lungs, and also may be carried to the brain, causing extra-intestinal amoebiasis.

13. Glycocalyx(糖萼): It is a polysaccharide-protein complex, coating on the surface of the cells of protozoa.

14. Glycogen vacuole（糖原泡）: Glycogen vacuole is the dark yellow-brown vacuole seen in the cysts of amoebae stained with iodine, indicating the presence of glycogen.

15. Invasive amoebiasis（侵袭性阿米巴病）: Invasive amoebiasis refers to fulminant colitis, liver abscess or other organ lesions caused by *E. histolytica*. Invasive amoebiasis is the second most common cause of mortality due to parasite infections worldwide.

16. Mature cyst(成熟包囊): Mature cyst is a well-developed and tetranucleate cyst of amoeba. It is an infective stage in all cyst-forming protozoa.

17. Peripheral chromatin granules（核周染色质粒）: Peripheral chromatin granules locate on the inner surface of the nuclear membrane, which are characteristically uniform and small, and can be differentiated from the nuclear chromatin of host cells.

18. Precyst（前包囊期）: It is a life stage of Entameoba. Trophozoites become more spherical and shrink in size, and pseudopodia, if formed, sluggishly extended under 3 certain adverse environmental and/or physiological circumstances.

19. Entamoeba dispar(迪斯帕内阿米巴): It is one of nonpathogenic amoeba species, which is more common found in the large intestine of humans and is not associated with symptomatic amebiasis due to noninvasion in humans. There are no consistent morphological differences between *E. hislolytica* and *E. dispar*, so this species is formerly considered *E. histolytica*, is now considered a separate species.

20. Entamoeba coli(结肠内阿米巴): *E. coli* usually dwells in the large intestine and is a commensal protozoan. It is generally nonpathogenic to humans, which should be differentiated from *E. histolytica* by laboratory diagnosis.

21. Entamoeba hartmanni（哈门内阿米巴）: As a separate species of Entamoeba, it resides in the large intestine of humans and is considered nonpathogenic. The cyst is very similar to *E. histolytica* but is smaller, less than 10 μ m. At one time *E. hartmanni* referred to a sub-species of *E. histolytica*.

22. Endolimax nana（微小内蜒阿米巴）: *E. nana* is nonpathogenic amoeda species, living in the colon of hosts and multiplies rapidly by binary fission. Its trophozoites actively feed on bacteria.

23. Iodamoeba butschlii（布氏嗜碘阿米巴）: Iodamoeba butschlii is a nonpathogenic species of amoebae, residing in the large intestine of the human host. Within the cyst, a large glycogen body is seen, which stains deeply with iodine. It gets its name from its appearance of staining with iodine.

24. Entamoeba gingivalis（齿龈内阿米巴）: *E. gingivitis* is the first amoeba in humans to be described. It is often found in the mouth inside the gingival pocket biofilm near the base of the teeth and in periodontal pockets. Its trophozoites have a close morphologic resemblance to those of *E. hislolytica*.

25. Primary amoebic meningoencephalitis, PAM（原发性阿米巴脑膜脑炎）: An invasive, rapidly fatal cerebral infection and found in humans and other primates, which is mainly caused by the free-living Naegleria fowleri that is typically found in freshwater lakes, rivers, ponds, hot springs and swimming pools. The primary amebic meningoencephalitis is characterized by high fever, neck rigidity, and other symptoms associated with upper respiratory infection（cough and nausea）. The brain is the primary focus, especially the olfactory lobes and cerebral cortex; organisms enter through the nasal mucosa to the cribriform plate. This disease is rare, it is often not considered and clinical symptoms are similar to those of meningitis. Death usually occurs in 2–3 days after onset of symptoms, with a case fatality rate greater than 95%.

26. Acanthamoeba（棘阿米巴）: Acanthamoeba is a genus of amoebae, a single-celled eukaryote commonly recovered from soil, freshwater and other habitats, and has two evolutive forms, the metabolically active trophozoite and a dormant, stress-resistant cyst. The genus is composed of seven nonpathogenic species, mainly including A. culbertsoni and A. castellanii. The former is responsible for granulomatous amebic encephalitis（GAE）. The latter is responsible for acanthamoeba keratitis（AK）.

27. Granulomatous amebic encephalitis, GAE（肉芽肿性阿米巴脑炎）: Granulomatous amebic encephalitis（GAE）is a central nervous system disease mainly caused by A. culbersoni. This disease is a subacute opportunistic infection, which is transmitted from pulmonary or skin lesions to the CNS via blood stream, leading to focal neurologic deficits that then become a diffuse encephalitis and death after days to weeks. The infection has been documented predominantly among the immunocompromised population or among those with chronic diseases.

28. Acanthamoeba keratitis,（AK）（棘阿米巴角膜炎）: Acanthamoeba keratitis is a corneal infection caused by A. castellanii. The clinic course is usually protracted and the prognosis is variable. The patients commonly are associated with minor corneal trauma and mostly the soft contact lenses wearers. It can

accompany a bacterial infection of the eye and can produce corneal ulceration and result in severe loss of vision and even blindness.

29. Free-living amoebae（自生生活阿米巴）: Normally，free-living amoebae live in fresh water bodies and soil. Some of them are capable of facultative parasitism and are highly pathogenic to humans，including the genera Naegleria and Acanthamoeba.

30. Naegleria fowleri（福氏耐格里阿米巴）: Naegleria fowleri，colloquially known as the "brain-eating amoeba"，is one of the free-living amoebae，which is the only recognized pathogenic species of Naegleria. Naegleria fowleri has three stages in its life cycle：cysts，ameboid-form trophozoites，and flagellate-form trophozoites. Rapid transformation can occur between the two forms of trophozoits and flagellate-form trophozoites usually revert back to ameboid-form trophozoites. Ameboid-form trophozoites infect hosts by penetrating the nasal mucosa and migrating to the brain via the olfactory nerves，causing an acute，and usually lethal，central nervous system（CNS）disease called primary amebic meningoencephalitis（PAM）.

第十章　孢　子　虫

1. Malaria（疟疾）: Malaria is one of the oldest documented and life-threatening mosquito-borne infectious diseases of mankind. It is caused by Plasmodium parasites，human can get infection by the bite of infected female Anopheles mosquitoes，and it can also be transmitted by blood transfusions，organ trans- plantation or transplacental transmission from malaria carriers. The paroxysm occurs periodically，characterized by chills，fever and sweating，the long-term multiple attacks can lead to anemia and splenomegaly.

2. Paroxysm（疟疾发作）: Rupture of the infected red blood cells lead to the onset of malaria termed paroxysm. A typical paroxysm is comprised of three consecutive stages—cold stage，hot stage and sweating stage. Paroxysm occurs periodically because the schizogony of erythrocytic cycle is the basis of it. It can also result in anemia and enlargement of the spleen and liver.

3. Recrudescence（再燃）: After the first paroxysm stops，a small amount of residual erythrocytic cycle malaria parasites in the blood suddenly increase to large numbers under certain conditions rather than reinfection，which cause the recurrence of symptoms，this phenomenon termed recrudescence.

4. Relapse（复发）: After the first paroxysm stops，the Plasmodium in blood has been eliminated completely，and no mosquito-borne infection occurs again，the delayed sporozoites in hepatocytes develop from dormancy to infrared merozoites and reinvade red blood cells for mitotic reproduction after several weeks or more，causing paroxysm once again，called relapse. It has been reported that it occurs over a period of three weeks to one year or slightly longer after the apparent cure，but usually confined to the first 6 months after malaria infection.

5. Premonition（带虫免疫）: After infection of parasites（protozoa，such as malaria），human can develop a degree of immunity against re-infection，because of the original parasites in its body cannot be completely removed，and maintain at a low level induced a certain degree of resistance for the same kind of parasite re-infection. This state of immunity is called premonition.

6. Cryptosporidiosis（隐孢子虫病）: Cryptosporidiosis is a zoonotic disease caused by Cryptosporidium parvum. Cryptosporidium parvum is an opportunistic parasite of humans，both immunodeficient and immunocompetent，and especially of young children. Symptomatic cryptosporidiosis in immunocompetent persons is characterized by self-limited diarrhea. However，immunodeficient patients typically have severe diarrhea lasting months or even years. Cryptosporidiosis commonly occurs in patients with AIDs and can be an important contributory factor in their deaths.

7. Sarcocystosis（肉孢子虫病）: Sarcocystosis is caused by a zoonotic parasite of Sarcocystis including two types：intestinal sarcocystosisand muscular sarcocystosis. Intestinal sarcocystosis is caused by S. hominis and S. suihominis，Man（definitive host）gets infection by ingestion of raw or undercooked

beef (S. hominis) or pork (S. suihominis) containing sacrocysts. It is usually asymptomatic but patient may develop nausea, vomiting, abdominal pain and diarrhea. Muscular sarcocystosisis caused by unidentified species of Sarcocystis collectively known as S.lindemanni. It is also usually asymptomatic. Symptoms depend on the size of the muscle cysts that varies from 50 μm to 5 cm. Larger cysts can cause muscle pain, weakness in muscle or rarely focal myositis and eosinophilic myositis.

8. Isosporiasis(等孢球虫病): Isosporiasis, a human asymptomatic and self-limited intestinal disease caused Isospora belli, is found worldwide but predominantly in tropical and subtropical climates, especially in South America, Africa, and Southeast Asia including India. It is frequently associated in AIDs patients but rare in HIV infected children (different from cryptosporidiosis) . Acute infections can begin abruptly with fever, abdominal pain, and watery non-bloody diarrhea and can last for weeks or months.

9. Balantidiosis (结肠小袋纤毛虫病): Balantidios is caused by Balantidios, the largest human parasitic protozoan. Trophozoites parasitic in the colon with a large number of proliferation, can cause host digestive disorders. There are three types of clinical manifestations: Asymptomatic, chronic and acute. Most of the infected people are asymptomatic. Chronic-type patient expression is periodic diarrhoea, excrement shows atheroma or water appearance, often contain mucous, but without pus blood. Acute type also calls dysentery type, the onset is sudden with diarrhea, pus and blood stool, bellyache and tenesmus and some appear dehydrate, malnutrition and angular.

第十三章 绦 虫

1. Taenia solium taeniasis(猪带绦虫病): Taenia solium also called pork tapeworm. The adult worm live in the intestine and caused Taenia solium taeniasis. The clinical manifestation of intestinal T. solium taeniasis is relatively mild. Vague abdominal discomfort, hunger pangs, and chronic indigestion have been reported.

2. Cysticercosis(囊虫病): This disease is caused bu Cysticercus cellulosae, the larval stage of T. solium. Cysticerci can develop in any other organ and issue of man, but are commonly present in muscle, subcutaneous tissue, brain and eye, and caused subcutaneous and muscle form of cysticercosis, neurocysticercosis and ocular cysticercosis.

附录三　医学寄生虫检测技术

医学寄生虫检测技术包括病原学检测、免疫学检测和分子生物学检测等三个方面。

一、病原学检测技术

（一）粪便检测

粪便检测是诊断寄生虫病常用的方法。要取得准确的结果，粪便必须新鲜，送检时间一般不宜超过 24 小时。如果检测肠内原虫滋养体，最好立即检查，或暂时保存在 35～37℃ 条件下待测。盛粪便的容器须洁净、干燥，并防止污染；粪便中不可混入尿液及其他体液等，以免影响检测结果。具体方法如下：

1. 直接涂片法（direct smear method）　用以检测蠕虫卵、原虫的包囊和滋养体。方法简便，连续做 3 次涂片，可以提高检出率。

（1）蠕虫卵检测：滴 1 滴生理盐水于洁净的载玻片上，用棉签棒或牙签挑取绿豆大小的粪便，在生理盐水中涂抹均匀；涂片的厚度以透过玻片隐约可辨认书上的字迹为宜。加盖玻片后用低倍镜或高倍镜观察。应注意鉴别虫卵与粪便中的异物。虫卵都具有一定形状和大小；卵壳表面光滑整齐，具固有的色泽；卵内含卵细胞或幼虫。

（2）原虫检测

1）活滋养体检测：涂片应较薄，方法同检测蠕虫卵。气温愈接近体温，滋养体的活动愈明显。必要时可用保温台保持温度。

2）包囊的碘液染色检测：直接涂片方法同上，以 1 滴碘液代替生理盐水。若同时需检测活滋养体，可在玻片另一侧滴 1 滴生理盐水。同上法涂抹粪便标本，再盖上盖玻片。片中滴碘液的一侧检测包囊；另一侧检测活滋养体。

碘液配方：碘化钾 4g，碘 2g，蒸馏水 100ml。

3）隐孢子虫卵囊染色检测：目前最佳的方法为金胺-酚改良抗酸染色法。其次为金胺-酚染色法和改良抗酸染色法。对于新鲜粪便或经 10%福尔马林固定保存（4℃，1 个月内）的含卵囊粪便都可用这 3 种方法染色。染色过程是先用金胺-酚染色，再用改良抗酸染色法复染。具体步骤如下：

A. 金胺-酚染色法（auramine phenol method）

a. 染液配制：①1g/L 金胺-酚染色液（第一液）：金胺 0.1g，石炭酸 5.0g，蒸馏水 100ml；②3%盐酸酒精（第二液）：盐酸 3ml，95%乙醇溶液 100ml；③5g/L 高锰酸钾液（第三液）：高锰酸钾 0.5g，蒸馏水 100ml。

b. 染色步骤：滴加第一液于晾干的粪膜上，10～15 分钟后水洗；滴加第二液，1 分钟后水洗；滴加第三液，1 分钟后水洗，待干；置荧光显微镜检测。

低倍荧光镜下，可见卵囊为一圆形小亮点，发出乳白色荧光。高倍镜下卵囊呈乳白或略带绿色，卵囊壁为一薄层，多数卵囊周围深染，中央淡染，呈环状，核深染，结构偏位，有些卵囊全部为深染。但有些标本可出现非特异的荧光颗粒，应注意鉴别。

B. 改良抗酸染色法（modified acid-fast method）：

a. 染色液配制：①石炭酸复红染色液（第一液）：碱性复红 4g，95%乙醇溶液 20ml，石炭酸 8ml，蒸馏水 100ml；②10%硫酸溶液（第二液）：纯硫酸 10ml，蒸馏水 90ml（边搅拌边将硫酸徐徐倾入水中）；③20g/L 孔雀绿液（第三液）：20g/L 孔雀绿原液 1ml，蒸馏水 10ml。

b. 染色步骤：滴加第一液于晾干的粪膜上，1.5～10 分钟后水洗；滴加第二液，1～10 分钟后水洗；滴加第三液，1 分钟后水洗，待干；置显微镜下观察。

经染色后，卵囊呈玫瑰红色，圆形或椭圆形，背景为绿色。如染色（1.5 分钟）和脱色（2 分钟）时间短，卵囊内子孢子边界不明显；如染色时间长（5～10 分钟）脱色时间需相应延长，子孢子边界明显。卵囊内子孢子均染为玫瑰红色，子孢子呈月牙形，共 4 个。其他非特异颗粒则染成蓝黑色，容易与卵囊区分。

不具备荧光镜的实验室，亦可用本方法先染色，然后在光镜下过筛检测。如发现小红点再用油镜观察，可提高检出速度和准确性。

金胺-酚染色-改良抗酸复染法：本法可克服上述染色法的缺点。具体方法：先用金胺-酚染色后，再用改良抗酸染色法复染。光学显微镜观察，卵囊同抗酸染色法所见，但非特异性颗粒被染成蓝黑色，两者颜色截然不同，极易鉴别，使检出率和准确性大大提高。

2. 厚涂片透明法（改良加藤法）（Kato-Katz technique） 本法是 WHO 推荐的、目前国际上广泛使用的一种粪便虫卵检测法，适用于各种粪便内虫卵的定性和定量分析。应用改良聚苯乙烯作定量板，大小为 40mm×30mm×1.37mm，模孔为一长圆。定量板孔大小为 8mm×4mm，两端呈半圆形，所取的粪样平均为 41.7mg。操作时将大小约 4cm×4cm 的 100 目尼龙网或金属筛网覆盖在粪便标本上，自筛网上用刮片刮取粪便，置定量板与载玻片上，用两指压住定量板的两端，将刮片上的粪便填满模孔，刮去多余类便。掀起定量板，载玻片上留下一长形粪条，然后在粪条上覆盖含甘油-孔雀绿溶液的玻璃纸片轻压，使粪便铺开（20mm×25mm）。置于 30～36℃温箱中约 30 分钟或 25℃ 1 小时，使粪膜透明后镜检计数。将所得虫卵数×24，再乘以粪便性状系数（成形便为 1，半成形便为 1.5，软便为 2，粥样粪便为 3，水泻便为 4），即为每克类便虫卵数（eggs per gram，EPG）。

玻璃纸准备：将玻璃纸剪成 22mm×30mm 大小的小片，浸于甘油-孔雀绿溶液（含纯甘油 100ml、水 100ml 和 1ml 3%孔雀绿水溶液）中至少浸泡 24 小时，至玻璃纸呈现绿色。

使用此法需掌握粪膜的合适厚度和透明的时间，如粪膜厚且透明时间短，虫卵难以发现；如透明时间过长则虫卵变形，不易辨认。检测钩虫卵时，透明时间宜在 30 分钟以内。

3. 浓聚法（concentration method）

（1）沉淀法（sedimentation method）：原虫包囊和蠕虫卵的比重大，可沉积于水底，有助于提高检出率。但比重较小的钩虫卵和某些原虫包囊则效果较差。

1）重力沉淀法：即自然沉淀法。本法主要用于蠕虫卵检测，蠕虫卵比重大于水，可沉于水底，使虫卵浓集。经水洗后，视野清晰，易于检测。本法缺点为费时，操作烦琐。

取粪便 20～30g、加水制成混悬液，用金属筛（40～60 孔）或 2～3 层湿纱布过滤，再加清水冲洗残渣；过滤后的粪液在容器中静置 25 分钟，倒去上层液，重新加满清水，以后每隔 15～20 分钟换水 1 次（共 3～4 次），直至上清液清晰为止。最后倒去上清液，取沉渣作涂片镜检。检测血吸虫卵时，沉淀时间不宜过长，尤在室温高于 15℃时，卵内毛蚴易孵化。检测包囊时，换水间隔时间宜延长至约 6 小时（附图 4-1）。

2）离心沉淀法（centrifugal sedimentation method）：将上述滤去粗渣的粪液离心（1500～2000/min）1～2 分钟，倒去上层液，注入清水，再离心沉淀，如此反复沉淀 3～4 次，直到上层液澄清为止，最后倒去上层液，取沉渣镜检。本法省时、省力，适用于临床检验。

3）汞碘醛离心沉淀法（merthiolate-iodine-formaldehyde centrifugation sedimen-tation method，MIFC）：本法既可浓集，又可固定和染色，适用于原虫包囊、滋养体及蠕虫卵和幼虫的检测。如准确称取 1g 粪便，即可做蠕虫卵的定量检测。

取粪便 1g，加适量（约 10ml）汞碘醛液，充分调匀，用 2 层脱脂纱布过滤，再加入乙醚 4ml，摇 2 分钟，离心（2000/min）1～2 分钟，即分成乙醚、粪渣、汞碘醛及沉淀物 4 层。吸弃上面 3 层，取沉渣镜检。

汞碘醛配制：①汞醛（MF）液：1/1000 硫柳汞酊 200ml，甲醛（40%）25ml，甘油 50ml，蒸馏水 200ml。②卢戈液：碘 5g，碘化钾 10g，蒸馏水 100ml。

检查时取汞醛液 2.35ml 及 5%卢戈液 0.15ml 混合备用。但混合液保存 8 小时后即变质，不应再用；碘液亦不宜于 1 周后再用。

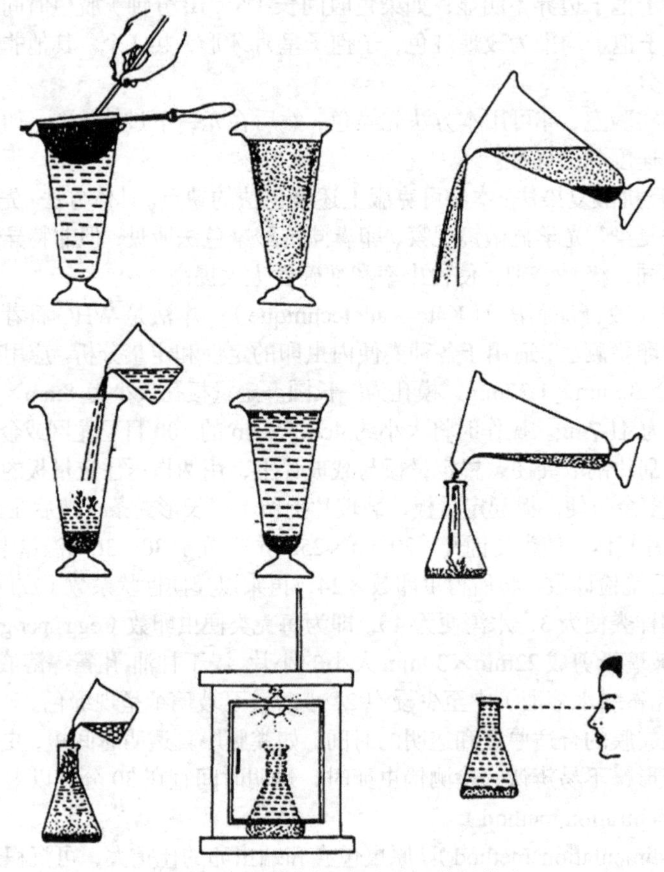

附图 4-1　粪便沉淀法及毛蚴孵化法

4）醛-醚沉淀法（formalin-ether sedimentation method）：取粪便 1～2g，置于小容器内，加水 10～20ml 调匀，将粪便混悬液经 2 层纱布（或 100 目金属筛网）过滤，离心（200/min）2 分钟；倒去上层粪液，保留沉渣，加水 10ml 混匀，离心 2 分钟；倒去上层液，加 10%甲醛 7ml。5 分钟后加乙醚 3ml，塞紧管口并充分摇匀，取下管口塞，离心 2 分钟；即可见管内自上而下分为 4 层。取管底沉渣涂片镜检。

本法不仅浓集效果好，而且不损伤包囊和虫卵的形态，易于观察和鉴定。对于含脂肪较多的粪便，本法效果优于硫酸锌漂浮法。但对布氏嗜碘阿米巴包囊、贾第虫包囊及微小膜壳绦虫卵等的检测效果较差。

（2）浮聚法（flotation method）：利用比重较大的液体，使原虫包囊或蠕虫卵上浮，集中于液体表面，常用的方法有：

1）饱和盐水浮聚法（brine flotation method）：此法用以检测钩虫卵效果最好，也可用于检测其他线虫卵和微小膜壳绦虫卵。但不适于检测吸虫卵和原虫包囊。用竹签取黄豆粒大小的粪便置于浮聚瓶（高 3.5cm，直径约 2cm 的圆形直筒瓶）中，加入少量饱和盐水调匀，再慢慢加入饱和盐水至液面略高于瓶口，以不溢出为止。此时在瓶口覆盖一载玻片，静置 15 分钟后，将载玻片提起并迅速翻转，镜检（附图 4-2）。

饱和盐水配制：将食盐徐徐加入盛有沸水的容器内，不断搅动，直到食盐不再溶解为止。

2）硫酸锌离心浮聚法（zinc sulfate centrifugal flotation method）：此法适用于检测原虫包囊、

球虫卵囊、线虫卵和微小膜壳绦虫卵。取粪便约1g，加10～15倍的水，充分搅碎，按离心沉淀法过滤，反复离心3～4次，至水清为止，最后倒去上清液，在沉渣中加入比重1.18的硫酸锌液（33%的溶液），调匀后再加硫酸锌溶液至距管口约1cm处，离心1分钟。用金属环钩取表面的粪液置于载玻片上，加碘液1滴（检测包囊），镜检。钩取标本时，用金属环轻轻接触液面即可，切勿搅动。离心后应立即取标本镜检，如若放置时间超过1小时，会因包囊或虫卵变形而影响观察效果。

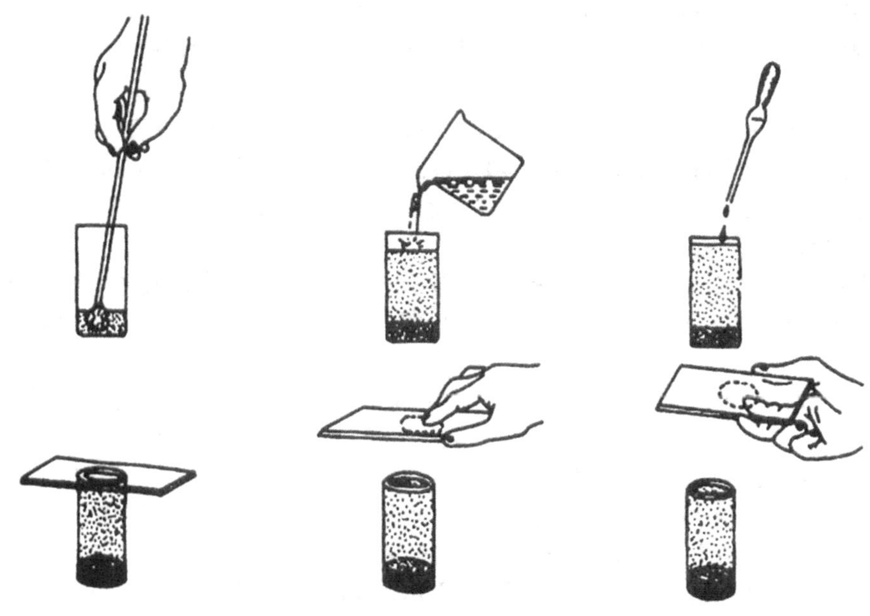

附图4-2 饱和盐水浮聚法

3）蔗糖离心浮聚法（flotation method with sucrose solution）：此法适用于检测粪便中隐孢子虫的卵囊。取粪便约5g，加水15～20ml，以260目尼龙袋或4层纱布过滤。取滤液离心5～10分钟，吸弃上清液，加蔗糖溶液（蔗糖500g，蒸馏水320ml，石炭酸6.5ml）再离心，然后如同饱和盐水浮聚法，取其表面膜镜检（高倍或油镜）。卵囊透明无色，囊壁光滑，内含一小暗点和发出蛋黄色的子孢子。隐孢子虫的卵囊在漂浮液中浮力较大，常紧贴于盖片之下，鉴于1小时后卵囊脱水变形不易辨认，故应立即镜检。也可用饱和硫酸锌溶液或饱和盐水替代蔗糖溶液。

常见蠕虫卵、原虫包囊的比重见附表4-1。

附表4-1 蠕虫卵、原虫包囊的比重

虫卵或原虫包囊	比重	虫卵或原虫包囊	比重
华支睾吸虫卵	1.170～1.190	蛲虫卵	1.105～1.115
姜片吸虫卵	1.190	受精蛔虫卵	1.110～1.130
肝片形吸虫卵	1.200	未受精蛔虫卵	1.210～1.230
日本血吸虫卵	1.200	毛圆线虫卵	1.115～1.130
带绦虫卵	1.140	溶组织内阿米巴包囊	1.060～1.070
微小膜壳绦虫卵	1.050	结肠内阿米巴包囊	1.070
钩虫卵	1.055～1.080	微小内蜒阿米巴包囊	1.065～1.070
鞭虫卵	1.150	蓝氏贾第鞭毛虫包囊	1.040～1.060

（3）尼龙袋集卵法：本法主要用于血吸虫卵的浓集。先将120目/吋（孔径略大于血吸虫卵）的尼龙袋套于260目/吋（孔径略小于血吸虫卵）的尼龙袋内（两袋的底部均不黏合，分别用金属夹夹住）。取粪便30g，放入搪瓷杯内加水捣碎调匀，经60目/吋铜筛滤入内层尼龙袋，然后将两

个尼龙袋一起在清水桶内缓慢上下提动洗滤袋内粪液，或在自来水莲蓬头下缓缓冲洗，至袋内流出清水为止。将120目/吋尼龙袋提出，弃取袋内粪渣，取下260目/吋尼龙袋下端金属夹，将袋内粪渣全部洗入三角量杯内，静置15分钟。倾去上清液，取沉渣镜检。或将沉渣倒入三角烧瓶内作血吸虫毛蚴孵化。

本法有费时短、虫卵丢失少等优点，并可避免在自然沉淀过程中孵出的毛蚴在换水时被倒掉。

4. 毛蚴孵化法（miracidium hatching method） 依据血吸虫卵内的毛蚴在适宜温度的清水中，短时间内可孵出的特性而设计的方法，适用于早期血吸虫病患者的粪便检测。取粪便约30g，先经重力沉淀法浓集处理，将粪便沉渣倒入三角烧瓶内，加清水（城市中须用去氯水）至瓶口，在20～30℃的条件下，经4～6小时后用肉眼或放大镜观察结果。如见水面下有白色点状物做直线来往游动，即是毛蚴。必要时也可以用吸管将毛蚴吸出镜检。如无毛蚴，每隔4～6小时（24小时内）观察1次。气温高时，毛蚴可在短时间内孵出，因此在夏季要用1.2%食盐水或冰水冲洗粪便，最后1次才改用室温清水（附图4-1）。

毛蚴促孵法：将用沉淀法处理后的粪便沉渣置于三角瓶内，不加水，或将粪便置于吸水纸上，再放在20～30℃温箱中过夜。检测前加清水，2小时后就可见到孵出的毛蚴。采用此法，毛蚴孵出时间较一致，数量也较多。

5. 肛门拭子法（anal swab method） 适用于肛周产卵的蛲虫，或常可在肛门附近发现的带绦虫卵。

（1）棉签拭子法：先将棉签浸泡在生理盐水中，取出时挤去过多的盐水，在肛门周围擦拭，随后将棉签放入盛有饱和盐水的试管中，用力搅动，迅速提起棉签，在试管内壁挤干盐水后弃去，再加饱和盐水至管口处，覆盖一载玻片，务必使其接触液面，5分钟后取下载玻片镜检。也可将擦拭肛门的棉签放在盛清水的试管中，经充分浸泡，取出，在试管内壁挤去水分后弃去。试管静置10分钟，或经离心后，倒去上层液，取沉渣镜检。

（2）透明胶纸法（cellophane tape）：用长约6cm、宽约2cm的透明胶纸有胶面粘贴肛门周围的皮肤，将胶面平贴在载玻片上，镜检。

6. 钩蚴培养法（culture method for hookworm larvae） 根据钩虫卵内幼虫在适宜条件下可在短时间内孵出而设计的方法。加冷开水约1ml于洁净试管内（1cm×10cm），将滤纸剪成与试管等宽但较试管稍长的T字形纸条，用铅笔书写受检者姓名或编号于横条部分。取粪便0.2～0.4g，均匀地涂抹在纸条竖部的上部2/3处，再将纸条插入试管，下端浸泡在水中，以粪便不接触水面为度，在20～30℃条件下培养。培养期间每天沿管壁补充冷开水，以保持水面高度。3天后用肉眼或放大镜检查试管底部。钩蚴在水中常作蛇行游动，虫体透明。如未发现钩蚴，应继续培养观察至第5天。气温太低时可将培养管放入温水（30℃左右）中数分钟后再行检查（附图4-3）。

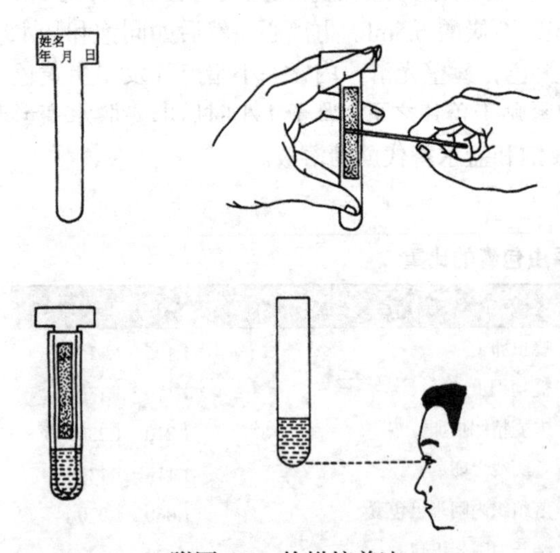

附图4-3 钩蚴培养法

此法亦可用于分离人体肠道内各种阿米巴滋养体及人毛滴虫滋养体，且能提高检出率。但是，每管粪便量应为1.0g；适宜温度为25～30℃；培养时间为2～4天。临床上为了及时报道致病原虫，可于培养48小时后镜检。

7. 淘虫检查法 为考核驱虫疗效，常需从粪便中淘取蠕虫进行鉴定与计数。取患者服药后24～72小时的全部粪便，加水搅拌，用40目筛或纱布滤出粪渣，经水反复冲洗后，倒在盛有清水的大型玻皿内。检查混杂在粪渣中的虫体时，应在玻皿下衬以黑纸。

8. 带绦虫孕节检查法　绦虫节片用清水洗净，置于两张载玻片之间，轻轻压平，对光观察内部结构，并根据子宫分支情况鉴定虫种。也可以用注射器从孕节后端正中部插入子宫内，徐徐注射碳素墨水或卡红，待子宫分支显现后计数。

卡红染液配制：钾明矾饱和液 100ml，卡红 3g，冰醋酸 10ml。混合液置于 37℃温箱内过夜，过滤后即可应用。

各种蠕虫每条雌虫每日排卵数见附表 4-2。

附表 4-2　各种蠕虫每条雌虫每日排卵数

虫名	产卵数/（日·条）（平均数）	虫名	产卵数/（日·条）（平均数）
华支睾吸虫	1600～4000（2400）	牛带绦虫	97 000～124 000/孕节
姜片虫	15 000～48 000（25 000）	十二指肠钩虫	10 000～30 000（24 000）
卫氏并殖吸虫	10 000～20 000	美洲钩虫	5000～10 000（9000）
日本血吸虫	1000～3500	蛔虫	234 000～245 000（240 000）
猪带绦虫	30 000～50 000/孕节	鞭虫	1000～7000（2000）

（二）体液检测

1. 血液检测　是诊断疟疾、丝虫病的基本方法。涂制血膜用的载玻片，用前需经洗涤液处理、自来水或蒸馏水冲洗，在 95%乙醇溶液中浸泡，擦干或烤干后使用。

洗涤液配制：常用玻璃器皿的洗涤液为铬酸洗液，含工业浓硫酸 100ml，重铬酸钾 80g，水 1000ml。先用冷水将重铬酸钾溶化，然后徐徐加入浓硫酸，同时用玻璃棒搅拌。

（1）检测疟原虫

1）取血与涂片：用酒精棉球消毒耳垂，待干后用左手拇指与示指捏着耳垂下方，并使耳垂下侧方皮肤紧崩，右手持取血针、刺破皮肤，挤出血滴。薄、厚血膜可涂制在同一张玻片上（附图 4-4）。间日疟宜在发作后数小时采血；恶性疟在发作初期采血可见大量环状体，1 周后可见配子体。

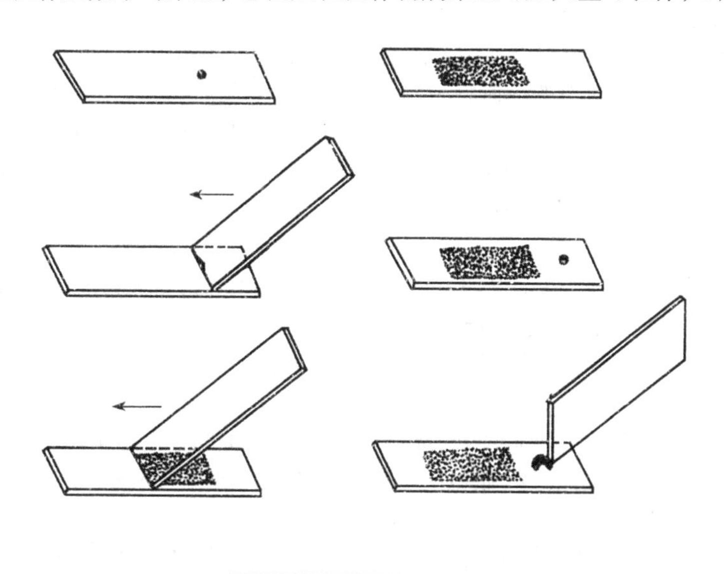

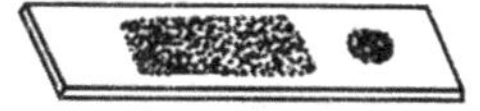

附图 4-4　薄、厚血膜制作

薄血膜的制作：在载玻片 1/3 与 2/3 交界处蘸血 1 小滴，以一端缘光滑的载片为推片，将推片的一端置于血滴之前，待血液沿推片端缘扩散后，自右向左推成薄血膜。操作时两载片间的角度为 30°～45°，推动速度适宜。理想的薄血膜应是一层均匀分布的血细胞，血细胞间无空隙且涂血膜末端呈扫帚状。

厚血膜制片：于载玻片的右端 1/3 处蘸血 1 小滴（约 $10mm^3$），以推片的一角，将血滴自内向外作螺旋形摊开，使之成为直径 0.8～1.0cm、厚薄均匀的厚血膜。厚血膜为多层血细胞的重叠，约等于 20 倍薄血膜的厚度。

2）固定与染色：血片必须充分晾干，否则染色时容易脱落。固定时用小玻璃棒蘸甲醇或无水酒精在薄血膜上轻轻抹过。如薄、厚血膜在同一玻片上，切勿将固定液带到厚血膜上，因厚血膜固定之前必须进行溶血。可用滴管滴水于厚血膜上，待血膜呈灰白色时，将水倒去，晾干。在稀释各种染液和冲洗血膜时，如用 pH 7.0～7.2 缓冲液则染色效果更佳。缓冲液在需要时临时配制。

常用的染色剂有吉姆萨染剂和瑞氏染剂。

吉姆萨染色法：此法染色效果良好，血膜褪色较慢，保存时间较久，但染色时间较长。

染液配制：吉姆萨染剂粉 1g，甲醇 50ml，纯甘油 50ml。将吉姆萨染剂粉置于研钵中（最好用玛瑙研钵），加小量甘油充分研磨，加甘油再磨，直到 50ml 甘油加完为止，倒入棕色玻瓶中。然后分几次用少量甲醇冲洗钵中的甘油染粉，倒入玻璃瓶直至 50ml 甲醇用完，塞紧瓶塞，充分摇匀，置 65℃温箱内 24 小时或室温内 1 周后过滤，备用。

染色方法：用 pH 7.0～7.2 的缓冲液，将吉姆萨染液稀释；比例为 15～20 份缓冲液加 1 份吉姆萨染液。用蜡笔划出染色范围，将稀释的吉姆萨染液滴于已固定的薄、厚血膜上，染色 30 分钟（室温），再用上述缓冲液冲洗。血片晾干后镜检。

快速吉姆萨染色法：吉姆萨染液 1ml，加缓冲液 5ml，如前法染色 5 分钟后用缓冲液冲洗，晾干后镜检。

瑞氏染色法：此法操作简便，适用于临床诊断，但甲醇蒸发甚快，掌握不当，易在血片上发生染液沉淀，并较易褪色，保存时间不长。多用于临时性检验。

染液配制：瑞氏染剂粉 0.1～0.5g，甲醇 97ml，甘油 3ml。将瑞氏染剂加入甘油中充分研磨，然后加少量甲醇，研磨后倒入瓶内，再分几次用甲醇冲洗钵中的甘油溶液，倒入瓶内，直至用完。摇匀，24 小时后过滤待用。一般 1～2 周后再过滤。

染色方法：瑞氏染剂含甲醇，薄血膜不需先固定；而厚血膜则需先经溶血，待血膜干后才能染色。染色前先将薄血膜和溶过血的厚血膜一起用蜡笔划好染色范围，以防滴加染液时外溢。染液应覆盖全部厚、薄血膜上，0.5～1 分钟后用滴管加等量的蒸馏水，轻轻摇动载玻片，使蒸馏水和染液混合均匀，此时出现一层灿铜色浮膜（染色），3～5 分钟后用水缓慢从玻片一端冲洗（注意勿先倒去染液或直对血膜冲洗），晾干后镜检。

（2）检测丝虫微丝蚴

1）新鲜血片检测：21 时到次晨 2 时取血 1 滴滴于载玻片上，加盖玻片，在低倍镜下观察，发现蛇形游动的幼虫后，做染色检查，以确定虫种。

2）厚血膜检测：厚血膜的制作、溶血、固定与吉姆萨染色同疟原虫。但需取血 3 滴，也可用德氏苏木素染色法染色。

德氏苏木素染色液的配制：取苏木素 1g 溶于纯乙醇或 95%的乙醇 10ml 中，加饱和硫酸铝铵（8%～10%）100ml，倒入棕色瓶中，瓶口用两层纱布扎紧，在阳光下氧化 2～4 周，过滤，加甘油 25ml 和甲醇 25ml，用时稀释 10 倍左右，将溶血、固定的厚血膜置于德氏苏木素液内 10～15 分钟，在 1%酸酒精中分色 1～2 分钟，蒸馏水洗涤 1～5 分钟，至血膜呈蓝色，再用 1%伊红染色 0.5～1 分钟，以水洗涤 2～5 分钟，晾干后镜检。

3）活微丝蚴浓集法：在离心管内加蒸馏水半管，加血液 10～12 滴，再加生理盐水混匀，离心（3000/min）3 分钟，取沉渣检查。或取静脉血 1ml，置于盛有 0.1ml 3.8%枸橼酸钠的试管中，摇匀，加水 9ml，待红细胞溶化后，再离心 2 分钟，倒去上清液，加水再离心，取沉渣镜检。

2. 脑脊液检测 脑脊液中可查见溶组织阿米巴滋养体、弓形虫滋养体、肺吸虫卵、血吸虫卵和广州管圆线虫幼虫等。可用直接涂片法或涂片染色镜检。取脑脊液 2～3ml，离心（2000/min），5～10 分钟，取沉渣涂片镜检。

（三）排泄物与分泌物等的检测

1. 痰液 痰中可能查见卫氏并殖吸虫卵、溶组织内阿米巴滋养体、棘球蚴的原头蚴、粪类圆线虫幼虫、似蚓蛔线虫幼虫、钩虫幼虫和尘螨等。

（1）卫氏并殖吸虫卵检测：可先用直接涂片法检测，如为阴性，改为浓集法集卵，以提高检出率。

直接涂片法：在洁净载玻片上先加 1～2 滴生理盐水，挑取痰液少许，最好选带铁锈色的痰，涂成痰膜，加盖玻片镜检。如未发现卫氏并殖吸虫卵，但见有夏科-雷登晶体，提示可能是卫氏并殖吸虫感染，多次涂片检测为阴性者，可改用浓集法。

浓集法：收集 24 小时痰液，置于玻璃杯中，加入等量 10%NaOH 溶液，用玻璃棒搅匀后，放入 37℃温箱内，数小时后痰液消化成稀液状。分装于数个离心管内，以 1500/min 离心 5～10 分钟，弃去上清液，取沉渣数滴涂片检测。

（2）溶组织内阿米巴滋养体检测：取新鲜痰液作涂片。天冷时应注意镜台上载玻片保温。高倍镜下观察，如为阿米巴滋养体，可见其伸出伪足并做定向运动。

（3）上述其他蠕虫幼虫及螨类等宜用浓集法检查。

2. 十二指肠液和胆汁 用十二指肠引流管抽取十二指肠液及胆汁，以直接涂片法镜检；也可以经离心浓集后，取沉渣镜检。可检查蓝氏贾第鞭毛虫滋养体、华支睾吸虫卵、肝片形吸虫卵和布氏姜片虫卵等；在急性阿米巴肝脓肿患者胆汁中偶可发现滋养体。

检查方法：可将十二指肠引流液滴于载玻片上，加盖玻片后直接镜检。为提高检出率，常将引流液加生理盐水稀释搅拌后，分装于离心管内，以 2000/min，离心 5～10 分钟，吸取沉渣涂片镜检。如引流液过于黏稠，应先加 10%NaOH 消化后再离心。引流液中的贾第虫滋养体常附着在黏液小块上，或虫体聚集成絮片状物。肝片形吸虫卵与姜片虫卵不易鉴别，但前者可出现于胆汁；而后者只见于十二指肠液中。

3. 尿液 取尿液 3～55ml，离心（2000/min）3～5 分钟，之后取沉渣镜检。但乳糜尿需加等量乙醚，用力振荡，使脂肪溶于乙醚。然后吸去脂肪层，离心，取沉渣镜检。尿液中可查见阴道毛滴虫滋养体、丝虫微丝蚴、埃及血吸虫卵等。

4. 鞘膜积液 主要检查班氏丝虫微丝蚴。阴囊皮肤经碘酒、酒精消毒后，用注射器抽取鞘膜积液作直接涂片检测，也可以加适量生理盐水稀释离心，取沉渣镜检。

5. 阴道分泌物 检查阴道毛滴虫。检查方法如下：

（1）直接涂片法：用消毒棉签在受检者阴道部后穹、子宫颈及阴道壁上取分泌物，然后用生理盐水涂片法镜检，可发现活动的虫体。天气寒冷时，应注意保温。

（2）悬滴法：先在一盖玻片周缘涂一薄层凡士林，中间滴 1～2 滴生理盐水。将阴道分泌物涂于生理盐水中，翻转盖片并小心覆盖在一个具有凹孔的载玻片上，稍加压使两片黏合，液滴即悬于盖片下面，镜检。

（四）其他器官组织检测

1. 骨髓穿刺 主要检测杜氏利什曼原虫无鞭毛体。一般常作髂骨穿刺，嘱患者侧卧，暴露髂骨部位。视年龄大小，选用 17～20 号带有针芯的干燥无菌穿刺针，从髂骨前上棘后约 1cm 处刺入皮下，当针尖触及骨面时，再慢慢地钻入骨内 0.5～1.0cm，即可拔出针芯，接一 2ml 干燥注射器，抽取骨髓液。取少许骨髓液作涂片；甲醇固定，同薄血膜染色法染色，油镜观察。

2. 淋巴结穿刺

（1）利什曼原虫：检出率低于骨髓穿刺，但方法简便、安全。对于以往治疗的患者，因其淋巴结内原虫消失较慢，故仍有一定价值。穿刺部位一般选腹股沟部，先将局部皮肤消毒，用左手拇指和示指捏住一个较大的淋巴结，右手用一干燥无菌6号针头刺入淋巴结。稍待片刻，拔出针头，将针头内少量淋巴结组织液滴于载玻片上，做涂片染色检测。

（2）丝虫成虫：同上法获取淋巴组织液，染色后镜检。

3. 肌组织活检

（1）旋毛虫幼虫：用外科手术从患者腓肠肌、肱或股二头肌取米粒大小肌组织一块，置于载玻片上，加 50%甘油一滴，盖上另一载玻片，均匀压紧，低倍镜下观察。取下的肌组织必须立即检查，否则幼虫变得模糊，不易观察。

（2）并殖吸虫、裂头蚴、猪囊尾蚴：用外科手术摘取肌组织内的结节，剥除外层纤维被膜，在两张载玻片间压平、镜检。也可经组织固定后作切片染色检测。

4. 皮肤及皮下组织活检

（1）囊尾蚴、裂头蚴、并殖吸虫：参见肌组织检测。

（2）皮肤利什曼原虫：在皮肤上出现丘疹和结节等疑似皮肤型黑热病患者，选择皮损较明显处，作局部消毒，用干燥灭菌的注射器，刺破皮损处，抽取组织液做涂片；或用消毒的锋利小剪，从皮损表面剪取一小片皮肤组织，以切面做涂片；也可用无菌解剖刀切一小口，刮取皮肤组织做涂片。以上涂片均用瑞氏或姬氏染液染色。如涂片未见原虫，可割取小丘疹或结节，固定后，作组织切片染色检测。

（3）蠕形螨：参见十八章第六节“蠕形螨”。

（4）疥螨：参见十八章第五节“疥螨”。

5. 直肠黏膜活检

（1）日本血吸虫卵：用直肠镜观察后，自可疑病变处钳取米粒大小的黏膜一块，用生理盐水冲洗后，放在两个载玻片间，轻轻压平，镜检。

各型血吸虫卵鉴别见附表 4-3。

附表 4-3　黏膜内未染色血吸虫卵的鉴别

	活卵	近期变性卵	死卵（钙化卵）
颜色	淡黄至黄褐色	灰白至略黄色	灰褐色至棕红
卵壳	较薄	薄或不均匀	厚而不均匀
胚膜	清楚	清楚	不清楚
内含物	卵黄细胞或胚团或毛蚴	浅灰色或黑色小点，或折光均匀的颗粒或萎缩的毛蚴	两极可有密集的黑点，含网状结构或块状结构物

（2）溶组织阿米巴：用乙状结肠镜观察溃疡形状，自溃疡边缘或深层刮取溃疡组织置于载玻片上，加少量生理盐水，盖上盖片，轻轻压平，立即镜检。也可取出一小块病变黏膜组织，固定切片，染色检测。

（五）培养法

培养法可作为其他检测方法的补充。常规方法检测阴性时，可考虑作寄生虫的人工培养以提高阳性率。培养法常适用于多种寄生虫，如溶组织内阿米巴、杜氏利什曼原虫和阴道毛滴虫等。

1. 溶组织内阿米巴的培养　阿米巴人工培养方法有常规培养、有菌培养和无菌培养。

（1）营养琼脂双相培养基

1）固相部分：牛肉浸膏 3g，蛋白胨 5g，琼脂 15g，氯化钠 8g，蒸馏水 1000ml。

2）液体部分：氯化钠 8g，氯化钾 0.2g，氯化钙 0.2g，氯化镁 0.01g，磷酸氢二钠 2g，磷酸氢二钾 0.3g；蒸馏水 1000ml。

3）制备：配液相部分时，氯化钙与氯化镁另装小瓶，高压灭菌后冷却合并在一起。固体部分各成分经沸水浴 2～3 小时，使其完全溶解。若有残渣可用 4 层纱布过滤除去，趁热将滤液分装至试管，每管 5ml，高压灭菌后置成斜面，冷却后放 4℃备用。接种前每管加液体部分 4.5ml、灭活小牛血清 0.5ml、米粉 20mg（经 180℃烤箱消毒 3 次）、青霉素 1000U/ml 和链霉素 1000U/ml。

（2）洛克（Locke）液鸡蛋血清培养基

1）培养基成分：洛克液 70ml，灭活马血清（每管 0.5ml），米粉（每管 20mg），鸡蛋 4 个。

2）洛克液：氯化钠 9g，氯化钙 0.2g，氯化钾 0.4g，碳酸氢钠 0.2g，葡萄糖 2.5g，蒸馏水 1000ml。

3）制备：先配洛克液 1000ml，鸡蛋用肥皂水洗刷净，70%乙醇溶液消毒蛋壳，破壳将蛋黄、蛋清倾入含 70ml 洛克液的烧瓶内，加玻璃珠充分摇动使其内含物混合，分装至消毒试管内，每管约 5ml，斜置并加热至 70℃，1 小时后，其凝固为斜面，翌日再高压消毒 20 分钟。接种前每管加洛克液 4.5ml、马血清 0.5ml、米粉 20mg、青霉素 1000U/ml 和链霉素 1000U/ml。

（3）培养方法：取新鲜粪便 0.5ml，直接接种于试管内与培养基混匀，置 37℃温箱中培养 24 小时、48 小时、72 小时后，取培养液中的混浊部分涂片镜检，查出虫体即可确诊。

2. 杜氏利什曼原虫的培养

（1）常用培养基：3N 培养基。

1）培养基成分：琼脂 14g，氯化钠 6g，双蒸水 900ml。

2）培养基制备：将琼脂、氯化钠和双蒸水加热溶解后分装至试管中，每管 3～5ml，加棉塞塞紧管口，高压灭菌，冷却至 48℃时，每管加入相当于培养基 1/3 量的新鲜无菌去纤维蛋白兔血 1.0～1.5ml，混匀后并放成斜面。每管加入洛克液 0.2～0.3ml，用无菌橡皮塞将试管口塞紧，置 37℃温箱中培育 24 小时，证明无菌后置 4℃备用。接种前加入青霉素和链霉素。

（2）培养方法：将骨髓、淋巴结穿刺液或皮肤刮取物加入试管中，置于 22～25℃温箱中培养。每 2～3 天取少量培养液涂片镜检。有的需要 2～3 周才可查见前鞭毛体。若为阴性，则需转种培养 1 个月，再报道结果。

3. 阴道毛滴虫的培养

（1）常用培养基：肝浸汤培养基。

培养基成分：牛或兔肝 15g，蛋白胨 2g，麦芽糖 1.0g，氯化钠 0.5g，半胱氨酸盐 0.2g，蒸馏水 100ml。

培养基制备：先将肝脏洗净，剪碎如小米粒大小，加蒸馏水 100ml，混匀后置于 4℃中冷浸 24～48 小时，取出后煮沸 30 分钟，4 层纱布过滤除去渣滓，补充蒸馏水至 100ml，即成肝浸液。在肝浸液中加入上述其他成分，溶解后调整 pH 至 5.5～6.0，高压灭菌后置 4℃备用。培养前加灭活小牛血清及青霉素、链霉素。

（2）培养方法：取阴道分泌物接种入上述的培养基中，37℃温箱中培养。48 小时后涂片镜检。

（六）动物接种培养法

动物接种是用寄生虫感染实验动物，使虫体在动物体内生存或繁殖，这是寄生虫检测的方法之一。

1. 杜氏利什曼原虫动物接种 取受检者骨髓、淋巴结穿刺液或皮肤刮取物，加适量生理盐水稀释后，取 0.5ml 注入易感动物（如金黄地鼠、BALB/c 小鼠等）腹腔内，3～4 周后剖杀动物，取肝、脾、淋巴结或骨髓作印片或涂片，瑞氏染液染色镜检。

2. 刚地弓形虫动物接种 取受检者体液、脑脊液或淋巴结组织悬液 0.5～1.0ml，注入小鼠腹腔内，3 周后抽取小鼠腹腔液涂片镜检。如为阴性，取此鼠肝、脾、脑等组织研磨呈匀浆，加生理盐水 1∶10 稀释后，再进行第二次接种。如仍为阴性，可按上述方法进行 3～5 次接种，再报道结果。

二、免疫学检测技术

病原学检测技术虽有确诊疾病的优点，但对早期和隐性感染，以及晚期和未治愈的患者却常常出现漏诊。相反，免疫学检测技术则可作为辅助手段弥补这方面的不足。随着抗原纯化技术的进步、检测方法准确性的提高和标准化的解决，使得免疫学检测技术更加广泛地用于寄生虫的临床检测、寄生虫病疗效考核及流行病学调查。

（一）皮内试验

宿主在寄生虫变应原刺激后，机体产生亲细胞性抗体（IgE 和 IgG）。当抗体与相应的抗原结合后，肥大细胞和嗜碱性粒细胞脱颗粒，释放生物活性物质，引起注射抗原的局部皮肤出现皮丘及红晕，以此可判断体内是否有某种特异性抗体存在。

皮内试验（intradermal test，IDT）多用于多种蠕虫（血吸虫、卫氏并殖吸虫、姜片虫、猪囊尾蚴和棘球蚴等）的辅助检测和流行病学调查。本法简单、快速，尤其适用于现场应用，但假阳性率较高。

（二）免疫扩散和免疫电泳

1. 免疫扩散（immunodiffusion） 于一定条件下，抗原与抗体在琼脂凝胶中相遇，在二者含量比例合适时形成肉眼可见的白色沉淀。本方法包括单相免疫扩散和双相免疫扩散，二者可自由扩散并在中间形成沉淀线。用双相免疫扩散法既可用已知抗原检测未知抗体，也可用已知抗体检测未知抗原。

2. 免疫电泳（immunoelectrophoresis） 是将免疫扩散与蛋白质凝胶电泳相结合的一项技术。事先将抗原在凝胶板中电泳，之后在凝胶槽中加入相应抗体，抗原和抗体双相扩散后，在比例合适的位置，产生肉眼可见的弧形沉淀线。

免疫扩散法和免疫电泳法除可用于某些寄生虫的免疫检测外，还可用于寄生虫抗原鉴定和检测免疫血清的滴度。

（三）间接血凝试验

间接血凝试验（indirect haemagglutination test，IHA）是以红细胞作为可溶性抗原的载体并使之致敏。致敏的红细胞与特异性抗体结合而产生凝集，抗原与抗体间的特异性反应即由此而显现。常用的红细胞为绵羊或 O 型人红细胞。

IHA 操作简便，特异性和敏感性均较理想，适宜于寄生虫的辅助检测和现场流行病学调查。现已用于检测多种寄生虫感染（疟原虫、阿米巴、弓形虫、血吸虫、猪囊尾蚴、旋毛虫、卫氏并殖吸虫和华支睾吸虫等）。

（四）间接荧光抗体试验

间接荧光抗体试验（indirect fluorescent antibody method，IFA）用异硫氰基荧光素（fluorescein isothiocynate，FITC）标记第二抗体，可以进行多种特异性抗原抗体反应，既可以检测抗原，又可以检测抗体。

本法具有较高的敏感性、特异性和重现性，除可用于寄生虫的快速检测，流行病学调查和疫情监测外，还可以用于组织切片中抗原的定位及在细胞和亚细胞水平观察和鉴定抗原、抗体、免疫复合物。已用于疟原虫、丝虫、血吸虫、卫氏并殖吸虫、华支睾吸虫、棘球蚴和弓形虫的检测。

（五）对流免疫电泳试验

对流免疫电泳试验（counter-immunaoelectrophoretic assay，CIE）是以琼脂或琼脂糖凝胶为基质的一种快速、敏感的电泳技术。既可以用已知抗原检测抗体，又可以用已知抗体检测抗原。反应结果可信度高，适用范围广。以本法为基础改进的技术有酶标记抗原对流免疫电泳（ELACIE）和放射对流免疫电泳自显影术（RCIEA）等，克服了电泳技术本身不够灵敏的弱点。本法可用于血吸虫、卫氏并殖吸虫、阿米巴、贾第虫、锥虫、棘球蚴和旋毛虫等的血清学检测和流行病学调查。

（六）酶联免疫吸附试验

酶联免疫吸附试验（enzyme-linked immunosorbent assay，ELISA）是将抗原或抗体与底物（酶）结核，使其保持免疫原性和酶的活性。把标记的抗原或抗体与包被于固相载体上的配体结核，再使之与相应的无色底物作用而显示颜色，根据显色深浅程度目测或用酶标仪测定OD值判定结果。

本法可用于宿主体液（血清、脑脊液等）、排泄物（尿、粪便等）和分泌物（乳）内特异抗体或抗原的检测。已用于多种寄生虫感染的诊断和流行病学调查。

（七）免疫酶染色试验

免疫酶染色试验（immunoenzyme staining test，IEST）是以含寄生虫病原的组织切片、印片或培养物涂片为固相抗原，当其与待测标本中的特异性抗体结合后，可再与酶标记的第二抗体反应形成酶标记免疫复合物，后者可与酶的相应底物作用而出现肉眼或光镜下可见的呈色反应。

本法适用于血吸虫、卫氏并殖吸虫、华支睾吸虫、丝虫、猪囊尾蚴和弓形虫等的检测和血清流行病学调查。

（八）免疫印迹试验

免疫印迹试验（immunoblot 或 Western blot）是由十二烷基硫酸钠-聚丙烯酰胺凝胶电泳（SDS-PAGE）、电转印及固相酶免疫试验三项技术结合而成的一种分析检测技术。本法具有较高的敏感性和特异性，可用于寄生虫抗原分析和寄生虫病的免疫诊断。

（九）免疫胶体金技术

免疫胶体金技术（immune colloidal gold technique）是以胶体金作为示踪标志物，利用特异性抗原抗体反应，通过带颜色的胶体金颗粒来放大免疫反应系统，使反应结果在固相载体上直接显示出来，用于检测待测样品中的抗原或抗体。在医学检验中的应用主要包括斑点金免疫渗滤试验（dot-immunogold filtration assay，DIGFA）、胶体金免疫层析诊断试验（gold immune-chromautographic assay，GICA）和快速试纸法（dipstick assay）等。免疫胶体金技术作为一种新的免疫学方法，因其快速简便、特异敏感、稳定性强、不需特殊设备和试剂、结果判断直观等优点，已在临床检验和其他领域取得广泛的应用，如妊娠试验、传染病病原抗体的检测、蛋白质的检测和药物测定等。

目前，已应用于如恶性疟原虫、弓形虫、猪囊尾蚴、曼氏血吸虫、旋毛虫和广州管圆线虫等寄生虫的检测。

（十）酶联免疫斑点试验

酶联免疫斑点试验（enzyme-linked immunospot assay，ELISPOT assay）是一种体外检测特异性分泌抗体细胞和分泌细胞因子细胞的固相酶联免疫斑点技术。基本原理就是用抗体捕获培养的细胞分泌的细胞因子，并以酶联斑点显色的方式将其表现出来。本法不仅可获得更多的分泌细胞因子细胞群的信息，而且能从单细胞水平评价细胞因子产物。具有易操作、更高的敏感性和特异性的优点。酶联免疫斑点试验除了直接用于临床检测，还可对治疗和用药提供重要的参考信息。

（十一）染色试验

染色试验（dye test，DT）是检测弓形虫较好的方法，具有高度的特异性和敏感性。

将活的弓形虫滋养体和正常血清混合，在37℃孵育1小时或室温数小时后，大部分弓形虫失去原来的新月形，而变为圆形或椭圆形，此时若用碱性亚甲蓝染色则胞质深染。相反，当将虫体与免疫血清和补体混合时，则仍保持原有形态，对碱性亚甲蓝不着色。

辅助因子：取正常人血清，与弓形虫速殖子混合，于 37℃作用 1 小时，只有 90%以上虫体被亚甲蓝染色，该血清方可使用，分装后置-20℃备用。

抗原制备：用弓形虫速殖子经腹腔感染小鼠，3 日后抽取腹腔液，以生理盐水离心（3000/min×10 分钟）3 次，收集纯净虫体，用含补体的血清稀释后，将虫液调至约 50 个虫体/高倍视野。

碱性亚甲蓝溶液：将亚甲蓝 10g，溶于 100ml 浓度为 95%的乙醇溶液内，制成饱和乙醇溶液，过滤后取 3ml 再与 10m 临时配制的碱性缓冲液（pH11.0）混合。

待检血清：经 56℃、30 分钟灭活，4℃保存备用。

检测：取经生理盐水倍比稀释的待检血清，每管 0.1ml，加抗原液 0.1ml，置 37℃水浴 1 小时，加碱性亚甲蓝溶液 0.02ml/管，继续水浴 15 分钟，自每管取悬液 1 滴镜检。

结果判断：镜下计数 100 个弓形虫速殖子，统计着色和不着色速殖子比例数。以 50%虫体不着色的血清稀释度为该份受试血清的最高稀释度。以血清稀释度 1∶8 阳性者判断为隐性感染；1∶125 阳性者为活动性感染；1∶1024 及以上阳性者为急性感染。

（十二）环卵沉淀试验

环卵沉淀试验（circumoval precipitin test，COPT）是检测血吸虫特有的免疫学试验。血吸虫虫卵内毛蚴分泌的抗原物质经卵壳微孔渗出后与待检血清中的特异性抗体结合，在虫卵周围形成光镜下可见的免疫复合物沉淀，即为阳性反应。产生阳性反应的虫卵占全部虫卵的百分率称环沉率。

在洁净的载玻片中滴加待检血清 2～3 滴，用细针挑取适量鲜卵或干卵（约 100～150 个），混匀，加 24mm×24mm 盖片，用石蜡密封，37℃温箱 48 小时，低倍镜观察结果（必要时可至 72 小时）。

典型的阳性反应为卵壳周围出现泡状、指状、片状或细长卷曲状的折光性沉淀物。观察 100 个虫卵，计算环沉率。凡环沉率≥5%者为阳性（在血吸虫病传播控制或传播阻断地区环沉率≥3%者可判为阳性），1%～4%者为弱阳性。环沉率的动态变化在治疗上具有参考意义。

（十三）环蚴沉淀试验

取 50～100 条脱囊的旋毛虫活幼虫（冻干幼虫或空气干燥幼虫也可）放入待检血清中，37℃温育 24 小时，如 1 条以上幼虫体表出现泡状或袋状沉淀物附着，即为阳性反应。

环蚴沉淀试验有较高的敏感性和特异性，阳性率可高达 97%以上，与常见的线虫（蛔虫、钩虫、丝虫、鞭虫）无交叉反应。一般在感染后的第 3 周末或症状出现后 10～20 天即可呈阳性反应。环蚴试验操作简单，无须任何特殊设备且有较高的敏感性和特异性，适合基层卫生单位应用。

（十四）单克隆抗体在寄生虫检测中的应用

单克隆抗体（monoclonal antibody，McAb）是用经特异性抗原刺激的 B 淋巴细胞与骨髓瘤细胞杂交、融合后分泌的一种单一的特异性抗体。McAb 已广泛用于寄生虫种株分型与鉴定，虫体结构与功能分析，免疫病理研究，分析、纯化抗原及制备保护性疫苗等。McAb 检测循环抗原用于检测疟原虫、弓形虫、血吸虫、卫氏并殖吸虫、棘球蚴、丝虫等在国内外已有报道。

三、分子生物学检测技术

新近发展的分子生物学检测技术，即基因和核酸检测技术，在寄生虫的检测中显示了高度的敏感性和特异性，同时具有早期诊断和确定现症感染等优点。本项技术主要包括 DNA 探针、聚合酶链反应（PCR）和生物芯片（biochip）技术。

（一）DNA 探针技术

DNA 探针（或称基因探针）是指用放射性核素、生物素、酶或其他半抗原标记的特定 DNA

片段。在其与 DNA 样本杂交过程中，借助上述标志物可探查出特异性或差异性 DNA。双链 DNA 的变性和复性特点是本技术的基础。经加热，或在强酸、强碱作用下，双链 DNA 氢键被破坏，双股链分离，变成单链（此即变性）；而当条件缓慢变为中性或温度下降（50℃左右）时，氢键恢复，分开的两股单链又重新合为互补的双链结构（此即复性）。DNA 探针分子杂交就是将样本 DNA 分子经上述条件处理后，使其变性为单链状态，固定在载体硝酸纤维膜上，再与经小分子标记的 DNA 探针单链分子混合，在一定条件下使它们互补杂交结合。将未杂交的成分洗脱后，标志物显色，即可观察结果。

目前，DNA 探针已用于疟原虫、隐孢子虫、贾第虫、锥虫、巴贝虫、弓形虫、丝虫、血吸虫、棘球蚴、猪带绦虫、肝片吸虫和猪囊虫等虫种的鉴定和相应疾病的诊断。

（二）PCR 技术

PCR 技术是在引物介导下特异性扩增 DNA 的一种技术。它包括模板 DNA 热变性解链—引物与模板 DNA 退火—引物延伸 3 个步骤的循环过程。其基本原理是在实验条件下，根据温度的变化控制 DNA 解链和退火（引物与模板 DNA 结合），在引物启动和 DNA 聚合酶催化下，合成二引物特定区域内的 DNA 链。上述“解链—退火—延伸”3 个连续步骤为一个循环。经过 20～30 个循环反应，可使引物特定区段的 DNA 量增加至少 10^5 倍。

此外，PCR 技术具有特异性强、敏感性高、操作简便、快速、样品处理简单等优点。目前，PCR 技术多用于寄生虫的基因检测，分子流行病学研究和种株鉴定、分析等领域。已应用的虫种包括利什曼原虫、疟原虫、弓形虫、阿米巴、巴贝虫、旋毛虫、锥虫、隐孢子虫、贾第虫、猪带绦虫和丝虫等。

（三）生物芯片技术

生物芯片技术是近年发展起来的分子生物学与微电子技术相结合的核酸分析检测技术，具有高通量、高集成、微型化、自动化、速度快等优点，其效率是传统检测手段的成百上千倍。目前已被广泛应用于生命科学，也包括寄生虫学领域。

1. DNA 芯片技术　又称基因芯片技术，是目前研究最多、技术最成熟的生物芯片。它将集成电路、计算机、半导体、激光共聚焦扫描、荧光标记探针等技术结合为一体，使众多的寡核苷酸探针有规律地排列在硅片上（探针密度可达 $10^5/cm^2$），用其可与带有荧光标记的 DNA 样品杂交，再通过计算机分析荧光信号获得待测 DNA 样品的序列信息。DNA 芯片技术具有快速、高效、敏感经济、自动化等特点，大大提高了基因探针的检测效率。在寄生虫学领域，DNA 芯片技术主要用于寄生虫的检测和基因分型。目前，有关疟原虫、血吸虫等重要寄生虫的基因芯片研究已有报道，针对弓形虫、绦虫和旋毛虫等食源性寄生虫的基因芯片研究也取得进展。

2. 蛋白质芯片（protein chip）**技术**　本质上就是利用蛋白质之间的相互作用，对样本中存在的特定蛋白质进行检测，是将位置和序列为已知的大量蛋白、多肽分子、酶、抗原、抗体以预先设计的方式固定在尼龙膜、硝酸纤维素膜、玻璃、聚丙烯酰胺凝胶等载体上组成密集的分子排列，当荧光、免疫金等标记的靶分子与芯片上的探针分子结合后，通过激光共聚焦扫描或光耦合元件（CCD）对标记信号的强度进行检测，从而判断样本中靶分子的数量，以达到一次实验同时检测多种病原体或分析多种生物样本的目的。其具有快速、高效、并行、高通量等特点，是蛋白质组研究的重要手段。目前蛋白芯片技术已经在疟原虫、弓形虫和血吸虫的检测中发挥重要作用。

（郑　斌）

附录四　常用抗寄生虫药物一览表

药物	用途	制剂	用法	不良反应及注意事项
氯喹 chloroquine（氯化喹啉）	作用于各种类型疟原虫红内期裂殖体，控制疟疾的临床发作；治疗间日疟首选药物	磷酸氯喹片：0.125g、0.25g/片 磷酸氯喹注射液：0.155g/5ml，0.2g/5ml	口服：3日疗法。总剂量2.5g，第1日：首剂1.0g，8h后0.5g；第2、3日各0.5g 静滴：10mg/kg，4h滴完，继以5mg/kg，2h滴完，静滴日总量不超过25mg/kg	常规剂量仅有轻度头晕、头痛、胃肠不适和皮疹，停药后迅速消失；大剂量、长疗程可引起视力障碍、心脏抑制及对肝、肾的损害；个别患者用氯喹后，可引起药物性精神病。本品可引起胎儿脑积水、四肢畸形及耳聋，故孕妇禁用。禁止做静脉推注。注意抗药性
	治疗阿米巴性肝脓肿		口服：0.5g，每日2次，2日后改为0.25g，每日2次，连用2～3周	
奎宁 quinine（金鸡纳霜）	作用于各种类型疟原虫红内期裂殖体，控制疟疾的临床症状。也可与阿奇霉素联合用于治疗巴贝虫病	硫酸奎宁片：0.3g/片	口服：0.3～0.6g，每日3次，共7天	常见的不良反应为恶心、呕吐、耳鸣、头痛、视力障碍等，亦可引起皮疹、哮喘、血管性水肿及瘙痒等过敏反应。本品有心脏抑制作用，故有严重心脏病患者慎用。对本品过敏患者及孕妇禁用。哺乳期妇女、葡萄糖-6-磷酸脱氢酶缺乏患者慎用
		重盐酸奎宁注射液：0.25g/ml，0.5g/2ml	肌内注射：0.25～0.5g/次	
甲氟喹 mefloquine	作用于各种类型疟原虫红内期裂殖体，控制疟疾的临床发作。主要用于耐氯喹或多药耐药恶性疟的治疗。与磺胺多辛和乙胺嘧啶合用可增强疗效，延缓耐药性的发生	0.25g/片，0.5g/片	1～1.5g，顿服	可有恶心、呕吐、食欲缺乏、腹痛、腹泻、肌痛、头晕、耳鸣、皮疹等。少数患者可出现窦性心动过缓、视网膜变性、视网膜水肿、晶体混浊等。妊娠及哺乳妇女禁用。为防止产生药物抗性，宜配伍用药
咯萘啶 pyronaridine	作用于各种类型疟原虫红内期，控制疟疾的临床症状及用于治疗脑型疟等凶险型疟疾。对氯喹有抗药性的患者亦有效。与周效磺胺，乙胺嘧啶或伯氨喹与本品合用可增强疗效，延缓抗药性的产生	片剂：100mg/片	口服：第1日：300～400mg，每日2次，间隔6小时；第2日：300～400mg/次	不良反应较氯喹轻。口服可有胃部不适、腹痛、腹泻等。注射给药时不良反应较少，少数患者可有头昏、恶心、心悸等。有严重心、肝、肾病者慎用
		注射液：80mg/2ml	肌内注射：3mg/kg，每日2次，间隔4～6小时 静脉滴注：3～6mg/kg，每日2次，间隔4～6小时	
伯氨喹 primaquine（伯喹，伯氨喹啉）	作用于疟原虫的红外期和配子体，根治间日疟复发和阻断疟疾的传播	磷酸伯氨喹：13.2mg/片	间日疟根治：13.2mg，每日3次，共8天 控制疟疾传播：配合氯喹等治疗恶性疟时，每日服26.4mg，连服3日	常见不良反应有恶心、上腹疼痛等，偶见高铁血红蛋白血症、粒细胞缺乏症和急性溶血；严重肝、肾、血液系统疾病患者及孕妇慎用 少数葡萄糖-6-磷酸脱氢酶缺乏症的患者，若发生急性溶血性贫血，应立即停药

续表

药物	用途	制剂	用法	不良反应及注意事项
乙胺嘧啶 pyrimethamine（息疟定）	作用于疟原虫红外期，并能抑制疟原虫在蚊体内的发育，临床上用于预防疟疾和休止期抗复发治疗	6.25mg/片	病因性预防：25mg，每周1次口服或50mg，每周2次口服 防复发治疗：50mg，连服2天	长期大量服用可引起恶心、呕吐、头痛、头晕等不良反应，严重者可出现巨幼细胞性贫血、白细胞减少等，肾功能不全者慎服。可引进胎儿畸形和干扰叶酸代谢，孕妇及哺乳期妇女禁用 长期用药应注意补充叶酸并定期复查血常规
	作用于弓形虫速殖子，用于治疗急性弓形虫病		50mg，每日1次口服，共30天	
青蒿素 artemisinin	作用于各种类型疟原虫红内期裂殖体，控制疟疾的临床症状。用于耐多药恶性疟、凶险性疟疾、妊娠期疟疾治疗	片剂：0.05g/片；0.1g/片	口服：首次1.0g，6～8小时后0.5g，第2、3日改为0.5g，每日1次	不良反应较轻，个别患者可有胃肠不适。注射部位浅时，易引起局部疼痛和硬块。个别患者可出现一过性转氨酶升高及轻度皮疹。妊娠早期妇女慎用
		栓剂	首次600mg，4小时后600mg，第2、3日各400mg	
		针剂：100mg/支	深部肌内注射：首剂200mg，间隔6～8小时后再肌内注射100mg，第2、3日各肌内注射100mg，总量500mg	
蒿甲醚 artemether	作用于各种类型疟原虫红内期裂殖体，控制疟疾的临床症状。用于耐多药恶性疟、凶险性疟疾、妊娠期疟疾治疗	针剂：0.1g，0.2g/ml	肌内注射：0.1g，每日1次，共5天，首剂加倍	同青蒿素
		复方蒿甲醚片：每片含蒿甲醚0.02g，本芴醇0.12g	成人首次口服4片，以后第8、24和48小时各服4片，总量16片	
青蒿琥酯 artesunate（蒿甲酯）	作用于各种类型疟原虫红内期裂殖体，控制疟疾的临床症状。用于耐多药恶性疟、凶险性疟疾	片剂：50mg/片	口服：总剂量600mg。一次50mg，每日2次，共5天，首剂加	有明显的胚胎毒作用，孕妇慎用。注射时应于溶解后及时注射，如出现混浊则不可使用
		注射剂：60mg/2ml	静脉注射：用5%碳酸氢钠注射液0.6ml完全溶解后加5%葡萄糖注射液稀释至10mg/ml，每次60mg，以每分钟3～4ml速度注射，隔4、24、48小时重复注射1次	
双碘喹啉 diiodohydroxyquinoline（双碘喹、双碘仿、双碘羟喹）	作用于肠腔阿米巴滋养体，用于治疗轻型或无症状阿米巴痢疾。与甲硝唑联用，对急性阿米巴痢疾及较顽固病例可达根治效果	片剂：0.2g/片，0.4g/片	0.4～0.6g，每日3次口服，连用2～3周	不良反应较轻，可引起胃肠不适、皮疹、头痛、甲状腺肿大等。对碘过敏、甲状腺肿大及肝、肾功能不良者禁用。.对碘过敏患者，重复治疗需隔2～3周，开始的2～3天应先用小剂量
甲硝唑 metronidazole（甲硝基羟乙唑，灭滴灵）	具有抗厌氧原虫和厌氧菌的作用。作用于阿米巴大滋养体，用于治疗急性阿米巴痢疾和肠外阿米巴病。并用于治疗阴道毛滴虫、贾第虫、结肠小袋纤毛虫、隐孢子虫及人芽囊原虫的感染	片剂：200mg/片，500mg片 注射剂：0.5g/100ml	阿米巴病：400～800mg/次，每日3次，肠道感染服用5～10天；肠道外感染服用20天；重症患者100ml静脉滴注，每日2次，2～3天后改为口服 阴道毛滴虫感染：200～400mg，每日3次，连用7～10天 蓝氏贾第虫病：400mg，每日3次，共5天 结肠小袋纤毛虫病：100～200mg，每日3次，连用5～10天	常见的不良反应为胃肠不适，口干、厌食、头痛、瘙痒、皮疹、眩晕、运动失调，精神抑制、失眠、尿呈黑色，偶有白细胞一过性降低。有活动性中枢神经系统疾病和血液病者禁用。妊娠期妇女及哺乳期妇女禁用。用药期间避免饮酒

续表

药物	用途	制剂	用法	不良反应及注意事项
葡萄糖酸锑钠 natrium stibogluconi-cum（斯锑黑克）	抑制利什曼原虫糖代谢，治疗黑热病首选药物	注射液：1.9g/6ml	肌内注射或静脉注射：一次 1.9g（6ml），每日 1 次，连用 6～10 天；或总剂量按体重 90～130mg/kg（以 50kg 为限），等分 6～10 次，每日 1 次 对全身情况较差者，可每周注射 2 次，疗程 3 周或更长；对新近曾接受锑剂治疗者，可减少剂量	可有恶心、呕吐、咳嗽、腹泻、鼻出血、脾区痛等不良反应。若出现白细胞突然减少，大出血倾向，体温突然上升或剧烈咳嗽、腹水等应暂停给药，严重心、肝、肾病患者禁用。过期药物有变成三价锑的可能，不宜使用
戊烷脒 pentamidine（喷他脒）	治疗抗锑剂或对锑过敏的黑热病患者。也可用于治疗早期非洲锥虫病，但对晚期伴中枢神经系统感染的锥虫病患者的疗效差。治疗卡氏肺孢子虫病的次选药物	粉针剂：200mg；300mg	黑热病：2～4mg/kg，肌内注射，每日 1 次，共 10～15 天 肺孢子虫病：按 2～4mg/kg 用量，5%葡萄糖溶液 50～250ml 稀释后，静脉滴注每日 1 次，缓慢滴注（1 小时以上），2 周为一疗程	常见恶心、呕吐、腹痛，偶见胰、肾功能损害；肌内注射可引起局部疼痛，并可引起高血糖或低血糖。妊娠和哺乳期妇女、糖尿病或低血糖、心脏病、肝肾功能不全患者应慎用或禁用。因可使原有肺结核病情恶化，肺结核患者忌用
吡喹酮 praziquantel（环吡异喹酮）	广谱抗吸虫和绦虫药。用于血吸虫病、肝吸虫病、肺吸虫病、姜片虫病、带绦虫病、囊虫病等的治疗和预防	200mg/片、250mg/片、500mg/片	血吸虫病： 急性期：总剂量 120mg/kg 4 天分服，每日 3 次；慢性期、晚期：总剂量 60mg/kg 2 天分服 肺吸虫病：25mg/kg，每日 3 次口服，共 3 天 肝吸虫病：15～25mg/kg，每日 3 次口服，共 2 天 姜片吸虫病：10mg/kg，顿服 带绦虫病（猪带绦虫病除外）：15mg/kg，顿服 囊虫病：总剂量 120～180mg/kg，分 3～5 日服，每日量分 2～3 次服用	不良反应较少。偶有头晕、头痛、乏力、腹痛、腰酸、关节酸痛、恶心、腹泻、失眠、多汗、肌束震颤、期前收缩等。偶见心电图改变，血清谷丙转氨酶升高，并可诱发精神失常。患有急性疾病、发热、慢性心、肝、肾功能不全、癫痫及精神病患者慎用。用药期间避免饮酒
硫双二氯酚 bithionol（硫氯酚，别丁）	治疗吸虫病和绦虫病	0.25g/片	肺吸虫病：1g，每日 3 次口服，共 10～15 天 姜片虫病：3g 晚间顿服或连服 2 晚 绦虫病：3g 空腹顿服	可有恶心、呕吐、胃肠不适、腹泻、头昏、头痛、皮疹等不良反应，也可有光敏反应。个别患者可引起中毒性肝炎。若有肠道线虫感染应先驱线虫，再用本品
甲苯达唑 mebendazole	广谱驱肠线虫药	50mg/片	蛔虫病、蛲虫病：500mg 顿服 钩虫病、鞭虫病、粪类圆线虫病：100～200mg，每日 2 次口服，连用 3 天 绦虫病：300mg，每日 2 次口服，连用 3 天	不良反应较少，偶可有恶心、呕吐，上腹部疼痛、腹泻等。孕妇、哺乳期妇女及未满 2 岁的幼儿禁用。肝、肾功能不全者慎用
阿苯达唑 albendazole（丙硫咪唑、肠虫清）	主要用于肠道蠕虫、组织内线虫感染，亦可用于囊虫病、包虫病和肝、肺吸虫病等	200mg/片	蛔虫病、蛲虫病：400mg 顿服 钩虫病、鞭虫病：400mg 口服，每日 1 次，连用 3 天 旋毛虫病：10mg/kg，每日 2 次，连用 7 天 囊虫病：10mg/kg，每日 2 次，10 天为一个疗程，停药 15～20 天后，可进行第 2 疗程治疗 包虫病：10mg/kg，每日 2 次，30 天为一个疗程	少数病例有轻度头痛、头昏、恶心、呕吐、腹泻、口干、乏力等不良反应。个别患者可出现脱发。可发生骨髓抑制，影响白细胞生成。可引起脑炎综合征，多为迟发性反应，2 岁以下小儿禁用。急性病、蛋白尿、化脓性或弥漫性皮炎、癫痫等患者及孕、哺乳妇女不宜应用。有严重肝、肾、心脏功能不全及活动性溃疡患者慎用

续表

药物	用途	制剂	用法	不良反应及注意事项
左旋咪唑 levamisole	可用于驱蛔虫，蛲虫次之，对钩虫较差，对丝虫及微丝蚴也有一定的抗虫作用	15 mg/片、25 mg/片、50 mg/片	蛔虫病：150～200mg，睡前顿服 钩虫病：1.5～2.5mg/kg，睡前顿服，连用 3 日 蛲虫病：0.1g 睡前顿服，连用 7 天 丝虫病：2.0～2.5mg/kg，每日 2 次口服，连用 5 天	偶有眩晕，头痛、失眠、恶心呕吐、腹痛或引起轻度肝功能变化。妊娠早期禁用。进行性肝、肾病患者慎用
伊维菌素 ivermectin	主要用于治疗丝虫病，对微丝蚴有较好杀灭作用，对成虫无效。对类圆线虫及钩虫、蛔虫、鞭虫、蛲虫感染有效	6mg/片	丝虫病：0.1～0.2mg/kg，顿服 粪类圆线虫病：0.2mg /kg，顿服	可出现虚弱、无力、发热等全身性反应及厌食、便秘、腹痛、腹泻、恶心、呕吐胃肠道反应。个别患者可出现头晕、嗜睡、眩晕、震颤等神经系统反应等。严重肝、肾、心功能不全，对本品过敏、精神异常者禁用 孕妇禁用
乙胺嗪 diethylcarba-mazine（海群生，益群生）	主要作用于丝虫微丝蚴，对成虫也有作用，是治疗和预防丝虫病的首选药	50mg/片、100mg/片	普治：1.0～1.5g 顿服或 0.75g 分 2 次服用 重度感染：200mg，每日 3 次口服，共 7 天 间歇疗法：0.5g，每周 1 次，共用 7 周	药物本身引起的不良反应较轻，可有厌食、恶心、呕吐、头痛、失眠等。但大量成虫与微丝蚴被杀死可释放大量异体蛋白引起过敏反应，不同程度地表现为寒战、高热、皮疹、血管神经性水肿，关节肌肉酸痛等。孕妇、哺乳期妇女暂缓治疗
哌嗪 piperazine（胡椒嗪，驱蛔灵）	主要用于驱蛔虫和蛲虫	片剂：0.5g/片	蛔虫病：3.0～3.5g，睡前顿服连用 2 天	大剂量可有恶心、呕吐、腹泻、头痛，偶有荨麻疹，停药后可消失。也可有神经症状，如嗜睡、眩晕、共济失调，眼颤、肌肉痉挛、多动等。肝肾功能不良、癫痫患者、神经系统疾患者禁用
		糖浆剂：20g/100ml	蛲虫病：1.0～1.2g，每日 2 次，共用 7～10 天	
噻嘧啶 pyrantel（双羟萘酸噻嘧、驱虫灵、抗虫灵）	为广谱驱线虫药	300mg/片	蛔虫病：500mg 顿服 钩虫病：500mg 每日 1 次口服，连用 3 天 蛲虫病：10mg/kg，顿服，2 周后复治	不良反应可有恶心、呕吐、腹泻、上腹部疼痛、头痛、发热。偶见血清转氨酶升高、皮疹和嗜睡。严重心脏病患者，肝功能不良者及发热者慎用。孕妇、严重溃疡者禁用

（张海珠）

索　引

A

B

C

D

E

F

G

K

L

M

N

S

Y

Z

其他